Neşe Akdoğan

Martin
Fertigarzneimittelkunde

W0303945

Fertigarzneimittel-kunde

Von Jörg Martin, Ulm

Unter Mitarbeit von Gabriele Beck, Reken
Dieter Fuxius, Köln, Wolfgang Ilg, Isny

5. Auflage
Mit 199 meist farbigen Abbildungen und 108 Tabellen

WVG
Wissenschaftliche Verlagsgesellschaft mbH Stuttgart 2000

Anschriften der Autoren:

Prof. Dr. Jörg Martin
Schillerstr. 2/1
89077 Ulm

Gabriele Beck
Frankenstr. 1
48734 Reken

Dieter Fuxius
Leiter PTA-Lehranstalt Köln
Apotheke am Bilderstöckchen
Alzeyer Str. 12b
50739 Köln

Prof. Dr. Wolfgang Ilg
Naturwissenschaftlich-technische
Akademie Prof. Dr. Grübler
Seidenstr. 12–35
88316 Isny

Zeichnungen von Barbara Gay und Uwe Neumann

1. bis 4. Auflage erschienen 1981 bis 1995 im Georg Thieme Verlag, Stuttgart
Nachdruck der 4. Auflage erschienen 1997 im Gustav Fischer Verlag, Stuttgart

Ein Warenzeichen kann rechtlich geschützt sein, auch wenn ein Hinweis auf etwa bestehende Schutzrechte fehlt.

Die Deutsche Bibliothek – CIP-Einheitsaufnahme

Martin, Jörg:
Fertigarzneimittelkunde ; 108 Tabellen / Jörg Martin. Unter Mitarb.
von Gabriele Beck ... [Zeichn. von Barbara Gay und
Uwe Neumann]. – 5. Aufl. – Stuttgart : WVG, Wiss. Verl.-Ges., 2000
ISBN 3-8047-1740-3

Jede Verwertung des Werkes außerhalb der Grenzen des Urheberrechtsgesetzes ist unzulässig und strafbar. Das gilt insbesondere für Übersetzungen, Nachdrucke, Mikroverfilmungen oder vergleichbare Verfahren sowie für die Speicherung in Datenverarbeitungsanlagen.

© 2000 Wissenschaftliche Verlagsgesellschaft mbH Stuttgart
Birkenwaldstr. 44 · 70191 Stuttgart
Printed in Germany
Satz und Druck: Gulde Druck GmbH, Tübingen
Bindung: Großbuchbinderei Koch, Tübingen
Umschlaggestaltung: Atelier Schäfer, Esslingen

Vorwort zur 5. Auflage

Was kann Autoren Erfreulicheres widerfahren als eine unvermindert starke Nachfrage, die eine weitere Auflage erforderlich macht? Dieses Unterrichts- und Lehrbuch hat in der 5. Auflage nach zweimaligem Verlagswechsel mit Ärgernissen für die Interessenten, meine Mitautoren und mich schließlich eine adäquate Heimat in der Wissenschaftlichen Verlagsgesellschaft gefunden. Hier gilt mein besonderer Dank Herrn Dr. Eberhard Scholz, der sich mit großem Engagement und Erfolg für dieses Buch eingesetzt hat.

Die im Vorwort zur 4. Auflage getätigten Hinweise zum Einsatz von HV-Empfehlungen und zur Benutzung der Tabellen gelten unverändert weiter.

Es ist mein Wunsch, daß auch diese Auflage wieder in Ausbildung und Praxis für Lernende und Lehrende von Nutzen ist.

Ulm, im November 1999 Jörg Martin

Vorwort zur 4. Auflage

Die Jahre seit Erscheinen der 3. Auflage waren geprägt durch Maßnahmen in der Gesundheitspolitik, die sich gravierend auf den Fertigarzneimittelmarkt ausgewirkt haben. Besonders diesen Gegebenheiten wird in der vorliegenden überarbeiteten Auflage Rechnung getragen. Unverändert soll jedoch der Charakter des Buches als Unterrichts- und Lehrbuch erhalten bleiben. Auf einige Änderungen sei hier hingewiesen.

Der Praxisbezug ließ sich durch konkrete Beispiele intensivieren, z.B. Struktur- und Dosis-Wirkungsbeziehungen in Kapitel 2. Ein neuer Schwerpunkt wurde mit Unterrichtshilfen für die Beratungspraxis in der Apotheke gesetzt. Dazu gehören *HV-Empfehlungen* (HV = Handverkauf) und Hinweise für den *SM-Bereich* (SM = Selbstmedikation) und die *Beratung*, z.B. zu den Bereichen Akne, Schmerz oder Erkältung. Es handelt sich um kurze graphisch sowie farblich herausgehobene Hinweise zur Praxisorientierung, die allerdings ein Beratungsgespräch nicht ersetzen. Für alle HV-Empfehlungen und Hinweise gilt stets, daß in Zweifelsfällen der Arzt zu konsultieren ist.

Die Einführung einer zweiten Farbe gestattet eine völlig neue Gestaltung von Tabellen und Abbildungen. Die Tabellen sind benutzerfreundlich angelegt. Dabei steht der *INN* (*I*nternational-*n*on-proprietary-*n*ame) soweit möglich und sinnvoll im Vordergrund. Die Hauptgruppennummer der Roten Liste (Stand 1995) ist abermals in die Tabellen der Fertigarzneimittel mitaufgenommen und die Verschreibungspflicht mit einem **+** vor dem entsprechenden Fertigarzneimittel gekennzeichnet.

Diabetes, Gicht und Hyperlipoproteinämien sind aus didaktischen Gründen in einem gesonderten Kapitel „Arzneimittel zur Behandlung von Stoffwechselerkrankungen“ (Kapitel 10) zusammengefaßt worden. Neu aufgenommen wurden Kardiaka und Koronarmittel, bedingt durch die zunehmende Relevanz im SM-Bereich. Der Indikationsbereich „Hämorrhoidalleiden“ ist aktualisiert und stärker gewichtet. Die Verbindung zur Phytotherapie wird hergestellt, wo es als sinnvoll erscheint.

Auch in dieser überarbeiteten Auflage erfolgte die Aufnahme neuer Fertigarzneimittel nach dem Kriterium des innovativen Wertes des Arzneistoffs. Die Inhalte des Buches sind weitgehend konform mit dem Lehrplan Arzneispezialitätenkunde im Berufskolleg für Pharmazeutisch-technische Assistenten in Baden-Württemberg.

Anregungen und ausgesprochen konstruktive Kritik von Kolleginnen und Kollegen aus dem Unterrichtsbereich und der Apotheke habe ich berücksichtigt.

Für diese Auflage gebührt an erster Stelle mein Dank Herrn Apotheker Dieter Fuxius, der mit seinen Anregungen für die Beratungspraxis entscheidende Impulse setzte. Ihm und meinen Mitautoren Frau Apothekerin Gabriele Beck und Herrn Professor Dr. Wolfgang Ilg gilt herzlicher Dank für eine allzeit harmonische und zuverlässige Kooperation.

Durch die wiederum großzügige Unterstützung der Firmen Bayer AG, GB Consumer Care Deutschland, Köln, Boehringer Mannheim GmbH, Mannheim, Krewel-Werke GmbH, Eitorf, Phoenix Pharmahandel Aktiengesellschaft & Co., Mannheim und Dr. B. Scheffler Nachf. GmbH, Bergisch Gladbach war es möglich, die Ausstattung mit farbigen Abbildungen beizubehalten und nun auch die Tabellen farbig zu gestalten.

Für die Mitgestaltung dieser überarbeiteten Auflage seitens des Georg Thieme Verlages gilt mein besonderer Dank Frau Margarete Hieber, Frau Susanne Warmuth und Herrn Walter Tannert.

Isny, im September 1995 Jörg Martin

Inhaltsverzeichnis

1 Entwicklung eines Fertigarzneimittels

Begriffsbestimmung
Bedeutung des Arzneimittels
Entwicklung des Arzneimittels

Wir kennen die Acetylsalicylsäure (Aspirin®) als schmerzlinderndes Arzneimittel. Vor etlichen Jahren entdeckte man eine weitere, völlig andersartige Wirkung der Acetylsalicylsäure. Diese Substanz besitzt eine ausgeprägte blutgerinnungshemmende Wirkung, die ihren Einsatz bei thromboembolischen Erkrankungen, z. B. zur Vorbeugung gegen einen Herzinfarkt, erlaubt. Colfarit® und Godamed® sind Präparate, die zu diesem Zweck eingesetzt werden.

Mit Recht wird man sich die Frage stellen, ob es sich bei dieser Entdeckung um das Ergebnis einer planmäßigen Forschung oder um eine Zufallsentdeckung handelt. Wir werden selbst eine Antwort auf eine derartige Frage geben können, wenn wir die Entwicklung eines Arzneimittels vom Wirkstoff (z. B. Acetylsalicylsäure) bis zum Fertigarzneimittel (z. B. Aspirin® oder Colfarit®), wie wir es in der Apotheke erhalten, verfolgen.

Begriffsbestimmungen

Welcher Unterschied besteht zwischen einem Arzneimittel, einem Medikament, einem Präparat, einem Pharmakon, einer Medizin, einem Fertigarzneimittel oder einer Arzneispezialität? Die genannten Begriffe werden häufig synonym gebraucht. Es bestehen aber wichtige Unterschiede.

Das Gesetz zur Neuordnung des Arzneimittelrechts gibt drei in diesem Zusammenhang wichtige *Begriffsbestimmungen* (§§ 2, 3, 4):

> „*Arzneimittel* sind Stoffe und Zubereitungen aus Stoffen, die dazu bestimmt sind, durch Anwendung am oder im menschlichen oder tierischen Körper Krankheiten, Leiden, Körperschäden oder krankhafte Beschwerden zu heilen, zu lindern, zu verhüten oder zu erkennen, ..."
>
> *Stoffe* sind u. a. die chemischen Elemente und Verbindungen, Pflanzen und Pflanzenteile, Stoffwechselprodukte von Mensch, Tier und Mikroorganismen.
>
> „*Fertigarzneimittel* (früher Arzneispezialitäten) sind Arzneimittel, die im voraus hergestellt und in einer zur Abgabe an den Verbraucher bestimmten Packung in den Verkehr gebracht werden".

Im folgenden sollen diese Begriffe im Sinne des Gesetzes verwendet werden. Das Fach Arzneispezialitätenkunde müßten wir eigentlich in Fertigarzneimittelkunde umtaufen. Ausdrücke wie Präparat oder Medizin sind weniger präzise Synonyme für die Begriffe Arzneimittel oder Fertigarzneimittel. Unter einem *Pharmakon* versteht man dagegen einen Wirkstoff.

Bedeutung des Arzneimittels

Im Fach *Pharmazeutische Gesetzes- und Berufskunde* wird eine ganze Palette von Gesetzen und Verordnungen besprochen, die uns die Bedeutung von Arzneimitteln bewußtmacht. Hier sollen zwei weitere Faktoren erwähnt werden.

In den westlichen Industriestaaten ist die *Lebenserwartung* seit der Jahrhundertwende um mehr als 25 Jahre angestiegen. Dies ist im wesentlichen der Entwicklung neuer Arzneimittel, z. B. den Chemotherapeutika, dem Insulin und den Herz- und Kreislaufmitteln zu verdanken.

Die Bundesrepublik Deutschland exportierte 1993 Arzneimittel im Werte von 14 Milliarden DM. Sie ist damit der größte Arzneimittelexporteur der Welt. Der Gesamtproduktionswert der deutschen pharmazeutischen Industrie betrug im gleichen Jahr 31,5 Milliarden DM. Die angeführten Fakten verdeutlichen die *wirtschaftliche Bedeutung* des Arzneimittels.

Entwicklung eines neuen Arzneimittels

Im Jahre 1993 betrugen die Aufwendungen der Pharma-Industrie für Forschung und Entwicklung ca. 6 Milliarden DM. Welche Prozesse verschlingen diese Unsummen?

Suche nach einem neuen Wirkstoff

Die Menschen sind bestrebt, immer bessere, d. h. wirksamere Arzneimittel zu entwickeln. Da heute immer noch ca. 70 % aller bekannten Erkrankungen hinsichtlich der Ursache und Entwicklung weitgehend unaufgeklärt sind, ist auch die Behandlung zahlreicher Krankheiten ein ungelöstes Problem. Hierher gehören u. a. Rheuma und Krebs.

Die Entwicklung eines neuen Arzneimittels beginnt mit der Suche nach einem neuen Wirkstoff. Wir wollen darunter einen arzneilich wirksamen Stoff verstehen. Verschiedene Wege stehen hier offen. Der „Wirkstoff" kann durch Synthese einer völlig neuen Verbindung, durch Abwandlung eines synthetisch hergestellten „Wirkstoffes" oder durch Abwandlung eines natürlichen „Wirkstoffes" gewonnen werden. Eine Isolierung und Reindarstellung aus biologischen Rohstoffen ist ebenfalls möglich. Ferner eröffnet die Gentechnologie völlig neue Chancen der Wirkstoffindung.

Nach der Synthese, Isolierung oder Reindarstellung gilt es zu prüfen, ob der „Wirkstoff" überhaupt ein Wirkstoff ist, d. h. eine arzneiliche Wirkung besitzt. Hier setzt die *Pharmakologie*, eine Teildisziplin der medizinischen Wissenschaften, mit ihren Untersuchungsmethoden ein. Anstatt des Begriffes *Wirkstoff* wird in der Pharmakologie häufig der Begriff Arzneistoff oder *Pharmakon* genannt. Letzterer stammt aus dem Griechischen und bedeutet ursprünglich Zaubermittel, dann *Heilmittel* und *Gift*.

Pharmakologische Prüfung

Im *Screening* (engl. to screen: gründlich prüfen) wird mit Hilfe von Tierversuchen nach spezifisch arzneilichen Eigenschaften der neuen Substanz gesucht. Wird eine solche gefunden, kann von einem Wirkstoff gesprochen werden. Bei dem Screening scheiden ca. 90 % der Substanzen als unbrauchbar aus.

In weiteren Tierversuchen ermittelt man das Wirkungsspektrum, den Zeitpunkt des Wirkungseintritts und die Wirkungsdauer des neuen Wirkstoffs. Systematisch untersucht man ferner die wichtigsten Organe der Versuchstiere, um eventuelle Wirkungen an diesen festzustellen. Dabei werden bekannte Wirkstoffe mit dem neuen verglichen. Dadurch kann einerseits das Wirkungsspektrum des neuen Wirkstoffs ausgetestet werden, zum anderen eine mögliche Dosierung für die Anwendung am Menschen festgelegt werden. Diese Untersuchungen reduzieren die Anzahl der brauchbaren neuen Wirkstoffe auf weniger als ein Prozent. Die hohen Anforderungen an die Arzneimittelsicherheit erlauben es z. B. nicht, daß ein neuer Wirkstoff eine ausgezeichnete schmerzlindernde Wirkung besitzt, dabei aber das Blutbild negativ beeinflußt oder zu Reizungen der Magenschleimhaut führt. Allerdings muß man sich dessen bewußt sein, daß es ein wirksames Arzneimittel ohne Nebenwirkungen nicht gibt. Bei jeder Neuentwicklung ist abzuwägen, ob der Nutzen sehr viel größer ist als das Risiko, d. h. ob eine Weiterentwicklung gerechtfertigt erscheint.

Es wird klar, daß bei der heutigen systematischen pharmakologischen Untersuchung von frühzeitig entdeckten Wirkstoffen, wie z. B. der Acetylsalicylsäure (1898), weitere Wirkungen entdeckt werden, mit denen man nicht gerechnet hat.

Toxikologische Prüfung

Ein neuer Wirkstoff kann zwar pharmakologisch wirksam sein, sich aber bei längerer Einnahme als derart unverträglich erweisen, daß sein Einsatz als Arzneimittel nicht zu verantworten ist. Die sich der pharmakologischen Prüfung anschließende oder parallel dazu laufende *toxikologische Prüfung* untersucht ebenfalls in Tierversuchen die Verträglichkeit des Wirkstoffes. Es wird u. a. ermittelt, welche Dosis noch vertragen wird oder mit welchen Nebenwirkungen zu rechnen ist.

Wichtig ist auch, daß sichergestellt ist, daß der Wirkstoff keine *karzinogene* (krebsauslösende oder krebserzeugende) oder *teratogene* (bei der Einnahme während der Schwangerschaft zu Mißbildung führende) Eigenschaften besitzt.

Anstelle von Tierversuchen werden – sofern es von der Arzneimittelsicherheit her vertretbar ist – in zunehmendem Maße Versuche an isolierten Organen, Geweben, Zellen, Zellbestandteilen und Mikroorganismen durchgeführt.

Pharmazeutisch-technologische Entwicklung

Die Aufnahme, Verweildauer und Ausscheidung eines Wirkstoffes werden erheblich von der Darreichungsform beeinflußt. Ein Wirkstoff wird aus einem Zäpfchen in ganz anderem Maße freigesetzt als aus einer Kapsel.

Die *pharmazeutische Technologie*, auch *Galenik* genannt, entwickelt für einen neuen Wirkstoff die optimale Darreichungsform. *Erst durch die Galenik wird aus dem Wirkstoff ein Arzneimittel.*

Wenn die galenische Entwicklung der Darreichungsform sowie die Packmittelentwicklungen abgeschlossen sind, wird eine lange Haltbarkeitsprüfung angeschlossen. Auf dem Behältnis und der Umhüllung des Fertigarzneimittels muß das Verfalldatum angegeben sein.

Für alle in dem Fertigarzneimittel eingesetzten Wirk- und Hilfsstoffe sowie für das Fertigarzneimittel werden Kontrollmethoden entwickelt, nach denen die Substanzen vor, während und nach der Produktion und das Fertigarzneimittel nach der Produktion auf Identität, Reinheit und Gehalt geprüft werden.

Werden z. B. Substanzen des DAB eingesetzt, so sind die dort aufgeführten Prüfungen durchzuführen.

Klinische Prüfung

Erst wenn die pharmakologischen und toxikologischen Prüfungen in umfangreichen Tier- und Tieralternativversuchen die Unbedenklichkeit des neuen Arzneimittels ergeben haben, kann unter strengen gesetzlich geregelten Sicherheitsvorkehrungen zur Prüfung am Menschen, d. h. zur *klinischen Prüfung* übergegangen werden. Die Teilnahme an einer solchen Prüfung ist freiwillig, die Einwilligung muß *schriftlich* erteilt oder mündlich unter Beisein eines Zeugen eingeholt werden. Zuvor muß der Betroffene über Wesen, Bedeutung und Tragweite der Prüfung aufgeklärt werden. Für die von der klinischen Prüfung betroffene Person muß eine Versicherung von mindestens 1 000 000 DM abgeschlossen worden sein. Klinische Prüfungen dürfen nicht an Häftlingen durchgeführt werden. Prüfungen an Minderjährigen sind nur erlaubt, wenn die Arzneimittel speziell für Minderjährige bestimmt sind und durch Prüfungen an Erwachsenen keine ausreichenden Ergebnisse erhalten werden können.

Wir können *drei Phasen* der klinischen Prüfung unterscheiden:

- Die *erste Phase* ist die sogenannte *Verträglichkeitsprüfung*. Hier wird an einer kleinen Zahl gesunder Freiwilliger die Verträglichkeit, aber auch die Aufnahme, Verweildauer, Metabolisierung (= Umwandlung des Wirkstoffes im Körper) und die Ausscheidung des neuen Arzneimittels geprüft, um sicherzustellen, daß die von der Galenik entwickelte Darreichungsform wirklich optimal ist, d. h. eine gute Bioverfügbarkeit (S. 16) besitzt.
- In der *zweiten Phase* erfolgt eine *erste klinisch-therapeutische Anwendung* des neuen Arzneimittels, falls die erste Phase zufriedenstellend verlaufen ist, d. h. die zur Therapie notwendige Dosis gut vertragen wird. Auch für die zweite Phase hat der Gesetzgeber strenge Vorschriften geschaffen. Der Einsatz des neuen Arzneimittels darf nur erfolgen, wenn zu erwarten ist, daß dadurch der Patient geheilt oder seine Leiden gelindert werden. Die Prüfung erfolgt an einer kleinen Zahl von Patienten. Bei dieser unter strenger ärztlicher Kontrolle durchgeführten Untersuchung wird bei der Behandlung festgestellt, ob das Arzneimittel die gewünschten Wirkungen besitzt, welche Dosierung erforderlich ist und welche Nebenwirkungen auftreten.
  Das Arzneimittel und der Arzt können suggestive Einflüsse auf den Patienten besitzen. In der Regel wird deswegen gegen ein Standardpräparat, d. h. gegen ein eingeführtes Präparat geprüft, das im Aussehen und Geschmack so verändert wird, daß es dem neuen Arzneimittel völlig gleicht.
  Bei einem einfachen Blindversuch weiß der Patient dann nicht, ob er das Standardpräparat oder das neue Arzneimittel erhält; bei einer sogenannten Doppelblindstudie bleiben Arzt und Patient darüber im unklaren.
- Sind die Ergebnisse befriedigend, erfolgt der Übergang zur *dritten Phase*, der *erweiterten klinischen Prüfung*. Das Arzneimittel wird an einer größeren Zahl von Patienten getestet. Diese Prüfung braucht nicht mehr ausschließlich an Kliniken durchgeführt werden, Praktische Ärzte und niedergelassene Fachärzte mit einer einschlägigen Erfahrung können in dieser Phase beteiligt werden. Auch hier ist die Teilnahme des Patienten wieder freiwillig.

Die beschriebenen Prüfungen lassen klar werden, daß die Entwicklung eines neuen Arzneimittels mit immensen Kosten verbunden ist. Die Wahrscheinlichkeit, daß eine neu synthetisierte Substanz als Arzneimittel auf den Markt gelangt, wird teilweise mit 1:10 000 angegeben.

Zulassung

Sind Wirksamkeit, Unbedenklichkeit und Qualität durch die analytischen und klinischen Prüfungen nachgewiesen, so kann der pharmazeutische Unternehmer die *Zulassung* des Fertigarzneimittels beim *Bundesinstitut für Arzneimittel und Medizinprodukte in Berlin* beantragen (für Sera und Impfstoffe erfolgt die Zulassung durch das Paul-Ehrlich-Institut in Frankfurt/Main). Wichtige Angaben, die der Hersteller dem Bundesinstitut vorlegen muß, sind u. a.:

- Ergebnisse physikalischer, chemischer, biologischer und mikrobiologischer Prüfungen (= galenische und analytische Prüfungen, z. B. die Ergebnisse der Stabilitätsprüfungen und alle Prüfmethoden für Wirk- und Hilfsstoffe, die Packmittel und das Fertigarzneimittel),
- Ergebnisse pharmakologischer und toxikologischer Versuche (alle Ergebnisse der Tierversuche),
- Ergebnisse der klinischen Prüfung.

Hieraus ergeben sich dann die Angaben in den Packungsbeilagen und Fachinformationen bezüglich u. a.:

- Wirkungen,
- Anwendungsgebieten (Indikationsgebieten),
- Gegenanzeigen (Kontraindikationen),
- Nebenwirkungen,
- Wechselwirkungen mit anderen Arzneimitteln (Interaktionen),
- Dosierungen,
- Verfalldatum.

Der Mindestumfang der Texte für die Etiketten, Faltschachteln, Fachinformationen und Packungsbeilagen (hier auch die Reihenfolgen) sind gesetzlich vorgeschrieben.

Erst wenn das Bundesinstitut für Arzneimittel und Medizinprodukte die Zulassung schriftlich unter *Zuteilung einer Zulassungsnummer* erteilt hat, darf der Hersteller das neue Fertigarzneimittel in den Verkehr, d. h. auf den Markt bringen. Alle 5 Jahre muß eine Verlängerung der Zulassung beantragt werden. Vor dem Inkrafttreten des Gesetzes zur Neuordnung des Arzneimittelrechts (1976) wurde ein neues Arzneimittel beim damaligen Bundesgesundheitsamt registriert und erhielt dann eine Registriernummer (Reg.-Nr.) Bei homöopathischen Arzneimitteln tritt an Stelle der Zulassung die Registrierung in dem beim Bundesinstitut für Arzneimittel und Medizinprodukten geführten „Register für homöopathische Arzneimittel".

Auch nach den beschriebenen drei Phasen der klinischen Prüfung und nach der Zulassung wird jedes wirksame Arzneimittel in einer vierten Prüfungsphase weiteren Untersuchungen und Kontrollen unterzogen.

Sicherheit und Qualität von Arzneimitteln

In der Fachliteratur und in der Presse ist immer wieder die Rede von der Sicherheit und Qualität der Arzneimittel. Wir wollen abschließend kurz untersuchen, durch welche wesentlichen Faktoren diese Sicherheit und Qualität von Arzneimitteln gewährleistet werden soll.

Gesetzliche Bestimmungen sind ein Faktor zur Garantie von Sicherheit und Qualität von Arzneimitteln. So bedarf es z. B. einer Herstellungserlaubnis, wenn man Arzneimittel produzieren will. Die Herstellungserlaubnis wird nur Personen erteilt, die zuverlässig sind und eine genau definierte Sachkenntnis besitzen. Es ist aber verständlich, daß nicht alle Vorgänge, die im Zusammenhang mit der Herstellung und dem In-den-Verkehr-Bringen von Arzneimitteln ablaufen, gesetzlich geregelt werden können. Eigenverantwortung und Eigeninitiative aller beteiligten Personen ist in hohem Maße erforderlich. Eine weitere wesentliche Vorschrift hinsichtlich der Sicherheit ist die *Verschreibungspflicht*.

Die von der Weltgesundheitsorganisation (WHO) vorgeschlagenen *„Good Manufacturing Practices" (GMP-Richtlinien)* sind ein weiterer Faktor. Es handelt sich hier um „Grundregeln der Weltgesundheitsorganisation für die *sachgemäße Herstellung von Arzneimitteln* und die Sicherung ihrer Qualität". Diese Regeln betreffen u. a. Anforderungen an:

- die Qualifikation des Personals,
- die Beschaffenheit, Größe und Einrichtung der Räume,
- die Hygiene,
- die Herstellung, Prüfung, Verpackung und die Dokumentation dieser Betriebsvorgänge.

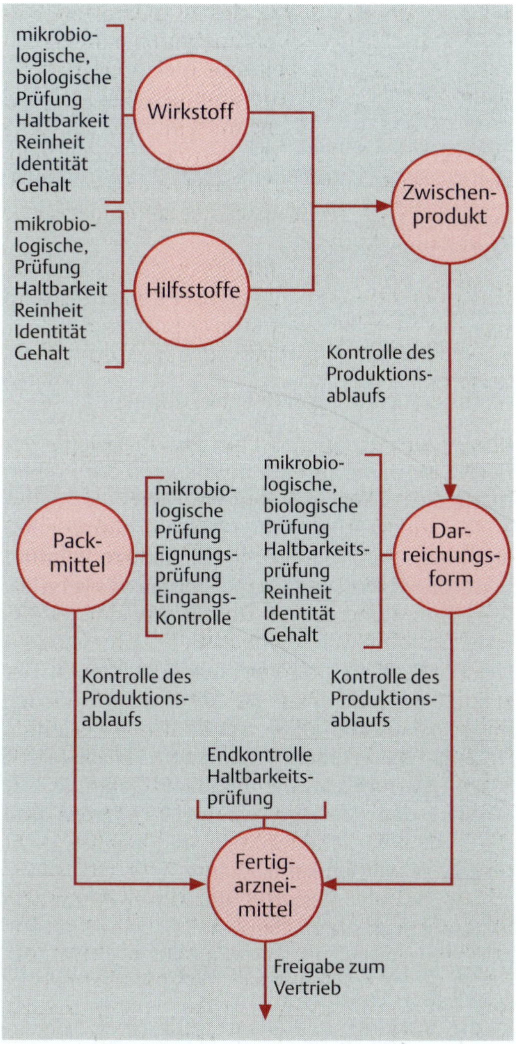

Abb. 1.**1** Beispiel für ein System der galenisch/analytischen Entwicklung und der Qualitätskontrolle

Durch die Betriebsverordnung für pharmazeutische Unternehmer von 1985 wurden die GMP-Richtlinien in deutsches Recht umgesetzt.

Für die toxikologische Prüfung eines Arzneistoffes gilt die „Gute Laboratoriumspraxis" (GLP-Richtlinien)

Wie zahlreich und vielfältig die Kontrollen zur Gewährleistung von Sicherheit und Qualität schon während der Produktion eines Fertigarzneimittels sind, soll Abb. 1.**1** zeigen.

Zusammenfassung

Drei wichtige gesetzliche Definitionen haben wir festgehalten:

- *Arzneimittel,*
- *Stoffe,*
- *Fertigarzneimittel.*

Bei der Entwicklung eines neuen Arzneimittels können wir sechs wesentliche Phasen unterscheiden:

- Suche nach einem neuen Wirkstoff,
- pharmakologische Prüfung,
- toxikologische Prüfung,
- pharmazeutisch-technologische Entwicklung,
- klinische Prüfung,
- Zulassung.

Die Sicherheit und Qualität der Arzneimittel werden durch gesetzliche Bestimmungen, die GMP-Richtlinien und freiwillige Maßnahmen von allen am Verkehr mit Arzneimitteln Beteiligten gewährleistet.

Fragen

1. Führen Sie Beispiele für die Gewinnung eines neuen Wirkstoffes an.
2. Welchen Sinn hat die toxikologische Prüfung eines neuen Wirkstoffes?
3. Die Darreichungsform beeinflußt den Resorptionsort eines Arzneimittels! Geben Sie ein Beispiel für diese Aussage.
4. Erarbeiten Sie durch Vergleich verschiedener Fertigarzneimittel die gesetzlich vorgeschriebenen Angaben auf der Umhüllung derselben.
5. Erarbeiten Sie mit Hilfe Ihrer Literatur zur Pharmazeutischen Gesetzeskunde die Bedeutung der Aufschriften „Apothekenpflichtig" und „Verschreibungspflichtig" auf Fertigarzneimittelpackungen.

2 Einführung in grundlegende Begriffe der Pharmakologie

Pharmakokinetik – Die Wirkung des Organismus auf das Pharmakon	Pharmakodynamik – Die Wirkung des Pharmakons auf den Organismus

Pharmakokinetik

Die Wirkung des Organismus auf das Pharmakon

Bei einem ersten Kontakt mit dem Apothekenbetrieb wird uns die Vielzahl der Fertigarzneimittel stark beeindrucken. Wir müssen uns hier nach Möglichkeiten des Ordnens dieser zahlreichen Fertigarzneimittel zum Zwecke des Kennenlernens fragen. Die Ordnung könnte nach der Darreichungsform, der Verschreibungspflicht, den Inhaltsstoffen, den durch die Wirkung betroffenen Organen oder den Indikationsgebieten vorgenommen werden.

Im Hinblick auf eine spätere Auskunft, die einem Kunden oder Arzt zu erteilen wäre, ist ein Vorgehen nach Indikationsgebieten, so weit möglich, am sinnvollsten. *Indikation* bedeutet *Heilanzeige*. Halsschmerzmittel sind z. B. angezeigt bei Angina und Heiserkeit.

Zum Verständnis der verschiedenen Indikationsgebiete müssen wir uns mit den Erkrankungen des Organismus und der Wirkung der Arzneimittel auf den Organismus befassen. Da jedes Arzneimittel bei entsprechend hoher Dosierung als Gift wirken kann, ist entsprechend unserer Definition aus Kapitel 1 auch der Begriff Pharmakon statthaft. Aufschlüsse über die Wirkung eines Pharmakons vermittelt die *Pharmakologie*. Einer Besprechung der einzelnen Indikationsgebiete wollen wir Grundbegriffe dieser medizinischen Wissenschaft voranstellen.

Das erste Kapitel versetzt uns in die Lage, wichtige Aufgaben der Pharmakologie zusammenzustellen:

- Prüfung möglicher Pharmaka am Tier,
- klinische Prüfung von Arzneimitteln,
- Verbesserung von bekannten Arzneimitteln,
- Aufklärung von Wirkungsmechanismen,
- Aufklärung von Dosis-Wirkungs-Beziehungen,
- Untersuchung von Nebenwirkungen.

Immer wieder taucht in der Pharmakologie der Begriff *Wirkung* auf. Ein Beispiel soll die Problematik dieses Begriffes verdeutlichen.

Die südamerikanischen Indianer töteten ihre Jagdbeute durch Pfeile, die mit **Curare** vergiftet waren. Anschließend verspeisten sie das vergiftete Fleisch, ohne daß sich bei ihnen eine Vergiftung einstellte. Wie läßt sich diese unterschiedliche Wirkung erklären? Bei dem getroffenen Tier gelangt das Gift über die Schußwunde in den Blutkreislauf und kann sich über den gesamten Organismus verteilen. Das mit dem Fleisch in den Magen-Darm-Kanal des Indianers gelangte Gift erreicht den Blutkreislauf nicht. Magen- und Darmwand verhalten sich so, daß das Gift nicht resorbiert werden kann.

Das Beispiel gestattet uns, zwei Arten von Wirkungen zu unterscheiden:

- die Wirkung des Pharmakons (hier als Gift) auf den Organismus,
- die Wirkung des Organismus (hier Magen-Darm-Kanal) auf das Pharmakon.

Damit kommen wir zu zwei Teilgebieten der Pharmakologie. Mit der ersten Art der Wirkung befaßt sich die *Pharmakodynamik*, mit der zweiten Art der Wirkung befaßt sich die *Pharmakokinetik*. Im folgenden interessiert uns zunächst die Pharmakokinetik.

Konzentration am Wirkungsort

Curare kann einem Patienten auch als Arzneimittel vor einer Operation zur Ruhigstellung und Erschlaffung der Muskulatur verabreicht werden. Es wird dabei *intravenös* injiziert. Die Wirkung soll aber am Muskel erfolgen. Damit diese Wirkung eintritt, muß das Pharmakon aus dem Blut zum Wirkungsort, dem Muskel, gelangen und hier eine ganz *bestimmte Konzentration* erreichen. Mit dem Moment der Aufnahme beginnt der Organismus jedoch auch, den Fremdstoff mit Hilfe seines Stoffwechsels abzubauen und auszuscheiden. Diese Vorgänge bedingen einen Wirkungsverlust. Der Arzt muß durch eine geeignete *Dosierung* des Arzneimittels dafür sorgen, daß trotz dieser unterschiedlichen Prozesse im Organismus eine für die gewünschte Wirkung ausreichende Konzentration am Wirkungsort vorliegt.

Inhalte der Pharmakokinetik

Verfolgen wir in Abb. 2.**1** das Schicksal eines Pharmakons im menschlichen Organismus nach der *Applikation*, so stellen sich damit die Inhalte der Pharmakokinetik dar.

In der Pharmakokinetik werden Vorgänge, die das Pharmakon zum Ort der Wirkung hintragen, mit dem Begriff *Invasion* zusammengefaßt. Das sind *Resorption* und *Verteilung*. Vorgänge, die die Konzentration des Pharmakons am Wirkungsort verringern, werden als *Elimination* bezeichnet. Dazu gehören *Biotransformation* und *Ausscheidung*. Häufiger werden diese elementaren Vorgänge aus der Pharmakokinetik unter der Kurzbezeichnung *ADME* (Absorption, Distribution, Metabolism, Excretion) zusammengefaßt.

Es soll nun untersucht werden, wie die genannten, teilweise einander entgegengerichteten Vorgänge die Wirkung eines Pharmakons beeinflussen können.

Applikation

Mit der Applikation (Verabreichung) eines Pharmakons erfolgt dessen Aufnahme durch den Organismus. An dem Curarebeispiel haben wir schon gesehen, daß Applikations*art* und Applikations*ort* einen wesentlichen Einfluß auf die Wirkung besitzen können. Die Applikationsart kann sich u. a. nach dem gewünschten Ort der Wirkung (z. B. lokale Behandlung einer Hauterkrankung mit einer Salbe), der gewünschten Wirkungsdauer, dem Zustand des Patienten oder den physika-

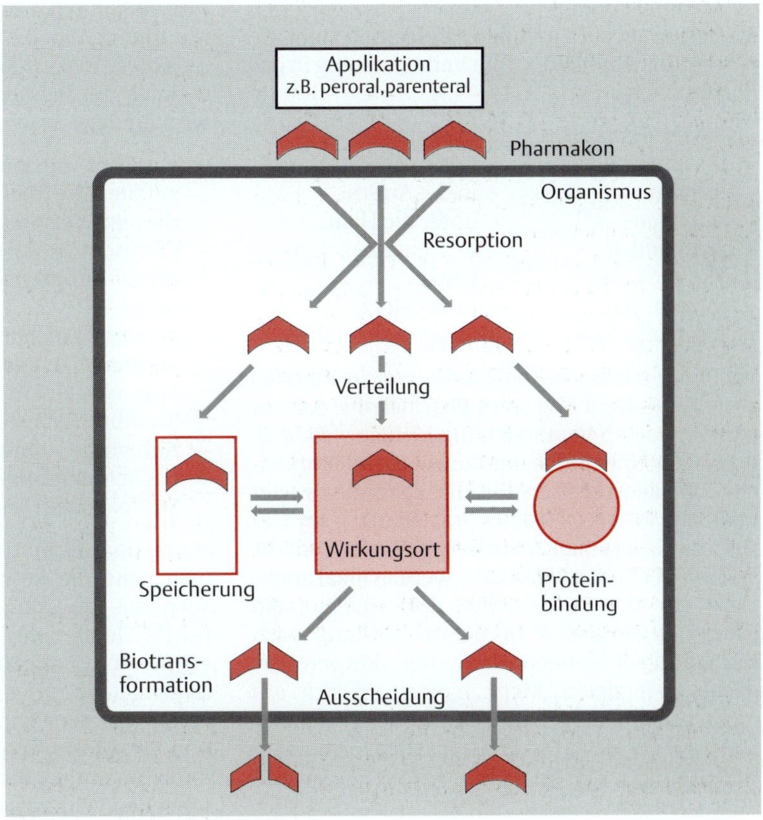

Abb. 2.**1** Schicksal eines Pharmakons im Organismus

lisch-chemischen Eigenschaften des Pharmakons richten (Curare wird als wasserfreundlicher Stoff nicht vom Magen-Darm-Kanal resorbiert).

Applikation auf der Haut oder Schleimhaut bezeichnet man auch als *lokale* Anwendung. Wichtige Beispiele:

- *epikutan* = auf die Haut (Salbe, Puder),
- *perkutan* = durch die Haut (z. B. Rheumasalbe),
- *konjunktival* = auf die Bindehaut (Augentropfen),
- *nasal* = auf die Nasenschleimhaut,
- *sublingual* = unter der Zunge auf die Mundschleimhaut,
- *rektal* = auf die Rektumschleimhaut (Zäpfchen),
- *vaginal* = auf die Schleimhaut der Vagina (Vaginal-Zäpfchen).

Applikation durch den Mund wird auch *enterale* Applikation genannt:

- *oral, peroral* oder *per os* = durch den Mund (Tabletten, Tropfen etc.).

Im Gegensatz zur enteralen Applikation steht die *parenterale* Applikation, die Verabreichung in das Körperinnere:

- *intravenös (i. v.)* = in die Vene,
- *intramuskulär (i. m.)* = in den Muskel,
- *intraarteriell* = in die Arterie,
- *subkutan (s. c.)* = unter die Haut,
- *intralumbal* = in den Rückenmarkkanal,
- *intrakardial* = in das Herz,
- *intraperitoneal* = in die Bauchhöhle.

Von einer *topischen* Applikation spricht man bei gezielter Anwendung eines Pharmakons, das nur am Ort seiner Verabreichung wirken soll, z. B. Auftragen einer Salbe auf die Haut, Injektion eines Lokalanästhetikums in das Zahnfleisch oder Injektion in ein Gelenk (intraartikulär). Im Gegensatz dazu stehen *Transdermale Therapeutische Systeme* (TTS), d. h. Pharmaka werden lokal appliziert, um eine systemische, d. h. eine auf ein ganzes Organsystem bezogene Wirkung nach Durchdringen (Penetration) der Körperoberfläche zu erzielen. Meist handelt es sich um mehrschichtig aufgebaute Pflaster an geeigneter Stelle auf der Haut. Das Pflaster setzt gleichmäßig Wirkstoff frei, z. B. Nitroglyzerin (S. 172), Nicotin oder Estrogen (S. 228).

Um die verschiedenen Applikationsarten zu ermöglichen, müssen pharmazeutisch-technologische (galenische) Maßnahmen ergriffen werden. Will man ein Pharmakon als Injektion verabreichen, so muß es in einer löslichen Form vorliegen oder in eine solche überführt werden.

Resorption

Die Resorption ist die Aufnahme eines Stoffes in die Blutbahn und das Lymphgefäßsystem. Diese Aufnahme ist u. a. über die Schleimhaut des Verdauungsapparates und die Haut möglich.

Eine Schmerztablette mit dem Wirkstoff Paracetamol wird bei akutem Kopfschmerz eingenommen. Man stelle sich nun vor, daß die Tablette im Magen-Darm-Kanal wegen unzureichender Qualität erst nach ca. zwei Stunden vollständig zerfällt und ihren Wirkstoff zur Resorption freigibt! Der Patient würde zunächst vergeblich auf eine Linderung seines Schmerzes warten. Ohne eine ausreichende Resorption kann es zu keiner Wirkung kommen. Deswegen sind alle Faktoren, die eine Resorption positiv oder negativ beeinflussen können, wichtig. Die wesentlichen Faktoren sind in Abb. 2.**2** zusammengestellt.

Bei der Resorption müssen eindringende Stoffe durch die Zellmembran treten. Dafür kommen verschiedene *Resorptionsmechanismen* in Frage:

- passive Diffusion (beruht auf Konzentrationsgefälle; die meisten Wirkstoffe werden auf diesem Wege resorbiert),
- Filtration (gelöster Stoff wandert mit Lösungsmittel zusammen durch Poren in der Membran),
- aktiver Transport (Stoff wird unter Energieverbrauch entgegen dem Konzentrationsgefälle von einem Träger [= Carrier] durch die Membran transportiert),
- Aufnahme durch Einstülpung der Oberflächenmembran und damit Einschluß von Stoffpartikeln (Pinozytose u. Phagozytose).

Durch pharmazeutisch-technologische Maßnahmen kann die Resorptionsgeschwindigkeit und auch die Resorptionsquote beeinflußt werden. Durch Herstellung einer Arzneiform, die den Wirkstoff nur allmählich freisetzt – Depotform – erreicht man z. B. eine Resorptionsverzögerung. Indem man ein Pharmakon als intravenöse Injektion verabfolgt, erreicht man eine unmittelbare Aufnahme in die Blutbahn und damit auch einen schnellen Wirkungseintritt. Dies kann z. B bei ei-

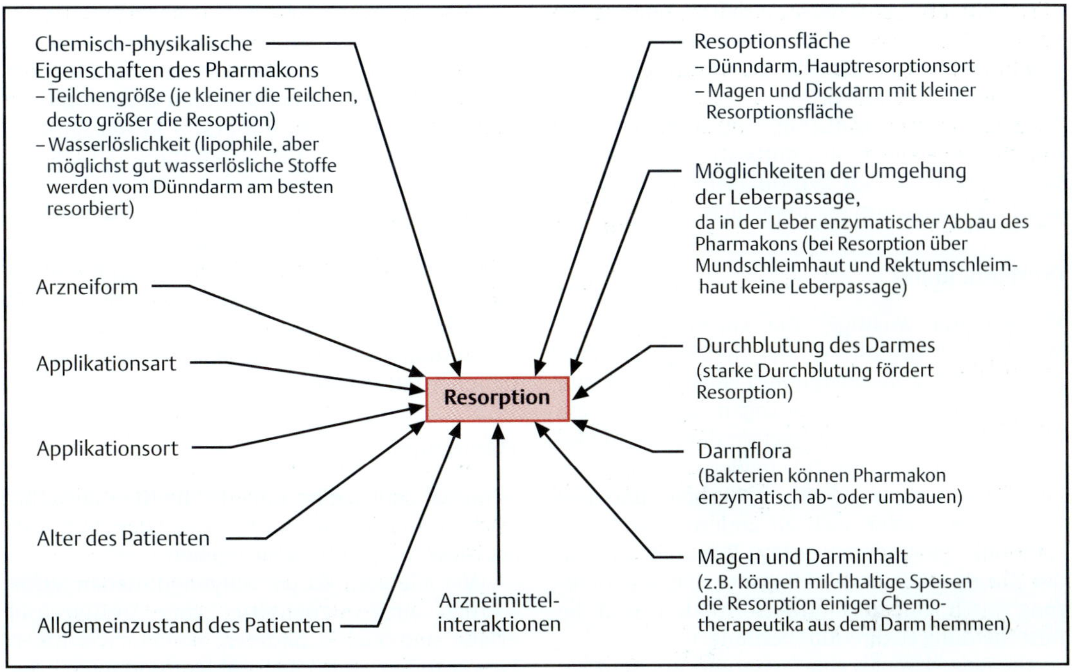

Abb. 2.**2** Die Resorption beeinflussende Faktoren

ner akuten Infektionserkrankung oder bei Herzversagen lebenswichtig sein.

Bei der Kundenberatung in der Apotheke sollten wir auch daran denken, daß eine Beeinflussung der Resorption von Arzneimitteln durch die Art der Nahrung und den Zeitpunkt der Nahrungsaufnahme möglich ist. Einnahmehinweise ermöglicht Tab. 2.**3** (S. 29).

Verteilung und Speicherung

Gelangt ein Pharmakon durch Resorption aus dem Darm oder durch Injektion in die Blutbahn, so wird es sich hier meistens schnell gleichmäßig verteilen. Damit herrscht zwischen dem Blut und dem umliegenden Gewebe ein Konzentrationsgefälle. Aufgrund dieses Konzentrationsgefälles wird das Pharmakon bestrebt sein, in die Zwischenzellräume und von dort in die Zellen einzudringen, falls die abgrenzenden Membranen einen Durchtritt zulassen. Man spricht von einer Verteilung auf die verschiedenen *Verteilungsräume* im Organismus (Abb. 2.**3**). Die Verteilung ist stark von der Durchblutung von Geweben und Organen abhängig.

Manche Pharmaka gelangen nicht in das Zellinnere, da sie aufgrund ihres Baus die Zellmembran nicht durchdringen können. Fettunlösliche (lipoidunlösliche) Stoffe sind nicht in der Lage, die Hirnkapillaren zu verlassen und in das umliegende Gewebe oder in den Flüssigkeitsraum (Liquorraum) überzutreten. Diese Erscheinung nennt man *Blut-Hirn-Schranke*. Die Membran der *Plazenta-Schranke* ist dagegen für lipophile und hydrophile (wasserfreundliche) Pharmaka bis zu einer Molmasse von ca. 1000 g/mol gut passierbar. Wir erkennen, daß die Verteilung nicht immer gleichmäßig über den gesamten Organismus erfolgt.

Ein weiterer Grund für eine ungleiche Verteilung eines Pharmakons kann eine besondere Affinität zu bestimmten Geweben und Organen sein. Iod reichert sich in der Schilddrüse, Blei in den Knochen und Thiobarbiturate (eine Gruppe

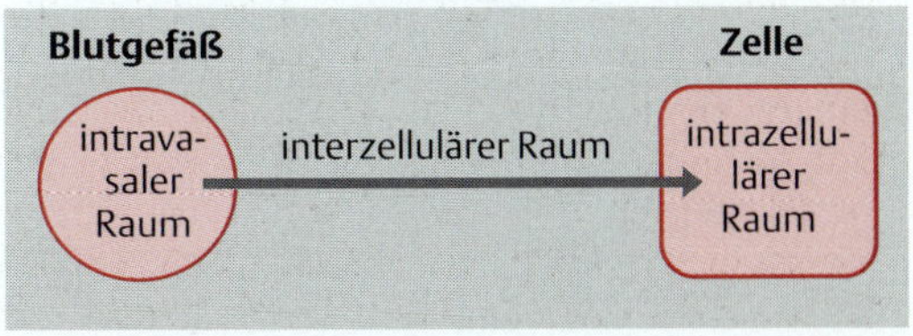

Abb. 2.**3** Verteilungsräume im Organismus (nach Forth u. Mitarb.)

von Narkosemitteln) reichern sich im Fettgewebe an.

Man spricht von einer Speicherung in den entsprechenden Geweben.

Da die Verteilung die Konzentration des Pharmakons am Wirkungsort mitbestimmt, ist dieser Faktor auch für den Wirkungseintritt und die Wirkungsdauer mitverantwortlich.

Proteinbindung

Ein weiterer wichtiger, die Konzentration am Wirkungsort beeinflussender Faktor ist die *Proteinbindung (Einweißbindung)*. Bisher sind wir von der Annahme ausgegangen, daß sich ein Pharmakon in den Flüssigkeiten der verschiedenen Verteilungsräume frei bewegt. Ein Teil des Pharmakons kann jedoch an Plasma- und Gewebsproteine oder auch an andere Gewebebestandteile gebunden werden. Dadurch werden der Transport zum Wirkungsort, die Inaktivierung durch Umbau (Biotransformation) und die Ausscheidung (Exkretion) behindert.

Die Folge können eine Depotwirkung und ein verzögerter Wirkungseintritt sein. Auch kann die Notwendigkeit bestehen, ein Arzneimittel mit hoher Anfangsdosis (Initialdosis) und geringerer Erhaltungsdosis zu verordnen (S. 16).

Bei der Behandlung eines Säuglings ist zu beachten, daß hier die Plasmaproteinbindung in einem anderen Ausmaß stattfindet als beim Erwachsenen. Nichtbeachtung führt unter Umständen zu schweren Vergiftungserscheinungen.

Besonders wichtig für die Arzneimittelsicherheit ist die Kenntnis der Tatsache, daß ein Pharmakon ein zweites an Protein gebundenes Pharmakon aus der Proteinbindung verdrängen kann (Abb. 2.**4**). Ein Beispiel hierfür ist die *Verdrängung* von blutgerinnungshemmenden Arzneimitteln wie Phenprocoumon (ein orales Antikoagulans) durch Indometacin, das gegen rheumatische Erkrankungen eingesetzt wird. Bei Nichtbeachtung dieser „Unverträglichkeit" kommt es eventuell zu lebensbedrohlichen Blutungen.

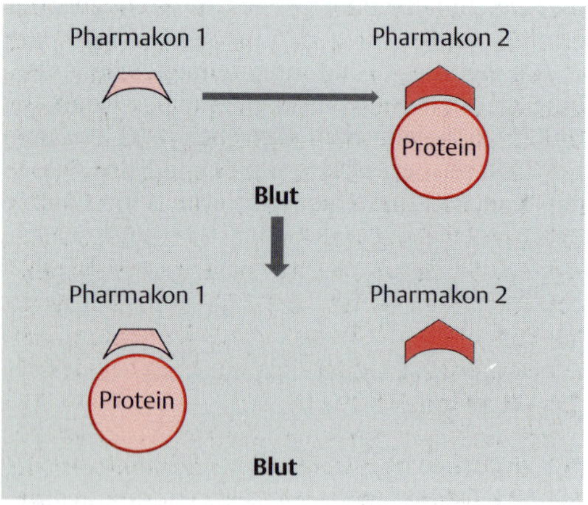

Abb. 2.**4** Verdrängung aus der Proteinbindung

Wenn der Pharmakologe die Ergebnisse des Tierversuches auf den Menschen übertragen will, muß er beachten, daß der Prozentsatz der Proteinbindung eines Pharmakons bei den verschiedenen Arten *(Spezies)* stark schwankt.

Elimination

„Dreimal täglich eine Tablette" heißt es auf zahlreichen Verordnungen. Wir wollen dem Sinn dieser Anweisung einmal nachgehen.

Wie alle vom Körper aufgenommenen Stoffe werden auch Arzneimittel vom Stoffwechsel erfaßt und gleich anderen nichtverwertbaren Fremdstoffen mit den Abbauprodukten des Organismus wieder ausgeschieden. Der Ausscheidung geht meistens ein Um- oder Abbau voraus, man spricht von der Biotransformation. Diese Biotransformation erfolgt auf enzymatischem Wege. Ausscheidung und Biotransformation werden unter dem Begriff Elimination zusammengefaßt.

Die Elimination ist ein Grund dafür, daß laufend Arzneimittel ergänzt werden muß, wenn eine ausreichende Konzentration am Wirkungsort aufrechterhalten werden soll. Ob dafür eine dreimalige Applikation optimal ist, werden wir später noch untersuchen.

Biotransformation. Für die Biotransformation von Pharmaka sind hauptsächlich die *Enzyme der Leberzellen* verantwortlich. Allerdings können diese Enzyme nicht zwischen Giftstoffen und unschädlichen Stoffen unterscheiden. Man kann die Leber nicht als Entgiftungsorgan bezeichnen. Es kommt also durchaus vor, daß ein Pharmakon erst dann wirksam wird, wenn durch Ab- bzw. Umbau in der Leber ein wirksames Stoffwechselprodukt *(Metabolit)* entsteht. So ist bei dem gegen Depressionen eingesetzten Imipramin (Tofranil®) erst der demethylierte Metabolit, das Demethylimipramin, wirksam.

Der umgekehrte Fall liegt bei den Barbituraten vor. Hier sind die Metaboliten, die Hydroxybarbiturate, kaum noch wirksam.

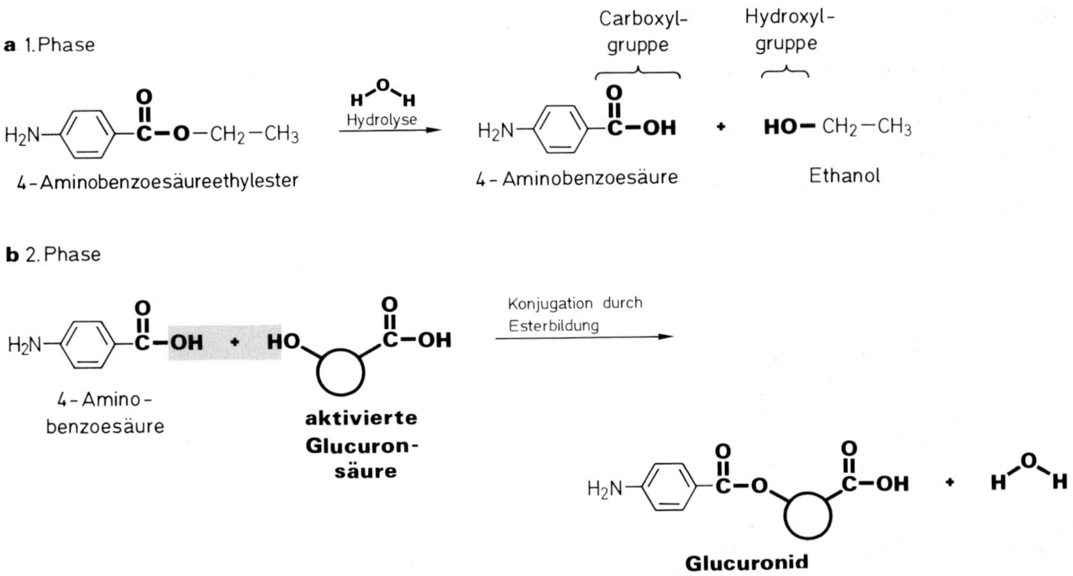

Abb. 2.**5** Biotransformation des 4-Aminobenzoesäureethylesters (Anästhesin)
a 1. Phase **b** 2. Phase

Bei der Biotransformation kann auch aus einem zunächst unschädlichen Stoff ein Gift entstehen.

Die Biotransformation läuft in der Regel in *zwei Phasen* ab. In der *ersten Phase* wird das Pharmakon strukturell so verändert, daß die Fettlöslichkeit ab- und die Wasserlöslichkeit zunimmt. Dies geschieht meist durch Einführung oder Freilegung funktioneller Gruppen. In Abb. 2.**5a** ist die Hydrolyse (Spaltung mit Wasser) von 4-Aminobenzoesäureethylester dargestellt. Durch diese Spaltung werden eine Carboxylgruppe und eine Hydroxylgruppe freigelegt.

Außer der Spaltung mit Hilfe von Wasser sind weitere verändernde Reaktionen möglich, die uns von der Chemie her bekannt sind, z. B. Oxidation, Reduktion und Hydroxylierung.

In der *zweiten Phase* können die Metaboliten aus der ersten Phase durch Kopplung mit Produkten anderer Stoffwechselwege in eine wasserlösliche und biologisch meist inaktive Verbindung überführt und ausgeschieden werden. Ein wichtiger Weg soll hier als Beispiel dienen:

Die in der ersten Phase entstandene 4-Aminobenzoesäure verbindet sich mit aktivierter Glucuronsäure, einem Derivat der Glucose. Man spricht hier von einer *Konjugation mit Glucuronsäure*. Das entstehende *Glucuronid* kann nun ausgeschieden werden (Abb. 2.**5b**). Auf diesem Wege werden zahlreiche Pharmaka ausgeschieden. Da bei Neugeborenen die Enzyme für die Glucuronidbildung noch nicht in ausreichendem Umfang zur Verfügung stehen, ist auch die Biotransformation gehemmt und somit Vorsicht bei Arzneimitteln geboten, die über Konjugation mit Glucuronsäure ausgeschieden werden.

Mit den bisher erlangten Kenntnissen sind wir in der Lage, die Entwicklung von *Toleranz (Gewöhnung)* zu erklären. Besonders bei chronischer Anwendung von Schlafmitteln der Benzodiazepingruppe und einigen Chemotherapeutika, z. B. Rifampicin, muß nach einiger Zeit die Dosis erhöht werden, um zu einer gleich starken Wirkung zu gelangen wie zu Beginn der Behandlung. Diese Toleranzentwicklung hat ihre Ursache in einer erhöhten Eliminationsgeschwindigkeit. Durch das Schlafmittel z. B. ist die Synthese von abbauenden Enzymen in den Leberzellen angeregt worden; man spricht von einer *Enzyminduktion*. Bei einer häufigen Einnahme des Schlafmittels trifft dieses in der Leber auf eine höhere Konzentration abbauender Enzyme und wird deswegen schneller eliminiert.

Ein weiterer Faktor, der die Konzentration des Pharmakons am Wirkungsort beeinflußt, ist der *First-pass-Effekt*. Alles venöse Blut – auch eventuell darin enthaltene Pharmaka – des Magen-

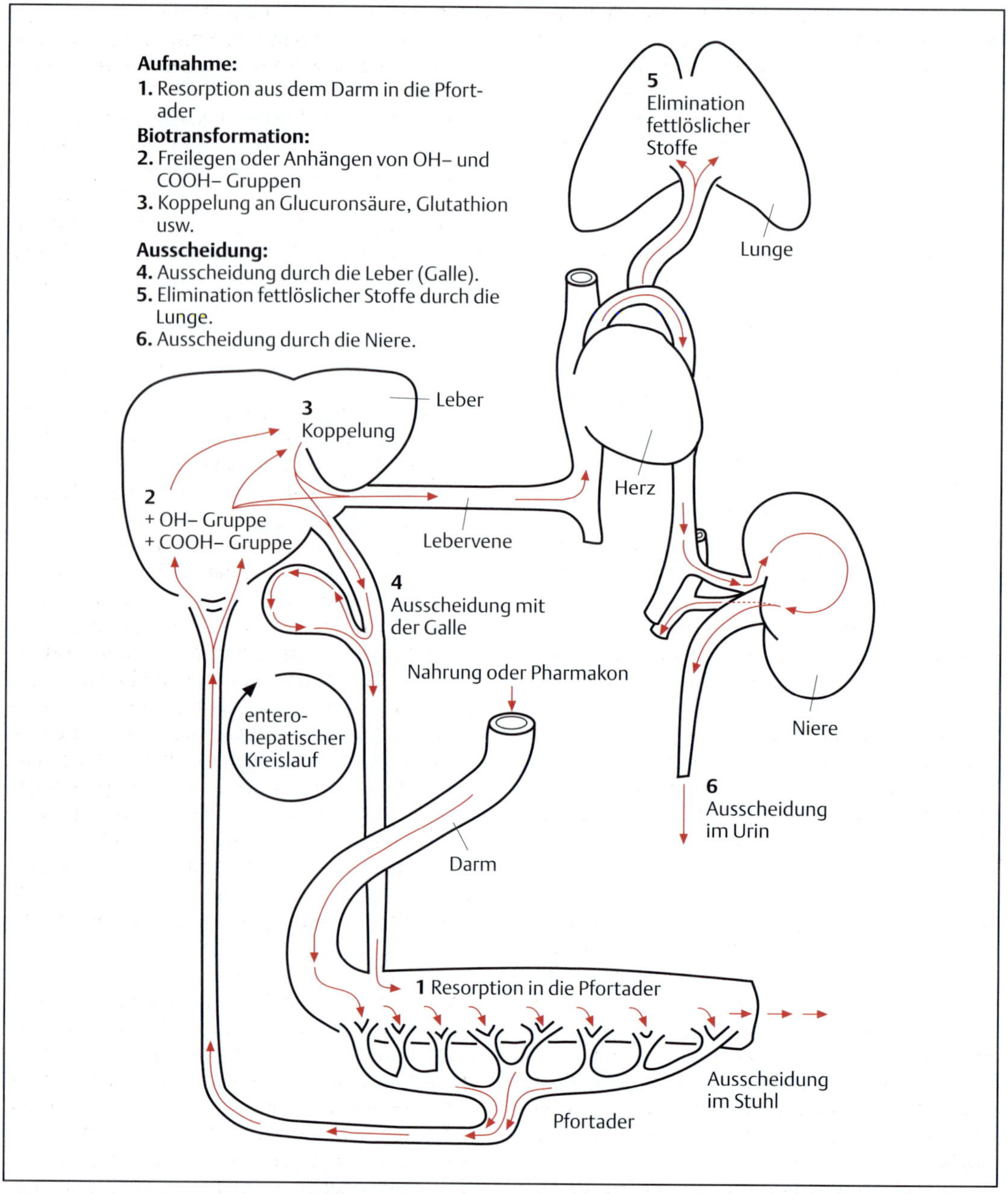

Abb. 2.**6** Eliminations- („Entgiftungs-")mechanismen im Organismus (nach Silbernagel u. Despopoulus)

Darm-Kanals gelangt über die Pfortader in die Leber (Abb. 2.**6**), bevor es den Lungen- oder Körperkreislauf erreicht. Der Wirkungsverlust bei dieser Passage durch Magen-Darm-Schleimhaut und Leber wird durch den First-pass-Effekt gekennzeichnet. Einen großen First-pass-Effekt erfährt z. B. Nitroglycerin, ein Arzneimittel zur Behandlung von **Angina pectoris**.

Die Kenntnis von Biotransformationsvorgängen bei Arzneimitteln nutzt man zur Verbesserung nachteiliger galenischer, pharmakologischer oder toxikologischer Eigenschaften eines

Wirkstoffes. Methylprednisolon (ein Nebennierenrindenhormon) z. B. ist schwer wasserlöslich. Durch Überführung in ein *Pro-drug*, d. h. Umsetzung zum wenig aktiven Methylprednisolon-hemisuccinat, erhält man eine hydrophilere und damit besser resorbierbare Vorstufe des eigentlichen Wirkstoffes, aus der die aktive Form, das Methylprednisolon, im Organismus freigesetzt werden kann.

Ausscheidung (Exkretion). Die wichtigsten Wege der Ausscheidung für Pharmaka sind:

- die *renale* Ausscheidung (über die Niere mit dem Harn),
- die *biliäre* Ausscheidung (mit der Galle),
- die *intestinale* Ausscheidung (mit den *Fäzes* = Kot),
- die *pulmonale* Ausscheidung (über die Lunge mit dem Atem oder dem Bronchialschleim),
- die Ausscheidung mit der Milch.

Die *renale Ausscheidung* steht für Pharmaka an erster Stelle. Zahlreiche Pharmaka werden als Glucuronide über die Niere mit dem Harn ausgeschieden. Deswegen ist bei Vorliegen einer Niereninsuffizienz (verminderte Funktion der Niere) z. B. infolge einer Nierenentzündung, besondere Vorsicht geboten, wenn Arzneimittel eingenommen werden sollen (S. 20).

Für einige Hormone und Chemotherapeutika gilt hauptsächlich die *biliäre Ausscheidung*. Die Galle wird in den Leberzellen bereitet. Dabei gelangen Metaboliten von Pharmaka mit in die Galle.

Mit der Galle gelangen diese Metaboliten in den Darm. Es ist möglich, daß hier durch Enzyme eine strukturelle Veränderung erfolgt, die eine Erhöhung der Lipoidlöslichkeit zur Folge hat. Dieser lipoidlösliche Stoff kann vom Darm wieder rückresorbiert werden, gelangt ins Blut und schließlich in die Leber. Wir haben damit einen Kreislauf vorliegen, der als *enterohepatischer Kreislauf* bezeichnet wird (Abb. 2.**6**). Als Folge dieses Kreislaufes ist eine verzögerte Elimination möglich.

Wir müssen uns nun fragen, welches Kriterium für eine renale bzw. biliäre Ausscheidung ausschlaggebend ist. Hier spielt die *Molmasse* eine entscheidende Rolle. Bis zu einer Molmasse von ca. 300 g/mol erfolgt eine renale, ab einer Molmasse von ca. 500 g/mol erfolgt eine biliäre Ausscheidung.

Die *intestinale Ausscheidung* hat ihre Ursache meist in einer unvollständigen Resorption oder einer biliären Ausscheidung ohne Rückresorption. Quantitativ spielt sie ebenso wie die pulmonale und die Ausscheidung über die Milch eine untergeordnete Rolle.

Bei der Anwendung von Arzneimitteln ist jedoch zu beachten, daß Alkohol, Nicotin, einige Chemotherapeutika und zahlreiche andere Arzneimittel über die Muttermilch den Säugling erreichen und hier zu toxischen Reaktionen führen können. Die folgende Tabelle gibt Aufschluß über den Umgang mit einer Reihe von Arzneimitteln während der Stillzeit (Tab. 2.**1**).

Folgerungen für die Arzneimittelanwendung

In den vergangenen Abschnitten haben wir erfahren, daß zwischen *Invasion* (d. h. Resorption und Verteilung) und *Elimination* (d. h. Biotransformation und Ausscheidung) ein enger Zusammenhang besteht.

Die Konzentration des Arzneimittels am Wirkungsort wird durch zahlreiche Faktoren so beeinflußt, daß diese nach Aufnahme und Resorption am Wirkungsort nur in Sonderfällen konstant ist. Bei einer Dauerinfusion wird nach einer gewissen Zeit die Invasionsgeschwindigkeit genauso groß sein wie die Eliminationsgeschwindigkeit, d. h. pro Zeiteinheit wird dem Wirkungsort genausoviel Arzneimittel zugeführt wie abtransportiert wird, es herrscht ein *Fließgleichgewicht*. Dieser für eine Therapie optimale Sachverhalt ist in Abb. 2.**7** graphisch dargestellt.

Nur wenige Arzneimitteltherapien können mit einer Dauerinfusion durchgeführt werden. Man stelle sich vor, wegen Kopfschmerzen an den Tropf zu müssen!

Wird ein Arzneimittel nur einmal appliziert, so wird zunächst die Invasion und dann die Elimination vorherrschen (Abb. 2.**8**). Es läßt sich erkennen, daß die Kurve die Abszisse nicht schneidet, der Zeitpunkt, zu dem das gesamte Arzneimittel aus dem Organismus eliminiert worden ist, ist nicht zu erkennen. Um ein Maß und einen Vergleich für den zeitlichen Konzentrationsverlauf verschiedener Arzneimittel zu haben, hat man die *Halbwertzeit* $t^1/_2$ (Eliminationshalbwertzeit, HWZ_E) eingeführt. Das ist die Zeit, nach der die Konzentration des Arzneimittels im Organismus auf die Hälfte des ursprünglichen Wertes abgesunken ist. Die Halbwertzeit z. B. für Diazepam (ein Beruhigungsmittel), beträgt 30 Stunden, d. h. nach dieser Zeit ist noch die Hälfte der Konzentration mit Blut vorhanden.

Tabelle 2.**1** Arzneimittel während der Stillzeit.
Fast alle Arzneimittel gehen aus dem mütterlichen Blut in die Muttermilch über. Da einige dem gestillten Kind gefährlich werden, ist eine Kurzbeurteilung der Arzneimittel erforderlich. Die Ziffern bedeuten:
1 = Keine Gefährdung des Säuglings anzunehmen
2 = Stillen kann fortgesetzt werden, gute Beobachtung des Säuglings notwendig
3 = Stillverbot oder Absetzen des Medikamentes
2–3 = Kein Stillverbot bei einmaliger Gabe, Stillverbot bei wiederholter Therapie

Arzneimittel	Beurteilung	Arzneimittel	Beurteilung	Arzneimittel	Beurteilung
Acenoucoumarol	1	Chlorpromazin	3	Gentamicin	1
Acetazolamid	1	Chlortalidon	3	Gold	3
Acetylsalicylsäure	2	Chlortetracyclin	2–3	Haloperidol	1
Aciclovir	2	Ciclosporin	3	Halothan	3
Acitetrin	3	Cimetidin	3	Heparin	1
Agar Agar	1	Cisplatin	3	Hexachlorcyclohexan (Lindan)	3
Aluminiumhydroxid	1	Clemastin	3	Hydralazin	2
Aluminiumoxid	1	Clindamycin	3	Hydrochlorthiazid	2
Amidotrizoat	1	Clonazepam	3	Hydroxychloroquin	3
Amikacin	1	Clonidin	3	Ibuprofen	1
Aminoglykoside	1	Codein	2–3	Imipramin	2
Amitriptylin	2	Coffein	2	Indium 111	1
Amoxapin	3	Cyclophosphamid	3	Indomethacin	2
Amoxicillin	2	Cycloserin	2	Iod 125	3
Amphetamin	3	Cyproteronacetat	3	Iodid	3
Ampicillin	2	Dantron	3	Isoniazid	2
Atenolol	2	Dapson	1	Josamycin	2
Atropin	3	Diazepam	2	Kanamycin	2
Aztreonam	1	Dicoumarol	1	Ketofifen	2
Bacampicillin	1	Digoxin	2	Labetalol	3
Baclofen	1	Dihydrostreptomycin	1	Latamoxef	2
Butorphanol	1	Diltiazem	3	Leinsamen	1
Calciumcarbonat	1	Dimethoxyphenylpenicillin	1	Levinorgestrel	1
Captopril	1	Disopyramid	2	Lidocain	2
Carbamazepin	2	Domperidon	1	Lincomycin	3
Carbenicillin	2	Doxepin	3	Lithium	3
Carbimazol	2	Doxorubicin	3	Loratidin	2
Cascara	3	Doxycyclin	2–3	Lorazepam	1
Cascaroside	3	Epicillin	2	Lormetazepam	1
Cefadroxil	2	Ergotamin	2	Magnesiumhydroxid	1
Cefalexin	2	Erythromycin	3	Magnesiumoxid	1
Cefalotin	2	Estradiol	2	Marihuana	3
Cefazolin	1	Ethambutol	2	Medroxygesteronacetat	3
Cefmetazol	1	Ethanol	2–3	Mefenaminsäure	1
Cefonicid	1	Ethinylestradiol	1	Mefloquin	2–3
Cefoperazon	1	Ethosuximid	2	Mepindolol	2
Cefotaxim	1	Ethylbiscoumacetat	3	Metaclazepam	1
Cefotiam	1	Etofenamat	1	Methadon	3
Cefoxitin	1	Fenoterol	1	Methicillin	3
Cefradin	2	Flecainid	2	Methimazol	3
Cefroxadin	1	Flufenaminsäure	1	Methotrexat	3
Ceftazidin	2	Flunitrazepam	1	Methylcellulose	1
Cephaloridin	1	Fluorid	1	Methyldopa	1
Cephalotin	2	Flurbiprofen	1	Methylergometrin	1
Chinidin	2	Flupentixol	3	Metoclopramid	3
Chloralhydrat	2	Fluvoxamin	2	Metoprolol	2
Chloramphenicol	3	Folsäure	1	Metrizamid	1
Chloroquin	1	Furosemid	1	Metronidazol	2
Chlorothiazid	2	Gallium 67	3		

Tabelle 2.1 Fortsetzung

Arzneimittel	Beurteilung	Arzneimittel	Beurteilung	Arzneimittel	Beurteilung
Mexiletin	2	Pethidin	2–3	Spironolacton	1
Mezlocillin	1	Phenacetin	2	Streptomycin	2
Midazolam	2–3	Phenindion	3	Sulfamethoxazol	3
Minoxidil	3	Phenobarbital	2	Sulfapyridin	3
Moclobemid	1	Phenolphthalein	3	Sulfonamide	3
Morphin	2–3	Phenylbutazon	3	Suprofen	1
Moxalactam	2	Phenytoin	2	Technetium 99	2–3
N-Desmethyldoxepin	3	Phosphat 32	3	Technetium 99 DTPA Aerosol	3
Nadolol	2	Piroxicam	1	Terbutalin	2
Nalbuphin	2	Prazepam	2	Tetracyclin	2–3
Nalidixinsäure	2	Praziquantel	1	Tetrahydrocannabinol	3
Naproxen	1	Prednisolon	2	Theobromin	2
Natriumbicarbonat	3	Primidon	2	Theophyllin	3
Natriumsulfat	1	Procainamid	2	Thiamphenicol	3
Nifedipin	2	Propoxyphen	2	Ticarcillin	1
Nikotin	2	Propranolol	2	Timolol	2
Nitrendipin	2	Propylthiouracil	2	Tinidazol	3
Nitrofurantoin	2	Propyphenazon	3	Tolbutamid	2
Norethisteronenantat	1	Pyrazinamid	1	Tolmetin	1
Nortriptylin	3	Pyridoxin	1	Trazodon	2
Noscapin	1	Pyrimethamin	2	Trimethoprim	3
Novobiocin	3	Ranitidin	3	Triproidin	2
Orciprenalin	1	Reserpin	2	Valproinsäure	2
Oxprenolol	2	Rifampicin	2	Verapamil	2
Oxytetracyclin	2–3	Salazosulfapyridin	1	Vitamin D 2	1
Para-Aminosalicylsäure	2	Salbutamol	1	Warfarin	1
Paracetamol	2	Senna	3	Zuclopenthixol	3
Penicillin G	1	Sennoside	3	Zopiclin	2–3
Pentoxifyllin	1	Sotalol	2	Zolpidem	2

Tab. aus „Kleinebrecht, Fränz, Windorfer, Arzneimittel während der Schwangerschaft und Stillzeit", Wissenschaftliche Verlagsgesellschaft, Stuttgart. 4. Aufl. 1995

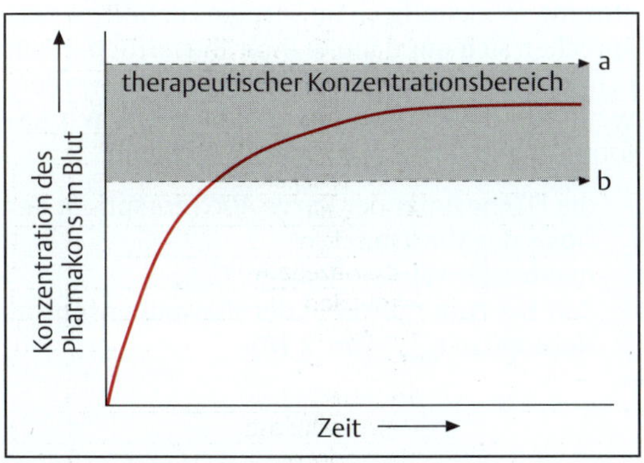

Abb. 2.7 Konzentrationsverlauf bei einer Dauerinfusion (nach Forth u. Mitarb.).
a minimal toxisch wirksame Konzentration,
b minimal therapeutisch wirksame Konzentration

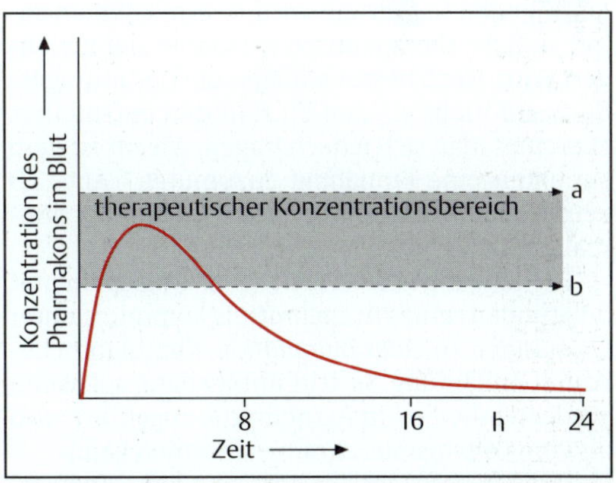

Abb. 2.8 Konzentrationsverlauf im Blut bei einmaliger Dosierung eines Arzneimittels (nach Gladtke u. Hattingberg).
a minimal toxisch wirksame Konzentration,
b minimal therapeutisch wirksame Konzentration

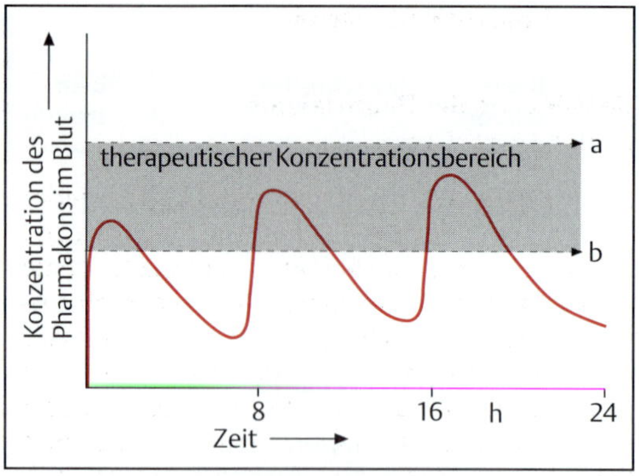

Abb. 2.**9** Konzentrationsverlauf im Blut bei drei Einzeldosen verteilt über 24 Stunden.
a minimal toxisch wirksame Konzentration,
b minimal therapeutisch wirksame Konzentration

Dosierung. In den Abb. 2.**7**, 2.**8** und 2.**9** sieht man, daß für jedes Arzneimittel eine *minimal toxisch wirksame* und eine *minimal therapeutisch wirksame Konzentration* existiert. Bei einer sinnvollen Therapie sollte die Konzentration des Arzneimittels über einen möglichst langen Zeitraum zwischen diesen beiden Grenzen, also im therapeutischen Konzentrationsbereich, liegen. Eine einmalige Dosierung ist nicht sinnvoll, da der Zeitraum einer wirksamen Konzentration zu kurz ist. Die optimale Dauerinfusion ist nur in Ausnahmefällen praktikabel.

Wir kommen zurück zu „dreimal täglich". Wenn ein Arzneimittel in achtstündigen Intervallen über den Tag verteilt wird, so erreicht man damit, daß die therapeutisch wirksame Zeit verlängert wird. Noch besser wäre es, die Gesamttagesdosis auf mehr als drei Einzeldosen aufzuteilen. Hier muß man sich jedoch fragen, wie oft ist dem Patienten eine Einnahme zuzumuten? Abb. 2.**9** zeigt den Konzentrationsverlauf im Blut bei dreimaliger Dosierung.

Bei langer Halbwertzeit (z. B. Diazepam mit 30 Stunden) eines Arzneimittels kommt es unter Umständen zu einer *Kumulation*. Kumulation bedeutet Anhäufung. Sie tritt immer dann auf, wenn pro Zeiteinheit mehr Arzneimittel zugeführt wird als vom Organismus eliminiert werden kann.

Häufig verordnet der Arzt eine *hohe Anfangsdosis (Initialdosis)* und eine *geringere Erhaltungsdosis*. Die hohe Initialdosis soll einen raschen Wirkungseintritt gewährleisten. Die Erhaltungsdosis soll dann nur noch den Anteil des Arzneimittels ersetzen, der durch Elimination zu einem Abfall der Konzentration unter die therapeutisch wirksame Grenze führen würde.

Die Überlegungen für eine sinnvolle Dosierung machen auch verständlich, warum Kombinationspräparate problematisch sein können, wenn die kombinierten Arzneimittel stark voneinander abweichende Halbwertzeiten besitzen. Kombinationspräparate sind deswegen weitgehend vom Markt genommen.

Jede pharmakokinetische Überlegung zur Dosierung wird jedoch zunichte gemacht, wenn der Patient die Verordnung des Arztes oder den Rat des Apothekers nicht befolgt bzw. nicht mitarbeitet. Man nennt diese Mitarbeit *compliance* (engl.: Einwilligung). Abb. 2.**9** macht die Zweifelhaftigkeit einer Therapie deutlich, wenn man sich vorstellt, daß ein Patient z. B. die zweite Dosierung wegfallen läßt.

Bioverfügbarkeit. Bei zahlreichen Arzneimitteln gibt es von ein und demselben Wirkstoff mehrere Fertigarzneimittel (sogenannte Generika). Die Annahme, daß jedes dieser Fertigarzneimittel dieselbe Wirksamkeit besitzt, hat sich bei exakten Untersuchungen nicht bestätigt. Man stellte unterschiedliche biologische Verfügbarkeit fest. „Unter *Bioverfügbarkeit* versteht man Ausmaß und Geschwindigkeit, mit der ein therapeutisch wirksamer Bestandteil eines Arzneimittels nach peroraler Applikation aus der Formulierung freigesetzt, resorbiert und letztlich am Wirkort verfügbar wird." (FDA, 1973)

Die Bioverfügbarkeit eines Wirkstoffs wird ganz wesentlich durch die pharmazeutisch-technologische Qualität eines Fertigarzneimittels bestimmt. Wirkstoffgleiche Fertigarzneimittel entsprechen sich nur dann in ihrer Bioverfügbarkeit, d. h. können als *bioäquivalent* bezeichnet werden, wenn sie in wichtigen pharmakokinetischen Anforderungen übereinstimmen. Diese sind

- die Fläche unter der Kurve *AUC* (entspricht der Dosis des Wirkstoffs),
- maximaler Wirkstoffspiegel C_{max},
- Zeit bis zum Auftreten der Plasmakonzentrationsspitze t_{max} (Abb. 2.**10**).

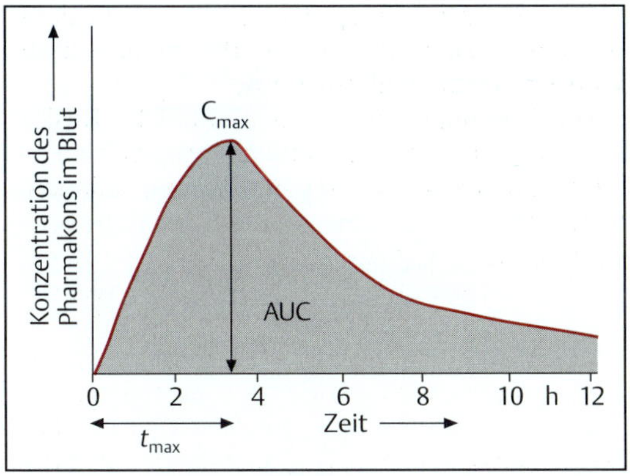

Abb. 2.**10** Pharmakokinetische Anforderungen zur Beurteilung der Bioäquivalenz

Zusammenfassung Pharmakokinetik

Wir haben zunächst die Aufgaben der Pharmakologie zusammengestellt. Die Pharmakologie umfaßt als Teilgebiete die Pharmakokinetik und die Pharmakodynamik. Die Pharmakokinetik befaßt sich mit der Wirkung des Organismus auf das Pharmakon.
Als wesentlichsten Faktor für eine therapeutische Wirkung eines Pharmakons erkannten wir die *Konzentration am Wirkungsort.* Diese Konzentration ist von ganz unterschiedlichen Vorgängen im Organismus abhängig, der Invasion (d. h. Resorption und Verteilung) und der Elimination (d. h. Biotransformation und Ausscheidung). Diese Vorgänge – aber auch die Applikationsart – sind verantwortlich für das Schicksal eines Pharmakons im Organismus und gestatten uns zu erklären, warum der Indianer seine Curare-haltige Fleischmahlzeit überlebt. Curare kann aufgrund seiner geringen Lipoidlöslichkeit im Darm nicht resorbiert werden und demnach auch nicht zu den Wirkungsorten, den Muskelzellen, gelangen. Das getroffene Tier hingegen nimmt das Curare über die Schußwunde in den Blutkreislauf auf. Es erfolgt Verteilung. Das Gift erreicht die Muskelzellen.
Für die Anwendung von Arzneimitteln können wir aus der Pharmakokinetik zahlreiche Folgerungen – besonders für eine sinnvolle Dosierung – ziehen.

Pharmakodynamik

Die Wirkung des Pharmakons auf den Organismus

In den folgenden Kapiteln wird immer wieder die Wirkung von Arzneimitteln im Vordergrund stehen. Die Pharmakokinetik vermochte keine Antwort auf die Frage zu geben, wie z. B. ein Lokalanästhetikum schmerzunterdrückend oder ein Beruhigungsmittel beruhigend wirkt. Die prinzipielle Antwort zu dieser Frage versucht uns die *Pharmakodynamik* zu erteilen. Zu Beginn dieses Kapitels hatten wir die Pharmakodynamik bereits als Teilgebiet der Pharmakologie definiert:

Die Pharmakodynamik untersucht die Wirkung des Pharmakons auf den Organismus.

Wichtige Fragen der Pharmakokinetik sind:

- Wie kommt überhaupt eine Arzneimittelwirkung zustande *(Pharmakon-Rezeptor-Wechselwirkungen)*?
- Welcher Zusammenhang besteht zwischen der Dosis und dem erzielten Effekt *(Dosis-Wirkungs-Beziehung)*?
- Welcher Zusammenhang besteht zwischen der chemischen Struktur und der Wirkung, d. h. besitzen z. B. ähnlich gebaute Stoffe die gleiche oder verwandte Wirkung *(Struktur-Wirkungs-Beziehungen)*?
- Kann über den WIrkungsmechanismus von Pharmaka Konkretes ausgesagt werden?

Mit der Frage nach der Wirkung eines Arzneimittels stellt sich für den Arzt immer die Frage nach den Nebenwirkungen. Dieser Punkt spielt auch für die Beratung in der Apotheke eine wichtige Rolle. Deswegen soll in diesem Kapitel auch auf Nebenwirkungen eingegangen werden.

Pharmakon-Rezeptor-Wechselwirkungen

Warum kann ein Arzneimittel in zahlreichen Fällen gezielt zur Behandlung einer Erkrankung eingesetzt werden? Wir wissen, daß z. B. Cumarin die Blutgerinnung hemmt und Bisacodyl (z. B. Dulcolax®) abführend wirkt. Man kommt gar nicht auf die Idee, an eine umgekehrte Wirkung zu denken.

Die Wirkung vieler Arzneimittel läßt sich durch ihre Wechselwirkung mit spezifischen Rezeptoren erklären. Danach tritt das Arzneimittelmolekül in Wechselwirkung mit bestimmten Molekülen oder Molekülteilen des Organismus. Diese Moleküle oder Molekülteile werden als *Rezeptoren* oder biologisch aktive Stellen bezeichnet. Beispiele für Rezeptoren sind die α- und β-Rezeptoren (96f.) oder die Histamin-Rezeptoren (S. 23 und 38). Solche Rezeptoren können z. B. auf der Zellmembran lokalisiert sein. Durch die Wechselwirkung zwischen Arzneimittelmolekül und Rezeptor wird die Wirkung ausgelöst, man sagt auch, es kommt zum *Effekt*. Die Fähigkeit eines Arzneimittels, einen Effekt auszulösen, bezeichnet man als *Intrinsic activity*. Abb. 2.**11** verdeutlicht die Wirkung eines Arzneimittels bzw. Pharmakons durch Wechselwirkung mit einem Rezeptor.

Als Bindung eines Arzneimittels an den Rezeptor kommen alle Bindungsarten in Frage, die wir von der Chemie her kennen. Die Stärke der Bindung zwischen Arzneimittel und Rezeptor bezeichnet man als *Affinität* des Arzneimittels zum Rezeptor. Die Affinität kann ein Maß für die Wirkung sein. Stoffe, die sowohl Affinität zu einem Rezeptor als auch Intrinsic activity besitzen, bezeichnet man als *Agonisten*.

Mit den Antihistaminika zur Behandlung allergischer Hauterkrankungen läßt sich eine besondere Form der Arzneimittelwirkung erklären. Bei einer allergischen Reaktion wird u. a. das Histamin freigesetzt (S. 237). Das Histamin reagiert mit besonderen Rezeptoren. Dadurch treten die bekannten unangenehmen Symptome wie z. B. Schmerz, Rötung der Haut und Jucken auf. Zahlreiche Antihistaminika sind nun in der Lage, sich an dieselben Rezeptoren wie das Histamin zu binden und gegebenenfalls das Histamin von diesen Rezeptoren zu verdrängen. Da sie selbst zwar an den Rezeptor gebunden werden, aber meist keinen Effekt verursachen, wird die Wirkung des Histamins aufgehoben.

Man bezeichnet eine solche Hemmung der Wirkung am Rezeptor als *kompetitive Hemmung*. In bezug auf das Histamin als Agonist wirken die Antihistaminika als *Antagonisten* (H_1-Rezeptorenblocker). Antagonist und physiologischer Wirkstoff konkurrieren in dem Beispiel um die Bindung am Rezeptor. Häufig besitzen Wirkstoff und Antagonist eine ähnliche chemische Struktur (Abb. 2.**12**).

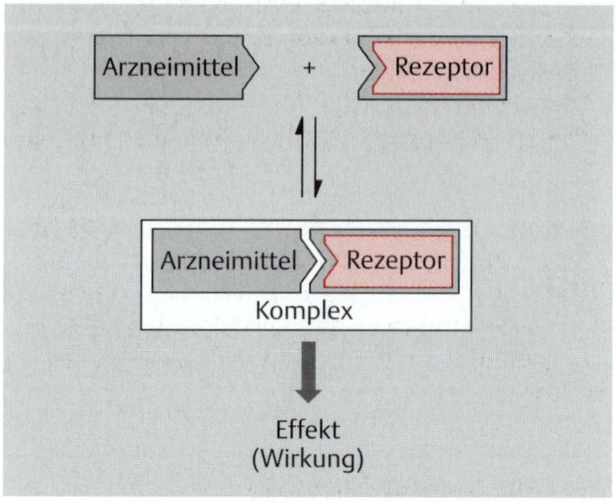

Abb. 2.**11** Zustandekommen einer Arzneimittelwirkung durch Wechselwirkung mit einem Rezeptor

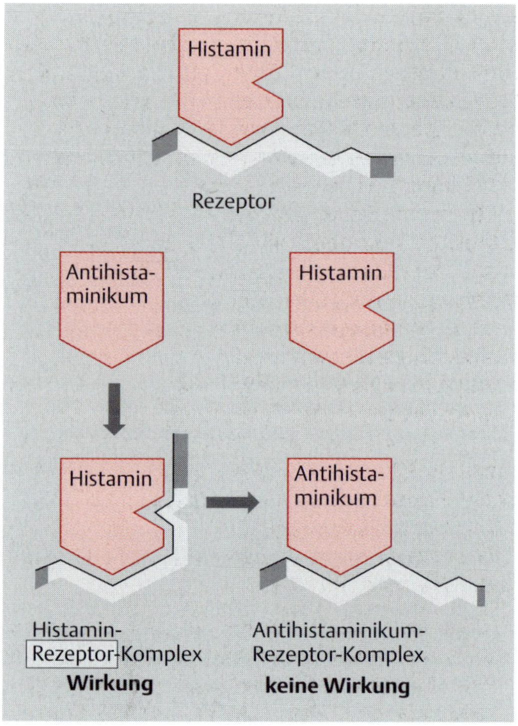

Abb. 2.**12** Kompetitive Hemmung am Beispiel Histamin-Antihistaminikum

Weitere Hemmtypen sind:

- die *nichtkompetitive Hemmung* (Abschwächung der Wirkung eines Agonisten durch einen Antagonisten, der die räumliche Struktur des Rezeptors verändert),
- der *funktionelle Antagonismus* (Antagonist löst entgegengesetzten Effekt wie Agonist aus, in-

dem er an anderen Rezeptoren desselben Zellsystems angreift, dadurch Abschwächung der Agonistenwirkung),
- der *chemische Antagonismus* (Antagonist inaktiviert Agonisten durch chemische Reaktion (S. 63).

Es kommt auch vor, daß ein Agonist einen zweiten gleichzeitig applizierten Agonisten in seiner Wirkung verstärkt. Diese Erscheinung bezeichnet man als *Synergismus*. Ein Beispiel hierfür ist die synergistische Wirkung von Codein und schwach wirksamen Schmerzmitteln (S. 135).

Dosis-Wirkungs-Beziehungen

Im Kapitel über Pharmakokinetik (S. 13 ff.) wurde deutlich, daß die Konzentration eines Arzneimittels im Blut für den Wirkungseintritt ausschlaggebend ist. Betrachten wir in diesem Zusammenhang die Dosierung von Acetylsalicylsäure als Schmerzmittel für den Erwachsenen bei verschiedenen in der „Roten Liste" aufgeführten Fertigarzneimitteln, so treffen wir meist auf einen Gehalt von 500 mg Acetylsalicylsäure pro Tablette. Bei dieser Dosierung scheint eine optimale Wirkung gewährleistet zu sein.

Zwischen Dosis und Wirkung eines Arzneimittels besteht demnach ein enger Zusammenhang. Der Pharmakologe stellt diesen Zusammenhang oft mit Hilfe einer Kurve dar.

Dosis-Wirkungs-Kurve. Abb. 2.**13** gibt eine Dosis-Wirkungs-Kurve wieder. Hier wird die Krampfwirkung von Acetylcholin am isolierten Dünndarm des Meerschweinchens in Abhängigkeit von der Dosierung (Konzentration) untersucht. Die Wirkung ist auf der Ordinate in Prozent und die Dosierung auf der Abszisse in Mol Wirkstoff pro Liter aufgetragen.

Welche Aussagen macht nun die Dosis-Wirkungs-Kurve in Abb. 2.**13**?

- Bis zu einer Dosis von 10^{-9} Mol/Liter zeigt das Pharmakon keine Wirkung *(wirkungsloses Intervall)*. Man bezeichnet diese Dosis, bei der erstmals ein Effekt sichtbar wird, als *Schwellendosis*.
- Bei Dosiserhöhung steigt die Wirkung an. Bei $10^{-7,5}$ Mol/Liter werden 50 % der maximal erreichbaren Wirkung erlangt. Man erkennt, daß die *Steilheit* der Kurve ein Maß dafür ist, wie stark bei Dosiserhöhung die Wirkung zunimmt.
- Bei einer Dosis von 10^{-6} Mol/Liter wird die *maximale Wirkung (100 %)* erreicht. Eine weitere Dosissteigerung bringt keine Wirkungszunahme mehr.

Probleme der Deutung von Dosis-Wirkungs-Kurven. Es ist problematisch, aus einer solchen Kurve bindende Schlüsse für die Wirksamkeit eines Arneimittels zu ziehen. Das *Körpergewicht* (KG) hat einen entscheidenden Einfluß auf die Wirkung.

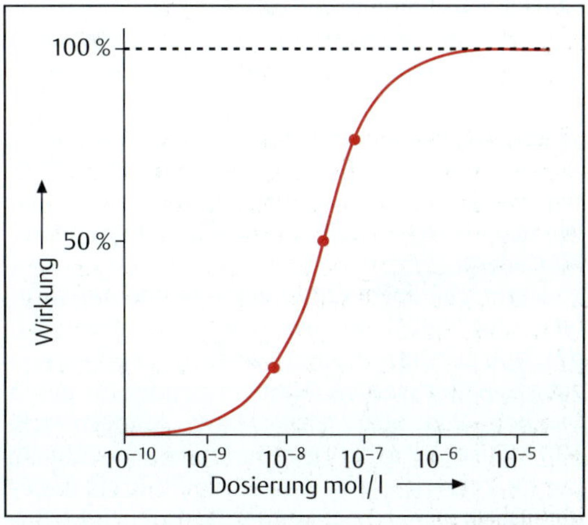

Abb. 2.**13** Dosis-Wirkungs-Kurve am Beispiel der Krampfwirkung von Acetylcholin am isolierten Dünndarm des Meerschweinchens

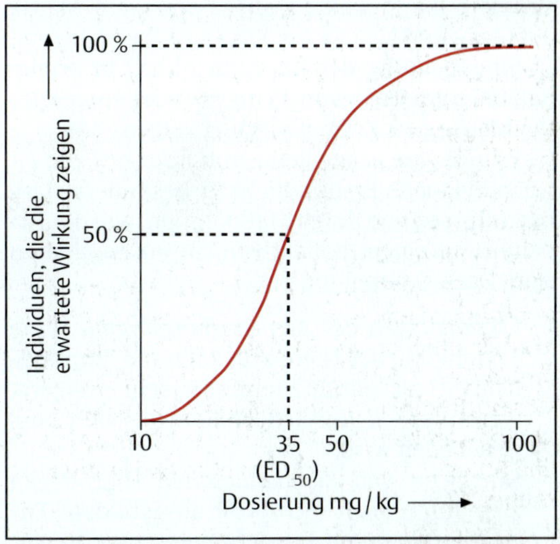

Abb. 2.**14** Dosis-Wirkungs-Kurve als Empfindlichkeitsverteilung am Beispiel der Krampfwirkung von Pentetrazol (nach Lembeck u. Winne)

Werden z. B. 50 mg eines Arzneimittels einmal einem 50 kg schweren Patienten und zum andern einem 100 kg schweren Patienten verabreicht, so wird die Konzentration bei dem schweren Patienten nur ungefähr halb so hoch sein wie bei dem leichteren Patienten. Um vergleichende Untersuchungen bei verschiedenen Indidivuen (Tier oder Mensch) durchführen zu können, muß das Körpergewicht unbedingt berücksichtigt werden. Die Angabe der Dosis erfolgt deswegen in mg/kg oder g/kg Körpergewicht. Die übliche Erwachsenendosis von Arzneimitteln bezieht sich auf ein mittleres Körpergewicht von 70 kg.

Eine weitere Quelle für Fehlinterpretationen ist die *individuelle Empfindlichkeit*. Jedes Individuum reagiert auf ein Arzneimittel in anderer Weise. Wir kennen diese Erscheinung beim Menschen von der Wirkung des Alkohols her. Problematisch ist auch die Übertragung von Erkenntnissen aus Tierversuchen auf die Anwendung beim Menschen.

Unterschiede im Körpergewicht und individuelle Empfindlichkeit können im Tierversuch durch Arbeiten mit einem *Kollektiv* weitgehend ausgeschaltet werden. Man verwendet für einen Versuch also nicht eine Maus, sondern z. B. 100 Mäuse. Es ist in der Pharmakologie üblich, zur Charakterisierung eines Arzneimittels diejenige Dosis anzugeben, bei der 50 % der Individuen die erwartete Wirkung zeigen. Diese Dosis wird als *effektive Dosis 50* (*ED_{50}*) bezeichnet. Bei einem entsprechenden Versuch trägt man auf der Ordinate die Prozente der reagierenden Mäuse auf (Abb. 2.**14**).

Eine Deutung der Kurve in Abb. 2.**14** ergibt, daß bei einer Dosis von 35 mg 50 % der eingesetzten Mäuse eine Krampfwirkung zeigen.

Es gibt eine ganze Reihe von Faktoren, die eine individuelle Empfindlichkeit besonders stark beeinflussen und durch Maßnahmen, wie das Arbeiten mit einem Kollektiv, nicht auszuschalten sind. Dazu gehören u. a.:

- *Erkrankungen der Ausscheidungsorgane.* Eine Erkrankung der Niere z. B. kann die Empfindlichkeit für ein Arzneimittel sehr steigern, wenn dieses hauptsächlich über die Niere ausgeschieden wird.
- *Säuglings- und Kleinkindesalter.* Hier liegen z. B. durch noch nicht voll ausgebildete Enzymsysteme vom Erwachsenen stark abweichende pharmakokinetische Voraussetzungen vor.
- *Erbfaktoren.*
- *Resistenzentwicklung.* Hier liegt die Entwicklung einer verminderten Empfindlichkeit vor allem von Bakterien und Pilzen gegenüber Arzneimitteln vor. Wir treffen die Resistenzentwicklung häufig bei Chemotherapeutika an (S. 248 f.).

Aufschlüsse über die Verträglichkeit aus der Dosis-Wirkungs-Kurve. Den Pharmakologen, der nach einem neuen Wirkstoff sucht, interessiert, bei welcher Dosis die Giftwirkung beginnt. Auch bei dieser Untersuchung wird mit einem Versuchstierkollektiv gearbeitet. Es wird die Dosis ermittelt, bei der 50 % der eingesetzten Versuchstiere sterben. Man bezeichnet diese Dosis als *letale Dosis 50* (*LD_{50}*). Seit 1987 wird nur noch eine angenäherte (approximative) LD_{50} ermittelt, wobei sich 75 % der zuvor benötigten Tiere einsparen lassen.

Für die Verträglichkeit und Sicherheit eines Arzneimittels ist es günstig, wenn die LD_{50} möglichst hoch liegt und zwischen ED_{50} und LD_{50} ein großer Abstand ist. Dieser Abstand charakterisiert die ***therapeutische Breite***. Zahlenmäßig wird die therapeutische Breite durch den Therapeutischen Index erfaßt:

$$\textit{Therapeutischer Index} = \frac{LD_5}{ED_{95}}$$

Aus Sicherheitsgründen werden anstatt ED_{50} und LD_{50} die Werte von ED_{95} und LD_5 eingesetzt.

Abb. 2.**15** gibt eine schematische Darstellung der therapeutischen Breite.

Biorhythmus. Dosis-Wirkungs-Beziehungen werden u. a. durch die Reaktionslage des Körpers beeinflußt. Diese Reaktionslage kann zu verschiedenen Tageszeiten sehr unterschiedlich sein, da die Körperfunktionen einem Rhythmus, dem sogenannten Biorhythmus, unterworfen sind. Ein uns bekannter Biorhythmus ist der Wach-Schlaf-Rhythmus.

Genauere Untersuchungen ergeben, daß alle Vorgänge im Organismus in immer wiederkehrenden Wellen nach einem genau festgelegten Zeitschema ablaufen (z. B. Enzym- und Hormonaktivitäten). Diese inneren Schwankungen des Körpers wirken sich ebenso auf Arzneimittel im Organismus aus. Ein beim Zahnarzt gespritztes Lokalanästhetikum wirkt in den frühen Morgenstunden 12 Minuten, in der Mittagszeit 32 Minuten und gegen Abend 19 Minuten. Dieses Beispiel macht deutlich, daß der Biorhythmus für die Ap-

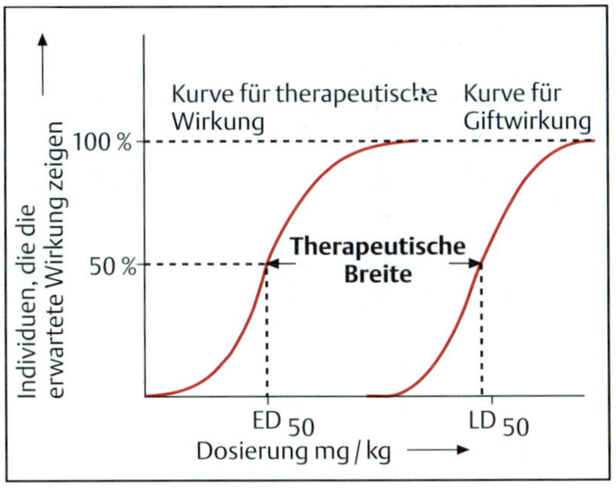

Abb. 2.**15** Therapeutische Breite (nach Kurz u. Neumann)

plikation von Arzneimitteln, wo möglich, berücksichtigt werden sollte. Ein Beispiel dafür trägt dem Tagesrhythmus der Magen-Säureproduktion Rechnung, die zusätzlich von der Nahrungsaufnahme beeinflußt wird. Die Therapie eines Magen- oder Zwölffingerdarmgeschwüres mit H_2-Antagonisten (S. 38) ist am effektivsten, wenn das Arzneimittel *abends* nach der letzten großen Mahlzeit genommen wird.

Struktur-Wirkungs-Beziehung

In den Forschungslaboratorien der pharmazeutischen Industrie werden Tausende von Substanzen auf ihre Eignung als Wirkstoff geprüft. Nach welchen Gesichtspunkten kann eine solche Suche durchgeführt werden? Oft geht man von einer Substanz mit bekannter Wirkung aus und versucht, durch Abwandlung des Moleküls eine noch wirksamere Substanz herzustellen. Dabei geht man von der Annahme aus, *daß zwischen chemischer Struktur und Wirkung eine enge Beziehung besteht.* Diese Annahme bestätigt sich immer wieder durch die Entdeckung und Erforschung spezifischer Rezeptoren für bestimmte Pharmaka. Ein bekanntes Beispiel ist die Wirkung von sogenannten α-Sympathomimetika, wie **Etilefrin** oder **Norfenefrin** (S. 206), die zur Behandlung von zu niedrigem Blutdruck eingesetzt werden. Diese Stoffe besitzen eine starke Strukturähnlichkeit mit der körpereigenen Überträgersubstanz Noradrenalin (S. 95), die über ein Zusammenziehen der glatten Gefäßmuskulatur zu Blutdruckanstieg führt. Aufgrund der Strukturähnlichkeit greift z. B. Etilefrin an dem gleichen Rezeptor an wie Noradrenalin und sorgt dadurch für den gewünschten Blutdruckanstieg.

Zunehmend wird in den Forschungsstätten der pharmazeutischen Industrie versucht, Wirkstoffe mit Hilfe des *Computer Assisted Drug Design* (CADD) zunächst „maßgeschneidert" am Computer zu entwickeln. Erst das auf diese Weise gefundene Wirkstoffmolekül wird synthetisiert und pharmakologisch-toxikologisch getestet.

Wirkungsmechanismen von Arzneimitteln

Unter dem Wirkungsmechanismus eines Arzneimittels versteht man die biochemischen und physikalischen Reaktionen, die der Wirkung eines derartigen Stoffes zugrunde liegen. Dabei ist häufig die Bildung eines Arzneimittel-Rezeptor-Komplexes der Ausgangspunkt. Als Wirkungsmechanismen kommen u. a. in Frage:

- Beeinträchtigung von Biosynthesevorgängen in Mikroorganismen (z. B. Hemmung der Zellwandsynthese von Bakterien durch Penicilline),
- Beeinflussung von Transportvorgängen durch biologische Membranen (z. B. erleichtert Insulin den Einstrom von Glucose in die Zelle),
- Hemmung und Aktivierung von Enzymen im Körper (z. B. senkt **Simvastatin** über eine Blockade des Cholesterin-Synthese-Enzyms (CSE) den Cholesteringehalt des Blutes und kann damit zur Behandlung von Hyperlipoproteinämien eingesetzt werden, S. 187 f.).

Wir müssen uns jedoch darüber im klaren sein, daß die Aufklärung derartiger Wirkungsmechanismen für zahlreiche Arzneimittel noch aussteht.

Placebowirkung

Auch mit pharmakologisch unwirksamen Substanzen läßt sich in einigen Fällen eine Besserung oder Heilung von Erkrankungen erzielen. Man spricht vom *Scheinmedikament (Placebo).* Die „Wirkung" kommt durch psychische Beeinflussung des Patienten zustande.

Um eine objektive Beurteilung der Wirkung eines Arzneimittels geben zu können, muß eine Prüfung durchgeführt werden, die frei ist von arzneimittelunabhängigen Faktoren, man sagt auch frei von *psychogenen Effekten.* Durch die Gaben von Placebos im einfachen Blindversuch und im doppelten Blindversuch wird bei der klinischen Prüfung versucht, die psychogenen Effekte auszuschalten.

Im *einfachen Blindversuch* weiß der *Patient* nicht, ob er ein Placebo oder einen echten Wirkstoff erhält.

Im *doppelten Blindversuch* wissen der behandelnde *Arzt und der Patient* nicht, ob ein Placebo oder ein echter Wirkstoff verabreicht werden.

Die Durchführung der Blindversuche ist nur dann statthaft, wenn dem mit Placebo behandelten Patienten kein Schaden entsteht.

Arzneimittelnebenwirkungen

Kein Arzneimittel wirkt so spezifisch, daß es außer der beabsichtigten Wirkung keine weiteren Körperfunktionen beeinflußt. Als *Nebenwirkungen* der Behandlung der Eisenmangelanämien mit zweiwertigen Eisenverbindungen können z. B. Verstopfung, Durchfall oder Magendruck auftreten. Bei den Zytostatika, den Arzneimitteln gegen Krebs, sind Nebenwirkungen relativ häufig und *schwerwiegend*. Zu diesen Nebenwirkungen gehören u. a. Appetitlosigkeit, Haarausfall, Durchfall, Verminderung der Zahl der weißen Blutkörperchen, Schwächung der Immunabwehr (S. 241).

Allgemein kann gesagt werden, daß *alle unerwünschten Wirkungen* bei einer Behandlung mit Arzneimitteln als *Arzneimittelnebenwirkungen* zu betrachten sind. Jede Hauptwirkung ist mit solchen Nebenwirkungen verbunden, und beide sind *dosisabhängig*. Für die Pharmakologie und die Toxikologie ergibt sich damit die Notwendigkeit, die Nebenwirkungen eines Wirkstoffes genauso zu erforschen wie die Hauptwirkung. Über die gezielte Erforschung von Nebenwirkungen ist es bereits häufig gelungen, neue Arzneimittel zu entwickeln. Bei Sulfonamiden z. B. entdeckte man eine blutzuckersenkende Nebenwirkung. Durch Molekülabwandlung wurden schließlich Sulfonamide entwickelt, die den blutzuckersenkenden Effekt als Hauptwirkung besitzen (orale Antidiabetika S. 193 f.).

Es ist für den Arzt oft sehr schwierig, das Risiko durch die Nebenwirkungen eines Arzneimittels richtig einzuschätzen, da die Nebenwirkungen von zahlreichen Faktoren abhängig sind. Zu diesen Faktoren gehören u. a.:

- Dosierung,
- Alter des Patienten,
- Behandlungsdauer,
- Krankheit des Patienten,
- individuelle Empfindlichkeit des Patienten,
- Wirkung eventuell gleichzeitig verabreichter Arzneimittel.

Nebenwirkungen können harmlos, aber auch schwerwiegend sein. Es ist manchmal geboten, schwerwiegende Nebenwirkungen in Kauf zu nehmen. Der Arzt muß zwischen Krankheitsrisiko und therapeutischem Risiko abwägen.

Entsprechend dem weiteren Vorgehen soll hier zunächst eine Gliederung der Arzneimittelnebenwirkungen vorgenommen werden.

Folgende Unterscheidung besonderer Formen von Arzneimittelnebenwirkungen ist möglich:

- Arzneimittelallergien,
- toxische Nebenwirkungen,
- Beeinflussung der Verkehrstüchtigkeit als Nebenwirkung von Arzneimitteln,
- Nebenwirkung durch gleichzeitigen Konsum verschiedener Arzneimittel (Arzneimittelinteraktionen).

Arzneimittelallergien

Darunter faßt man durch Arzneimittel verursachte Allergien zusammen. Ihre Häufigkeit schwankt zwischen 2 % und 6 % der mit Arzneimitteln behandelten Patienten. Der Begriff **Allergie** leitet sich vom griechischen Wort *allos* = *anders* ab. Eine Allergie bedeutet, daß der Körper auf bestimmte Stoffe anders als zuvor reagiert. Es handelt sich um eine *Überempfindlichkeitsreaktion* (Hypergie). Allen Allergien liegt eine *Immunreaktion* (Abwehrreaktion) des Organismus zugrunde.

Immunreaktion. Diese Reaktion führt im Organismus dazu, daß gegen einen eingedrungenen fremden Stoff *(Antigen, Allergen)* ein *Antikörper* gebildet wird, der mit dem Antigen spezifisch reagiert *(Antigen-Antikörper-Reaktion)*. Dadurch sollen Eindringlinge, wie z. B. Bakterien, Viren, aber auch gelöste Stoffe, neutralisiert oder abgetötet und beseitigt werden.

Die Antikörper sind Bestandteile des Immunsystems (S. 287 ff..) und befinden sich im Blut und den anderen Körperflüssigkeiten. Es handelt sich um Eiweißstoffe, sog. Immunglobuline. Antigen und Antikörper passen zueinander wie Schlüssel und Schloß. Dies bedingt die hohe Spezifität der

Immunreaktion, d. h. Antikörper reagieren meist nur mit *den* Antigenen, die ihre Produktion bzw. Prägung veranlaßt haben.

Mechanismus der Arzneimittelallergien. Im Gegensatz zu Eiweißen, z. B. Bakterieneiweiß, die direkt als sogenannte Vollantigene eine Antikörperbildung auslösen können, ist die Mehrzahl der Arzneimittel nicht in der Lage, die Antikörperbildung zu veranlassen. Arzneimittel müssen erst durch Bindung an einen Eißweißkörper zu einem Antigen ergänzt (komplettiert) werden. Man bezeichnet derartige Arzneimittel und Arzneimittelmetaboliten als *Haptene*. Eine Antigen-Antikörper-Reaktion zwischen einem Hapten und einem Antikörper ist jedoch möglich.

Die Ausbildung einer Arzneimittelallergie läßt sich in drei Phasen gliedern:

- *Haptenbildung,*
- *Komplettierung zum Vollantigen,*
- *Sensibilisierung.*

Es kommt oft vor, daß Haptene erst bei der Biotransformation eines Arzneimittels entstehen. Ein Beispiel dafür sind die Abbauprodukte des Penicillins. Aber auch unveränderte Arzneimittel wirken als Hapten. Beispiele sind die Chemotherapeutika Chloramphenicol, Erythromycin und Tetracycline.

Die *Komplettierung zum Vollantigen* erfolgt durch feste kovalente Bindung des Haptens an den Eiweißkörper. Es wirken besonders solche Arzneimittel bzw. Arneimittelabbauprodukte (Metaboliten) sensibilisierend (Antikörperbildung anregend), die mit Eiweißkörpern eine chemische Bindung eingehen können. Ein anlagerungsfähiges Körpereiweiß ist demnach Voraussetzung für eine Sensibilisierung.

Neben Eiweißkörpern können auch andere Polymere, wie z. B. Polysaccharide, Antigeneigenschaften besitzen.

Die dritte Phase, die *Sensibilisierung*, besteht in der Bildung von Antikörpern in Form von Immunglobulinen und in der Bildung von T-Lymphozyten (Abb. 2.**16**). Hat eine Sensibilisierung, d. h. Antikörperbildung, stattgefunden, so kann es bei erneutem Kontakt mit dem Arzneimittel oder einem ähnlich gebauten Arzneimittel zur *Antigen-Antikörper-Reaktion*, d. h. zur allergischen Reaktion kommen. Dabei reagiert z. B. das Arzneimittel mit den Antikörpern, die auf sogenannten Mastzellen sitzen. Die Mastzellen platzen und setzen Gewebshormone (S. 307 f.) wie Histamin, Bradykinin, Serotonin, Leukotriene und Prostaglandine frei.

Für die Mehrzahl der Allergiesymptome ist die Einwirkung des freigesetzten Histamins auf *H_1-Rezeptoren* verantwortlich. Dadurch werden folgende Reaktionen ausgelöst:

- Erweiterung kleinerer Arteriolen und Kapillaren. Dies bedingt u. a. Blutdrucksenkung, Hautrötung und Kopfschmerzen.
- Erhöhung der Kapillardurchlässigkeit. Folge sind Schwellungen und **Ödeme** (Wasseransammlung in den Zellzwischenräumen),
- Kontraktion der glatten Muskulatur, z. B. der Bronchialmuskulatur,
- vermehrte Schleim- und Tränenproduktion. Dies äußert sich z. B. in Form von Schnupfen und Bindehautentzündung.

Zur Sensibilisierung kommt es sehr oft, ohne daß Symptome einer Allergie auftreten.

Wichtige Faktoren, die sich auf die Sensibilisierung auswirken, sind an erster Stelle das Arzneimittel, dann die Art der Applikation, die Dauer der Behandlung und die Dosierung. Einige Arzneimittel bzw. -gruppen wirken besonders häufig sensibilisierend. Dazu gehören u. a. Insulin, Penicilline, Phenothiazine. Die Arzneimittelallergie ist zwar weitgehend dosisunabhängig, jedoch

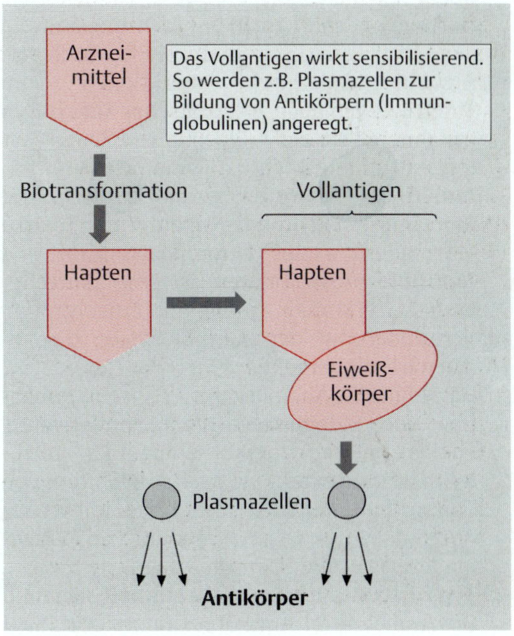

Abb. 2.**16** Ablauf einer Arzneimittelallergie

sind Sensibilisierungen bei hoher Dosierung häufiger als bei niedriger Dosierung.

Am größten ist die Gefahr einer Sensibilisierung bei lokaler Applikation von Arzneimitteln, besonders bei der Anwendung auf der infizierten oder verletzten Haut und Schleimhaut.

Es hat sich auch gezeigt, daß gelegentlich harmlose Hilfsstoffe wie z. B. Emulgatoren und Gelbildner zu Arzneimittelallergien führen.

Allergien mit Symptomen, die durch Arzneimittel bedingt sein können. Die Diagnose von Arzneimittelallergien wird dadurch erschwert, daß alle Symptome dieser Allergien auch Symptome anderer Erkrankungen sein können. Eine Zuordnung zu *vier* Allergietypen ist deswegen sinnvoll:

- Arzneimittelallergische Reaktionen vom **Typ I**, auch **Früh-** oder **Sofort-Typ** genannt, können mit anaphylaktischem Schock, charakterisiert durch Kreislaufversagen, lebensbedrohlich sein. Der **anaphylaktische Schock** äußert sich durch Angstzustände, Schweißausbrüche und Herzarrhythmien. Weitere Symptome dieses Allergietyps sind u. a. **Kehlkopfödem, Krampf der Bronchialmuskulatur (Asthmaanfall), Nesselsucht (Urticaria** Abb. 2.**17)** und **Exanthem**. Man hat diesen Typ I u. a. häufig nach Anwendung von Penicillinen, Cephalosporinen, Sera, Impfstoffen, Hormonen, aber auch bei Nahrungsmitteln wie Milch, Ei und Sojaprodukten beobachtet.
- Arzneimittelallergische Reaktionen vom **Typ II** werden auch **zytotoxischer Sofort-Typ** genannt, da sie zur Auflösung von Zellen (Zytolyse) führen. Wichtige Symptome sind **hämolytische Anämie** (besondere Form der Blutarmut), **Thrombozytopenie**, d. h. starke Verminderung der Thrombozytenzahl und **Agranulozytose**. Letztere ist eine akute fieberhafte Erkrankung, die mit einer großen Verminderung der Granulozyten (Leukozytenart) einhergeht.
  Hämolytische Anämie kann z. B. nach Applikation von Indometacin, Pyrazolonderivaten, Phenacetin und Chemotherapeutika auftreten; Thrombozytopenie nach Applikation von Chinin, Sulfonamiden und Thiaziddiuretika; Agranulozytose nach Anwendung von Pyrazolonderivaten und Phenothiazinen.
- **Typ III** wird auch **Serumkrankheit** genannt. Der Arzneimittel-Antikörper-Komplex schlägt sich an den Gefäßwänden nieder. Folge ist eine Entzündung der Gefäßwände *(Vaskulitis)*. Hauptsymptome sind Fieber, entzündliche Rötung der Haut **(Erythem), Ödem**, Lymphknotenschwellung und Arthritis. Auch das Arzneimittelfieber wird diesem Allergietyp zugeordnet. Arzneimittelbeispiele sind Antihistaminika, Penicilline, Salicylate und Chemotherapeutika.
- Arzneimittelallergische Reaktionen vom **Typ IV** werden auch Allergien vom **Spät-Typ** oder **Zellgebundene Allergien** genannt. Ihre Vermittlung erfolgt durch T-Lymphozyten (S. 288 f.) und nicht durch Immunglobulin. Wichtigstes Symptom ist hier das **Kontaktekzem** an der Haut. Dies wird verständlich, wenn man weiß, daß die Sensibilisierung meist auch über die Haut erfolgt. Beispiele für Arzneimittel, die Allergien vom Typ IV bedingen, sind Konservierungsstoffe, Lokalanästhetika, Penicilline, Corticosteroide und Perubalsam.

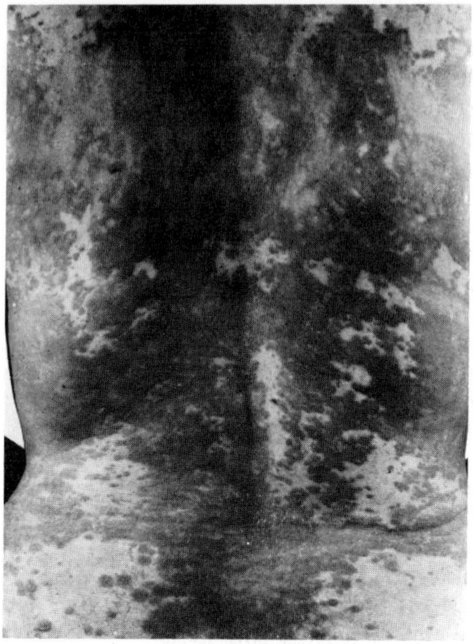

Abb. 2.**17** Urticaria nach Salicylaten (aus Steigleder, G. K.: Taschenatlas der Dermatologie, 3. Aufl. Georg Thieme Verlag, Stuttgart 1987)

Zahlreiche Menschen besitzen die Veranlagung, gegen andere Stoffe als Arzneimittel Allergien zu entwickeln. Als *Atopie* bezeichnet man in diesem Zusammenhang die Bereitschaft, gegen Stoffe aus der normalen Umwelt, wie z. B. Gräserpollen,

Hausstaub, Waschmittel und Nahrungsmittel, Allergien zu entwickeln.

Diagnosemöglichkeiten. Bei der Vielfalt der Ursachen und Symptome von Arzneimittelallergien ist die Diagnose dieser Form der Arzneimittelnebenwirkung nicht einfach.

Zur Diagnose werden die Anamnese (Vorgeschichte des Kranken), der Karenzversuch und die Allergentestung herangezogen.

Mit Hilfe der *Anamnese*, d. h. durch eingehende Befragung des Patienten, gelingt es oft, das Allergen herauszufinden.

Im *Karenzversuch* werden alle Arzneimittel, die der Patient nimmt, abgesetzt. Wenn die Symptome der Allergie abklingen, ist dies ein Zeichen dafür, daß das allergieauslösende Arzneimittel dabei war.

Mit Hilfe der *Allergentestung* wird versucht, das allergenauslösende Arzneimittel herauszufinden. Dazu sind verschiedene Verfahren entwickelt worden. Bei dem *Intrakutantest* z. B. wird eine stark verdünnte Lösung des fraglichen Allergens in die Epidermis eingebracht. Ergibt sich nach kurzer Zeit eine urtikarielle Reaktion, so spricht dies für eine Allergie des Sofort-Typs. Bilden sich nach 1 bis 2 Tagen Knötchen in der Haut, so verursacht die Substanz eine Allergie des Spät-Typs. Bei den sogenannten *In-vitro-Tests* wird versucht, den Allergencharakter eines Arzneimittels im Reagenzglas nachzuweisen.

Prophylaxe der Arzneimittelallergie. Verschiedene Vorsichtsmaßnahmen dienen einer Prophylaxe der Arzneimittelallergie. Dazu gehören eine sorgfältige Indikationsstellung und die Überwachung der Arzneimitteltherapie durch den Arzt. Geringste Anzeichen einer Allergie können erfaßt und gefährlichen Reaktionen kann oft vorgebeugt werden. Ferner sollte beachtet werden, daß bei der oralen Therapie die Gefahr der Sensibilisierung am geringsten ist, während die lokale Behandlung zu den häufigsten Zwischenfällen führt.

Therapie der Arzneimittelallergie. Auf verschiedene Therapiemöglichkeiten wird bei der Behandlung von allergischen Hauterkrankungen hingewiesen. Wichtige Maßnahmen sind das Absetzen der Arzneimitteltherapie (Antigenkarenz) und die Hyposensibilisierung.

Die Therapie des anaphylaktischen Schocks erfolgt u. a. mit i. v. Verabreichung von Adrenalinlösung (1:10 000), Glucocorticoidlösung (Nebennierenrindenhormon) und Antihistaminika. Die Antihistaminika sind eine häufig eingesetzte Arzneimittelgruppe, deren Anwendung u. a. bei Hauterkrankungen (S. 71 ff.), als Antiemetikum (S. 143) und bei Bronchialasthma (S. 322 ff.) erfolgt. Eine Volumenauffüllung mit Plasmaersatzmitteln (S. 65 f.) ist bei längerdauerndem Blutdruckabfall sinnvoll.

Nebenwirkungen treten mitunter auch als Folge der Hauptwirkung auf. Durch die Anwendung von Tetracyclinen z. B. kann die physiologische Darmflora vernichtet werden (S. 259). Eine derartige Nebenwirkung wird als *sekundäre Nebenwirkung* bezeichnet.

Toxische Nebenwirkungen

Sie unterscheiden sich von den Arzneimittelallergien durch ihre Dosisabhängigkeit. Sie beruhen auf einem Mißverhältnis zwischen Dosierung und individueller Verträglichkeit und können bei entsprechend hoher Dosierung bei jedem Menschen auftreten (Abb. 2.**15**, S. 21). Sehr oft zeigen sich toxische Nebenwirkungen auch an der Haut. Relativ häufig treten toxische Nebenwirkungen nach Verabreichung von gold- und quecksilberhaltigen Arzneimitteln auf, ferner nach der Therapie mit Isonicotinsäurehydrazid (INH), para-Aminosalicylsäure (PAS), Thiosemicarbazonen, Hydantoinen und Cumarinderivaten. Die im Rahmen der Nebenwirkungen erwähnten Substanzen sollen hier nicht erschrecken. Sie werden bei den einzelnen Indikationsgebieten noch erklärt werden.

Die toxischen Nebenwirkungen sind sehr vielschichtig. Hierher gehören u. a.:

- Agranulozytosen,
- Anämien,
- Leberparenchymschäden,
- Nierenschäden,
- Störungen im Verdauungsapparat.

Unter die *Embryo-* und *Fetotoxizität* fallen die teratogenen Nebenwirkungen. Unter dem Begriff *Teratogenität* (griech. teras: Monster) faßt man Entwicklungsstörungen zwischen Befruchtung und Geburt zusammen. Dazu gehören embryonaler Tod, Mißbildungen, Wachstums- und Funktionsstörungen. Teratogenität hat ihre Ursache hauptsächlich in schädlichen Umwelteinflüssen. Dies sind physikalische Ursachen (z. B. ionisierende Strahlen), biologische Faktoren (z. B. Infektionserreger wie Röteln-Virus) und chemische Agenzien. Zur letzten Gruppe gehört auch eine Reihe von Arzneimitteln.

Für Art und Ausmaß teratogener Schädigungen ist die Entwicklungsstufe, in der ein schädigender Stoff einwirkt, von entscheidender Bedeutung. Die größte Empfindlichkeit besteht in der embryonalen Entwicklungsperiode, d. h. im ersten Drittel (Trimenon) der Schwangerschaft. In diesem Zeitraum herrschen starke Zellvermehrung und Differenzierung der Gewebe und Organe vor. Obwohl im Tierversuch eine relativ hohe Anzahl von Wirkstoffen teratogen wirkt, muß bedacht werden, daß die dabei applizierten Dosen die für den Menschen therapeutische Dosierung um ein Vielfaches überschreiten. Arzneimittel mit bekannter teratogener Wirkung sind z. B. Thalidomid (nicht mehr im Handel), männliche Geschlechtshormone und Folsäureantagonisten (S. 242). Bei einer ganzen Reihe von Arzneimitteln besteht Verdacht auf Teratogenität oder ist unter bestimmten Umständen mit einer solchen zu rechnen. Grundsätzlich ist während einer Schwangerschaft größte Vorsicht mit Arzneimitteln geboten und eine Arzneimitteltherapie nur nach Verordnung und unter Aufsicht eines Arztes durchzuführen.

Tabelle 2.**2** Zusammenstellung der durch Arzneimittel verursachten verkehrsgefährdenden Leistungsstörungen (nach Schüle)

Physische Störungen
Herabgesetzte Sinnesfunktionen
- Adaptationsschwäche
- Blendempfindlichkeit
- Gesichtsfeldeinengung
- Hörverminderung
- Gleichgewichtsstörungen

Bewußtseinsstörungen
- kreislaufbedingt
- zerebral
- toxisch

Psychophysische Leistungsstörungen
Störungen von
- Auffassung
- Konzentration
- Kombinationsvermögen
- Reaktionsgeschwindigkeit
- motorische Koordination

Gesteigerte Ermüdbarkeit

Charakterliche Veränderungen
Störungen des Verhältnisses Antrieb/Hemmung
Affektstörungen (Affekt = Einheit des Gefühlslebens)
Labilität der Persönlichkeit

Beeinflussung der Verkehrstüchtigkeit als Nebenwirkung von Arzneimitteln

Zahlreiche Arzneimittelgruppen beeinträchtigen die Verkehrstüchtigkeit stark. Oft besteht nach Arzneimitteleinnahme überhaupt keine Verkehrstüchtigkeit mehr. Früher wurde die Verkehrstüchtigkeit an der Reaktionszeit der Versuchsperson gemessen. Die Zusammenstellung der durch Arzneimittel verursachten verkehrsgefährdenden Leistungsstörungen in Tab. 2.**2** macht deutlich, daß der Faktor *Reaktionszeit* zur Beurteilung der Verkehrstüchtigkeit *nicht ausreicht.*

Folgende Arzneimittelgruppen kommen vorrangig für eine negative Beeinflussung der Verkehrstüchtigkeit in Frage:

- Analgetika (Arzneimittel gegen Schmerzen),
- Antiepileptika (Arzneimittel gegen epileptische Anfälle),
- Antiallergika (Arzneimittel gegen Allergien),
- Antiemetika (Arzneimittel gegen Erbrechen),
- Antihistaminika (Arzneimittel gegen Allergien),
- Antihypertonika (Arzneimittel gegen Bluthochdruck),
- Antikoagulantien (blutgerinnungshemmende Arzneimittel),
- Hypnotika (Schlafmittel),
- Lokalanästhetika (lokal betäubende Arzneimittel),
- Narkotika (Narkosemittel),
- Psychopharmaka (Arzneimittel zur Behandlung von Erkrankungen der Psyche),
- Sedativa (beruhigende Arzneimittel),
- Tranquillantien (beruhigende, Angst und Spannung lösende Arzneimittel),
- Antituberkulotika (Arzneimittel gegen Tuberkulose).

Die vorrangigste Rolle bei der Beeinflussung der Verkehrstüchtigkeit spielt sicher der **Alkohol**, nur betrachten wir den Alkohol allgemein nicht als Arzneimittel.

Fatale, völlig unerwartete Reaktionen treten oft bei *gleichzeitigem* Konsum von Alkohol und Arzneimitteln auf.

Zu Überdosierungserscheinungen von Arzneimitteln bei Alkoholgenuß führt sicher die erhöhte Resorption des Arzneimittels aus dem Verdauungstrakt. Morphin und Alkohol addieren sich derart in ihrer Wirkung, daß ein tödlicher Verlauf möglich ist.

Gefährlich ist die gleichzeitige Einnahme von Alkohol und Schlafmitteln. Hier kann es einmal zu regelrechten Müdigkeitsattacken kommen, zum anderen treten bei manchen Personen starke Erregungserscheinungen bis zu einem Durchbruch der Triebe auf.

Eine Verschlechterung des Leistungsverhaltens ist von Alkohol in Kombination mit Arzneimitteln aus den oben angeführten Arzneimittelgruppen zu erwarten.

Nebenwirkungen durch gleichzeitige Einnahme verschiedener Arzneimittel (Arzneimittelinteraktionen)

Nehmen wir das Beispiel eines älteren Patienten, der an **Herzmuskelschwäche (Herzinsuffizienz)** und chronischer **Verstopfung (Obstipation)** leidet. Wegen seiner Herzmuskelschwäche ist der Patient bei seinem Hausarzt in Behandlung und erhält regelmäßig ein **Herzglykosid** verordnet. Die Verstopfung behandelt er selbst mit einem **Abführmittel**, das er sich regelmäßig in der Apotheke kauft. Der Patient kauft auch des öfteren ein **Antazidum**, da er wegen einer Schwäche für Kuchen und andere Süßigkeiten unter „Sodbrennen" zu leiden hat. Eines Tages erkrankt der Patient an einer **Infektion** und erhält von seinem Hausarzt ein Chemotherapeutikum, in diesem Fall ein **Tetracyclin**, verordnet. Es werden nun *vier* Arzneimittel nebeneinander eingenommen. Daran ist sicher nichts Außergewöhnliches. Für unseren Patienten hat dieser gleichzeitige Konsum mehrerer Arzneimittel aber schwere Folgen. Das Herzmittel zeigt plötzlich Überdosierungserscheinungen, und das verordnete Tetracyclin bringt nicht die erwünschte Wirkung.

Hier liegen unerwünschte Wechselwirkungen zwischen Arzneimitteln vor. Man bezeichnet pharmakologische Wirkungen, die bei gleichzeitiger Einnahme mehrerer Arzneimittel auftreten, als *Interferenz* von Arzneimitteln. Führt diese Interferenz zu negativen Auswirkungen für den Patienten, spricht man von einer *Arzneimittel-Interaktion*. Charakteristisch für solche Interaktionen ist, daß pharmakologische Wirkungen *verstärkt (Synergismus)*, *abgeschwächt (Antagonismus)* oder sogar *aufgehoben* werden können. Außerdem kann das einzelne Arzneimittel völlig neue Nebenwirkungen zeigen.

Zu Interaktionen kommt es nicht nur durch *Selbstmedikation*. Untersuchungen haben ergeben, daß einem Patienten im Krankenhaus durchschnittlich zwischen sieben und dreizehn Arzneimittel gleichzeitig verabreicht werden.

Wie kommen solche Interaktionen zustande? Unsere Einteilung aus der Pharmakologie hilft hier weiter. Es lassen sich pharmakodynamische und pharmakokinetische Interaktionen unterscheiden.

Pharmakodynamische Interaktionen. Eine pharmakodynamische Interaktion liegt z. B. vor, wenn ein Arzneimittel ein zweites vom Rezeptor am Wirkungsort verdrängt. Dieser Mechanismus ist uns bei der kompetitiven Hemmung bereits begegnet (S. 18).

Auch der Dauergebrauch von Laxantien neben Herzglykosiden führt eventuell zu nachteiligen Wechselwirkungen. Durch die Laxantien kann es zu hohem Kaliumverlust und damit zu einem niedrigen Kaliumspiegel (Hypokaliämie) im Blut kommen. Dies bewirkt eine Verstärkung der toxischen Wirkung von Herzglykosiden. Die Folgen für einen Patienten mit Herzmuskelschwäche werden damit klar.

Pharmakokinetische Interaktionen. Hier handelt es sich um Interaktionen, die hauptsächlich bei Resorption, Proteinbindung, Biotransformation und Ausscheidung von Arzneimitteln auftreten.

Ein Beispiel für Interaktionen bei der *Resorption* lernten wir in der Einführung zu diesem Abschnitt kennen. Durch ein Antazidum verändert sich der pH-Wert von Magen- und Darmsaft eventuell derart, daß die Resorption von Tetracyclinen (s. o.), Penicillinen, Eisenpräparaten u. a. stark vermindert wird.

Das antirheumatisch wirkende Phenylbutazon verdrängt z. B. 4-Hydroxycumarinderivate und blutzuckersenkende Arzneimittel aus der *Proteinbindung* (S. 10). Die Folgen können einmal Blutungen und zum anderen eine Verminderung des Blutzuckerspiegels (Hypoglykämie) sein, da die Konzentration des für die Wirkung maßgeblichen, nicht an Plasmaproteine gebundenen Arzneimittelanteils erhöht worden ist.

Wie bereits erwähnt (S. 10 f.) sind an der *Biotransformation* von Arzneimitteln zahlreiche Enzyme beteiligt. Durch die Biotransformation kann die Wirkung eines Arzneimittels vermindert oder auch verstärkt werden. Die zur Behandlung von Magen- und Darmgeschwüren eingesetzten Wirkstoffe Omeprazol und Cimetidin (S. 38) hemmen Enzyme, die das Beruhigungsmittel Diazepam abbauen. Folge ist die Verzögerung der

Elimination von Diazepam aus dem Plasma und damit auch eine Verlängerung oder Verstärkung der Wirkung dieses starken Beruhigungsmittels. Das Antihistaminikum und Schlafmittel Diphenhydramin zeigt eine *enzyminduzierte Wirkung*. Wird Diphenhydramin z. B. neben dem blutgerinnungshemmenden Warfarin eingenommen, so wird letzteres verstärkt enzymatisch abgebaut und dadurch weniger wirksam.

Auch bei der *Ausscheidung* ist eine gegenseitige Beeinflussung von Arzneimitteln möglich. Cimetidin z. B. verstärkt die Ausscheidung von Acetylsalicylsäure über die Niere, was zu einer Abnahme der analgetischen Wirkung der Acetylsalicylsäure führt.

In der Apotheke findet man qualifizierte Informationen in der ABDA-Datenbank (CD-Rom) für Interaktionen. Exemplarisch wird in den folgenden Kapiteln auf Interaktionen bei den OTC-Beispielen hingewiesen.

Bei der Beratung in der Apotheke taucht die Frage der Einnahme eines Arzneimittels *vor, während* oder *nach* der Mahlzeit häufig auf. Hier handelt es sich um den Problemkreis pharmakokinetischer Interaktionen zwischen Arzneimitteln und Nahrungsmitteln. Als Hilfe für die Praxis soll hier Tab. 2.**3** dienen.

Arzneimittelabhängigkeit

Unter dem Begriff *Arzneimittelabhängigkeit* hat die Weltgesundheitsorganisation *(W*orld *H*ealth *O*rganization, *WHO)*, verschiedene Formen des Arzneimittelmißbrauchs zusammengefaßt. Es handelt sich hier um Nebenwirkungen im weitesten Sinne des Wortes. Man unterscheidet zwischen Gewohnheitsbildung und Sucht.

Unter *Gewohnheitsbildung versteht man das Verlangen zur regelmäßigen Einnahme eines Arzneimittels oder einer „Droge", um einen euphorischen Zustand zu erreichen. Bei der Gewohnheitsbildung besteht eine psychische Abhängigkeit von der Einnahme des Arzneimittels. Eine körperliche (physische) Abhängigkeit besteht kaum.* Wird das Arzneimittel abgesetzt, so treten keine Entzugssymptome auf.

Die Gewohnheitsbildung darf nicht mit *Gewöhnung (Toleranz)* verwechselt werden. Eine Gewöhnung liegt vor, wenn bei regelmäßiger Einnahme eines Arzneimittels die Dosis fortlaufend erhöht werden muß, um die gleiche Wirkung zu erhalten. Die Ursache dieser abnehmenden Empfindlichkeit gegenüber dem Arzneimittel ist entweder eine Enzyminduktion oder z. B. eine Verringerung der Rezeptorempfindlichkeit. Entwickelt sich eine derartige Toleranz sehr rasch, d. h. innerhalb von Minuten oder Stunden, so spricht man von einer *Tachyphylaxie* (gr. tachos: Geschwindigkeit). Sie tritt eventuell bei Stoffen wie Ephedrin, Noradrenalin und Histamin auf.

Die *Sucht ist das starke Verlangen, ein Arzneimittel oder eine „Droge" fortgesetzt einzunehmen und die Dosis zu steigern. Es kommt zu einer Dauervergiftung, die dem Betroffenen und auch der Gesellschaft schadet. Bei Sucht besteht psychische und physische Abhängigkeit von der Einnahme des Arzneimittels oder der „Droge".* Zu den Substanzgruppen, die zur Arzneimittelabhängigkeit führen, gehören z. B. Alkohole, Benzodiazepine, Cocain, Morphinderivate, Cannabisverbindungen und Weckamine (z. B. Amphetamin). Das pharmazeutische Personal der Apotheke ist durch die Freigabe von Methadon (S. 129) zur Behandlung der Drogensucht in verstärktem Maße mit dem Problem der Arzneimittelabhängigkeit konfrontiert.

Gesundheitsbegriff

Bevor wir uns in die Fülle der Indikationsgebiete begeben und damit auch die Breite des heutigen Arzneimittelschatzes ermessen können, sollten wir uns wenigstens kurz über den Begriff *Gesundheit* Gedanken machen.

Es läßt sich feststellen, daß unser heutiger Gesundheitsbegriff sich immer mehr von einer schlichten Definition wie *Gesundheit = Abwesenheit von Krankheit* entfernt. Danach ist Krankheit ein isolierter körperlicher Defekt, der sich durch gezielte Maßnahmen, z. B. eine Operation oder die Gabe eines Arzneimittels, reparieren läßt. Man nähert sich wieder einem Gesundheitsbegriff, der auch individuelle, soziale und ökologische Dimensionen mit einschließt. Diese Gedanken fließen in eine entsprechende Definition der WHO mit ein: *Gesundheit ist ein Zustand vollkommenen physischen, geistigen und sozialen Wohlergehens und nicht nur das Fehlen von Krankheit oder Behinderung.* Nach diesem mehr ganzheitlichen Modell von Gesundheit gilt körperliche Krankheit nur als eines von mehreren Symptomen, daß sich der Organismus nicht mehr im Gleichgewicht befindet.

Ein derartiges Verständnis von Gesundheit ist nicht neu. Wir finden es bereits in zwei alten me-

Tabelle 2.**3** Arzneimittel vor, während oder nach der Mahlzeit? (nach Merkus)
Erklärung der Symbole:
1 = Mit viel Wasser und in aufrechter Körperhaltung (zur Vermeidung von Reizungen oder Ulzerationen der Speiseröhre) einzunehmen
2 = Nicht mit Milch einzunehmen
3 = Eine halbe bis eine Stunde vor der Mahlzeit und mit viel Wasser einzunehmen
4 = Während oder direkt nach dem Essen mit ausreichend Flüssigkeit einzunehmen
5 = Mit Milch und/oder fettreicher Nahrung einzunehmen
6 = Nicht gleichzeitig mit Antazida einzunehmen

Allopurinol	4
Aloprenolol	1
Amantadin	4
Amphotericin B	4
Analgetika z. B. Acetylsalicylsäure	1
Antihistaminika (ausgenommen Clemastin)	4
Astemizol	3
Azapropazon	4
Azathioprin	4
Baclofen	4
Benzbromaron	4
Benzydamin	4
Betahistin	4
Biperiden	4
Bisacodyl	2 6
Bromocriptin	4
Captopril	3
Carbamazepin	4
Carbinoxamin	4
Carbutamid	4
Cephalosporine zur oralen Anwendung	3
Chenodeoxycholsäure	4
Chinidin	4
Chloralhydrat	1
Chloroquin	4
Cimetidin	6
Cinnarizin	4
Clemastin	3
Clindamycin	1
Clofibrat	4
Cotrimoxazol	4
Diclofenac	4
Digoxin	6
Dihydroergotoxin	4
Disopyramid	4
Distigminbromid	3
Dixyrazin	4
Domperidon	3
Doxycyclin	1 4
Eisen(II)-salze	2 4 6
Erythromycin	3
Etidronsäure	2
Fenbufen	4
Fenoprofen	4
Flavoxat	4
Flufenaminsäure	4
Fluorouracil	3
Flurbiprofen	4

Fusidinsäure	4
Glibenclamid	4
Glibornurid	4
Gliclazid	4
Glipizid	4
Griseofulvin	5
Hydralazin	4
Hydrochlorothiazid	4
Hydroxychloroquin	4
Ibuprofen	4
Indometacin	4
Isoniazid	3 6
Isosorbidmononitrat	4
Isotretinoin	4
Isoxsuprin	4
Kaliumsalze (feste Darreichungsformen)	1 4
Ketoconazol	4 6
Ketoprofen	4
Labetalol	4
Levodopa	4
Levothyroxin-Natrium	3
Lidoflazin	4
Lincomycin	3
Lithiumsalze	4
Lomustin	3
Lorcainid	4
Mebeverin	3
Mebhydrolin	4
Mefenaminsäure	4
Metformin	4
Methotrexat	1 2 3
Methysergid	4
Metoclopramid	3
Metoprolol	4
Metronidazol	4
Mexiletin	1 4
Minocyclin	4
Nalidixinsäure	4
Naproxen	4
Niclosamid	4
Nicotinsäure und Nicotinsäurederivate	4
Nifluminsäure	4
Nifurtoinol	4
Nimorazol	4
Nitrofurantoin	4
Orphenadrin	4
Oxatomid	4
Oxyphenbutazon	4

D-Penicillamin	3 6
Penicilline zur oralen Anwendung	3
Pentaerythrityltetranitrat	3
Pheniramin	4
Phenylbutazon	4
Phenytoin	4
Pipemidsäure	4
Pirenzepin	3
Piroxicam	4
Pivampicillin	4
Prednison	6
Procainamid	4
Procyclidin	4
Propanthelinbromid	3
Propranolol	4
Protirelin	3
Pyrviniumembonat	4
Ranitidin	6
Reserpin	4
Riboflavin	4
Rifampicin	3
Salazosulfapyridin	4
Sotalol	2 3
Spironolacton	4
Sucralfat	3
Sulfinpyrazon	4
Sulfonamide	4
Terfenadin	4
Tetracycline	1 3 6
Tetracycline außer Doxycyclin und Minocyclin	2
Theophyllin	1
Theophyllin und Theophyllinderivate	4
Tiaprofensäure	4
Ticlopidin	4
Tinidazol	4
Tocainid	4
Tolazamid	4
Tolbutamid	4
Tolmetin	4
Trazodon	4
Triamteren	4
Trihexyphenidyl	4
Ursodeoxycholsäure	4
Valproinsäure	4
Wismutsubcitrat	2 3 6
Zytostatika	1

dizinischen Systemen, der klassischen chinesischen und der hippokratischen Medizin. Nach den Schriften des Hippokrates (* um 460 v. Chr., † 377) erfordert Gesundheit einen Zustand des Gleichgewichts zwischen Lebensführung, den verschiedenen Komponenten menschlicher Natur – hier als Temperamente und Begierden bezeichnet – und den Umwelteinflüssen. Die Aufgabe des Arztes sah Hippokrates darin, den jedem Organismus innewohnenden natürlichen heilenden Kräften günstige Voraussetzungen für den Heilungsprozeß zu schaffen.

Wir haben uns in den vergangenen Jahrhunderten von diesem Verständnis von Gesundheit immer stärker entfernt in der Überschätzung unserer Fähigkeit, durch rationale Maßnahmen alles in den Griff zu bekommen. Es setzt sich wieder die Überzeugung durch, daß man eine Krankheit durch einen Eingriff nicht ohne weiteres „abstellen" kann. Werden die Symptome einer körperlichen Krankheit, z. B. Kopfschmerzen bei Streß, mit einem schmerzlindernden Arzneimittel einfach unterdrückt, so äußert sich die Krankheit eventuell durch ein Magengeschwür oder Angina pectoris. Die Gabe eines Arzneimittels darf immer nur ein Aspekt sein, den Organismus wieder in sein Gleichgewicht zu bringen. Der Konsultation und Zuwendung des Arztes und der Beratung durch den Apotheker wird in Zukunft eine immer wichtigere Bedeutung zukommen. Auch die zunehmende Anwendung der Phytotherapie und der Homöopathie (S. 335 f.) müssen wir unter dem Gesichtspunkt eines sich verändernden Verständnisses von Gesundheit verstehen.

Zusammenfassung Pharmakodynamik

Die Pharmakodynamik untersucht die Wirkung des Arzneimittels auf den Organismus. Sie befaßt sich mit dem Zustandekommen einer Wirkung, dem Zusammenhang zwischen Dosis und erzieltem Effekt, dem Zusammenhang zwischen chemischer Struktur und Wirkung und den Arzneimittelnebenwirkungen.

Die Rezeptortheorie ermöglicht es, den Mechanismus der Wirkung zahlreicher Arzneimittel zu erklären.

Unterschiedliche Dosen eines Arzneimittels können zu verschiedenen Wirkungen führen. Sogenannte Dosis-Wirkungs-Kurven geben Aufschluß über die Wirksamkeit und die Verträglichkeit eines Arzneimittels. Charakteristische Größen in diesem Zusammenhang sind die ED_{50}, die LD_{50} und die therapeutische Breite.

Mit Hilfe von Placebos versucht man eine objektive Beurteilung der Wirkung eines Arzneimittels zu erreichen, d. h. es wird versucht, psychogene Effekte auszuschalten. Die Gabe von Placebos erfolgt im einfachen oder doppelten Blindversuch.

Arzneimittelnebenwirkungen besitzen die unterschiedlichsten Ursachen. Sie sind von zahlreichen Faktoren abhängig. Zu diesen gehören Dosierung, Alter des Patienten, Behandlungsdauer, Art der Krankheit, individuelle Empfindlichkeit des Patienten und Wirkung evtl. gleichzeitig verabreichter Arzneimittel. Besondere Formen von Nebenwirkungen sind Arzneimittelallergien, toxische Nebenwirkungen, Beeinflussung der Verkehrstüchtigkeit und Nebenwirkungen durch Arzneimittelwechselwirkungen (Arzneimittelinteraktionen).

Unter dem Begriff Arzneimittelabhängigkeit hat die WHO verschiedene Formen des Arzneimittelmißbrauches zusammengefaßt. Dazu gehören Gewohnheitsbildung und Sucht.

Fragen

1. Versuchen Sie zu begründen, warum ein lipophiles Arzneimittel vom Darm besser resorbiert werden kann als ein hydrophiles Arzneimittel.
2. Erklären Sie die Notwendigkeit einer ausreichenden Resorption als Voraussetzung für die Wirkung eines Arzneimittels.
3. Wie könnte es zu einer hohen Speicherkapazität des Fettgewebes kommen?
4. Wie kann sich eine Niereninsuffizienz auf die Konzentration eines Pharmakons am Wirkungsort auswirken?
5. Warum sollte ein Arzneimittel nicht schematisch „dreimal täglich" verordnet werden?
6. Welche galenischen Maßnahmen werden ergriffen, um bei Arzneimitteln mit sehr kurzer Halbwertzeit zu häufige Dosierungen zu vermeiden?
7. Welche Gründe sprechen für die perlinguale Anwendung von Nitroglycerin?
8. Welche Bindungsarten zwischen Arzneimittelmolekül und Rezeptor kommen in Frage?
9. Kann die kompetitive Hemmung eines physiologischen Wirkstoffs oder Arzneimittels durch ein weiteres Arzneimittel wieder aufgehoben werden? (Begründung!)
10. Interpretieren Sie die folgenden Dosis-Wirkungs-Kurven (Abb. 2.**18**):
11. Erklären Sie die Begriffe ED_{50}, LD_{50} und therapeutische Breite.
12. Zwei neue Wirkstoffe besitzen folgenden therapeutischen Index (LD_5/ED_{95}): Wirkstoff A = 12, Wirkstoff B = 8. Welcher der beiden Wirkstoffe besitzt die größeren therapeutische Breite?

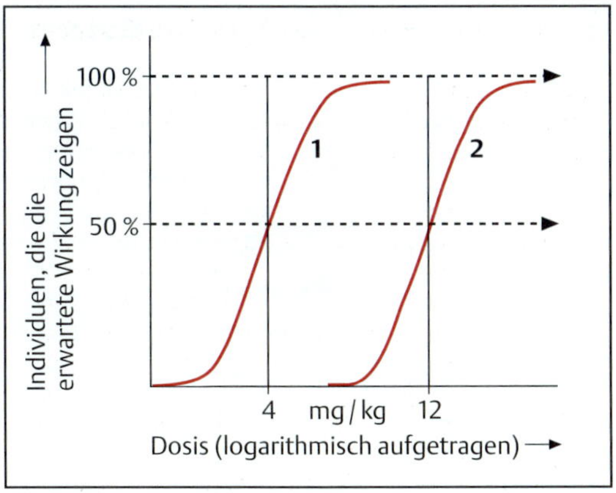

Abb. 2.**18**

13. Geben Sie eine mögliche Begründung für die erhöhte Reaktion von älteren Menschen auf Arzneimittel.

14. Suchen Sie ein Beispiel, wo die Nebenwirkung eines Arzneimittels zur Entwicklung eines neuen Arzneimittels der Anlaß war, d. h. wo die Nebenwirkung als Hauptwirkung genutzt wird.

15. Mit welchen Erkrankungen haben Arzneimittelallergien zahlreiche Symptome gemeinsam?

16. Erklären Sie das Auftreten eines Asthmaanfalles als Folge einer arzneimittelallergischen Reaktion.

17. Nennen Sie die Arzneimittelwechselwirkung, die zu erwarten ist, wenn Acetylsalicylsäure ein orales Antidiabetikum aus der Proteinbindung verdrängt.

18. Bei welchen Arzneimittelgruppen ist gehäuft mit Arzneimittelinteraktionen zu rechnen?

19. Die pharmakologische Wirkung eines Stoffes läßt sich als Zusammenspiel von drei Größen darstellen. Versuchen Sie diese zusammenzustellen.

3 Arzneimittel zur Behandlung von Erkrankungen des Verdauungsapparates

Der *Verdauungsapparat* besitzt eine gut überschaubare Gliederung, und da uns auch seine Funktionen schon teilweise bekannt sind, soll er an den Anfang unserer Betrachtungen gestellt werden.

Man kann den Verdauungsapparat als einen langen, mit Schleimhaut ausgekleideten Schlauch bezeichnen, dem verschiedene Drüsen angehören. Diese sezernieren z.B. Enzyme, Schleime und Säuren, die dem Aufschluß und Abbau der Nahrung dienen. Die dabei ablaufenden chemischen Veränderungen bezeichnet man als *Metabolismus* (Stoffwechsel, vgl. S. 39ff.).

Im Verdauungsapparat wird die aufgenommene Nahrung in resorbierbare Bestandteile überführt und auch resorbiert. Sinn dieser Vorgänge ist die Erhaltung und das Wachstum unseres Organismus sowie die Energiegewinnung zur Arbeitsleistung und Aufrechterhaltung der für die Stoffwechselvorgänge notwendigen Körpertemperatur.

Wir können den Verdauungsapparat in folgende Einheiten gliedern:

- Mundhöhle (Stoma),
- Rachen oder Schlund (Pharynx),
- Speiseröhre (Ösophagus),
- Magen (Ventrikulus),
- Dünndarm (Intestinum tenue),
- Bauchspeicheldrüse (Pankreas),
- Leber (Hepar),
- Dickdarm (Kolon),
- Mastdarm (Rektum).

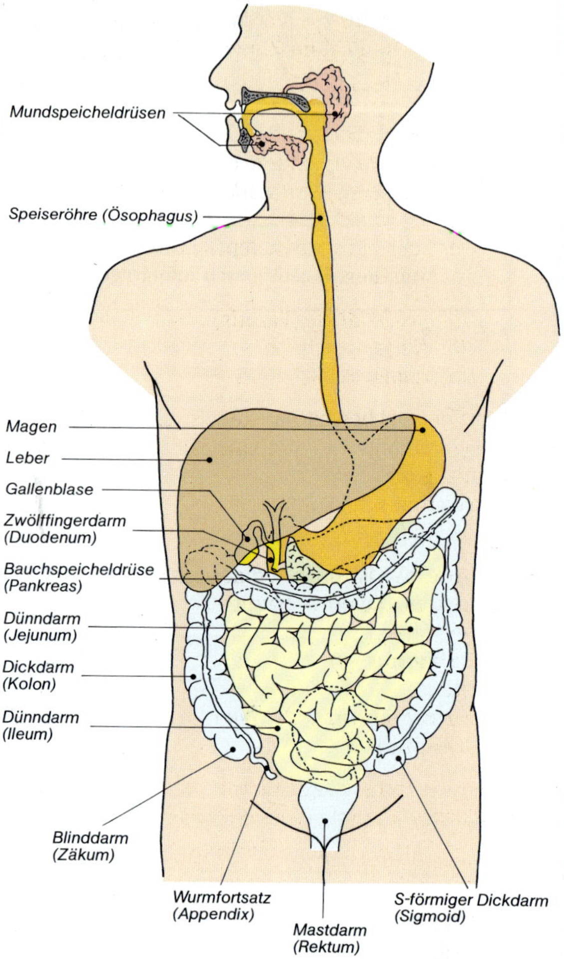

Abb. 3.**1.** Verdauungsorgane des Magen-Darm-Kanals (nach Silbernagl u. Despopoulos) (Farbdruck mit freundlicher Unterstützung der Firma Hageda, Köln)

Bei der Besprechung dieser Einheiten soll so vorgegangen werden, daß jeweils *Lage, Bau* und *Funktion* des gesunden Organs, mögliche wichtige *Erkrankungen* und die medikamentöse *Therapie* mit Nebenwirkungen und *Gegenanzeigen (Kontraindikationen)* aufeinanderfolgen. Unsere besondere Aufmerksamkeit sollten wir dem Zusammenhang zwischen der Funktion des betroffenen Organs und den Symptomen der Erkrankung widmen.

Eine Übersicht des Verdauungsapparates gibt Abb. 3.**1**.

Mundhöhle

Die Lage der Mundhöhle (Stoma) entnehmen wir Abb. 3.**1**. Die für die Verdauung wichtigsten Bestandteile sind Zähne, Zunge und Speicheldrüsen.

Die Mundhöhle dient der Nahrungsaufnahme, der Nahrungszerkleinerung und Durchmischung mit Speichel. Hier finden auch erste chemische Abbauprozesse der Stärke durch eine im Speichel vorhandene *Amylase* (stärkeabbauendes Enzym) statt.

Der Speichel wird in den *Speicheldrüsen* gebildet, es sind dies:

- *Ohrspeicheldrüse* (Parotis),
- *Unterkieferspeicheldrüse,*
- *Unterzungenspeicheldrüse.*

Der Speichel besitzt meistens einen *mukösen* Anteil (schleimhaltig) und einen *serösen* Anteil (enzymhaltig).

Wichtige Erkrankungen im Bereich der Mundhöhle sind:

- **Mumps** (Parotitis epidemica), eine Virusinfektion, die unter hauptsächlicher Beteiligung der Ohrspeicheldrüse abläuft,
- **Entzündung der Mundschleimhaut** (Stomatitis),
- **Pilzinfektionen** (Mykosen) **der Mundschleimhaut**.

Weitere Erkrankungen lernen wir später bei den Erkältungskrankheiten kennen.

Die Behandlung des **Mumps** erfolgt meist unspezifisch, z. B. mit Bettruhe und lokalen, **entzündungshemmenden** Salben (Enelbin® Paste N). Möglich ist auch eine Prophylaxe (Vorbeugung) durch Impfung (+ Mumpsvax®, + HM-M-RVax®).

Die **Stomatitis** kann mit Mund- und Rachendesinfizientia und Chemotherapeutika behandelt werden. Auf die Therapie von Pilzinfektionen wird ebenfalls später eingegangen.

Rachen

An die Mundhöhle schließt sich nach hinten der *Rachen* (Pharynx) an. Im mittleren Teil desselben kreuzen sich Speiseröhre (Ösophagus) und Luftröhre (Trachea). Sobald ein Bissen die hintere Pharynxwand berührt, wird der Schluckreflex ausgelöst, d. h., das Gaumensegel hebt sich und verschließt den oberen Teil des Rachenraumes (Nasen-Rachen-Raum), gleichzeitig wird der Kehldeckel auf den Kehlkopfeingang gedrückt und damit eine Fehlleitung des Speisebreis in die Trachea verhindert.

Häufigste Erkrankung des Pharynx ist die *Pharyngitis*, eine durch Bakterien oder Viren hervorgerufene Entzündung. Zu ihrer Therapie werden **Halsschmerzmittel** und **Rachendesinfizientia** eingesetzt (S. 311 ff.).

Speiseröhre

Die *Speiseröhre* (Ösophagus) verbindet den Rachenraum mit dem Magen. Sie besteht aus einem muskulösen Schlauch, in dem der Speisebrei durch *peristaltische* (= wurmförmig fortschreitende) Bewegungen der Muskelwand in den Magen transportiert wird.

Als Erkrankungen sind **Geschwüre** (Ulzera) und **Verätzungen** des Ösophagus von Bedeutung. Im Vordergrund stehen Verätzungen mit Säuren oder Laugen. Gegenmaßnahmen sind den *Erste-Hilfe-Tabellen* zu entnehmen. Diese hängen in jedem Labor aus.

Die **Refluxösophagitis** entsteht durch eine unzureichende Funktion *(Insuffizienz)* des unteren Ösophagusschließmuskels. Dadurch kann ein Teil des Mageninhaltes (sauer!) in die Speiseröhre zurückfließen und Reizungen an der Schleimhaut verursachen. Die Behandlung erfolgt mit Ulkustherapeutika (H_2-Blockern, Antazida oder Omeprazol, S. 36 f.) und Substanzen, die die Peristaltik und damit die Magenentleerung fördern (Prokinetika, z. B. + Propulsin®).

Magen

Lage und Bau

Der Magen (lat.: ventriculus, gr.: stomachus, gr.: gaster) liegt auf der linken Seite des Oberbauchs zwischen Leber und Milz (Abb. 3.**1**); er ist im umgefüllten Zustand ein etwa 20 cm langer, scharf gebogener Sack mit einem Fassungsvermögen von 1,5 – 2,5 l.

An dem *Magenmund* (Kardia) mündet die Speiseröhre in den Magen. Der Magen kann in drei Abschnitte unterteilt werden:

- *Magengrund* (Fundus), oberer Teil des Magens,
- *Magenkörper* (Korpus), mittlerer Teil des Magens,
- *Magenausgangsteil* (Antrum pyloricum), unterer Teil des Magens.

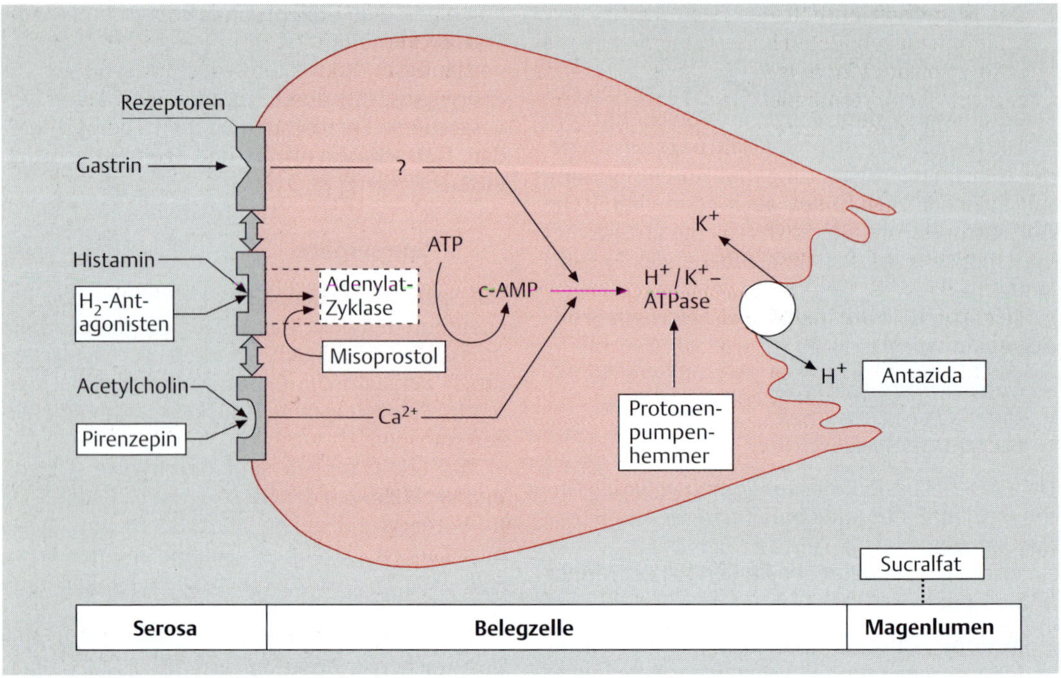

Abb. 3.**2** Schematische Darstellung einer Belegzelle. Eingezeichnet sind die Angriffsorte für H_2-Rezeptorantagonisten, Pirenzepin, Misoprostol, Protonenpumpenhemmer, Antazida und Sucralfat

Gegen den Zwölffingerdarm kann der Magen durch den Schließmuskel am Magenausgang *Pförtner* oder *Pylorus)* abgeschlossen werden. Im Fundus und im Korpus wird die in der Mundhöhle begonnene Verdauung fortgesetzt.

Der gesamte Magen ist – wie alle im Bauchraum liegenden Organe – außen von dem *Bauchfell* (Peritoneum) überzogen. Die Außenwand des Magens besteht aus glatter Muskulatur, die durch Peristaltik eine Bewegung des Mageninhaltes ermöglicht. Innen ist der Magen mit einer *Schleimhaut* (Mucosa) ausgekleidet. In dieser Schleimhaut liegen verzweigte Drüsen, die den *Magensaft* produzieren. Drei Zelltypen dieser Drüsen sind für Produktion und Zusammensetzung des Magensaftes wichtig:

- *Hauptzellen* sezernieren (sondern ab) Vorstufen des eiweißspaltenden Enzyms, das *Pepsinogen*,
- *Belegzellen* (syn. Parietalzellen) bilden *Salzsäure* (Abb. 3.**2**),
- *Nebenzellen* bilden *Schleim*, der das Innere des Magens mit einer Schutzschicht versieht.

Die Tätigkeit des Magens wird sowohl durch das vegetative Nervensystem (*nerval*, Vagusaktivität führt zu einer Zunahme der motorischen und sekretorischen Aktivität) als auch *humoral*, d. h. durch Bestandteile der Körperflüssigkeiten, wie z. B. Hormone, gesteuert. (*Gastrin* und *Histamin* regen die Magensaftsekretion, *Prostaglandine* speziell die Schleimsekretion, an.)

Funktion

Je nach Zusammensetzung verweilt der Speisebrei ein bis fünf Stunden im Magen. Während dieser Zeit wird der Mageninhalt durch die Peristaltik mit den Bestandteilen des Magensaftes vermengt und weiter aufgeschlossen, also verdaut.

- Aus Pepsinogen wird mit Hilfe der Salzsäure *Pepsin* gebildet, Pepsin spaltet große Eiweißmoleküle (Proteine) in kleinere Bruchstücke auf, die man als Polypeptide bzw. Peptide bezeichnet.
- *Salzsäure* bewirkt darüber hinaus eine Fällung (Denaturierung) von Eiweiß.
- Ebenfalls durch Salzsäure kommt es zu einer Abtötung der mit der Nahrung aufgenommenen Bakterien.

- Der Magensaft enthält einen in der Magenschleimhaut gebildeten *Intrinsic factor*, der die Resorption des *Vitamins B_{12}* (in diesem Fall der *Extrinsic factor*) ermöglicht. Vitamin B_{12} ist für die Reifung der Erythrozyten (rote Blutkörperchen) essentiell (vgl. S. 54).

Durch die Salzsäure liegt der pH-Wert des Magensaftes im sauren Bereich, bei pH 1,5. Dies ist Voraussetzung für die Eiweißspaltung.

Damit haben wir die wichtigsten Funktionen des Magens zusammengestellt. Wir haben gesehen, daß dem Magensaft eine große Bedeutung zukommt; ca. 70 ml pro Stunde produziert ein nüchterner erwachsener Mensch. Stärkere Abweichungen in der produzierten Menge oder der Zusammensetzung des Magensaftes sind Ursache verschiedener Magenerkrankungen.

Erkrankungen des Magens

Es sollen hier nur die häufigsten Magenerkrankungen besprochen und lediglich auf die Therapie mit Arzneimitteln eingegangen werden.

Hyperazidität

Sie wird durch eine zu starke Säureproduktion der Magenschleimhaut verursacht. Das „Sodbrennen“ ist ein bekanntes Symptom dieser Erkrankung. Eine länger andauernde Hyperazidität kann zur **Magenschleimhautentzündung** (Gastritis) und zu einem **Magengeschwür** (Ulcus ventriculi) oder zu einem **Zwölffingerdarmgeschwür** (Ulcus duodeni) führen.

Gegen Hyperazidität werden vor allem **Antazida** eingesetzt.

Antazida sollen nach Möglichkeit die überschüssige Magensäure einmal physikalisch durch Adsorption binden und zum anderen durch chemische Reaktion neutralisieren. Um die Aktivität des sauren, peptisch aktiven Magensaftes zu hemmen, ist es notwendig, den pH auf einen Wert jenseits von 3–5 zu verschieben. Beispiel für Aluminiumhydroxid: $Al(OH)_3 + 3\ H_3O^+ + 3\ Cl^- \rightarrow Al^{3+} + 3\ Cl^- + 6\ H_2O$

Zu den Stoffen, die mit dieser Funktion eingesetzt werden, gehören:

- Aluminiumhydroxid $Al(OH)_3$
- Aluminiumphosphat $AlPO_4$,
- Magnesiumoxid = leichtes Magnesiumoxid MgO,
- Magnesiumtrisilikat $2\ MgO \cdot 3\ SiO_2$,
- Magnesium-Aluminiumsilikate,
- Magaldrat = Aluminium-Magnesium-hydroxidsulfat-hydrat (Schichtgitterantazidum)
- Hydrotalcit = Aluminium-Magnesium-hydroxidcarbonat-hydrat (Schichtgitterantazidum).

Fertigarzneimittel, die diese Stoffe als Einzelstoffe oder in Kombination enthalten, sind in Tab. 3.**1** zusammengestellt. Die Einnahme dieser Arzneimittel sollte *ein bis drei Stunden nach dem Essen* erfolgen. Da ein rascher Wirkungseintritt erwünscht ist, sind *flüssige* Zubereitungen (Suspensionen) den festen Oralia vorzuziehen.

Zu beachten ist ferner, daß Magnesiumoxid bei längerer Anwendung abführend und Aluminium- sowie Calciumverbindungen häufig stopfend wirken können.

Bei eingeschränkter Nierenfunktion sind Magnesiumverbindungen kontraindiziert, da sie eine Verschlechterung der Nierenfunktion bewirken.

Immer noch offen ist die Frage, ob Calciumcarbonat- und evtl. auch magnesium- und natriumhaltige Antazida das sogenannte *Acid-rebound*-Phänomen auslösen können. Dabei kommt es reaktiv zur Stimulation der Säureproduktion im Magen. Das Antazidum verursacht diesen Effekt durch eine Pufferung der Magensäure. In therapeutischen Dosen dürfte dieses Phänomen nur von theoretischem Interesse sein.

Viel wichtiger ist, daß die adsorptiv wirkenden Antazida auch andere Arzneimittel, die evtl. gleichzeitig mit dem Antazidum eingenommen werden, binden können und diese damit in ihrer Resorption beeinträchtigen können (z. B. bei Eisenpräparaten oder Tetracyclinen). *Wechselwirkungen* zwischen zwei Arzneistoffen sind so möglich.

HV-Empfehlung

Antazidum
Aluminium-Magnesium-hydroxid
z. B.:
Maaloxan® Suspension
20 × 10 ml à 2,4 g Aluminiumhydroxid-Gel plus 1,33 g Magnesiumhydroxid-Gel

Dosierung: Jeweils ein Beutel zwei Stunden nach den Mahlzeiten und vor dem Zubettgehen.

Beratungshinweis: Alkohol, Nicotin und Coffein meiden!

Tabelle 3.**1** Fertigarzneimittel zur Behandlung der Erkrankungen des Magens (59)*
3.**1.1** Antazida

Fertigarzneimittel®	Chem. Zusammensetzung/INN
a Einzelstoffe	
Gelusil Tabl.	Magnesium-aluminium-silicathydrat
Kompensan Suspension	Dihydroxyaluminium-Natriumcarbonat
Marax Tabl. Suspension	Magaldrat
Phosphalugel, Suspension	Aluminiumphosphat
Riopan Gel	Magaldrat
Talcid Kautabl., Susp.	Hydrotalcid

b Kombinationspräparate

	Aluminiumhydroxid = Algeldrat	Natriumhydrogencarbonat	Calciumcarbonat	Magnesiumhydroxid	Magnesium-Al-silicat	Dimeticon	Alginsäure/Na-Alginat	fettfreies Milchpulver	Diverse
Gaviscon flüssig	+	+	+				+		
Gelusil-Lac Plv./Tabl.					+			+	
Kompensan S Susp.									Dihydroaluminium-natriumcarbonat
Maalox 70 Susp.	+			+					
Maaloxan Susp.	+			+					
Tepilta Susp.	+			+					Oxetacain

* Hauptgruppen-Nummer der Roten Liste

Gastritis und Ulcus ventriculi

Die Gastritis ist eine Entzündung der Magenschleimhaut. Die Symptome können Magendruck, Magenschmerzen, Sodbrennen, leichte Übelkeit sein.

Man unterscheidet eine akute Gastritis und eine chronische Gastritis.

Ursachen der **akuten Gastritis** können u. a. eine Verätzung mit Säure oder Lauge, Verbrennungen, Blutungen, Nicotinabusus (Nicotinmißbrauch), Alkoholabusus, bakterielle Infektion, Einnahme bestimmter Arzneimittel oder psychische Belastung sein.

Die **chronische Gastritis** ist eine häufig wiederkehrende, anhaltende Gastritis. Eine eindeutige Diagnose ist mit einer *Magenspiegelung* (Gastroskopie), ggf. mit einer *Gastrobiopsie* möglich. Bei dieser Untersuchung wird mit Hilfe einer Sonde ein Stück der Schleimhaut entnommen und anschließend untersucht.

Oft spricht der Arzt auch von einem **Reizmagen**. Hier liegen ähnliche Symptome wie bei der Gastritis vor, die Magenschleimhaut ist meist jedoch nicht entzündet.

Das **Ulcus ventriculi** ist ein Geschwür der Magenschleimhaut (Abb. 3.**3**). Dabei kommt es zu einem Substanzverlust an der Magenschleimhaut. Ursache für diese Erkrankung, die viermal häufiger bei Männern als bei Frauen auftritt, ist das Mißverhältnis zwischen aggressiven (Pepsin, Salzsäure) und protektiven Faktoren (Schleime, Durchblutung) auf der Magenschleimhaut. Als Symptome kennt man u. a. Aufstoßen, Druck- und Völlegefühl nach den Mahlzeiten, Magenschmerzen, Erbrechen, Blut im Stuhl, Hyperazidität und

Tabelle 3.**1**.**2** Fertigarzneimittel gegen Gastritis und Ulkus

INN/Substanzgruppe	Fertigarzneimittel®
Metoclopramid	+ Gastrosil
	+ Gastronerton
	+ MCP-ratiopharm
	+ Paspertin
Histamin-H2-Blocker	
Cimetidin	+ Tagagel-Susp.
	+ Tagamet
Ranitidin	+ Sostril
	+ Zantic
Famotidin	+ Pepdul
Nizatidin	+ Gastrax
	+ Nizax
Protonenpumpenhemmer	
Omeprazol	+ Antra
	+ Gastroloc
Lansoprazol	+ Agopton
Pantoprazol	+ Pantozol
	+ Rifun
Wismutverbindungen	
	Angass S Susp.
	+ Jatrox 600 Filmtabl.
	+ Telen Filmtabl.
Pirenzepin	+ Gastrozepin
	+ Pirenzepin-ratiopharm
Prostaglandine	
Misoprosotol	+ Cytotec

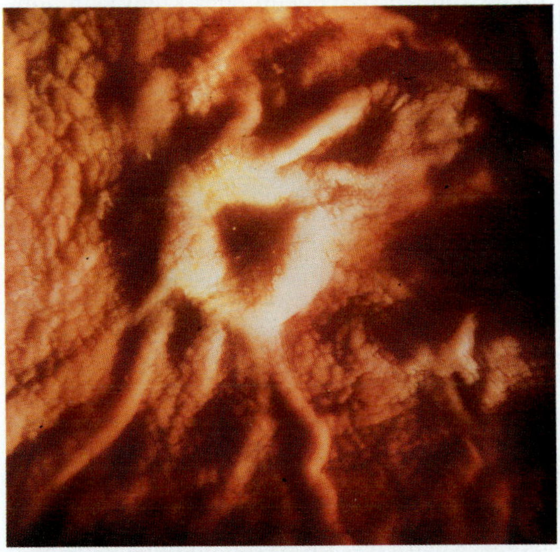

Abb. 3.**3** Malignes Magenulkus (Dr. Karl Thomae GmbH, Biberach an der Riss, Foto: Lennart Nilsson)

Tabelle 3.**1**.**3** Fertigarzneimittel gegen Reizmagen und Verdauungsstörungen

INN/Substanz	Fertigarzneimittel®
Pfefferminzblätter; Fenchel-Kamillenblüten-Extrakt	Gastricholan-L
Pflanzenauszüge	Iberogast
Pflanzenauszüge	Carvomin POM

Tabelle 3.**1**.**4** Azida (s. auch Tab. 3.2)

INN/Substanz	Fertigarzneimittel®
Citronensäure, Pepsin	Citropepsin
Glutaminsäure, Pepsin	Pepsaldra

evtl. Anazidität. Vor einer Therapie muß eine sichere Diagnose gestellt werden. Die wichtigsten diagnostischen Maßnahmen sind hier die *Magenspiegelung* (Gastroskopie) und die *Röntgenuntersuchung*. Der Nachweis des Blutes kann mit Testbriefchen, z. B. Haemoccult®, erfolgen!

Bei der Röntgenuntersuchung benützt man die Fähigkeit der Röntgenstrahlen, lichtundurchlässige Körper zu durchdringen und eine photographische Platte zu schwärzen. Um eine bildliche Darstellung zu erhalten, müssen die Röntgenstrahlen mit unterschiedlicher Intensität auf die photographische Platte treffen. Die Kontraste ergeben sich aus der unterschiedlichen Dichte der Körper und der entsprechend stärkeren oder schwächeren Absorption der Strahlen. Durch Einführen eines *Röntgenkontrastmittels* läßt sich der Mangel an Dichteunterschieden beheben. Im Magen-Darm-Trakt verwendet man z. B. das schwerlösliche Bariumsulfat. Die Mehrzahl der Röntgenkontrastmittel sind allerdings organische Iodverbindungen und dienen der Darstellung der Bronchien, der Gallenblase, des Gallenganges, der Gefäße, der Niere und der ableitenden Harnwege. Alle diese Stoffe sollen physiologisch indifferent sein und den Organismus rasch wieder verlassen. Das Nebenwirkungsspektrum dieser Substanzen ist breitgefächert und reicht von Brechreiz und Hitzegefühl bis zur Bewußtlosigkeit und zu peripherem Kreislaufversagen.

Die **Arzneimittel** zur Therapie der Gastritis und des Ulcus ventriculi gehören zu sehr unterschiedlichen Stoffgruppen.

Neben **(1)** Antazida werden **(2)** *Histamin-H_2-Rezeptorenblocker* derzeit am häufigsten eingesetzt. Substanzen wie Cimetidin, Ranitidin, Famotidin u. a. blockieren im Magen die Histamin-H_2-Rezeptoren (vgl. Abb. 3.**2**, S. 34). Histamin ist ein Gewebshormon, das u. a. eine Sekretionssteigerung im Magen bewirkt. Wird nun die Stelle an der Zelle oder im Gewebe, an der normalerweise das Histamin angreift, blockiert, so wird damit auch die Sekretion unterbunden oder gedrosselt (Fertigarzneimittel s. Tab. 3.1.2).

Ein relativ neues Therapieprinzip stellt die Behandlung mit **(3)** *Protonenpumpenhemmstoffen* dar. Omeprazol, Lansoprazol, Pantoprazol u. a. hemmen ein Enzym, H^+/K^+-ATPase, das in der Belegzelle des Magens für die Freisetzung der Magensäure verantwortlich ist (vgl. Abb. 3.**2**).

Die *antibiotische* Therapie auf der Basis von *Wismutverbindungen* **(4)**, z. B. Wismut-III-citrat-hydroxid (+ Telen®) ist ein weiteres Grundprinzip der Ulkustherapie. Begründet wird die Behandlung mit dem Nachweis des Keimes *Helicobacter pylori* bei Ulkus und Gastritis und der Annahme, daß dieser Keim ursächlich an der Entstehung dieser Krankheiten beteiligt ist. Zur Abtötung dieses Keimes wird eine Kombination aus Wismut, Amoxicillin und Metronidazol empfohlen.

Die nervöse Stimulation der Magensekretion kann mit **(5)** *Anticholinergika*, wie z. B. Pirenzepin, gebremst werden. Gerade in der Ulkustherapie ist es aber wichtig, auch psychische Krankheitsfaktoren zu berücksichtigen, die gegebenenfalls auch nichtmedikamentös zu behandeln sind.

Anazidität und Subazidität

Bei Anazidität fehlt die Magensäure (Salzsäure) völlig, und bei Subazidität liegt ein Mangel an Magensäure vor. Da sich *Pepsin* nur unter dem Einfluß der Magensäure bilden kann, muß eine Therapie darauf abzielen, die Magensäure zu substituieren oder deren Bildung anzuregen. Gleichzeitig wird zur Unterstützung der Verdauung häufig auch Pepsin verabreicht. Folgende Säuren sollen in kleinen Mengen die Salzsäuresekretion des Magens anregen und teilweise ersetzen:

- Glutaminsäure,
- Citronensäure.

Auch **bitterstoffhaltige Arzneidrogen** können zur Anregung der Magensaftproduktion eingesetzt werden. Zu den bitterstoffhaltigen Drogen gehören z. B:

- Chinarinde *(Cinchonae succirubrae cortex)*,
- Enzianwurzel *(Gentianae radix)*,
- Pomeranzenschale *(Aurantii pericarpium)*,
- Wermutkraut *(Absinthii herba)*.

Bei Anazidität und Subazidität werden auch die eiweißspaltenden Enzyme des Pankreas verabreicht, da diese bei pH 6 bis pH 7,8 wirksam sind.

Für den Arzt ist es wichtig, die Ursache einer Anazidität zu klären, da bei dieser Erkrankung nicht selten **Magenkarzinome** auftreten. Beim Karzinom (Krebs) handelt es sich um eine rasch wachsende, gewebezerstörende, bösartige Geschwulst. Auf S. 239 ff. erfahren wir mehr darüber.

Fertigarzneimittel zur Therapie der Anazidität und Subazidität sind in Tab. 3.**1.3** zusammengefaßt.

Weitere Magenerkrankungen

Die **Magenatonie** ist eine Lähmung der Magenmuskulatur. Eine solche Lähmung kann nach Magenoperationen oder als Folge einer **Bauchfellentzündung** (Peritonitis) auftreten.

Der **Kardiospasmus** ist eine Verkrampfung des Magenmundes. Folge ist ein Verschuß desselben und eine Erweiterung der Speiseröhre. Zur Therapie können **Spasmolytika** (krampflösende Arzneimittel) eingesetzt werden (S. 100).

Einen krampfartigen Verschluß des Pförtners *(Pylorus)* bezeichnet man als **Pylorospasmus**. Ursache können Geschwüre oder Krebs sein. Eine Verengung des Pylorus kann auch angeboren sein und äußert sich dann bei Säuglingen mit typischem krankhaften Erbrechen. Auch der Pylorospasmus wird mit Spasmolytika behandelt.

Erbrechen als eine Erkrankung des Magens wird zusammen mit den zentralwirksamen Arzneimitteln auf S. 142 ff. besprochen.

Im Zusammenhang mit den Erkrankungen des Magens haben wir immer wieder den Begriff *Therapie* verwendet. Daß man darunter allgemein die Behandlung von Krankheiten versteht, ist bekannt. Man kann jedoch zwischen einer *symptomatischen* und einer *kausalen Therapie* unterscheiden. Wenn man zur Therapie eines Pylorospasmus infolge eines Geschwüres ein Spasmolytikum einsetzt, so wird nur eine vorübergehende Linderung erzielt, da nur das Symptom (Krankheitszeichen), hier die Verkrampfung, behandelt wird. Die Therapie ist also symptomatisch. Schreitet der Arzt zu einer Behandlung des Geschwüres, so liegt eine kausale, d. h. die Ursache der Erkrankung treffende Behandlung vor. Leider ist es nicht immer möglich, eine solche kausale Therapie zu betreiben.

Dünndarm

Lage und Bau

Im Magen wurde die Eiweißverdauung nur begonnen. Es steht noch ein vollständiger Abbau von Eiweiß, Fetten und Kohlenhydraten aus. Dieser vollständige Abbau erfolgt im 6 bis 7 m langen *Dünndarm* (Intestinum tenue), der sich an den Magen anschließt (Abb. 3.**1**, S. 32).

Das erste Stück des Dünndarms wird als *Zwölffingerdarm* (Duodenum) bezeichnet, es folgen die als *Leerdarm* (Jejunum) und *Krummdarm* (Ileum) bezeichneten Abschnitte des Dünndarms, die schlingenförmig angeordnet sind. In den absteigenden Teil des Zwölffingerdarms münden der Ausführgang der *Bauchspeicheldrüse* (Pankreas) und der *Gallengang*. Durch beide Gänge gelangen verdauungsfördernde Sekrete in den Dünndarm. Den Bau des Dünndarms zeigen uns Abb. 3.**4** und 3.**5**.

Wir erkennen, daß der Dünndarm wiederum eine Schleimhaut besitzt. Durch die Ringfalten und die Zotten der Schleimhaut kommt es zu einer starken Oberflächenvergrößerung. Der Dünndarm ist der wichtigste Teil des Verdauungsapparates, da hier der vollständige *Abbau der Nahrung* und die *Resorption* stattfinden.

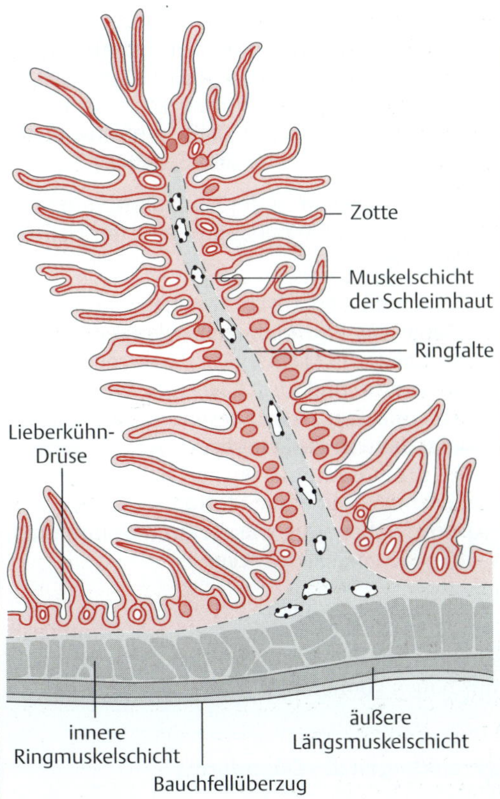

Abb. 3.**4** Längsschnitt durch den Dünndarm (nach Faller)

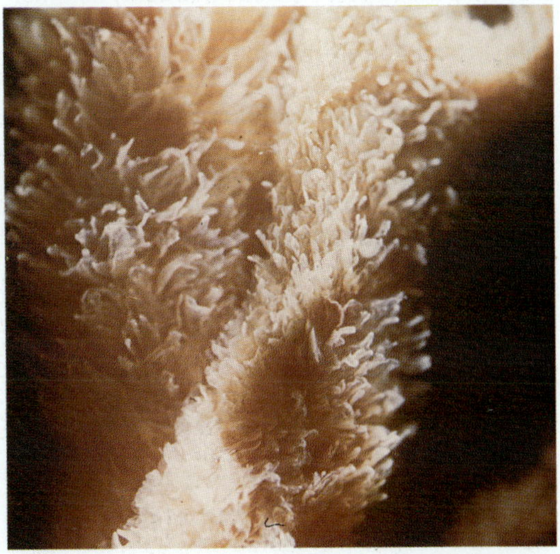

Abb. 3.**5** Darmzotten im Duodenum (Dr. Karl Thomae GmbH, Biberach an der Riss, Foto: Lennart Nilsson)

Funktion

Wie erfüllt der Dünndarm die genannten Aufgaben? Der saure Speisebrei gelangt aus dem Magen in den Dünndarm. Durch die alkalisch reagierenden Verdauungssäfte des Dünndarms und der Bauchspeicheldrüse wird der Speisebrei schwach alkalisch gemacht. Durchmischung und Weiterschieben des Darminhaltes werden durch die *peristaltische Bewegung* der Darmmuskulatur bewerkstelligt.

Wir wollen die *abbauenden Enzyme des Dünndarms* kurz zusammenstellen. Sie stammen teilweise aus dem Pankreassaft und teilweise aus den Lieberkühn-Drüsen des Dünndarmes.

- *Lipasen* spalten Fette, die zuvor durch die Galle emulgiert worden sind, in Fettsäuren und Glycerol,

- *Exopeptidasen* (gr. exo: außen) spalten Peptide vom Ende her in Aminosäuren auf,
- *Glykosidasen* spalten Kohlenhydrate stufenweise in Oligo- und Monosaccharide. Dabei entstehen zunächst Rohrzucker, Milchzucker und Malzzucker und dann einfache Zucker wie Glucose, Fructose und Galactose.

Mit Hilfe der *Zotten* ist der Dünndarm nun in der Lage, die genannten Abbauprodukte der Nahrung zu resorbieren.

- Fettsäuren und Glycerol gehen teilweise direkt in das Blut über und gelangen über die Pfortader zur Leber. Ein weiterer Teil der Fettsäuren und des Glycerols wird in den Schleimzellen zu Fett resynthetisiert und gelangt dann in die Lymphe.
- Die Aminosäuren erreichen das Blut und auf diesem Weg über die Pfortader die Leber.
- Den gleichen Weg wie die Aminosäuren nehmen die einfachen Zucker.

Aufgrund der vielfältigen Aufgaben ist es verständlich, daß Erkrankungen des Dünndarms schwerwiegende Folgen für den Gesamtorganismus haben können.

Erkrankungen des Dünndarms

Es sollen hier nur häufiger auftretende Erkrankungen besprochen werden.

Ähnlich wie im Magen kann es auch im Dünndarm zu Geschwüren **(Ulcus duodeni)** kommen. Die medikamentöse Behandlung des Ulcus duodeni erfolgt ähnlich wie die des Ulcus ventriculi (Tab. 3.**1.2**, S. 37).

Unter **Dünndarmkoliken** versteht man schmerzhafte Krämpfe dieses Bereichs. Die Therapie erfolgt mit **Parasympatholytika** (vgl. S. 100 f.) und **Spasmolytika**, wie z. B. Papaverin. Papaverin ist ein Alkaloid des Schlafmohns *(Papaver somniferum)*.

Nach Operationen kann es zu einer **Darmatonie,** d. h. einer Erschlaffung der Darmmuskulatur, kommen. Ein Stocken des Verdauungsvorganges ist die Folge. Zur Anregung der Darmtätigkeit bei Atonie werden **Cholinesterasehemmer** eingesetzt. Diese bewirken über eine Enzymblockade eine verstärkte Muskeltätigkeit besonders der glatten Muskulatur des Magen-Darm-Bereichs und der Blase. Fertigarzneimittel sind u. a.: + Mestinon®, + Ubretid®.

Verschiedene Erkrankungen des Dünndarms haben eine *Malabsorption* zur Folge. Hier ist der Stofftransport vom Darmlumen über die Schleimhautzellen in die Blutbahn und Lymphbahn gestört. Dieser Zustand wird zu Ernährungsstörungen führen. Eine Malabsorption kann sich auch auf die Resorption von Arzneimitteln auswirken. Bei einem solchen Zustand wird man den Magen-Darm-Kanal durch eine geeignete Applikationsform umgehen, indem man das Arzneimittel z. B. in die Vene injiziert.

Da sowohl die Bauchspeicheldrüse als auch die Leber in den Dünndarm sezernieren, sollen zunächst diese beiden Organe besprochen werden, bevor wir uns dem weiteren Schicksal der aufgenommenen und im Dünndarm großenteils abgebauten Nahrung zuwenden.

Bauchspeicheldrüse

Lage und Bau

Die Bauchspeicheldrüse oder das *Pankreas* ist eine seröse Drüse, die hinter dem Magen liegt (Abb. 3.**1**, S. 32). Sie reicht vom Duodenum in der rechten Körperhälfte bis zur Milz links außen im Körper.

Funktion

Die Bauchspeicheldrüse besitzt eine *exokrine* und eine *endokrine* Funktion.

Die *exokrine Funktion* besteht in der Produktion des Pankreassaftes, der über den Pankreasgang in das Duodenum entleert wird. Die Produktion des Pankreassaftes wird durch Nervenreize und Gewebshormone stimuliert. Er gelangt dann verstärkt in den Darm, wenn saurer Speisebrei den Pylorus passiert. Der Pankreassaft ist reich an Natriumhydrogencarbonat und reagiert deswegen alkalisch. Er hat u. a. die Aufgabe, den sauren Speisebrei zu neutralisieren.

Das Pankreas ist die wichtigste Produktionsstätte für Verdauungsenzyme. Der Pankreassaft enthält folgende Enzyme:

- *Endopeptidasen* (gr. endo: innen) oder Proteinasen, spalten Eiweiße zu Peptiden auf,
- *Exopeptidasen*, (s. o.) spalten Peptide vom Ende her in Aminosäuren auf,
- *Lipasen* (s. o.),
- *Glykosidasen* (s. o.).

Die Enzyme werden vom Pankreas meist als inaktive Vorstufen in den Dünndarm abgegeben und hier durch Spaltung in eine aktive Form übergeführt.

Die wichtigsten Proteinasen sind das *Chymotrypsinogen* und das *Trypsinogen*, die im Darm in das aktive *Chymotrypsin* und *Trypsin* übergeführt werden. Eine wichtige Exopeptidase ist die *Carboxypeptidase*.

Ein weiteres Enzym des Pankreas ist die *Cholesterinesterase*. Diese ist in der Lage, im Darm die Veresterung von Fettsäuren mit *Cholesterin* der Galle zu katalysieren. Diese Ester können vom Dünndarm resorbiert werden.

Als *endokrine Funktion* bezeichnet man die Fähigkeit des Pankreas, Hormone, wie *Insulin* oder *Glucagon* zu bilden (vgl. S. 188).

Enzyme

Wir haben in diesem Kapitel des öfteren den Begriff *Enzym* gehört. Zum Verständnis der Wirkung von Enzymen müssen einige Erklärungen gegeben werden.

Die Stoffwechselvorgänge im Körper sind chemische Reaktionen, die bis zu einem bestimmten Gleichgewicht hin ablaufen. Das Gleichgewicht würde sich ohne Enzyme nur sehr langsam einstellen. Ein Leben wäre nicht möglich. Die Enzyme sind *Biokatalysatoren*. Sie erhöhen die *Reaktionsgeschwindigkeit* der chemischen Reaktionen in der Zelle, ohne daß dabei Energie zugeführt werden müßte. Den von einem Enzym „angegriffenen" Stoff bezeichnet man als *Substrat*. Eiweiße z. B. sind die Substrate des Pepsins.

Ein wesentlicher Unterschied zu den Katalysatoren, die von der Chemie her bekannt sind, besteht in der hohen *Spezifität* der Enzyme. Pepsin wird z. B. nur Eiweiße spalten, und auch das nur an ganz bestimmten Stellen des Moleküls. Es kann also keine Kohlenhydrate oder Fette spalten. Wie normale Katalysatoren werden Enzyme bei der Reaktion nicht verbraucht. Sie liegen am Ende der Reaktion wieder unverändert vor.

Die Enzyme sind chemisch den *Proteinen* oder *Proteiden* zuzuordnen. Enzym-Proteide enthalten eine nicht-proteinartige Molekülgruppe, die an die Protein-Komponente gebunden ist. Eine Reihe von Enzymen kann nur mit Hilfe zusätzlicher Komponenten, der sogenannten **Coenzyme**, reagieren. Diese sind nicht katalytisch aktiv und auch nicht so spezifisch wie die Enzyme selbst, d. h. ein Coenzym kann mit verschiedenen Enzymen zusammenarbeiten.

Da Enzyme schon in kleinsten Mengen wirken und nur schwer chemisch rein zu isolieren sind, wird meist nicht ihre Masse, sondern eine „Einheit" angegeben. Diese ist dann ein Maß für die Aktivität, d. h. die Stärke des Enzyms. Gebräuchlich sind vor allem folgende Einheiten:

- *Die internationalen Einheiten (I. E.* oder *U.)*. Eine Enzymeinheit ist die Enzymmenge, die unter Versuchsbedingungen pro Minute ein Mikromol des Substrates umsetzt. Eine *Maltase*-Einheit würde also unter Versuchsbedingungen pro Minute 0,342 mg Maltose zu Glucose spalten.
- Die *F. I. P.-Einheiten* (Fédération Internationale Pharmaceutique) sind speziell zur Standardisierung von pharmazeutisch wichtigen Enzymen geschaffen worden. Eine F. I. P.-*Amylase*-Einheit ist die Enzymmenge, die unter Versuchsbedingungen Stärke mit einer Anfangsgeschwindigkeit spaltet, so daß pro Minute 1 Mikromol an glykosidischen Bindungen hydrolisiert wird.

Erkrankungen des Pankreas

Die **Pankreatitis** ist eine Entzündung der Bauchspeicheldrüse, die verschiedene Ursachen haben kann.

Bei ihr kann es notwendig sein, die Verdauungsenzyme durch Applikation entsprechender enzymhaltiger Arneimittel zu substituieren (ersetzen). Geeignet ist hier ein Gesamtenzymextrakt des Pankreas, den man **Pankreatin** nennt. Pflanzliche *Proteasen* zeichnen sich durch eine eiweißspaltende Wirkung in einem breiten pH-Bereich (pH 3 – 8) aus, wie z. B. die aus den Früchten und den Stengeln der Ananaspflanze gewonnene **Bromelaine**.

Da das Pankreas unter Normalbedingungen täglich allein ca. 6 g eiweißspaltende Enzyme an den Dünndarm abgibt, ist bei einer Behandlung mit Pankreasenzymen auf eine ausreichend hohe Dosierung zu achten. 1 g Pankreatin pro Mahlzeit gilt als therapeutische Dosierung. Empfohlen wird eine Darreichungsform als Granulat oder Pulver. Die Präparate sind meist als magensaftresistente Zubereitungen im Handel, damit das Pankreatin nicht bereits im Magen vom Pepsin angegriffen wird.

Die bei einer Pankreatitis auftretende Pan-

Tabelle 3.**2** Verdauungsenzymhaltige Fertigarzneimittel (59) vgl. Tab. 3.1.3 und Tab. 3.6

Fertigarzneimittel®	**Chemische Zusammensetzung**	
	Pankreatin	Diverse
Combizym forte	+	Aspergillus-oryzae-Extrakt
Enzym-Lefax forte	+	Dimeticon
Kreon	+	
Meteozym	+	Simethicon
Pankreon forte	+	Ochsengalle
Panzytrat	+	

kreasinsuffizienz bewirkt unter Umständen eine als **Steatorrhoe** benannte Erkrankung, die durch Fettstühle gekennzeichnet ist. Auch bei dieser Krankheit ist die Therapie mit Pankreatin indiziert.

Fertigarzneimittel, die Verdauungsenzyme enthalten, sind in Tab. 3.**2** zusammengestellt.

Leber

Lage und Bau

Wie die Bauchspeicheldrüse ist auch die *Leber* (Hepar) ein Anhangsorgan des Darms. Sie ist die größte Drüse des menschlichen Körpers und hat ein Gewicht von ca. 1,5 kg. Im Gegensatz zum Pankreas sind die Funktionen der Leber viel zahlreicher. Wie Abb. 3.**1** (S. 32) zeigt, liegt die Leber rechts im Oberbauch. Sie ist in einen rechten, größeren und einen linken, kleineren Lappen unterteilt. Auf der Grenze zwischen den beiden Lappen liegt die *Gallenblase* (Vesica fellea). Sie ist das Reservoir für die von der Leber produzierte *Galle*. Das Fassungsvermögen beträgt ca. 50 ml. Ähnlich dem Dünndarm ist auch die Leber ein stark durchblutetes Organ.

Das durch die Dünndarmtätigkeit mit Nährstoffen angereicherte venöse Blut gelangt über die *Pfortader* in die Leber. Sauerstoffreiches Blut wird der Leber über die *Leberarterie* zugeführt. Nach Passieren des Leberkapillarsystems verläßt das Blut die Leber durch die *Lebervenen* (Abb. 2.**6**, S. 12).

Von der Leber aus führt der *gallefühbrende Gang* (Ductus choledochus) zum Zwölffingerdarm. Dieser Gang kann durch einen vor der Einmündung liegenden Ringmuskel verschlossen werden. Ein Verschluß führt zu einem Rückstau der Galle in die Gallenblase.

Funktionen

Für den Ablauf der Verdauung interessiert uns die *Drüsenfunktion* der Leber an erster Stelle. Die Leber produziert täglich 700 bis 1200 ml *Galle* (gr. chole), die zunächst in der Gallenblase gesammelt und von da durch Kontraktion der Gallenblasenmuskulatur in das Duodenum gepreßt wird. Die Galle ist eine goldgelbe Flüssigkeit. Sie reagiert schwach alkalisch. Hauptbestandteile sind Wasser, Gallensäuren, *Bilirubin* (Gallenfarbstoff), Lecithin, Cholesterin, Fettsäuren und Schleim. Die Galle hat im Dünndarm die Aufgabe, Fette zu emulgieren und die Lipase zu aktivieren. Das Bilirubin wird im Darm wieder resorbiert und gelangt über das Blut erneut in die Galle (Bilirubinkreislauf, vgl. Abb. 2.**6**, S. 12). Nur ein kleiner Teil wird in Form des Urobilinogens im Harn ausgeschieden.

Die Leber hat lebenswichtige *Stoffwechselfunktionen.*

- Sie speichert Zucker (Glucose) als *Glykogen*. Dieses kann bei Bedarf wieder mobilisiert werden.
- *Aminosäuren* werden zu körpereigenem Eiweiß aufgebaut (*anaboler* Vorgang). Die stickstoffhaltigen Abbauprodukte des Eiweißstoffwechsels werden hier in *Harnstoff* überführt, der von der Niere ausgeschieden wird.
- In der Leber des Embryos werden *Erythrozyten* (rote Blutkörperchen) und *Leukozyten* (weiße Blutkörperchen) gebildet.
- In der Leber werden überalterte Erythrozyten abgebaut. Dabei wird aus dem roten Blutfarbstoff, dem *Hämoglobin*, das Bilirubin gebildet, das wir bereits als Gallenfarbstoff kennengelernt haben. Bei der Zerstörung des Hämoglobins freiwerdendes Eisen kann teilweise in der Leber gespeichert werden.

- Das Prinzip der Blutgerinnung beruht auf der Anwesenheit zahlreicher Faktoren (S. 60 f.). Die Leber bildet u. a. das *Fibrinogen* und speichert *Vitamin K*. Beide Stoffe sind für die Blutgerinnung notwendig.
- Im Kapitel 2 erfuhren wir, daß die Leber in der Lage ist, Fremdstoffe, wie z. B. Arzneimittel, abzubauen und durch Bindung an Glucuronsäure ausscheidungsfähig zu machen.

Erkrankungen der Leber und Gallenwege

Gallensteine (Cholelithen) können durch Stoffwechselstörungen, Entzündungen der Gallenwege oder neurovegetative Störungen entstehen. Sie bestehen aus Cholesterin, Calciumcarbonat oder Bilirubin. Gallensteine führen zu der als **Gallensteinleiden** (Cholelithiasis) genannten Erkrankung. Sie kann den Gallenfluß behindern oder ganz blockieren. Bekanntestes Symptom ist die **Gallenkolik**, die durch eine Verkrampfung der Gallenblasenmuskulatur oder der Gallenwege bedingt ist. Die Entfernung der Gallensteine erfolgt auf *operativem Wege* oder mit Hilfe eines *Lithotripters* (extrakorporale Stoßwellenbehandlung). Eine gewisse Alternative stellt die *medikamentöse Auflösung* von Cholesterinsteinen mit Chenodeoxycholsäure bzw. Ursodeoxycholsäure dar (vgl. Tab. 3.**3**).

Weitere Erkrankungen der Gallenblase und der Gallenwege sind:

- **Dyskinesie** der Gallenblase und Gallengänge (Fehlfunktion ohne organische Ursache),
- **Gallenblasenentzündung** (Cholezystitis), die Ursache sind meist Gallensteine,
- **Entzündung des Gallengangsystems** (Cholangitis). Sie tritt meist bei Cholezystitis auf.

Gemeinsame Symptome dieser Krankheiten sind u. a. Verdauungsstörungen, Unverträglichkeit von fetten Speisen und Gallenkoliken.

Bei den genannten Erkrankungen sind vor allem **Cholagoga** (Choleretika und Cholekinetika) und **Spasmolytika** indiziert.

- **Choleretika** sind Arzneimittel, die den Gallefluß aus der Leber anregen. Choleretisch wirksam sind die Gallensäuren, wie z. B. die Dehydrocholsäure, und Arzneidrogenzubereitungen, wie z. B. Schöllkrautextrakt *(Chelidonii extractum)*, Gelbwurzelextrakt *(Curcumae xanthorrhizae extractum, Curcumae longae extractum)*.
- **Cholekinetika** sollen die Gallenblase zur Entleerung anregen. Cholekinetisch wirken zahlreiche Speisen, z. B. Fleischextrakt und Eigelb. Ähnlich wirken die ätherischen Öle von Anis, Kümmel, Fenchel und Pfefferminze *(Anisi-, Carvi-, Foenculi-, Menthae pip. aetheroleum)*. Bei entzündlichen Erkrankungen der Gallenwege gilt die Anwendung von Cholekinetika als kontraindiziert.
- **Spasmolytika** werden z. B. zur Krampflösung bei Koliken eingesetzt.

Eine Auswahl von Fertigarzneimitteln ist in Tab. 3.**3** zusammengestellt.

Zu den eigentlichen Lebererkrankungen gehören v. a. die **Hepatitiden** mit verschiedenen Ursachen und Verlaufsformen, die **Fettleber**, die **Leberzirrhose**, das **Coma hepaticum** und die **Lebertumoren**.

Die aufgeführten Krankheitsbilder sind stets mit einer Erkrankung des Leberparenchyms verbunden.

- Die **akuten Virus-Hepatitiden** kann man einteilen in **Hepatitis A, Hepatitis B, Hepatitis C, Hepatitis D** und **Hepatitis E**. Sie sind alle hochinfektiös und stellen eine kaum beherrschbare Gefahr, ähnlich der Immunschwächekrankheit AIDS, dar. Die Identifizierung erfolgt serologisch, d. h. über die Bestimmung von Antikörpern, Antigenen oder Virusbestandteilen im Blutserum.
  Hepatitis B, C und D können sehr leicht chronisch werden. Chronische Hepatitiden werden aber auch von exogenen Noxen, wie Alkohol oder Arzneimittel oder durch Autoimmunreaktion ausgelöst.

Wichtige gemeinsame Symptome der aufgeführten Hepatitisformen sind Minderung der physischen und psychischen Leistungsfähigkeit, Gewichtsabnahme, Fieber, Appetitlosigkeit **(Anorexie)**, Durchfall **(Diarrhoe)** oder Verstopfung **(Obstipation)**, Druck im rechten Oberbauch und evtl. **Gelbsucht (Ikterus)**. Der Ikterus ist durch eine Störung des Bilirubinkreislaufs bedingt. Bilirubin häuft sich im Blut an und führt zu einer Gelbfärbung der Haut, zunächst am besten an der Augenbindehaut zu erkennen. Die Hepatitiden werden bei den Viruserkrankungen im Kapitel 15 (S. 287) besprochen.

- Bei der **Fettleber** kommt es zu einer grobtropfigen Verfettung der Leberzellen, deren Funktion dadurch gestört wird. Ursache ist meist

Tabelle 3.**3** Galle- und Lebertherapeutika

Fertigarzneimittel®	Zusammensetzung (und wesentliche Wirkstoffe)			
a Cholagoga (28)*	Schöllkraut	Mariendistel-früchte	(Javanische) Gelbwurzel	
Aristochol Konzentrat Kapseln	+		+	Aloe-Extrakt
Cholagogum N Nattermann Tropfen	+		+	Pfefferminzöl
Chol Kugeletten Neu Drg.	+			Aloe-Extrakt
Cholspasmin Forte Tabl.				Hymecromon
gallo sanol N Drg.				Ochsengalle, Faulbaumrinden-Extrakt, Aloe-Extrakt
Panchelidon N Kps.	+			
spasmo gallo sanol N Drg.				Ochsengalle, Xenytropiumbromid, Aloe-Extrakt
b Gallensteinauflösende Mittel (28)*				
Chenofalk	Chenodeoxycholsäure (CDC)			
Ursofalk	Ursodeoxycholsäure (UDC)			
Ursomix	CDC und UDC			
c Lebertherapeutika (56)*				
Bifiteral Sirup	Lactulose			
Essentiale forte N Kaps.	EPL-Substanz (= essentielle Phospholipide)			
Hepabionta comp. Kaps.	Vit.-B-Komplex, Ochsengalle, Pankreatin			
Hepa-Merz Sil Kaps.	Mariendistelfrüchte (Trockenextrakt)			
Hepaticum-Medice N Drg./Tabl.	Aloe, Chinarinde, Mariendistelfrüchte, Schöllkraut, Enzianwurzel, Gelbwurzel			
Importal	Lactitol			
Legalon	Mariendistelfrüchte-Extrakt			

* Hauptgruppen-Nummer der Roten Liste

eine Noxe wie übermäßiger, kontinuierlicher Alkoholkonsum oder Einnahme verschiedener Arzneimittel (Drogenfettleber).

- Die **Leberzirrhose** kann entweder ausschließlich durch exogene Noxen (z. B. Alkohol) verursacht werden oder als Folge anderer Lebererkrankungen auftreten. Es kommt zu einer nekrotischen (Nekrose = örtlicher Gewebstod) Zerstörung der gesamten Leberstruktur mit Narbenbildung und Umwandlung der Lebergefäße.
- **Leberkoma** (Coma hepaticum) ist die gravierendste Form der Leberinsuffizienz. Das Leberkoma führt meist zu tiefer Bewußtlosigkeit mit tödlichem Ausgang.

Die Therapie der Lebererkrankungen ist äußerst schwierig. Natürlich wird, wenn möglich, die *Ausschaltung der Noxen* angestrebt werden. Früher empfohlene Maßnahmen wie Bettruhe und Diät werden heute seltener angeordnet. Bei bestimmten Personengruppen – medizinisches Personal im Labor und OP-Bereich – wird eine vorbeugende *Impfung gegen Hepatitis-B* empfohlen.

Bei einigen Formen der Hepatitis werden Nebennierenrindenhormone (S. 219 ff.) und Interferon alfa 2 a eingesetzt. Der Wert von Leberschutzpräparaten ist umstritten. Dennoch sind einige Lebertherapeutika in Tab. 3.**3** zusammengestellt.

Der Sicherung der Diagnose von Lebererkrankungen durch labordiagnostische Untersuchungen kommt große Bedeutung zu. Wir haben erfahren, daß bei Lebererkrankungen Parenchym (Zellen, die spezifische Leberfunktionen erfüllen) geschädigt oder zerstört wird. Dadurch gelangen Zellinhaltsstoffe, wie z. B. Enzyme, in das Blut. Ihr Nachweis und ihre Konzentration können dem Arzt Aufschluß über die Art und das Stadium der Lebererkrankung geben (Enzymdiagnostik). Enzyme, deren Konzentration in solchen Fällen im Blut bestimmt wird, sind u. a. *GOT* (= *Glutamat-Oxalacetat-Transaminase*), *GPT* (= *Glutamat-Pyruvat-Transaminase*) und *Lactat-Dehydrogenase*. Das Leberzytoplasma enthält z. B. hohe Mengen an GPT. Werden diese Zellen geschädigt, so finden sich erhöhte GPT-Werte im Blut, die dann mit Hilfe einer Farbreaktion, die durch GPT katalysiert wird, bestimmt werden können.

Dickdarm

Lage und Bau

Der Dickdarm (Kolon) umgibt den Dünndarm (Abb. 3.**1**, S. 32). Er gliedert sich in folgende Teile:

- *Blinddarm* (Zäkum), hier mündet der Dünndarm in den Dickdarm. Am Blinddarm hängt der *Wurmfortsatz* (Appendix), der aus lymphatischem Gewebe besteht, das sich leicht entzündet. (Der Volksmund sagt „Blinddarm"(!)-entzündung zur Appendizitis.)
- *aufsteigender Dickdarm* (Colon ascendens),
- *Querkolon* (Colon transversum),
- *absteigender Dickdarm* (Colon descendens),
- *Sigmoidteil* (Colon sigoideum = „S"-Teil).

Der Dickdarm ist reich an Bakterien (Darmflora). Die Muskulatur des Dickdarms bewegt sich so, daß der Darminhalt durchmischt und zum Mastdarm weitergeschoben wird. Der Dickdarm besitzt keine Zotten wie der Dünndarm. Er hat zahlreiche schleimbereitende Zellen.

Funktion

Die Hauptaufgabe des Dickdarms ist die *Wasserresorption*. Die Motorik des Dickdarms ist zusammen mit der Motorik des Mastdarms verantwortlich für die Kotentleerung *(Defäkation)*. Verweilt der Kot (lat. faeces pl.: Stuhl) wegen irgendwelcher Störungen zu lange im Dickdarm, kommt es zu einer übermäßigen Eindickung und damit zu einer Verstopfung (Obstipation).

Erkrankungen des Dickdarms

Die **Verstopfung** (Obstipation) kann ihre Ursache in einer Fehlfunktion des Dickdarms haben. Da der Mastdarm jedoch genau so betroffen ist, soll die Obstipation dort besprochen werden. Das gleiche gilt für den Durchfall (Diarrhoe).

Die **Kolitits** ist eine Entzündung des Dickdarms. Man kennt verschiedene Formen der Kolitis. Tritt sie in Verbindung mit einer **Entzündung des Dünndarms** (Enteritis) auf, so spricht man von einer Enterokolitis. Die **Colitis ulcerosa** ist eine unspezifische, entzündliche und ulzerative Erkrankung des Kolons und des Rektums unbekannter Ursache mit blutig-eitrigen Durchfällen. Eingesetzt werden u. a. **Aminosalizylate** (z. B. Sulfasalazin), Chemotherapeutika und Nebennierenrindenhormone.

Morbus Crohn, ebenfalls eine chronische Entzündung kann allerdings den gesamten Darm (Dünn- und Dickdarm) befallen. Die Symptomatik und Therapie entspricht in etwa der bei Colitis ulcerosa.

Mastdarm mit Analkanal

Lage und Bau

Der Dickdarm geht über in den Mastdarm (Rektum). In der sogenannten *Ampulle des Mastdarms* (Ampulla recti, Abb. 3.**1**, S. 32) sammeln sich die Fäzes. Das Übergangsstück zwischen Ampulle und *After* (Anus) wird als *Analkanal* bezeichnet. Das untere Ende des Analkanals besitzt eine längsgefaltete venenreiche Schleimhaut. Bei einer Bindegewebsschwäche dieser Venen kommt es zu Hämorrhoiden.

Funktion

Rektum mit Analkanal dienen der Speicherung und der Entleerung des Stuhls. Alle nicht verdaubaren Nahrungsbestandteile sowie Schleim, Verdauungssäfte und Colibakterien sammeln sich vor allem in der Ampulla recti.

Die *Kotentleerung* (Defäkation) ist ein selbsttätiger, aber auch ein willkürlich zu beeinflussender Vorgang. Selbsttätig wird die Defäkation durch eine peristaltische Welle im Kolon eingeleitet. Die Fäzes werden dadurch ins Rektum weitergeschoben. Die Dehnung der Rektumwand löst das Gefühl des Stuhldranges aus. Zur Entleerung kommt es durch die willkürliche Öffnung des äußeren *Afterschließmuskels* (Musculus sphincter ani externus). Es ist auch möglich, den Defäkationsreflex durch andere Reize im Rektum auszulösen, z. B. durch einen Einlauf oder ein Zäpfchen. Psychische und körperliche Erregungen können sich positiv oder negativ auf diesen Reflex auswirken.

Erkrankungen des Mastdarms mit Analkanal

Eine sehr häufige Erkrankung sind die **Hämorrhoiden**, diesen liegt eine Hyperplasie des Schwellkörpers im Rektum zugrunde. Ihre Ursache und Behandlung werden auf S. 178 ff. besprochen. Hämorrhoiden verursachen u. a. **Afterjucken** (Pruritus ani).

Afterschrunden (Fissura ani) sind Hauteinrisse am After.

Das **Rektumkarzinom** gehört zu den häufiger auftretenden Krebsarten.

Die **Obstipation** ist die verbreitetste Krankheit, die sich im Rektum, aber auch schon im Kolon manifestiert.

Die meisten Magen-Darm-Erkrankungen sind von **Blähungen (Meteorismus)** begleitet. Die Behandlung mit Carminativa, die rein symptomatisch ist, wird auf S. 50 f. besprochen.

Behandlung der Obstipation mit Laxantien

Ursachen der Obstipation

In den vergangenen Abschnitten sind wir des öfteren auf Ursachen für Obstipationen gestoßen. Wir wollen sie hier kurz zusammenfassen:

- Erschlaffung der Darmmuskulatur,
- Unterdrückung des Defäkationsreflexes wegen Eile oder Streß,
- psychische Störungen,
- nachteilige Lebensgewohnheiten, wie mangelnde Bewegung und ballaststoffarme Kost,
- spastische Verkrampfung des Dickdarms,
- durch Arzneimittel verursachte (iatrogene) Obstipation, z. B. durch aluminiumhaltige Antazida.

Anwendungsgebiete der Laxantien (Indikationen)

Vor der Anwendung eines Laxans (Abführmittels) sollte immer geprüft werden, ob wirklich eine zwingende Indikation vorliegt. Funktionelle Störungen der Defäkation lassen sich meist durch eine *Änderung der Lebensgewohnheiten* beheben, z. B. Umstellung des Speiseplans von ballaststoffarmer auf ballaststoffreiche Kost.

Als echte Indikationen für Laxantien bleiben:

- Akute Anlässe, wie Vergiftungen und akute infektiöse Enteritis. Hier soll schädlicher Darminhalt rasch entfernt werden.
- Analleiden, wie Analfissuren und Hämorrhoiden. Hier sollen die Fäzes besonders weich sein.
- Koronare Herzkrankheiten und Bluthochdruck. Auch hier sind weiche Fäzes erwünscht wegen der Schwierigkeiten, die Bauchpresse auszuüben.
- Hernie (Leistenbruch), auch hier ist die Bauchpresse nur eingeschränkt möglich.
- Operationen, endoskopische und röntgenologische Untersuchungen des Magen-Darm-Kanals. Vor Röntgenuntersuchungen des Rektums wird eine Entleerung meist mit Hilfe eines Klistiers (Einlauf) erreicht.
- Hartnäckige Obstipationen, die mit anderen Verfahren (s. o.) nicht beseitigt werden können.

Obstipationen durch eine spastische Verkrampfung des Dickdarms werden mit Spasmolytika behandelt.

Es ist wichtig zu wissen, daß die Füllung des letzten Teils des Dickdarms bis zu drei Tagen dauern kann und damit auch die Auslösung des Defäkationsreflexes hinausgeschoben wird. Ein täglicher Stuhlgang ist nicht dringend erforderlich. Die Angst vor einer Selbstvergiftung durch Resorption von Abfallstoffen aus dem Rektum ist unbegründet.

Einteilung der Laxantien

Wir wollen die Einteilung der Laxantien nach ihrer *Wirkungsweise* vornehmen:

- Sekretagog und antiabsorptiv wirkende Laxantien (Kontaktlaxativa)
- Füllmittel
- Gleitmittel

Antiabsorptiv wirken Stoffe, die eine Resorption von Wasser – vor allem im Dickdarm – und Natriumionen hemmen. Stoffe mit **sekretagoger** Wirkung verursachen den Einstrom von Wasser und verschiedenen Ionen – vor allem Na-, Ca-, K- und Cl-Ionen – in das Darmlumen hinein. Wie kommt es nun durch Laxantien mit sekretagoger und antiabsorptiver Wirkung zu einer Behebung der Obstipation? Die Wasseranreicherung hat eine Aufweichung des Darminhalts zur Folge. Die Zunahme der Füllung führt zu einer Dehnung der Darmwand, dadurch wird selbstätig die Defäkation eingeleitet.

Folgende Stoffe besitzen die beiden Wirkungen mehr oder weniger ausgeprägt:

- **Anthrachinon-Derivate.** Sie leiten sich vom 1,8-Dihydroxyanthrachinon ab. Es handelt sich um Pflanzeninhaltsstoffe, die man als *Glykoside* bezeichnet, weil der Wirkstoff in der Pflanze an Zucker gebunden vorliegt (Abb. 3.**6**).

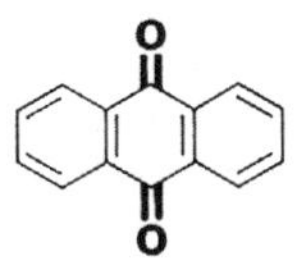
Anthrachinon

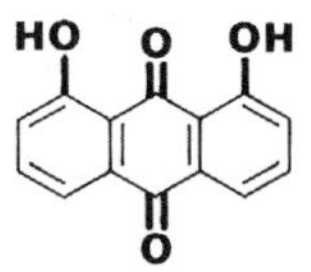
1,8-Dihydroxyanthrachinon (Dantron INN)

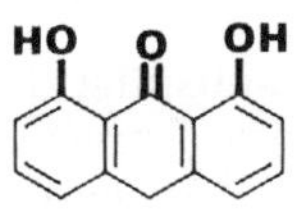
1,8-Dihydroxyanthron

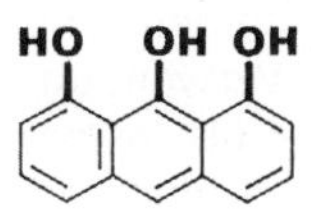
1,8,9-Anthratriol (Dithranol INN)

Abb. 3.**6** Anthrachinon-Derivate

Anthrachinonderivate sind enthalten in Faulbaumrinde *(Frangulae cortex)*, Amerikanischer Faulbaumrinde *(Rhamni purshianae cortex)*, Rhabarberwurzeln *(Rhei radix)* und Sennesblättern *(Sennae folium)*. Die Glykoside werden im Dickdarm durch Bakterien in einen Zuckeranteil und einen Nichtzuckeranteil, das Aglykon, gespalten. Die Aglykone, d. h. die Anthrachinone, werden im Darm zu Anthranolen und Anthronen reduziert. Erst diese Verbindungen besitzen die laxierende Wirkung. Die Anthrachinonderivate sind indiziert, wenn ein schneller Wirkungseintritt nicht erforderlich ist. Ihre Anwendung ist wegen möglicher Nebenwirkungen auf längstens zwei Wochen beschränkt (S. 48 f.).

- **Bisacodyl und Natriumpicosulfat.** Da diese Verbindungen zwei Phenolringe enthalten, werden sie auch diphenolische Laxantien genannt. Wirksam sind diese Verbindungen erst,

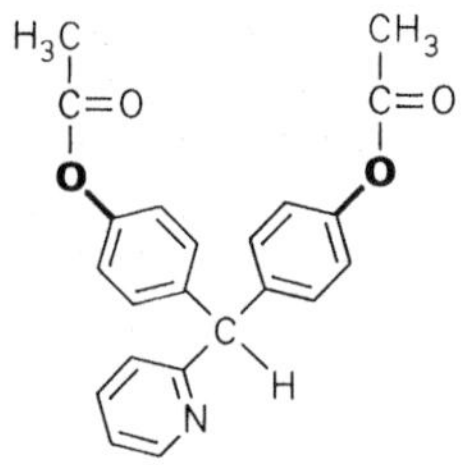
Bisacodyl INN

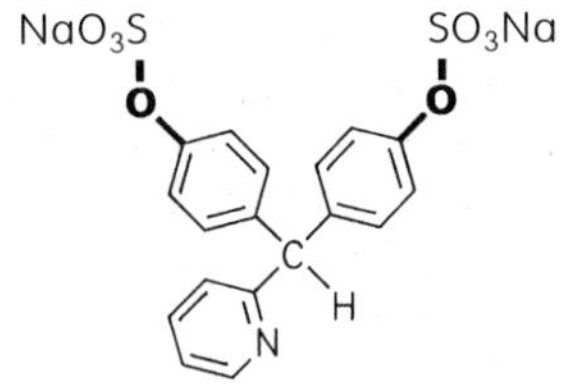
Natriumpicosulfat INN (Laxoberal®)

Abb. 3.**7** Diphenolische Laxantien

wenn die beiden phenolischen Gruppen frei vorliegen. Bei peroraler Einnahme gelangt das Bisacodyl über den Umweg des enterohepatischen Kreislaufs in den Dickdarm. Die Wirkung setzt deswegen erst ca. 10 Stunden nach der Applikation ein. Der *Wirkungseintritt* muß bei der Einnahme des Laxans stets beachtet werden!
- **Lactulose** und **Lactitol** werden im Dickdarm in kurzkettige organische Säuren abgebaut. Diese Säuren stimulieren die Peristaltik und halten auf osmotischem Wege Wasser im Darm.

Füllmittel. Diese sollen durch vermehrte Wasseraufnahme zu einer Volumenzunahme des Darminhaltes und damit zu einer selbsttätigen Auslösung des Defäkationsreflexes durch Dehnung der Darmwand führen. Hierher gehören:

- **Quellstoffe** und **Gelbildner** wie Leinsamen *(Lini semen)*, Indischer Flohsamen *(Plantaginis ovatae semen)*, Flohsamen *(Psylli semen)*, Kleie, Bassorin oder Methylcellulose. Es ist darauf zu achten, daß bei der Einnahme ausreichende Mengen Flüssigkeit getrunken werden, damit die Quellung gewährleistet ist und kein Verschluß der Speiseröhre oder des Darms durch Verkleisterung stattfindet.
- **Osmotisch wirksame Stoffe.** Sorbitol (ein sechswertiger Alkohol) und Sulfationen (am verträglichsten: Glaubersalz = Natriumsulfat). Die Sulfationen sind wie der Alkohol schwer resorbierbar und halten Wasser im Darmlumen zurück. Auch hier ist auf eine ausreichende Flüssigkeitszufuhr zu achten. Natriumsulfat sollte in annähernd isotonischer Lösung eingenommen werden. Um dies zu erreichen, muß bei therapeutischen Dosen von 10 bis 20 Gramm ca. 1 l Wasser zur Lösung verwen-

det werden. In der Schwangerschaft sollte wegen der erhöhten Gefahr von Ödemen auf osmotisch wirksame Laxantien verzichtet werden.

Gleitmittel. Arzneimittel dieser Gruppe haben die Aufgabe, die Defäkation durch ein besseres Gleiten der Fäzes zu erleichtern. Vertreter dieser Gruppe sind:

- **Glycerol**, es hat neben einer wasseranziehenden (hygroskopischen) Wirkung auch eine Gleitwirkung.
- **Leinsamen** *(Lini semen)*, er besitzt neben seiner Quellwirkung auch einen Gleiteffekt durch enthaltenen Schleim.
- **Natriumdioctylsulfosuccinat**, ein oberflächen-aktiver Stoff, der die Fäzes erweicht und besser gleitfähig macht.
- **Paraffinöl** (Paraffinum subliquidum).

Tab. 3.**4** gibt uns einen Überblick über einige Fertigarzneimittel aus den verschiedenen Gruppen.

Nebenwirkungen und Kontraindikationen

Wichtigste Nebenwirkung beim *Dauergebrauch* aller Laxantien – auch der sogenannten „natürlichen" – ist die *Störung des Wassers- und Elektrolythaushaltes.* Besonders der *Verlust an Kalium* kann gravierende Folgen haben, da dieser die meist schon vorhandene Darmträgheit verschlimmert. Die zur Behebung der Darmträgheit eingenommenen Laxantien führen dann zu weiterem Kaliumverlust. Es entsteht ein „Teufelskreis" (Abb. 3.**8**). Kaliummangel kann ferner zu **Hypotonie** (zu niedrigem Blutdruck), **Herzinsuffizienz** und **Digitalisüberempfindlichkeit** führen. Letzteres ist wichtig für Patienten, die mit Herzglykosiden (Digitalisglykoside gehören zu den Herzglykosiden) behandelt werden.

Wegen schwerer Nebenwirkungen gilt die Anwendung von **Aloe** heute als obsolet, obwohl es noch Bestandteil zahlreicher Kombinationspräparate ist. Generell muß gesagt werden, daß eine langdauernde oder mißbräuchliche Anwendung von **Anthrachinonderivaten** zu Nierenschädigungen führen kann. Wegen möglicher Nebenwirkungen sollen diese Laxantien nur maximal zwei Wochen verwendet werden.

Bisacodyl ist wegen seiner Magenunverträglichkeit mit einem magensaftresistenten Drageeüberzug versehen. Eine gleichzeitige Einnahme von Antazida oder Milch ist kontraindiziert, weil es dadurch zu einem verfrühten Lösen des Überzugs kommen kann.

Die Verwendung von **Magnesiumsulfat** (Bittersalz) als osmotisch wirksames Laxans ist wegen möglicher Wirkungen des Magnesiums auf das Nervensystem und die Niere nicht ratsam.

Tabelle 3.**4** Laxantien (55)

Fertigarzneimittel®	**Zusammensetzung**	Wirkmechanismus des Hauptwirkstoffs
Agiolax Gran.	Plantago-ovata-Samen, Sennesfrüchte	Füllmittel, antiabsorptiv-sekretagog
Agiolax Pico Abführpastillen	Na-picosulfat	antiabsorptiv-sekretagog
Babylax Klist.	Glycerin	Gleitmittel
Depuran N Kps.	Sennesfrüchte-Extrakt	antiabsorptiv-sekretagog
Dulcolax-Drg.	Bisacodyl	antiabsorptiv-sekretagog, Wirkungseintritt nach ca. 10 Stunden
Dulcolax Supp.	Bisacodyl	antiabsorptiv-sekretagog, Wirkungseintritt innerhalb einer Stunde
Florisan N Drg.	Bisacodyl	antiabsorptiv-sekretagog
Glycilax Supp.	Glycerin	Gleitmittel
Kleie Tabs	Weizenkleie	Füllmittel
Lactulose Neda	Lactulose	Füllmittel
Laxagetten	Bisacodyl	antiabsorptiv-sekretagog
Laxans-ratiopharm	Bisacodyl	antiabsorptiv-sekretagog
Laxoberal-Tropf.	Na-picosulfat	antiabsorptiv-sekretagog
Neda Früchtewürfel	Sennesfrüchte, -blätter, Tamarindenmus, Feigenpaste	antiabsorptiv-sekretagog

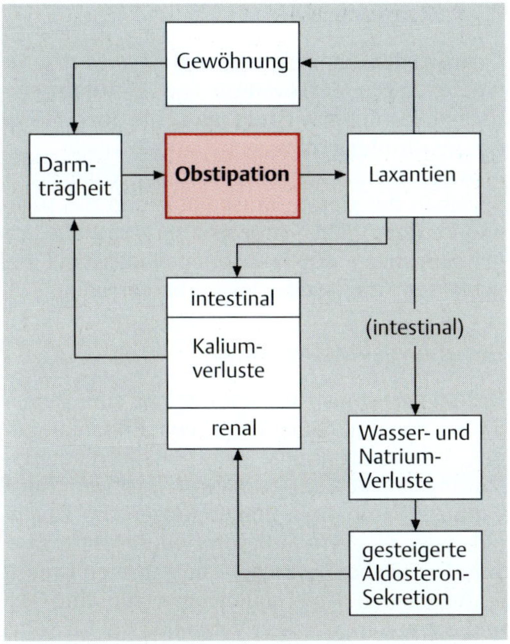

Abb. 3.**8** Teufelskreis bei chronischem Laxantiengebrauch (nach Forth u. Mitarb.)

Wir sehen, daß die Anwendung von Laxantien – die häufig sehr unüberlegt geschieht – zu zahlreichen Nebenwirkungen führen kann. Sie sollten deswegen nur für einen eng begrenzten Zeitraum zur Anwendung gelangen und dann durch den Einsatz diätetischer Maßnahmen überflüssig gemacht werden. Dem Apothekenpersonal erwächst durch die Auswirkungen der Negativliste (S. 323), die den Arztbesuch bei dieser Symptomatik unnötig macht, eine besondere Verantwortung bei der Beratung.

HV-Empfehlung

Verstopfung
Bisacodyl
z. B.:
Dulcolax® Dragees
30 Stück à 5 mg Bisacodyl

Laxans-ratiopharm® Lacktabletten
30 Stück à 5 mg Bisacodyl

Dosierung: Abends 2 Dragees. Wirkungseintritt nach 10 Stunden. Wenn rascher Wirkungseintritt gewünscht, auf Bisacodyl-Suppositorien ausweichen.

Beratungshinweis: Während der Medikation sollte auf alle Fälle versucht werden, die Patienten auf diätetische Maßnahmen als die eigentlich sinnvolle Therapie „umzustellen".

Therapie der Diarrhoe mit Antidiarrhoika und Obstipantien

Diarrhoe ist ein Symptom, gekennzeichnet durch eine zu häufige Entleerung eines zu dünnen Stuhls.

Ursachen

Vor einer Therapie sollte nach Möglichkeit immer die Ursache der Diarrhoe bekannt sein, da eine Anwendung von **stopfenden Arzneimitteln** (Obstipantien) nicht unbedingt vorteilhaft ist.

Als Ursachen kommen u. a. in Frage:

- Eine Erkrankung der Darmwand, z. B. eine Kolitis, die eine verstärkte Peristaltik hervorruft.
- Infektionen, die durch *Colibakterien* (Reisediarrhoen, Sommergrippe), *Vibrio cholera* (Cholera), *Salmonellen* (Typhus, enteritische Salmonellosen) verursacht werden. Hier kann die Diarrhoe durch Stoffwechselprodukte der Bakterien oder auch durch Schädigung der Schleimhaut ausgelöst werden.
- Magensaftmangel (Achylia gastrica). Folge ist häufig eine chronische Diarrhoe.
- Vergiftungen.

Therapie

An erster Stelle steht die *Behandlung des Wasser- und Elektrolythaushaltes* (**orale Rehydratationstherapie = ORT**)! Darauf ist bei Säuglingen und Kleinkindern besonders zu achten. Es ist eine irrige Meinung, durch eine verminderte Flüssigkeitsaufnahme eine Diarrhoe zum Stillstand bringen zu können, hier gilt vielmehr der diätetische Grundsatz: Kalorien raus, Flüssigkeit rein! Einige Elektrolytkonzentrate, die, um die Resorption des Natriums zu gewährleisten, auch Glucose enthalten müssen, sind in Tab. 3.**5** aufgeführt.

Bei einer infektionsbedingten Diarrhoe kann durch die verminderte Kontaktzeit des Erregers mit der Darmwand evt. eine Verkürzung der Krankheitsdauer erfolgen. Bei dieser Ursache werden vor allem **Chemotherapeutika** (z. B. **Cotrimoxazol**, S. 263) und spezielle **Darmdesinfizienten** eingesetzt.

Zu den speziellen Darmdesinfizientien gehören Mesalazin und Ethacridinlactat. Bei Sommer- und Reisediarrhoen kann im allgemeinen auf die Anwendung von Chemotherapeutika verzichtet werden.

Der Einsatz von **Obstipantien** ist unter Umständen sinnvoll und vermeidet größere Wasser- und Elektrolytverluste. Angewendet werden:

- **Aktivkohle** (Carbo medicinalis): sie wirkt stopfend und absorbiert aufgrund ihrer großen Oberfläche Giftstoffe im Darm.
- **Pektine**, z. B. Apfelpektin, überziehen die Darmwand mit einem schleimigen Gel und üben somit eine Schutzfunktion aus. Sie werden gerne in der Kinderheilkunde eingesetzt.
- **Kaolin**, Wirkungsweise: vgl. Aktivkohle.
- **Adstringentien**, hier kommen tannin- (gerbstoff-) und metallsalzhaltige (z. B: Wismut- und Silbersalze) Arzneimittel zur Anwendung. Die Wirkung wurde bereits in diesem Kapitel erläutert.
- **Loperamid** ist zugelassen zur symptomatischen Behandlung von Diarrhöen, sofern keine kausale Behandlung zur Verfügung steht. 10 Tabletten à 2 mg sind nicht verschreibungspflichtig und stehen für die Selbstmedikation bei Erwachsenen und **Kindern über 12 Jahren** zur Verfügung. Loperamid bewirkt eine vorübergehende Ruhigstellung des Darms.

Das Spektrum der Antidiarrhoika und Obstipantien geht aus Tab. 3.**5** hervor.

Carminativa

Carminativa sind blähungstreibende Mittel. Sie werden gegen **Meteorismus** bzw. **Flatulenz** eingesetzt. Darunter versteht man eine übermäßige Gasansammlung im Magen-Darm-Bereich.

Meteorismus kann Magendruck, Völlegefühl, Spasmen der glatten Muskulatur und das sogenannte **Roemheld-Syndrom** (nervöse Herz-Magen-Störungen durch Zwerchfellhochstand bei geblähtem Magen oder Darm) hervorrufen.

Ursachen des Meteorismus

Der Meteorismus ist eigentlich nur eine Sekundärerscheinung, eine Folge von Erkrankungen des Verdauungstrakts, wie z. B. Verdauungsstörungen durch Enzymmangel, Darmverschluß, Typhus, Obstipation, Entzündungen des Bauchfells oder mangelnde Resorption der Darmgase, wie sie auch bei Herzschwäche auftreten kann.

An einem Beispiel soll die unerwünschte Gasbildung erklärt werden: Verweilen die Fäzes bei einer Obstipation zu lange im Darm, kommt es zu unerwünschten Gärungsprozessen. Dabei werden beachtliche Gasmengen frei. Diese liegen im Verdauungstrakt nicht frei, sondern als kleine Bläschen vor. Diese Bläschen erschweren die Darmpassage, außerdem können sie wegen der sie umhüllenden Schleimschicht kaum resorbiert werden.

HV-Empfehlung

Diarrhoe
Loperamid-HCl
z. B.:
Imodium® Kapseln
10 Stück à 2 mg

Loperamid Stada Kapseln
10 Stück à 2 mg

Dosierung: 4 mg bis max. 12 mg/Tag. Bei Besserung sofort absetzen.

Beratungshinweis: Kinder erst ab 12 Jahren. Vorbeugen ist allemal besser und billiger: *„Boil it, peel it, cook it or forget it.“* Auf ausreichende Flüssigkeitszufuhr achten!

HV-Empfehlung

Meteorismus
Simethicon
z. B.:
Lefax® Kautabletten
20 Stück à 42 mg Simethicon

Sab simplex® Kautabletten
20 Stück à 80 mg Simethicon

Dosierung: 3mal täglich 150 bis 300 mg zerkaut zu den Mahlzeiten.

Beratungshinweis: Fenchel-, Kümmel- oder Anistee unterstützen die Therapie.

Tabelle 3.**5** Antidiarrhoika und Obstipantien, Darmdesinfizienten (59)

Fertigarzneimittel®	**Zusammensetzung**	Anmerkungen
a Elektrolytkonzentrate		
Elotrans	Glucose, NaCl, KCl, Natriumcitrat	
Santalyt	Glucose, NaCl, KCl, Natriummonohydrogencitrat	
b Antidiarrhoika und Obstipantien		
Aplona	Apfelpulver und Siliciumdioxid	besonders für Kleinkinder und Kinder geeignet
Kaoprompt-H	Kaolin, Pektin	
Kohle-Compretten	medizinische Kohle	
(+) Imodium, Lopedium, Loperamid Stada	Loperamid-HCl	
Tannacomp	Tanninalbuminat, Ethacridinlactat	
c Darmdesinfizientien		
Metifex	Ethacridinlactat	
+ Claversal, + Salofalk	Mesalazin	
d Präparate zur Regeneration der Darmflora		
Bactisubtil	Bacillus subtilis	
Hylak-Tropfen	Lactobacillus helveticus	
Omniflora N	Lactobacillus gasseri, Bifidobacterium	
Perenterol	Saccharomyces boulardii	

Tabelle 3.**6** Carminativa (59)

Fertigarzneimittel®	**Zusammensetzung**
a Pflanzliche Präparate	
Carminativum Babynos	Auszug aus Drogen wie Fenchel, Kamille oder Koriander
Carminativum-Hetterich N	Auszug aus Drogen wie Kümmel, Fenchel, Kamille etc.
Carvomin Lösung mit Pomeranze	Pomeranzenschalentinktur
b Chemisch definierte Präparate	
Elugan Tropfen	Simethicon
Espumisan 40	Simethicon
Lefax	Simethicon
Paractol	Aluminiumhydroxid und Simethicon
sab Simplex Susp.	Simethicon

Therapie des Meteorismus

Die Therapie des Meteorismus mit reinen Carminativa ist nur eine *symptomatische Therapie*. Häufig versucht man, durch geeignete Kombinationspräparate die Ursache des Leidens mit zu beheben. So werden Carminativa z. B. mit Verdauungsenzymen, Spasmolytika, Antazida, Laxantien und Gerbstoffen kombiniert.

Die wichtigsten blähungstreibenden Stoffe (Carminativa) sollen hier zusammengestellt werden:

- Verschiedene **ätherische Öle** besitzen einen blähungstreibenden und spasmolytischen Effekt. Dazu gehören Kümmelöl *(Carvi aetheroleum)*, Korianderöl *(Coriandri aetheroleum)*, Fenchelöl *(Foeniculi aetheroleum)*, Kamillenöl *(Matricariae aetheroleum)*, Pfefferminzöl *(Menthae piperitae aetheroleum)*.
- **Dimethylpolysiloxan** (Dimeticon INN) gehört chemisch zur Gruppe der Silikone. Dies sind siliciumorganische Verbindungen. Dimeticon ist eine Substanz von großer Indifferenz gegenüber dem lebenden Organismus, d. h., sie wird nicht resorbiert und nicht abgebaut. Dimeticon setzt die Oberflächenspannung herab, dadurch werden die schleimigen Gasblasen zum Zerplatzen gebracht und die freiwerdenden Gase können resorbiert werden oder auf natürlichem Wege entweichen. Silikone werden in der Technik als Entschäumer eingesetzt. Wir müssen uns Dimeticon auch als Antidot bei Spülmittelvergiftungen merken.
- **Siliciumdioxid** hat eine ähnliche Wirkung wie Dimethylpolysiloxan.
- **Simethicon** ist ein mit Siliciumdioxid aktiviertes Dimethylpolysiloxan.

Carminativa und Kombinationspräparate mit Carminativa sind in einer Auswahl in Tab. 3.**6** zusammengestellt.

Zusammenfassung

Als Zusammenfassung der *Funktionen* und der *Erkrankungen* des Verdauungsapparates wollen wir hier nochmals eine tabellarische Übersicht geben, die diese beiden Faktoren besonders berücksichtigt (Tab. 3.**7**).

Fragen

1. Stellen Sie anhand von Erste-Hilfe-Tabellen Gegenmaßnahmen bei Verätzungen des Ösophagus mit Säuren oder Laugen zusammen.
2. Worauf muß bei gleichzeitiger Einnahme von adsorptiv wirkenden Arzneimitteln und anderen Arzneimitteln geachtet werden?
3. Welche diagnostischen Maßnahmen haben Sie in diesem Kapitel kennengelernt?
4. Wie wirkt sich eine Malabsorption auf die Wirkung von *oral* applizierten Arzneimitteln aus?
5. Welche Enzyme sind in Pankreatin enthalten?
6. Warum werden Pankreatinzubereitungen magensaftresistent angeboten?
7. Warum ist der Dickdarm nicht so gut zur Resorption geeignet wie der Dünndarm?
8. Ein Patient, der häufig ein Laxans in der Apotheke kauft, klagt über Blut im Stuhl. Welcher Rat muß erteilt werden? (Begründung!)

Tabelle 3.7 Funktionen und Erkrankungen des Verdauungsapparates

Verdauungsorgan bzw. Wirkungsort	Enzyme und verdauungsfördernde Sekrete	Enzymgruppe nach Enzymnomenklatur	pH-Optimum	Substrate – Abbau	Erkrankungen
Mund	Amylasen	Hydrolasen	5–8,5	Stärke zu Maltose	u. a. Stomatitis, Pilzinfektionen
Magen	Pepsinogen $\xrightarrow[\text{Magensaft}]{\text{saurer (HCl)}}$ Pepsin	Hydrolasen (Endopeptidasen = Proteinasen)	1,5–2,5	Eiweiß zu Peptiden	Hyperazidität, Gastritis, Ulcus ventriculi, Anazidität, Subazidität, Magenatonie, Kardiospasmus, Pylorospasmus
Pankreas	Lipasen Amylasen Trypsinogen Chymotrypsinogen Cholinesterase	Hydrolasen Hydrolasen Hydrolasen (Endopeptidasen = Proteinasen) Hydrolase	7,5–8,5 5–8,5	Fette Stärke (KH*) Eiweiß zu Peptiden katalysiert Veresterung	Pankreatitis, Pankreasfibrose
Leber mit Gallenblase	Galle (H_2O, Gallensäuren, Bilirubin, Lecithin, Cholesterin, Fettsäuren, Schleim)			Galle emulgiert Fette und aktiviert Lipasen	Dyskinesie der Gallenblase, Gallenblasenentzündung, Entzündung des Gallengangsystems, Hepatitis, Fettleber, Leberzirrhose
Dünndarm	Lipasen Glykosidasen Trypsin Chymotrypsin Exopeptidasen Amylasen	Hydrolasen Hydrolasen Hydrolasen Hydrolasen Hydrolasen	7,5–8,5 7,5–8,5 5–8,5	Fette Rohrzucker, Milchzucker und Malzzucker Eiweiß zu Peptiden Peptide zu Aminosäuren Stärke	Ulcus duodeni Dünndarmkoliken, Ileitis, Karzinom Malabsorption, Enteritis
Dickdarm	Wasserresorption				Obstipation, Kolitis, Colitis ulcerosa
Mastdarm und Analkanal	Speicherung der Fäzes				Rektumkarzinom, Obstipation, Hämorrhoiden

* KH = Kohlenhydrate

4 Arzneimittel zur Behandlung von Blutbildungs- und Blutgerinnungsstörungen – Plasmaersatz

Die Einführung in die allgemeine Pharmakologie (S. 6ff.) hat uns mit dem Blut als *Transportmedium* für Arzneimittel vertraut gemacht. Wir lernten die Bedeutung der Plasmakonzentration eines Arzneimittels für dessen Wirkung kennen. Im Zusammenhang mit dem Verdauungsapparat erfuhren wir von der Funktion des Blutes als Transportmedium für Nährstoffe. In diesem Kapitel sollen Zusammensetzung und weitere Aufgaben des Blutes erklärt und einige Erkrankungen besprochen werden, die in einem engen Zusammenhang mit den Funktionen des Blutes stehen.

Zusammensetzung des Blutes

Der Erwachsene besitzt ca. 5 bis 6 Liter Blut. Eine Übersicht der Bestandteile geben Abb. 4.**1**, Abb. 4.**2** sowie Tab. 4.**1**.

Durch Abzentrifugieren der *Formelemente* erhält man das *Blutplasma*. Trennt man vom Blutplasma das Fibrinogen ab, so bleibt das *Blutserum* oder einfach *Serum* zurück.

Formelemente des Blutes

Erythrozyten. Die roten Blutkörperchen werden im Knochenmark gebildet und besitzen eine Lebensdauer von ca. 120 Tagen. Den Vorgang der Neubildung im „roten" Knochenmark der platten Knochen nennt man *Erythropoese*. Die Erythrozyten enthalten den roten Blutfarbstoff, das *Hämoglobin*. Es hat die wichtige Funktion des *Sauerstofftransports* und der *Sauerstoffübertragung*. Störungen dieser Funktion haben schwerwiegende Folgen für den Organismus. Dem Hämoglobingehalt *(Hb-Wert)* des Blutes kommt deswegen eine große Bedeutung zu. Normalwerte liegen beim Erwachsenen zwischen 134 und 173 Gramm pro Liter Blut, wobei die Werte der Frau etwas niedriger sind als diejenigen des Mannes.

Die Erythrozyten sind im Blut suspendiert. Von der pharmazeutischen Technologie her ist uns bekannt, daß die Sedimentationsgeschwindigkeit eines Teilchens einer Suspension auch von der Viskosität abhängt. Als Folge von Entzündungen z. B. kann sich die Eiweißzusammensetzung des Blutes und damit auch seine Viskosität ändern. In der medizinischen Diagnostik benützt man diese Erscheinung bei der Bestimmung der *Blutkörperchensenkungsgeschwindigkeit (BSG)*. Aus den von der Norm abweichenden Werten versucht man Rückschlüsse auf evtl. vorliegende Erkrankungen zu ziehen. Bei Entzündungen z. B. ist die Sedimentationsgeschwindigkeit erhöht.

Die Erythrozyten bedingen auch die Zuordnung zu einer bestimmten *Blutgruppe* nach dem *AB0-System*. Träger der Blutgruppeneigenschaften sind erblich festgelegte Bestandteile der Zellmembran der Erythrozyten. Es sind die sog. *Hämagglutinine*. Diese besitzen die Eigenschaften von Antigenen. Man nennt die *Antigene A, B, AB* und *0*.

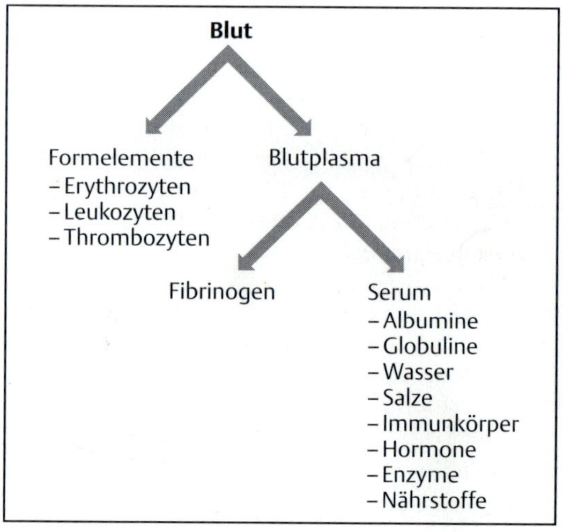

Abb. 4.**1** Übersicht der Blutbestandteile

Tabelle 4.**1** Formelemente des Blutes

	Lebensdauer	Durchmesser	Anzahl
Erythrozyten	120 Tage	7–8 µm	ca. 4,8 Mio/µl (Frauen) ca. 5,4 Mio/µl (Männer)
Leukozyten	wenige Stunden (Granulozyten) bis 500 Tage (Lymphozyten)	7–9 µm (Lymphozyten) – 20 µm (Monozyten)	4000–9000/µl
Thrombozyten	10 Tage	1,5–3,5 µm	200 000–300 000/µl

Wer z. B. B-Antigene trägt, gehört zur Blutgruppe B. Antigene besitzen die Eigenschaft, mit gegen sie gerichteten Antikörpern Komplexe zu bilden. Die Reaktion wird als *Antigen-Antikörper-Reaktion* bezeichnet (Näheres S. 287 ff.). Dadurch kommt es zu einer Zusammenballung von Erythrozyten, die zu Gefäßverschlüssen und Schock führen kann. Derartige Reaktionen treten möglicherweise bei Transfusion von gruppenungleichem Blut auf. Deswegen ist heute nur noch die Übertragung von gruppengleichem Blut erlaubt.

Ein weiteres Antigensystem im Blut ist das *Rhesus-System (Rh-System)*. Ein Faktor dieses Systems ist das *D-Antigen*. Die meisten Europäer besitzen das D-Antigen, d. h. sie sind *Rh-positiv*. Ohne das Rh-Antigen ist man *rh-negativ*. Das D-Antigen wird durch Vererbung weitergegeben.

Komplikationen treten auf, wenn eine Mutter rh-negativ und der Fetus Rh-positiv ist. Gelangen während der Geburt die Erythrozyten des Rh-positiven Kindes in den Blutkreislauf der rh-negativen Mutter, so bildet der mütterliche Organismus Antikörper gegen das D-Antigen. Bei einer erneuten Schwangerschaft können diese Antikörper die Plazentaschranke passieren und bei einem Rh-positiven Fetus zu schweren Schäden des blutbildenden Systems führen **(Morbus hämolyticus neonatorum)**.

Der am besten geeignete Weg, eine solche Unverträglichkeit zu verhindern, ist die Prophylaxe. Der rh-negativen Mutter wird ein Anti-D-Immunglobulin zur Verhinderung der Rh-Sensibilisierung verabreicht.

Fertigarzneimittel, die ein solches Anti-D-Immunglobulin enthalten, sind u. a.:

+ Partobulin® S, + Rhesonativ 300®

Leukozyten. Man unterscheidet zwischen verschiedenen Arten von Leukozyten (weiße Blutkörperchen). Abb. 4.**2** und Tab. 4.**1** geben eine Übersicht über die verschiedenen Blutzellen.

- *Granulozyten* (nach ihrem Verhalten beim Anfärben unterscheidet man *neutrophile, basophile* und *eosinophile* Granulozyten) werden im Knochenmark gebildet. Sie speichern Heparin, Histamin und Enzyme. Aufgrund ihrer amöboiden Beweglichkeit können sie Bakterien „verschlingen". Diesen Vorgang nennt man *Phagozytose* (gr. phagein: fressen).
- *Lymphozyten* werden im Knochenmark gebildet. Sie befinden sich hauptsächlich in den lymphatischen Organen. Dazu gehören u. a. die Lymphknoten, die Milz, die Thymusdrüse und die Mandeln. Von diesen Organen aus wandern die Lymphozyten in die Lymphe. Die Lymphe bildet sich aus Gewebsflüsssigkeit und fließt in einem gesonderten Gefäßsystem, dem Lymphgefäßsystem (Abb. 9.**1**, S. 160). Die Lymphozyten sind an den *Abwehrreaktionen* (Immunreaktionen) u. a. durch die Bildung von Antikörpern beteiligt (S. 288 f.).
- *Monozyten* werden im Knochenmark gebildet und sind ebenfalls zur Phagozytose befähigt.

Thrombozyten. Der Bildungsort der Thrombozyten (Blutplättchen) ist wiederum das Knochenmark. Ihre Lebensdauer beträgt zehn Tage. Sie erfüllen wichtige Funktionen:

- Durch Zusammenballen bilden sie bei kleinen Wunden einen mechanischen Verschluß.
- Bei ihrem Zerfall wird ein Enzym freigesetzt, das an der Blutgerinnung beteiligt ist (S. 61).
- Die Thrombozyten dichten kleine Gefäßspalten in den Kapillaren des nicht verletzten Gewebes ab.

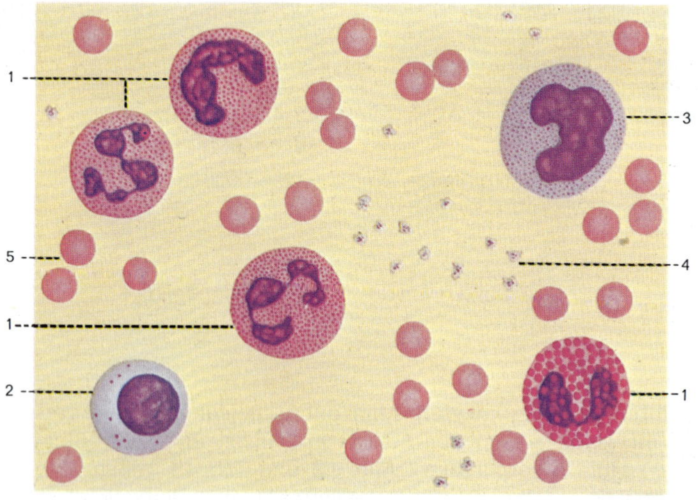

Abb. 4.2 Blutkörperchen des Menschen.
1 Granulozyten
2 Lymphozyt
3 Monozyt
4 Thrombozyten
5 Erythrozyten
(aus Vogel, G., Angermann, H.: Taschenatlas der Biologie, 5. Aufl. Georg Thieme Verlag, Stuttgart 1990)

Funktionen des Blutes

Zahlreiche Funktionen des Blutes ergeben sich aus dessen Zusammensetzung. Die wichtigsten sind hier zusammengefaßt:

- *Stofftransport.* Der für die Körperorgane unentbehrliche Sauerstoff wird durch das Hämoglobin zu den Orten des Verbrauchs transportiert. Eine Mangelversorgung mit Sauerstoff bezeichnet man als **Hypoxie**. Sie kann zu schweren Organschäden führen. Besonders empfindlich ist das Gehirn. Ferner trägt das Blut die zum Stoffwechsel notwendigen Nährstoffe zu den Zellen der Gewebe. Außerdem befördert es Kohlendioxid, Stoffwechselendprodukte, Metabolite und Hormone.
- *Infektionsabwehr.* Mit Hilfe der verschiedenen Leukozytenarten ist das Blut an der Infektionsabwehr beteiligt (S. 287 f.).
- *Aufrechterhaltung einer bestimmten Hydronium-Ionenkonzentration im Organismus.* Durch verschiedene Puffersysteme wird der pH-Wert des Blutes bei pH 7,4 konstant gehalten. Die wichtigste Puffersubstanz ist das Hämoglobin; weitere Puffer sind Bicarbonate (z. B. $NaHCO_3$) und Phosphate (z. B. NaH_2PO_4 und Na_2HPO_4). Eine meist unerwünschte Verringerung der Hydronium-Ionenkonzentration nennt man **Alkalose**, eine Steigerung **Azidose** (pH-Wert kleiner als 7,36).
- *Wärmeregulation.* Mit dem Blut wird im Stoffwechsel gebildete Wärmeenergie an die Körperoberfläche abgeführt und dadurch ein Wärmestau verhindert.

Übersicht der Funktionsstörungen des Blutes

Das Blut erfüllt lebenswichtige Aufgaben. Funktionsstörungen des Blutes führen zu Ausfallerscheinungen, d. h. Erkrankungen.

Das Hämoglobinmolekül enthält als Zentralatom *Eisen*. Ein Eisenmangel im Organismus wirkt sich negativ auf die Hämoglobinbildung aus. Folge ist eine als **Anämie** bezeichnete Erkrankung.

Das Gerinnungssystem des Blutes schützt den Organismus bei innerlichen und äußerlichen Verletzungen vor größeren Blutverlusten. Eine **Störung der Blutgerinnung** führt entweder zu Blutungen oder zur Bildung von Blutgerinnseln in den Gefäßen.

Blutverlust und **peripheres Kreislaufversagen (Schock)** sind Indikationen für den Einsatz von **Plasmaersatzmitteln**.

Ein **erhöhter Blutfettspiegel (Blutlipidspiegel:** Lipide sind Fette und fettähnliche Substanzen [Lipoide, wie z. B. Cholesterin]) kann zu zahlreichen Herz- und Gefäßerkrankungen führen. Die Besprechung erfolgt deswegen bei den Herz- und Gefäßerkrankungen (S. 159 ff.).

Anämien

Anämie ist ein Sammelbegriff für zahlreiche Erkrankungen, denen meist eine Verminderung des Hämoglobins und des Erythrozytengehaltes des Blutes gemeinsam ist. Hier soll nur die Eisenmangelanämie ausführlicher besprochen werden.

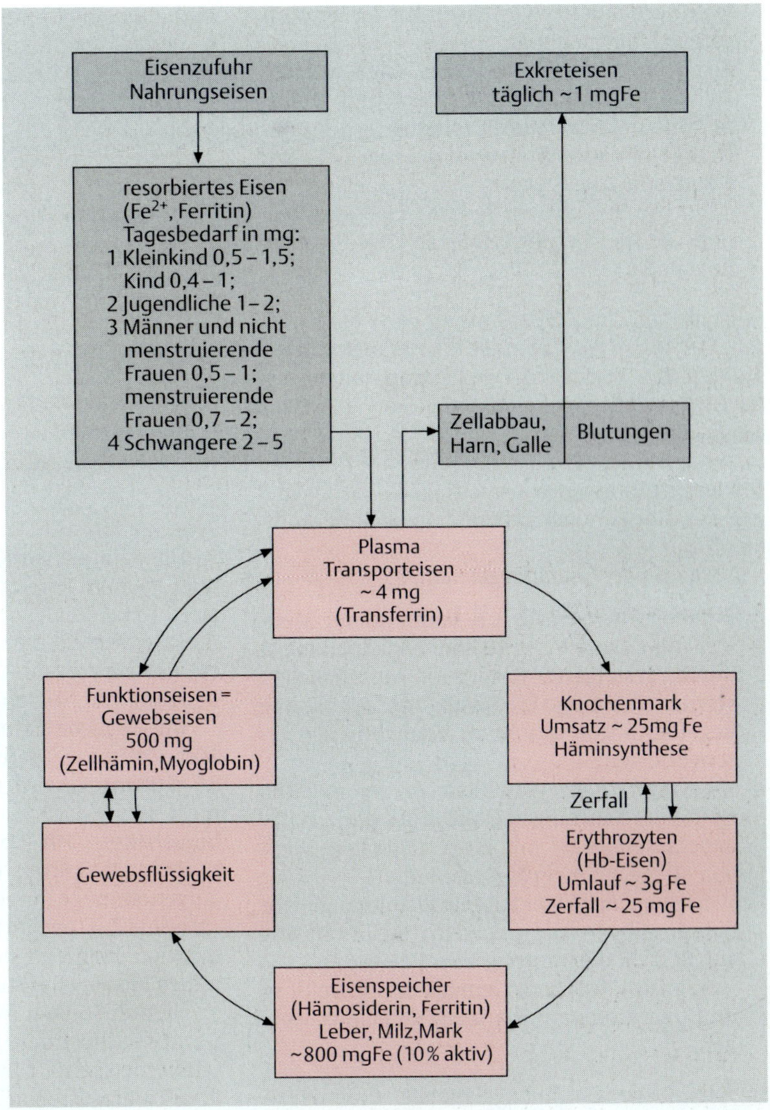

Abb. 4.**3** Übersicht über den Eisenumsatz im menschlichen Organismus

Eisenmangelanämie

Bei der Eisenmangelanämie – auch hypochrome Anämie genannt – ist zu wenig Blutfarbstoff vorhanden. Um diese Erkrankung verstehen zu können, müssen wir kurz auf den *Eisenstoffwechsel* eingehen. Die Abbildung 4.**3** soll uns dabei helfen.

Das mit der Nahrung aufgenommene Eisen gelangt in den Dünndarm. Hier kann es als Eisen-III-Ion oder als Eisen-II-Ion resorbiert werden. Diese Aufnahme des Eisens über die Schleimhaut des Darmes ist begrenzt. Beim pH-Wert des Dünndarminhaltes (pH größer als 7) sind die zweiwertigen Eisenionen wesentlich besser löslich als die Verbindungen des dreiwertigen Eisens. Deswegen ist die Resorptionsrate für Eisen-II-Ionen auch höher.

Das Eisen wird in den Mukosazellen des oberen Dünndarms von einem Transportprotein, dem *Transferrin*, aufgenommen und zu den Orten des Eisenbedarfs transportiert:

- Im Knochenmark wird Eisen für die *Erythrozytenbildung* benötigt.
- Eisen wird zur Synthese des roten Muskelfarbstoffs, *Myoglobin*, gebraucht und ebenso zur Bildung *eisenhaltiger Enzyme*.
- Nicht benötigtes Eisen wird in Leber, Milz und Knochenmark als *Depoteisen* gespeichert und kann von hier aus bei Bedarf freigesetzt werden. Die Speicherung erfolgt an Eiweiß gebunden als *Ferritin*.

Der menschliche Körper enthält ca. 4 bis 5 g Eisen. Der Hauptteil davon ist im Hämoglobin gebunden. Der Eisenbedarf des Erwachsenen liegt bei ca. 1 mg pro Tag. Die Ausscheidung von Eisen ist geringfügig. Sie beträgt beim Mann täglich nur ca. 1 mg. Wenn die Ausscheidungsrate für Eisen so klein ist, müssen wir uns fragen, warum und wie es dann zu einer Eisenmangelanämie kommen kann.

Ursachen der Eisenmangelanämie:

- *Erhöhter Eisenverlust*, z. B. während der Menstruation. Diese Verluste können jedoch meist durch gesteigerte Resorption ausgeglichen werden. Einseitige Ernährung und sehr starke Regelblutungen führen zu beträchtlichen Eisenverlusten.
- *Schwangerschaft.* Vor allem in der zweiten Hälfte der Schwangerschaft sollte der zusätzliche Eisenbedarf mit einer täglichen Dosis von 50 mg ausgeglichen werden.
- *Wachstum.* Auch hier tritt ein Eisenmangel nur bei einseitiger oder mangelhafter Ernährung auf. Besteht die Nahrung über längere Zeit aus wenig Obst, frischem Gemüse und Eiweiß, so muß mit Eisenmangelanämie gerechnet werden.

Symptome der Eisenmangelanämie. Charakteristisch für diese Erkrankung ist der verminderte Hämoglobingehalt des Blutes und damit die schlechtere *Sauerstoffversorgung* aller Organe und Systeme.

Wichtige Symptome sind Blässe, **Müdigkeit**, Leistungsabfall und **Epithelstörungen**, wie brüchige Fingernägel, Zungenbrennen, etc. sowie neurologische Komplikationen (z. B. Kribbeln).

Therapie der Eisenmangelanämie. Bevor eine Therapie eingeleitet wird, sollte die Ursache des Eisenmangels festgestellt werden.

Als Therapie der Wahl gilt die *perorale Applikation* von Arzneimitteln, die **zweiwertige Eisenverbindungen in nicht-retardierter Form** enthalten. Die Bioverfügbarkeit – das ist die Menge des Wirkstoffes, die die Blutbahn erreicht – ist hier besser als bei dreiwertigen Eisenverbindungen (s. o.). Hauptsächlich dreiwertiges Eisen wird beim pH-Wert des Dünndarms in schwerresorbierbare Hydroxide übergeführt. Auch von zweiwertigem Eisen gelangen höchstens 30 bis 50 % zur Resorption. Dies ist bei der Dosierung und der Therapiedauer zu berücksichtigen.

Eisen-II-sulfat vereinigt den Vorzug der guten Resorption mit einer akzeptablen Verträglichkeit. Daneben sind noch die Eisen-II-Salze folgender Säuren im Handel:

- Fumarsäure,
- Gluconsäure

Der Zusatz von Ascorbinsäure stabilisiert das Eisen-II-Salz, d. h. er hemmt die Oxidation von Eisen-II zu Eisen-III.

Die zahlreichen Kombinationen mit Folsäure oder Vitamin B_{12} und Kobalt, sind bei diagnostizierter Eisenmangelanämie wenig sinnvoll. Eine Ausnahme stellt die Schwangerschaft dar, hier ist ein Folsäurezusatz (0,4 bis 0,8 mg/Tag) zur Vorbeugung von Neuralrohrdefekten sinnvoll.

Die tägliche Eisendosis sollte in der Regel 100 – 200 mg betragen, die Einzeldosis 50 – 100 mg. Es wird empfohlen, die Eisentherapie nicht sofort nach Normalisierung des Hämoglobingehaltes (Hb-Wert) abzubrechen, sondern noch ca. 1 – 2 Monate fortzusetzen. Gleichzeitig aufgenommene Nahrung beeinträchtigt die Resorption. Zur Gewährleistung einer optimalen Resorption empfiehlt sich eine Einnahme auf *nüchternen Magen* eine Stunde vor den Mahlzeiten.

Hierbei können *Nebenwirkungen* wie Magen-Darm-Beschwerden (gastro-intestinale Beschwerden), z. B. Obstipation, Diarrhoe, Magendruck u. a. auftreten.

Häufiger und schwerwiegender sind die Nebenwirkungen bei der *parenteralen Eisentherapie*. Hier treten Venenentzündungen, Erbrechen, Fieber, allergische Reaktionen und Lymphknotenschwellungen auf. Die parenterale Therapie ist, da nun keine Limitierung der Eisenresorption durch die Darmschleimhaut erfolgt, problematisch und *sollte nur in Ausnahmefällen* vorgenommen werden, z. B. dann, wenn wegen Dünndarmentzündungen eine orale Eisenzufuhr nicht möglich ist. Die parenteralen Eisenzubereitungen sind ausnahmslos verschreibungspflichtig.

Bei der parenteralen Eisentherapie kommen meist Eisen-III-Komplexe zur Anwendung.

Tabelle 4.2 Fertigarzneimittel zur peroralen und parenteralen Eisentherapie (08)

Zusammensetzung	Fertigarzneimittel®
a Fertigarzneimittel zur peroralen Eisentherapie	
Eisen-II-sulfat	Plastufer
Eisen-II-sulfat	Eisendragees-ratiopharm
Eisen-II-sulfat, Vitamin C	Ce-Ferro forte
Eisen-II-sulfat, Vitamin C	Eryfer 100
Eisen-II-sulfat, Vitamin C	Hämatopan 100
Eisen-II-glycin-sulfat	Ferro Sanol Drg.
Eisen-II-gluconat	Lösferron Brausetabl. Ferroglukonat-ratiopharm
Eisen-II-sulfat, Folsäure	Ferro-Folsan
Eisen-II-sulfat, Folsäure, Thiamin	Plastulen N
b Fertigarzneimittel zur parenteralen Eisentherapie	
Natrium-Eisen-III-gluconat-Komplex	+ Ferrlecit Amp.
Eisen-III-Sorbitol-citrat-Komplex	+ Jectofer Amp.

Die Applikation erfolgt in der Regel i. m., da bei der i. v. Applikation häufiger Allergien auftreten können.

Fertigarzneimittel zur *peroralen* und *parenteralen* Eisensubstitution sind in Tab. 4.2 zusammengestellt.

HV-Empfehlung

Anämie
Eisen-II-sulfat
z. B.:
Eryfer® 100 Kapseln
50 Kapseln à 100 mg Fe

Eisendragees ratiopharm Dragees
50 Dragees à 50 mg Fe

Dosierung: 2- bis 3mal täglich 1–2 Kapseln/Dragees 1/2–1 Stunde vor den Mahlzeiten mit Wasser. Bei starken Magenschmerzen das Präparat nach dem Essen nehmen, aber die Dosis erhöhen.

Beratungshinweis: Nach Normalisierung der Eisenspiegel soll das Präparat noch 1 bis 2 Monate weiter gegeben werden.

Bei der Therapie mit eisenhaltigen Arzneimitteln muß auf *Wechselwirkungen* mit evtl. gleichzeitig verabreichten anderen Arzneimitteln geachtet werden. **Antazida** verhindern die Resorption des Eisens fast völlig. Mit Tetracyclinen (einer bestimmten Gruppe von Chemotherapeutika) bildet das Eisen schwerlösliche, schlecht resorbierbare Komplexe.

Vergiftungen mit Eisen treten relativ selten auf. Eisen-III-Verbindungen in hoher Konzentration führen u. a. zu Verätzungen mit Blutungen im Verdauungstrakt. Eisen-II-Verbindungen haben wegen der rascheren Resorption weniger lokale Wirkungen. Hier kommt es im Vergiftungsfall u. a. zu peripheren und zentralen Lähmungen. Als Gegenmittel *(Antidot)* wird Deferoxamin (+ Desferal®) parenteral verabreicht.

Megaloblastäre Anämien

Wir wollen hier die durch **Vitamin-B_{12}**-Mangel charakterisierte **perniziöse Anämie** und die auf **Folsäuremangel** beruhende Anämie unterscheiden. Beide Anämien sind Folge einer gestörten Entwicklung der Erythrozyten. Anstelle der normalen Erythrozyten werden im Knochenmark abnorm große Erythrozyten (= *Megaloblasten* oder *Makrozyten*) mit sehr hohem Hämoglobingehalt gebildet. Durch die Bildung der Megaloblasten ist die Zahl der Erythrozyten im Blut stark verringert.

Perniziöse Anämie. Erkrankungen der Magenschleimhaut können zu einer Einstellung der Magensaftproduktion und damit auch zu einem Fehlen des *Intrinsic factors* führen (S. 35). Der Intrinsic factor ist ein Enzym, das für die Resorption des Extrinsic factors – in diesem Fall Vitamin B_{12} – unentbehrlich ist. Vitamin B_{12}, auch Cyanocobalamin genannt, ist für zahlreiche Synthesevorgänge im Organismus verantwortlich. Abb. 4.4 stellt Strukturformelausschnitte von Hämoglobin und Cyanocobalamin einander gegenüber.

Symptome der perniziösen Anämie sind u. a. Appetitlosigkeit, Blässe, Diarrhoe, Müdigkeit, Leistungsabfall und Kribbeln in den Extremitäten. Eine nicht behandelte perniziöse Anämie führt zum Tod. Gleichzeitig mit den Mangelerscheinungen treten oft auch neurologische Beschwerden auf.

Die *Therapie* der perniziösen Anämie erfolgt mit **parenteralen** Gaben von Vitamin B_{12}, damit eine Wirksamkeit über längere Zeit gewährleistet

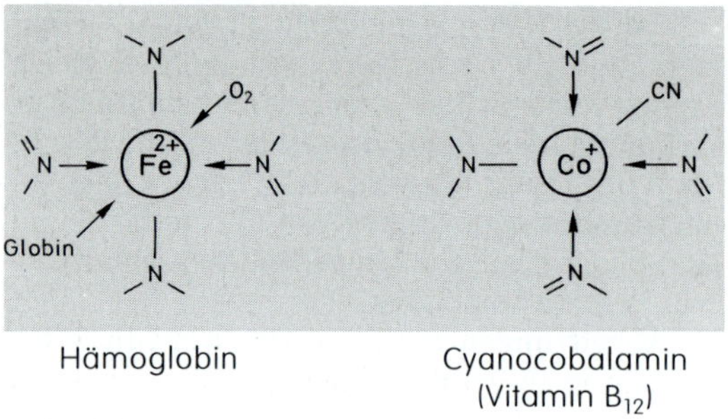

Abb. 4.**4** Struktur von Hämoglobin und Cyanocobalamin (Ausschnitte)

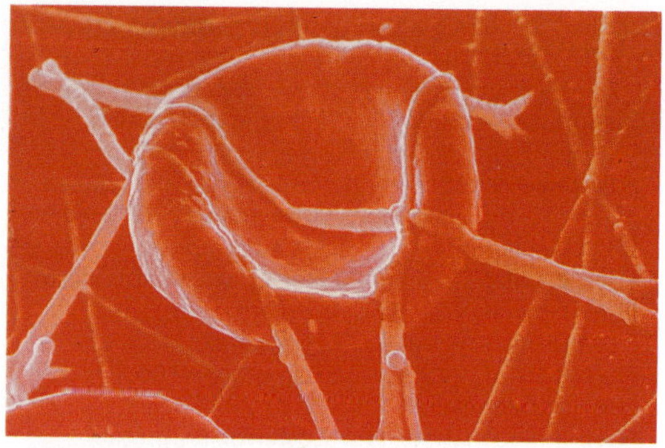

Abb. 4.**5** Erythrozyten, umsponnen von Fibrinfäden (Dr. Karl Thomae GmbH, Biberach an der Riss, Foto: Lennart Nilsson)

ist. Die Dosen liegen bei 100 µg. Die Dauertherapie wird meist mit Depotpräparaten durchgeführt (Tab. 4.**3**).

Anämie durch Folsäuremangel. Die Folsäure wird der B-Vitamingruppe zugeordnet. Sie ist als Überträger von Hydroxymethylgruppen (-CH_2OH) am Aufbau der Desoxyribonucleinsäuren (DNA) beteiligt. Die *Symptome* der auf Folsäuremangel beruhenden makrozytären Anämie sind dieselben wie die der perniziösen Anämie, ohne daß dabei neurologische Beschwerden auftreten.

Zur *Therapie* wird Folsäure peroral und parenteral verabreicht (Tab. 4.**3**). Eine perniziöse Anämie muß vorher ausgeschlossen werden.

Tabelle 4.**3** Arzneimittel zur Therapie megaloblastärer Anämien (08) und (83)

Zusammensetzung	Fertigarzneimittel®
a Reine Vitamin B_{12}-Präparate (parenteral)	
Cyanocobalamin	B_{12} „Ankermann“ Amp.
Cyanocobalamin	Vitamin-B_{12}-ratiopharm-N
Hydroxocobalaminacetat	Aquo-Cytobion Amp.
b Reine Folsäure-Präparate (parenteral/oral)	
Folsäure	Folsan
c Kombinationen	
Folsäure, Cyanocobalamin, Hydroxocobalamin, Nicotinamid, Pyridoxin-HCl	Medivitan-Ampullen

Bei dem gleichzeitigen Einsatz von Vitamin B_{12} oder Folsäure und Antiepileptika ist wegen möglicher *Wechselwirkungen* Vorsicht geboten.

Blutgerinnung und Störungen der Blutgerinnung

Unser Körper kann sich in beschränktem Umfang gegen Blutungen bei äußerlichen und inneren Verletzungen durch die *Blutgerinnung* selbst schützen. Genauso ist er in der Lage, in gewissen Grenzen eine unerwünschte Blutpropfenbildung bei Blutgerinnung in den Blutgefäßen durch Fibrinolyse zu verhindern. Blutgerinnung und Fibrinolyse sind also zwei entgegengesetzt laufende Schutzmechanismen.

Mechanismen der Blutgerinnung und der Fibrinolyse

Zweck der **Blutgerinnung** ist der Wundverschluß zur Verhinderung weiteren Blutverlustes. Dieser Wundverschluß wird hauptsächlich durch ein wasserunlösliches faserförmiges Protein, das *Fibrin*, bewirkt (Abb. 4.**5**). Bei der Blutgerinnung wird dieses Fibrin aus einer Vorstufe, dem *Fibrinogen* (einem Globulin) gebildet. An diesem sehr komplizierten Prozeß sind zahlreiche sogenannte *Blutgerinnungsfaktoren* beteiligt, wie z. B. Calcium-Ionen, Fibrinogen, Prothrombin, Thrombokinase, Plättchenfaktoren usw.

Abb. 4.**6** gibt ein vereinfachtes Schema der Blutgerinnung und der Fibrinolyse (Auflösung des Fibringerinnsels) wieder.

Durch die Gewebsverletzung wird die *Gewebsthrombokinase* freigesetzt. mit *Ca^{2+}*-Ionen und weiteren Faktoren bildet die Gewebsthrom-

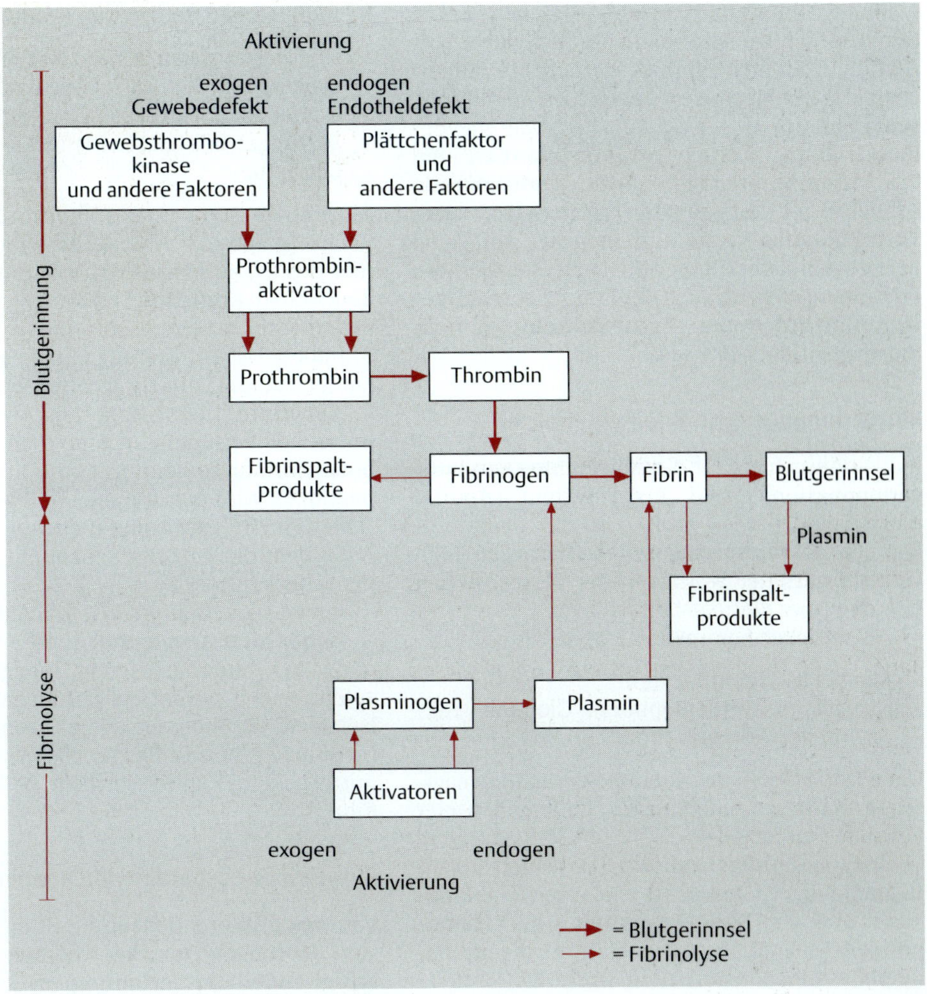

Abb. 4.**6** Blutgerinnung und Fibrinolyse

bokinase den *Prothrombinaktivator*. Dieser hat die Funktion eines eißweißspaltenden Enzyms.

Der Prothrombinaktivator spaltet aus *Prothrombin* das *Thrombin* ab. Thrombin ist ebenfalls ein eiweißspaltendes Enzym, das nun in der Lage ist, das *Fibrinogen* zu spalten. Die Spaltprodukte polymerisieren zu *Fibrinmolekülen*. Unter Mitwirkung von Ca^{2+}-Ionen und weiteren Faktoren kommt es zu einer Vernetzung der Fibrinmoleküle, es entsteht das *Blutgerinnsel*. Die Gerinnselbildung erfolgt unter Einschluß von Formelementen des Blutes (Abb. 4.**5**).

Kleinere Verletzungen des Gewebes, d. h. Kapillaren bis zu einem Durchmesser von ca. 50 µm, können zunächst durch *Aggregation von Thrombozyten* verschlossen werden. Es folgt dann eine weitere Abdichtung durch Fibringerinnsel.

An der körpereigenen Blutstillung ist ein weiterer Mechanismus beteiligt. Bei Gewebsverletzungen werden Gewebshormone – hier *Adrenalin* und *Noradrenalin* – freigesetzt. Sie bewirken eine Zusammenziehung der Gefäße *(Vasokonstriktion)* und tragen damit zur Verringerung des Blutverlustes bei.

Die **Fibrinolyse** soll unphysiologischen Gerinnungsvorgängen in den Blutgefäßen entgegenwirken. Durch einen Aktivator wird aus einer Vorstufe, dem *Plasminogen*, das eiweißspaltende Enzym *Plasmin* freigesetzt. Plasmin spaltet Fibrin zu *Fibrinbruchstücken* (Abb. 4.**6**).

Blutgerinnung und Fibrinolyse können sowohl durch körpereigene Faktoren als auch durch körperfremde Stoffe beeinflußt werden. Bei zahlreichen Erkrankungen wird von diesen Erkenntnissen Gebrauch gemacht. Zur *Verhinderung* der Blutgerinnung werden **Antikoagulantien** und die **Thrombozytenaggregation verhindernde Arzneimittel** eingesetzt, *Fibrinolytika,* auch **Thrombolytika** genannt, dienen der Auflösung bereits gebildeter Blutgerinnsel. Bei bestimmten Erkrankungen kann auch der Einsatz von **blutgerinnungsfördernden Arzneimitteln** (Antihämorrhagika) indiziert sein.

Blutgerinnungsfördernde Arzneimittel

Indikationsgebiete für die Anwendung von blutgerinnungsfördernden Arzneimitteln (Antihämorrhagika, Hämostyptika) ist der Symptomkomplex der **hämorrhagischen Diathesen**. Man versteht darunter Störungen der Blutgerinnung mit abnormer Blutungsbereitschaft.

Als Ursachen kommen in Frage:

- Mangel an Thrombozyten,
- Mangel an antihämophilem Globulin (Faktor VIII der Blutgerinnung).

Die wichtigsten in der Therapie der hämorrhagischen Diathesen eingesetzten Stoffe sollen hier behandelt werden.

Antihämophiles Globulin. Das Fehlen des antihämophilen Globulins ist eine erbliche Erkrankung und als **Bluterkrankheit** oder **Hämophilie A** bekannt. Fertigarzneimittel, die antihämophiles Globulin enthalten, sind z. B.:

+ Beriate HS® (Faktor VIII), + Kogenate® (Faktor VIII), + Berinin HS® (Faktor IX).

Die Reinheit, d. h. Abwesenheit von Krankheitserregern, z. B. Human Immunodeficiency Virus (HIV), Hepatitis-B-Virus (HBV), dieser aus menschlichem Blut gewonnenen Präparate ist sorgsam zu prüfen. Zu beachten ist weiter, daß bei der Applikation von Eiweiß (und besonders bei körperfremdem Eiweiß) mit allergischen Reaktionen zu rechnen ist.

Vitamin-K-Gruppe. Vitamine der K-Gruppe gehören zu den fettlöslichen Vitaminen. Sie kommen in grünen Pflanzen vor, werden aber auch von den *Coli-Bakterien* der Darmflora gebildet. Die Synthese verschiedener Blutgerinnungsfaktoren ist vom Vitamin K abhängig, so z. B. die Synthese des Prothrombins.

Indikationen für Vitamin K sind u. a.:

- Überdosierungen von Antikoagulantien,
- Schädigung der Darmflora nach langandauernder Applikation von Chemotherapeutika,
- Blutungen infolge von Mangel an Gerinnungsfaktoren.

Als Arzneimittel wird das **Vitamin K_1** (Phytomenadion) eingesetzt. Abb. 4.**7** zeigt die Strukturformel des Phytomenadions, Vitamin K_1 ist unter dem Namen **Konakion**® im Handel und muß nach der Apothekenbetriebsordnung (§ 15 Abs. 1) als Antidot bei Überdosierung mit oralen Antikoagulantien ständig vorrätig gehalten werden.

Aprotinin. Damit steht dem Arzt ein Arzneimittel zur Verfügung, das eine unphysiologisch hohe Fibrinolyse hemmt. Aprotinin ist ein Polypeptid. Es wird zur Stillung von Blutungen nach Operationen und Entbindungen eingesetzt. Außerdem dient es der Behandlung verschiedener Schockzustände.

Ein Fertigarzneimittel ist u. a. Antagosan®.

Nebennierenrindenhormone. Ihre Anwendung bei Blutungsneigung infolge Thrombozytenmangels beruht auf der Eigenschaft dieser Hormone, vorübergehend die Thrombozytenzahl im Blut zu erhöhen. Entsprechende Fertigarzneimittel sind im Kapitel Hormone (S. 220 ff.) aufgeführt.

Blutgerinnungshemmende Arzneimittel

Von weit größerer Bedeutung als die Behandlung von Blutungen ist die Therapie der **überschießenden Blutgerinnung** mit der Ausbildung von **Thromben** (Blutpfropfen) und damit verbundenen Krankheitsbildern wie

- **Herzinfarkt,**
- **Lungenembolie,**
- **Hirnschlag** oder
- **peripheren Verschlußkrankheiten** (S. 175).

Wir wollen bei der Gruppe der blutgerinnungshemmenden Arzneimittel zwischen **Antikoagulantien** und den die **Thrombozytenaggregation hemmenden** (bzw. die **Thrombozytenfunktion hemmenden) Arzneimitteln** unterscheiden. Als Antikoagulantien werden **Heparin** und **4-Hydroxicumarin-Derivate** eingesetzt. Ein charakteristischer Hemmstoff der Thrombozytenaggregation ist die **Acetylsalicylsäure**.

Calciumionen. Ihr Entzug – zur Hemmung der Blutgerinnung *in vivo* (am „lebenden" Patien-

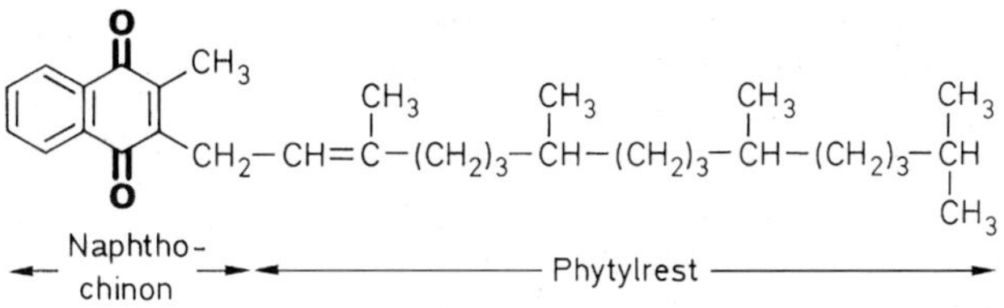

Abb. 4.**7** Phytomenadion (= Vitamin K_1)

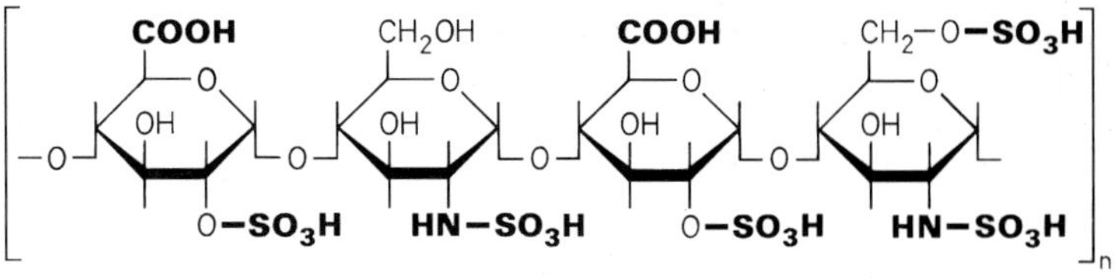

Abb. 4.**8** Molekülausschnitt des Heparins

ten) – ist nicht möglich, da diese Ionen außer der Funktion als Gerinnungsfaktor weitere Aufgaben im Organismus erfüllen. So führt ein Entzug zur **Tetanie**, d. h. einer Übererregbarkeit der Muskulatur, die mit Muskelkrämpfen verbunden ist.

In der medizinischen Diagnostik verhindert man die Blutgerinnung *in vitro* (im Reagenzglas), indem man das Calcium mit Hilfe einer Natriumcitratlösung (3,8 %) als Calciumcitratkomplex bindet. Eine weitere Komplexbindung ist mit Ethylendiamintetraessigsäure (EDTA) möglich. Ferner kann das Calcium auch als schwerlösliches Oxalat gefällt werden.

Heparin. Dieses Polysaccharid hat eine Molmasse von ca. 15 000 g/mol. Das Molekül trägt zahlreiche Sulfat- und Carboxylgruppen (Abb. 4.**8**), reagiert deswegen sauer und ist wasserlöslich.

In Gegenwart von Heparin inaktiviert *Antithrombin III* verschiedene Faktoren des Blutgerinnungssystems, vor allem das Thrombin (Abb. 4.**6**). Heparin ist eine Substanz, die dem Organismus in bestimmten Situationen, z. B. im Schock, dazu dient, die Gerinnungsfähigkeit des Blutes herabzusetzen.

Wichtigste *Indikationen* für den Einsatz von Heparin sind Prophylaxe und Therapie von **Thrombosen**. In der Prophylaxe postoperativer thromboembolischer Prozesse wird *Low-dose-Heparin*, d. h. 3 × 5000 I. E. am Tag, eingesetzt. Zur Frühbehandlung des Herzinfarktes oder einer Lungenembolie werden bereits initial 5000 bis 10 000 I. E. eingesetzt. Die Applikation erfolgt durch Infusion oder subkutane Injektion meist in Form von Depotpräparaten. Häufig leitet der Arzt die Therapie mit einem Heparinpräparat ein und setzt sie dann mit 4-Hydroxicumarin-Derivaten fort. Heparin überwindet wegen seiner hohen Molmasse die Plazentaschranke nicht und ist deswegen auch *zur Behandlung von Schwangeren geeignet* (Fertigarzneimittel Tab. 4.**4**).

Im Handel sind auch niedermolekulare Heparine (Molmasse ca. 5000 g/mol), die bei der perioperativen Thromboseprophylaxe den Vorzug einer einmal täglichen Applikation haben.

Die Wirkung des Heparins wird durch Antihistaminika, Digitalisglykoside und Tetracycline abgeschwächt. Die Aufhebung der Heparinwirkung durch Protamin ist ein gutes Beispiel für einen chemischen *Antagonismus* (S. 19). Das als Anion aktive Heparin wird durch das als Kation vorliegende Protamin (ein Eiweiß) neutralisiert.

Die Therapie mit Heparin ist sehr kostspielig. Die pharmazeutisch-medizinische Forschung hat deswegen versucht, Stoffe mit heparinähnlicher Wirkung synthetisch herzustellen. Man bezeichnet diese heparinähnlichen Stoffe als **Heparinoide**.

Zu den Heparinoiden gehört **Natriumpentosanpolysulfat**. Es besitzt aber nicht die gleiche Wirksamkeit wie Heparin und ist auch toxischer. Die Heparinoide werden, wie auch das **Hirudin** – ein aus Blutegeln *(Hirudo medicinalis)* gewonnenes Protein mit thrombininaktivierender Wirkung – in Salben und Gelen für folgende Indikationen eingesetzt:

Blutergüsse, Hämorrhoiden, Narbenbehandlung, oberflächliche Thrombosen, Thrombophlebitis (Entzündung der Gefäßwände), u. a.

Entsprechende Fertigarzneimittel werden wir bei den Herz- und Gefäßkrankheiten kennenlernen (S. 164 ff.).

Als *Nebenwirkung* bei der Behandlung mit Heparin können Thrombozytopenie und Blutungen auftreten.

Hydroxicumarin-Derivate (= orale Antikoagulantien). Cumarin ist ein Glykosid, das in einigen Pflanzen, z. B. im Waldmeister *(Galium odoratum)* oder Steinklee *(Melilotus officinalis)*, gebildet wird. Es ist uns eher als Aromastoff geläufig. Seine blutgerinnungshemmende Wirkung wurde erst durch das Verenden von Weidevieh bekannt.

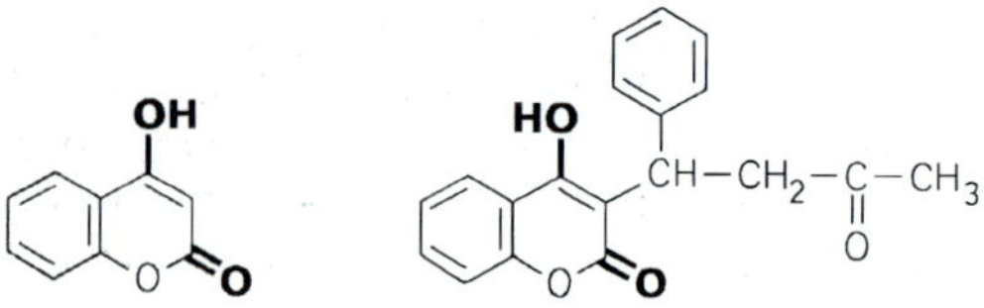

4-Hydroxi-cumarin

Warfarin INN

Abb. 4.**9**

Die Derivate des 4-Hydroxicumarins wirken blutgerinnungshemmend u. a. dadurch, daß sie den Transport von Vitamin K in die Leberzellen verhindern. Dies führt zur Einschränkung der Synthese jener Blutgerinnungsfaktoren, die Vitamin K-abhängig gebildet werden. Die Wirkung der 4-Hydroxicumarin-Derivate kann durch hohe Dosen von Vitamin K wieder aufgehoben werden (s. o.).

Für den Umgang mit Cumarin-Derivaten ist es wichtig zu wissen, daß ihre Wirkung erst nach sechs Stunden einsetzt: man spricht von einer *Latenzzeit* von sechs Stunden. Die volle Wirkung tritt nach 36 bis 48 Stunden ein.

Die Indikationen für die 4-Hydroxicumarin-Derivate sind die gleichen wie für Heparin. Oft werden entsprechende Fertigarzneimittel prophylaktisch nach einem überstandenen Herzinfarkt gegeben, um einen erneuten Infarkt (Re-Infarkt) zu verhindern. Beim Herzinfarkt kommt es zum Untergang von Herzgewebe, u. a. durch Thrombosen in den Herzkranzgefäßen.

Während der Behandlung mit 4-Hydroxicumarin-Derivaten muß durch *regelmäßige Kontrollen* die Gerinnungsfähigkeit des Blutes überwacht werden, um unerwünschte Blutungen zu verhindern. Es wird die sogenannte *Thromboplastinzeit* (auch *Quickwert* genannt) bestimmt. Das Medikament soll langsam abgesetzt werden.

Fertigarzneimittel Tab. 4.**4**.

Tabelle 4.**4** Fertigarzneimittel zur Behandlung von Thrombosen und Embolien (19), (78), (41)

INN/Zusammensetzung	**Fertigarzneimittel®**
a Heparin-Präparate (parenteral!) (19)	
Heparin-Calcium	Calciparin
Heparin-Natrium	Heparin Novo
	Liquemin N
	Thrombophob 5000
Heparin, niedermolekular	+ Fragmin
	+ Fraxiparin
b Orale Antikoagulantien (19)	
Phenprocoumon	+ Marcumar
	+ Phenpro-ratiopharm
Warfarin-Natrium	+ Coumadin
c Aggregationshemmer (78)	
Acetylsalicylsäure	Aspirin protect Tbl.
	Colfarit
	Herz ASS-ratiopharm
Dipyridamol	Persantin
Acetylsalicylsäure (+ Dipyridamol)	Asasantin
d Fibrinolytika (41)	
Alteplas (= Plasminogen human-Aktivator)	+ Actilyse
Anistreplase (= Plasminogen-Streptokinase-Komplex)	+ Eminase
Streptokinase	+ Kabikinase
Urokinase	+ Ukidan

Nebenwirkungen: Blutungen, Übelkeit, Erbrechen, Diarrhoen. 4-Hydroxicumarin-Derivate können die Plazentaschranke passieren und gelangen auch in die Muttermilch. *Schwangerschaft* und *Stillperiode* stellen also Kontraindikationen für diese Arzneimittelgruppe dar.

Orale Antikoagulantien, die eine extrem hohe Eiweißbindung (über 99 %) haben, sind häufige Partner bei *Wechselwirkungen*, wobei sie teils in ihrer Wirkung verstärkt, teils abgeschwächt werden. So wird z. B. die blutgerinnungshemmende Wirkung der oralen Antikoagulantien verstärkt, wenn ein zweites Pharmakon (z. B. ASS oder Phenytoin) gegeben wird, das es aus der *Eiweißbindung* verdrängt.

Die Wirkung der Cumarin-Derivate wird abgeschwächt, wenn ein *Enzyminduktor* (z. B. Rifampicin) gleichzeitig eingenommen wird. Durch Enzyminhibition verstärkt z. B. Disulfiram, ein Alkoholentwöhnungsmittel, die blutgerinnungshemmende Wirkung der oralen Antikoagulantien.

Thrombozytenaggregationshemmer. Acetylsalicylsäure (ASS, Abb. 4.**10**) ist eigentlich als Analgetikum bekannt. Sie ist ein Derivat der Salicylsäure (S. 130 f.). ASS hemmt die Thrombozytenaggregation und die Fähigkeit der Thrombozyten, sich bei kleineren Verletzungen der Gefäßinnenwand anzulagern und damit eine Thrombusbildung einzuleiten.

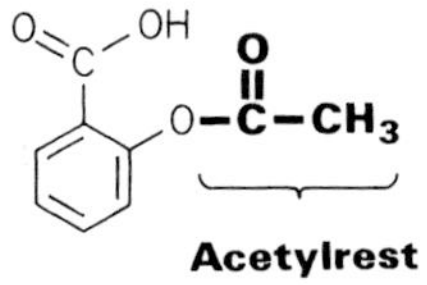

Abb. 4.**10** Acetylsalicylsäure

Acetylsalicylsäure ist zur Prophylaxe und Therapie bei Thrombosegefährdung, bei **Thrombophlebitis** u. ä. indiziert. Zur besseren Magenverträglichkeit wird die Substanz mikroverkapselt. Diese Wirkung der Acetylsalicylsäure ist ein sehr gutes Beispiel dafür, wie ein Nebeneffekt („Nebenwirkung") einer bewährten Substanz zu einer neuen Indikation führt.

Die Dosierungsempfehlungen reichen heute von täglich 100 bis 325 mg.

Ähnliche Wirkungen wie ASS haben Dipyridamol und Sulfinpyrazon. Auch Dextrane (S. 66) reduzieren dadurch, daß sie die Viskosität des Blutes erniedrigen, die Aggregationsfähigkeit der Thrombozyten.

Fertigarzneimittel Tab. 4.**4 c**.

Zusammenfassend können für alle blutgerinnungshemmenden Arzneimittel folgende wichtige *Kontraindikationen* angegeben werden:

- drohende Fehlgeburt
- unkontrollierbare Blutung,
- intrazerebrale Blutung,
- Gehirnverletzung,
- Schlaganfall,
- Operation an ZNS und Augen,
- Thrombozytopenie.

Fibrinolytika

Vergegenwärtigen wir uns nochmals, daß es im Organismus als Gegenspieler des Blutgerinnungssystems Mechanismen zur Auflösung von Gerinnseln gibt. Diese Mechanismen faßten wir unter dem Begriff *Fibrinolyse* zusammen (Abb. 4.**6**).

Die bisher besprochenen blutgerinnungshemmenden Arzneimittel dienen hauptsächlich einer Prophylaxe von Embolien und Thrombosen. Die Kenntnisse der Fibrinolyse hat man sich zunutze gemacht, Arzneimittel zu entwickeln, die bereits vorhandene Thromben wieder auflösen. Allerdings ist dies nur in einem bestimmten Umfang möglich. Der Erfolg ist dann am größten, wenn das **Fibrinolytikum** in einem möglichst frühen Stadium der Thrombusbildung angewandt wird.

Als Fibrinolytika werden neben Plasmin auch Aktivatoren für Plasminogen und Plasmin eingesetzt, z. B. **Streptokinase, Urokinase** oder **t-PA** (= tissue-Plasminogen-Aktivator, engl. tissue: Gewebe).

Fertigarzneimittel Tab. 4.**4 d**.

Plasmaersatz

Blutverlust kann zu schwerwiegenden Störungen der Funktion des Blutes führen. Eine ungenügende Sauerstoffversorgung der Körperorgane, eine Störung des Elektrolythaushaltes (Salzhaushalt) und Volumenmangel sind wichtige Folgen.

Gerade der Volumenmangel kann ein **peripheres Kreislaufversagen** (auch **Schock** oder **Kollaps** genannt) herbeiführen. Weitere Ursachen für peripheres Kreislaufversagen sind z. B. Herzversagen, Gefäßverschluß, bakterielle Allgemeininfektion, allergische Gesamtreaktion.

Bei dem peripheren Kreislaufversagen liegt ein Mißverhältnis von Blutangebot und Blutbedarf in der Kreislaufperipherie vor. Es kommt zu einer Mangeldurchblutung von Lunge, Milz, Darm, Nieren und Haut. Eine Durchblutung von Gehirn und Herz wird zu Lasten der genannten Organe so gut wie möglich aufrechterhalten.

Hauptsymptome sind:

- Hypotonie (niederer Blutdruck), mitverursacht durch eine Azidose des Blutes,
- schnelle Herztätigkeit (Tachykardie),
- Blässe,
- schnelle Atmung,
- Ohnmacht.

Zu den Sofortmaßnahmen bei peripheren Kreislaufversagen gehört neben Sauerstoffzufuhr und Behandlung der Azidose die **Volumenauffüllung**.

Eine *Bluttransfusion* ist nicht immer möglich. Blutkonserven sind rar und teuer. Die Bluttransfusion ist dann indiziert, wenn ein *Blutvolumenmangel mit größerem Erythrozytenverlust* verbunden ist. Liegt ein größerer Erythrozytenverlust nicht vor, gelangen **Ersatzflüssigkeiten** als Infusion zum Einsatz. Als derartige Plasmaexpander kommen in Frage:

- Salzlösungen,
- körpereigene Plasmaersatzstoffe (Plasmaproteinlösungen),
- körperfremde Plasmaersatzstoffe.

Nach der Apothekenbetriebsordnung (§ 15 Abs. 1) müssen im Notfalldepot der Apotheke in der Regel 500 ml Blutvolumenersatzmittel mit Infusionsbesteck ständig vorrätig gehalten werden.

Salzlösungen müssen blutisotonisch sein. Wegen ihrer geringen Verweildauer und fehlendem kolloidosmotischen Druck (Druck, der durch die kolloid gelösten Teilchen, wie z. B. Eiweiß im Blut, bedingt ist) sind Salzlösungen zum Volumenersatz wenig geeignet, vor allem nicht zur Behandlung des peripheren Kreislaufversagens. Als Salzlösungen werden u. a. angewandt:

Jonosteril®, Ringer-Lactat-Lösung®, Tutofusin®, Sterofundin®.

Plasmaproteinlösungen können ohne Blutgruppenbestimmung transfundiert werden. Neben ihrer Anwendung zum Volumenersatz werden sie auch zur Suspendierung von Erythrozytenkonzentraten verwendet. Der hohe Preis steht einer breiten Anwendung im Wege. Fertigarzneimittel ist u. a. Humanalbumin®.

Körperfremde Plasmaersatzmittel werden am häufigsten zur Volumenauffüllung genommen. Die Auswahl an Stoffen, die dafür geeignet sind, wird durch die strengen Anforderungen stark eingeschränkt. Gefordert wird:

- eine gute Verträglichkeit,
- die Eigenschaft, im Organismus abgebaut und über die Niere ausgeschieden zu werden,
- keine antigene Wirkung,
- ein etwa gleicher kolloidosmotischer Druck wie das Blutplasma,
- eine ausreichende Verweildauer im Gefäßsystem,
- Haltbarkeit und Sterilisierbarkeit,
- Isotonie.

Zur Anwendung gelangen abgewandelte, d. h. halbsynthetische, makromolekulare Naturprodukte.

Dextrane sind Hydrolyseprodukte von Polysacchariden (Zucker), die Glucose als Einzelbaustein aufweisen. Die Molekülgröße – und damit die Molmasse – kann gesteuert werden. Sie sind enzymatisch schwer spaltbar. Ihre Herstellung erfolgt auf mikrobiologischem Wege aus Rohrzucker (Saccharose). Das Produkt wird hochgereinigt und antigenfrei gemacht. Anwendung finden Dextran 40 mit einer Molmasse von 40 000 g/mol und Dextran-60 mit einer Molmasse von 60 000 g/mol. Ihre Verträglichkeit wird als gut bezeichnet. Fertigarzneimittel sind z. B. + Longasteril® und + Rheofusin®.

Gelatineabwandlungsprodukte. Gelatine, ein Abbauprodukt des Kollagens aus Sehnen, Häuten und Knochen, wird thermisch zu Polypeptiden abgebaut und anschließend so vernetzt, daß Moleküle mit einer Molmasse von ca. 35 000 g pro mol entstehen. Auch Mischpolymerisate mit Harnstoff sind im Handel. Die Gelatineabwandlungsprodukte besitzen eine geringere Verweildauer im Blut als Dextrane. Sie erhöhen die Viskosität des Blutes. Bei längerer Lagerung kann es zu einer Gelierung kommen, so daß das Produkt vor Gebrauch durch Erwärmen verflüssigt werden muß. Die Gelatineabwandlungsprodukte werden deshalb weniger günstig beurteilt als die Dextrane. Warenzeichen: Haemaccel®.

Hydroxyethylstärke. Hier handelt es sich um eine Stärke, die fast ausschließlich aus dem stark verzweigten Amylopektin besteht. Die Hydroxyethylstärke **(HÄS)**, mit Molmassen zwischen 40 000 und 450 000 g/mol, besitzt eine gute Widerstandsfähigkeit gegen enzymatischen Abbau. Sie wird langsam abgebaut und über die Niere sowie den Darm ausgeschieden. Die Nebenwirkungen sollen verglichen mit Dextranen und Gelatinederivaten gering sein. Im Handel sind z. B. + Expafusin® und + HAES-steril®.

Alle Plasmaersatzmittel werden als Infusion appliziert. Gemeinsamer Vorteil gegenüber Bluttransfusionen ist das geringere Risiko einer Virushepatitis- und HIV-Übertragung. Häufig werden die Plasmaersatzmittel mit Elektrolyten kombiniert.

Kontraindiziert sind alle Plasmaersatzmittel bei Nierenschäden und schweren Herzerkrankungen.

Zusammenfassung

Aus der Zusammensetzung des Blutes lassen sich außer der Transportfunktion weitere wichtige Aufgaben ableiten. Störungen dieser Funktionen sowie Ausfallserscheinungen können zu schwerwiegenden Erkrankungen führen. Als solche wurden die Anämien – Eisenmangelanämie und megaloblastäre Anämien –, Störungen der Blutgerinnung, Blutungen mit verschiedener Ursache und das periphere Kreislaufversagen eingeführt. Wir lernten in diesem Zusammenhang wichtige Arzneimittelgruppen kennen, u. a.:
Eisenpräparate, Antikoagualantien, Fibrinolytika/Thrombolytika, Thrombozytenaggregationshemmer, Antihämorrhagika/Hämostyptika und Plasmaersatzmittel.

Fragen

1. Welche Folgen sind bei verminderter Leukozytenzahl zu erwarten?
2. Warum liegt während der zweiten Hälfte der Schwangerschaft ein erhöhter Eisenbedarf vor?
3. Auf welchem Wege kann es zu einem Absinken des Prothrombinspiegels bei einer langdauernden Chemotherapie kommen?
4. Wie könnte man begründen, daß 4-Hydroxicumarin-Derivate Antagonisten (Gegenspieler) des Vitamin K sind?
5. Erklären Sie, warum eine blutgerinnungshemmende Therapie häufig mit Heparin und nicht mit 4-Hydroxycumarin-Derivaten begonnen wird.
6. Welche Fakten sprechen für den Einsatz von Plasmaersatzflüssigkeiten zur Volumenauffüllung?

5 Arzneimittel zur Behandlung von Hautschäden und Hauterkrankungen

Oft sind wir geneigt, die Bedeutung der Haut als Körperorgan zu unterschätzen. Eine Verbrennung 3. Grades, die mit einem Untergang des Gewebes *(Nekrose)* verbunden ist, kann schon tödlich sein, wenn ein Viertel der Körperoberfläche, die ca. 1,6 m^2 beträgt, betroffen ist. Diese Tatsache zeigt, daß die Haut wichtige Funktionen erfüllt, und ein Ausfall dieser Funktionen verheerende Folgen für den Gesamtorganismus besitzt. Wir wollen zunächst sehen, wie die Haut durch ihren Bau zur Erfüllung der unterschiedlichen Aufgaben in der Lage ist.

Bau und Funktion der Haut

Die Haut (lat. cutis, gr. derma) umgibt den Körper.

Sie läßt sich in drei Schichten gliedern (Abb. 5.**1**), die *Epidermis*, manchmal auch Oberhaut genannt, die *Lederhaut* (Korium) und das *Unterhautfettgewebe* (Subkutis).

Die *Epidermis* weist außen eine *Hornschicht* auf, die von einem *Hydrolipidfilm* überzogen ist. Wasser kann den Hydrolipidfilm und die Hornschicht nicht durchdringen. Letztere schilfert in kleinsten Stückchen ab. Durch Teilung der Zellen der unter der Hornschicht liegenden *Keimschicht* wird die Hornschicht immer wieder erneuert. In den Epidermiszellen werden auch die Hautpigmente gebildet.

In der *Lederhaut* befindet sich ein verzweigtes Gefäßsystem, das die Versorgung der Haut gewährleistet. Die Lederhaut besitzt verschiedene Organe:

- Die *Haare* bestehen aus Hornsubstanz. Sie können durch Muskelfasern bewegt werden.

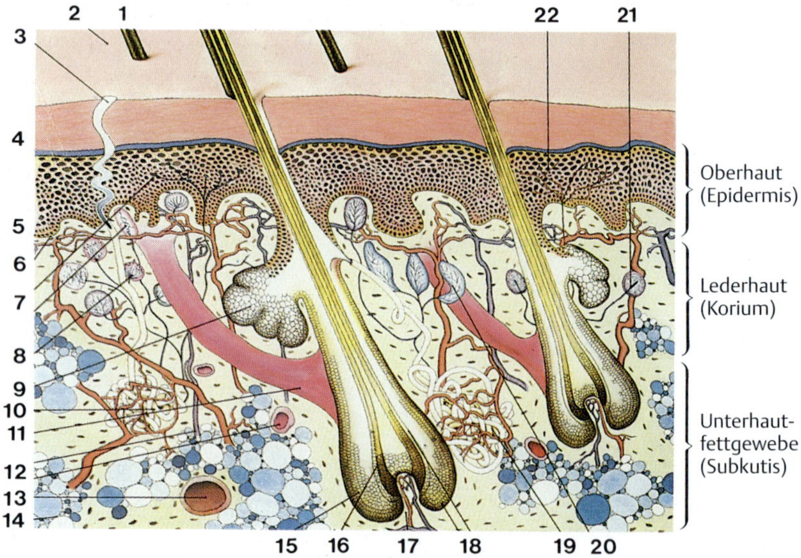

Abb. 5.**1** Aufbau der menschlichen Haut (Farbdruck mit freundlicher Unterstützung der Firma Hageda, Köln)

- Die *Schweißdrüsen* sondern den Schweiß ab. Dieser besteht zu 98 % aus Wasser. Ferner enthält er Natriumchlorid und andere Salze sowie organische Verbindungen, z. B. Harnstoff. Durch Verdunsten des Schweißes wird dem Körper Wärme entzogen.
- Die *Talgdrüsen* sondern ein fettiges Sekret ab. Dieses macht die Haut und die Haare geschmeidig und wirkt wasserabstoßend *(hydrophob)*.
- Die *Lamellenkörperchen* verleihen der Haut Tast- und Druckempfindlichkeit.
- *Kälte- und Wärmekörperchen* in der Lederhaut ermöglichen es uns, Temperaturunterschiede wahrzunehmen.

Talgdrüsen, Schweißdrüsen, Haare und die Nägel werden auch als *Anhangsorgane* der Haut bezeichnet.

Der differenzierte Aufbau der Haut zeigt uns, daß sie vielfältige *Aufgaben* ausüben kann:

- **Schutz** vor Verletzungen,
- Schutz gegen Austrocknung,
- Schutz gegen Bakterien,
- Schutz gegen Strahlung,
- **Wärme**regulation,
- Wärmeisolation,
- **Ausscheidung** von Schlackenstoffen,
- **Atmung** (beim Menschen allerdings nur ca. 2 % des gesamten Gasaustausches).

Die Haut ist auch zur **Resorption** von Pharmaka befähigt, allerdings nicht in dem Maße wie die Schleimhäute. Die Hornschicht der Epidermis stellt ein großes Hindernis dar. Nur *lipophile* Moleküle können in nennenswertem Umfang die Hornschicht passieren. Die Hydrolipidschicht über der Hornschicht stellt jedoch auch ein Hindernis für lipophile Moleküle dar.

HV-Empfehlung

Wundversorgung
Dexpanthenol,
z. B.:
Bepanthen® Roche Salbe
20 g Salbe mit 50 mg/g Dexpanthenol

Panthenol ratiopharm® Salbe
40 g Salbe mit 50 mg/g Dexpanthenol

Dosierung: 1 bis mehrmals täglich auftragen.

Beratungshinweis: Vorher Reinigung und Desinfektion der Wunde, z. B. mit PVP-Iod. An Tetanus-Impfung denken!

Hautschäden und ihre Behandlung

Neben den mechanischen Verletzungen sind vor allem Wärmeschäden, Kälteschäden und Schädigungen durch Lichtstrahlen von Bedeutung.

Wundbehandlung

Die Kennzeichen jeder Wunde sind:

- Gewebsdefekt
- Blutung
- Schmerz

Die *Heilung* erfolgt in drei Phasen (Abb. 5.**2**):

- *Entzündungsphase* (Flüssigkeitsaustritt = Exsudation und Abräumung von Gewebe)
- *Proliferationsphase* (Neubildung von Grundsubstanz und Zellen = Granulation)
- *Organisationsphase* (Zell- und Faserreifung).

Das Spektrum der Wunden reicht von einfachen Epithelabschürfungen bis hin zu Geschwüren und großflächigen Verbrennungen. Entsprechend

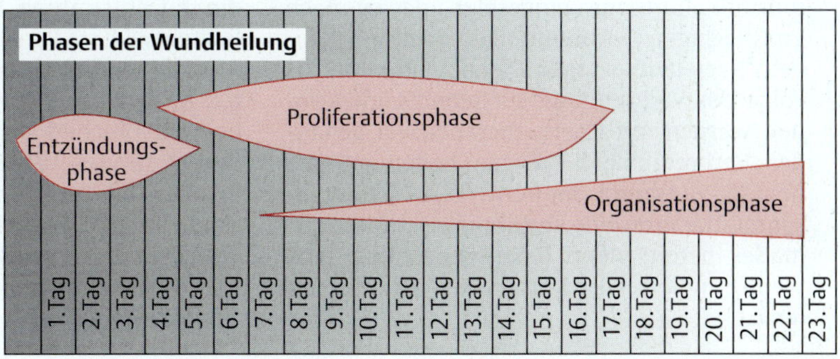

Abb. 5.**2** Phasen der Wundheilung

breit ist auch die Palette der zur Behandlung eingesetzten Wirkstoffe. Neben **Wunddesinfektionsmitteln** (S. 292 ff.) wie Merbromin (+ Mercuchrom®), PVP-IOD (Betaisodona®), sind es vor allem **Präparate zur Granulationsförderung** mit Inhaltsstoffen wie Auszügen aus Arnika (Combuduron®), Kamille (Kamillosan®), Hamamelis (Hametum®), Lebertran (Mirfulan®) oder Dexpanthenol (Bepanthen®) oder aber **Antibiotika,** wie z. B. Fusidinsäure (+ Fucidine®).

Wärmeschäden

Hierher gehören vor allem die **Verbrennungen** (lat. combustio: Verbrennung). Man unterscheidet drei Grade von Verbrennungen:

- **Verbrennungen 1. Grades.** Hier ist die Haut nur **gerötet** und lediglich die oberste Schicht der Epidermis, das Stratum corneum, denaturiert. Zur Therapie reicht ein Puder oder z. B. das Auftragen von Zinköl aus.
- **Verbrennungen 2. Grades.** Epidermis und Lederhaut sind betroffen. Neben der **Rötung** (Erythem) treten **Blasen** auf. Die Blasen sollten geöffnet und ein desinfizierendes Brandgel aufgetragen werden, z. B. Brand- und Wundgel-Medice N® oder Brand- und Wundgel ratiopharm®. Auch desinfizierende Salben können zur Anwendung gelangen. Wichtig ist ein Abdecken der Wunde mit einem sterilen Verband.
- **Verbrennungen 3. Grades.** Das Gewebe ist bis in die Subkutis geschädigt und dabei so stark irritiert, daß es zum Gewebstod **(Nekrose)** kommt. Die Behandlung gehört in jedem Fall in die Hand des Arztes. Neben der Abdeckung der verletzten Hautbezirke muß hier besonders bei ausgedehnten Verbrennungen eine Allgemeinbehandlung durch Bluttransfusion oder Plasmaersatz erfolgen. Ferner werden Herz- und Kreislaufmittel und Nebennierenrindenhormone eingesetzt, da es nach großflächigen Verbrennungen häufig zu einem **Kreislaufversagen** (Schock) kommt. Als Folge der Verbrennung auftretende Infektionen werden mit Chemotherapeutika behandelt. Verbrennungen 3. Grades heilen mit Narben ab. Aufgrund der schweren Allgemeinsymptome kann eine Verbrennung dieses Ausmaßes bereits dann lebensbedrohlich sein, wenn ein Viertel der Körperoberfläche betroffen ist.

Kälteschäden

Hier sollen nur die **Erfrierungen** erwähnt werden. Bei Erfrierungen wird selten die Epidermis geschädigt. Sie ist gegenüber Kälte relativ widerstandsfähig. Der Kältereiz bewirkt eine Kontraktion der Gefäße in der Lederhaut. Starke und lange Kälteeinwirkung hat eine Gefäßverkrampfung und Schädigung der Gefäßwände zur Folge. Es kommt zu einer **Mangeldurchblutung**, die bis zum Gewebstod führen kann. Auch hier gelten die drei Stadien: Erythem – Blasen – Nekrosen. Die Therapie von Erfrierungen zielt im wesentlichen darauf ab, die Mangeldurchblutung so rasch wie möglich rückgängig zu machen.

Schädigungen durch Lichtstrahlen

Dabei hängen die Schäden von der individuellen Empfindlichkeit, der Wellenlänge des einfallenden Lichts und der Dauer der Einwirkung ab. Die Haut hat die Möglichkeit, sich durch *Verdickung* und *Pigmentierung* mit Melanin gegen Sonneneinstrahlung zu schützen. Dies reicht bei häufiger und starker Sonnenexposition oft nicht aus. Besonders ultraviolette Strahlen (Wellenlänge kleiner als 400 nm) führen zu starken Hautschädigungen. Je höher und je kurzwelliger der UV-Anteil des einfallenden Lichtes ist, desto größer ist die zu erwartende Hautschädigung (z. B. bei Solarien oder Sonnenlicht in den Bergen).

UV-A-Strahlen (315 – 400 nm) dringen bis zum Unterhautfettgewebe vor. UV-B-Strahlen (285 – 315 nm) nur bis zur Keimschicht. Mit ihrer Hilfe entsteht aus Provitaminen das aktive Vitamin D_2 und Vitamin D_3. Bei den UV-B-Strahlen ist die Hautbräunung mit einer relativ starken Erythembildung verknüpft. Das Wachstum von Melanomen wird von ihnen gefördert.

Der **Sonnenbrand** (Dermatitis solaris) ist die häufigste und bekannteste Hautschädigung durch Lichtstrahlen. Empfindlich sind besonders lichtentwöhnte Personen, da bei diesen die Hornhaut wesentlich dünner ist als bei lichtgewöhnten Menschen. Die Symptome des Sonnenbrandes entsprechen denen von Verbrennungen 1. und 2. Grades. Wesentliches Merkmal ist die **Erythembildung**, eine entzündliche Rötung der Haut durch verstärkte Durchblutung *(Hyperämie)*. Neben starken Schmerzen auf der Haut treten bei schwerem Sonnenbrand Kopfschmerzen und Fieber auf.

Zur Behandlung des Sonnenbrandes werden **Wundheilsalben** und kühlende Gels sowie **Antiallergika** (Antihistaminika) eingesetzt. Beispiele für Antiallergika sind u. a.:

Fenistil® Gel, Soventol® Gel, Systral® Gel, Tavegil® Gel.

Gele werden meist deshalb vorgezogen, weil sie sich hautschonender applizieren lassen als Salben und sie darüber hinaus einen angenehmen Kühleffekt besitzen.

Eine *Prophylaxe* des Sonnenbrandes wird mit Salben, Cremes, Gelen oder „Sonnenmilch" durchgeführt. Diese als Lichtschutzpräparate bezeichneten Zubereitungen gehören in das Gebiet der Kosmetik. Sie enthalten **Lichtschutzstoffe**, die die Aufgabe haben, den erythembildenden Anteil des Sonnenlichts – hauptsächlich den UV-B-Bereich von 280 bis 320 nm – zu absorbieren und damit unschädlich zu machen. Die Lichtschutzstoffe sind meist Derivate der *p*-Aminobenzoesäure, des Benzophenons, der Zimtsäure oder des Camphers. Medizinischer Lichtschutz filtert neben dem UV-B- auch den UV-A-Anteil des Lichtes.

Die Lichtschutzmittel lassen sich nach der Stärke ihrer Filterwirkung einteilen. Die Stärke wird mit der Nummer des sog. *Lichtschutzfaktors* (LSF) ausgedrückt. Präparate zur Verhinderung des Sonnenbrandes sollen mindestens einen Lichtschutzfaktor der Stärke 6 bis 8 enthalten. Dabei bedeutet z. B. Faktor 2, daß die Haut zweimal so lange den Lichtstrahlen ausgesetzt werden kann, wie eine unbehandelte Haut, bis es zum Erythem kommt. Der manchmal angegebene *amerikanische Lichtschutzfaktor* läßt sich durch einfache Division durch die Zahl 2 in den deutschen LSF umrechnen.

Präparate, die hier eingesetzt werden können, sind u. a.: Anthelios®, Dado Sun®, Ilrido®, Vichy®-Sonnencreme.

Hauterkrankungen

Der physiologisch wichtigste Teil der Haut ist die Epidermis, da von hier aus ein kontinuierlicher Erneuerungsprozeß abläuft. Verantwortlich für diesen Prozeß ist eine besondere Schicht der Epidermis, die sogenannte *Basal- oder Keimschicht* (Stratum germinativum). Die meisten **Hauterkrankungen** (Dermatosen) nehmen von der Basalschicht ihren Ausgang.

Der Dermatologe ist bei der Diagnose im wesentlichen auf äußerlich wahrnehmbare Veränderungen der Haut angewiesen. Er unterscheidet zwischen **Primär-** und **Sekundäre-Effloreszenzen**. Effloreszenz bedeutet Hauterscheinung (lat. flores: Blüten).

Zu den **Primär-Effloreszenzen** gehören z. B.:

- Flecken (Makula),
- Knötchen (Papula),
- Bläschen (Vesikula),
- Hohlraum (Zyste),
- Quaddel (Urtika).

Aus den Primäreffloreszenzen können oftmals **Sekundär-Effloreszenzen** abgeleitet werden. Zu letzteren gehören:

- Abschürfung (Exkoriation),
- eitergefüllte Bläschen (Pustula),
- Geschwür (Ulkus),
- Kruste (Krusta),
- Narbe (Zikatrix),
- Schrunde (Rhagas),
- Schuppe (Squama).

Einen durch Gefäßerweiterung flächenhaft ausgedehnten roten Fleck bezeichnet man als **Erythem**. Wir lernten das Erythem bei der Verbrennung und beim Sonnenbrand kennen.

Dem erfahrenen Dermatologen ist es in vielen Fällen möglich, eine Therapie der Hauterkrankung mit einfachen Arzneimitteln durchzuführen. Es handelt sich vielfach um galenische Zubereitungen, die auch heute noch in der Apothekenrezeptur (vgl. NRF) bereitet werden:

Creme, Gel, Paste, Puder, Salbe, Schüttelmixtur.

Dabei gilt, daß akute, nässende Hauterscheinungen mit wäßrigen Lotiones behandelt werden und bei derben, chronischen Hautveränderungen fette Zubereitungen zum Einsatz kommen.

Diese Zubereitungen werden auf ärztliche Anweisung oft mit verschiedenen Wirkstoffen versetzt, z. B. mit Nebennierenrindenhormonen, Desinfektionsmitteln, Chemotherapeutika, Salicylsäure, Ichthyol, Schwefel u. a. m. (Tab. 5.**4**, S. 80 f.).

Wir haben die durch krankhafte Vorgänge bedingten äußerlichen Veränderungen der Haut kennengelernt. Es stellt sich jetzt die Frage nach diesen krankhaften Vorgängen selbst und deren Ursachen.

Ekzeme

Das **vulgäre Ekzem** ist eine der häufigsten Hauterkrankungen überhaupt. Es bestehen bei dieser allergischen Hauterkrankung mehrere Effloreszenzen nebeneinander (zu allergischen Erkrankungen S. 22 ff.). Der Dermatologe unterscheidet zwischen dem akuten, dem subakuten und dem chronischen Ekzem.

Symptome des **akuten Ekzems** sind:

- entzündliche Rötung der Haut,
- hirsekorngroße Knötchen im Bereich der Rötung, die sich in Bläschen umwandeln,
- flächenhaft nässende **Erosionen** nach Platzen der Bläschen,
- Krustenbildung durch Eintrocknen des Sekrets und anschließender Schuppenbildung,
- starker **Juckreiz** (Pruritus), der zum Kratzen veranlaßt.

Bei den **subakuten** und **chronischen Formen des Ekzems** kommt es weniger zu nässenden Erosionen, sondern mehr zu Wucherungsprozessen, wodurch die Haut eine derbere, lederartige Beschaffenheit erlangt. Allen drei Formen des vulgären Ekzems ist gemeinsam, daß sich die kranken Hautpartien nicht scharf von der gesunden Haut abgrenzen.

Eine *kausale Therapie* ist nur möglich, wenn man das auslösende Allergen kennt und ausschalten kann. Die lokale Behandlung ist oft langwierig und kompliziert. Zur Anwendung gelangen u. a.:

- feuchte Umschläge,
- Schüttelmixturen,
- Zinköl,
- Puder.

Als Wirkstoffe enthalten diese Zubereitungen z. B.:

Resorcin, Ichthyol, Tumenol-Ammonium, Teer, Glucocorticoide und Farbstoffe, wie Gentianaviolett oder Brillantgrün.

Bei berufsbedingten Ekzemen muß versucht werden, das auslösende Agens auszuschalten. Erfolgreich ist sehr oft auch die Therapie mit corticoidhaltigen Salben. Bei nichtnässenden Ekzemen sollen fetthaltige Salbengrundlagen verwendet werden.

Der dauernde Juckreiz führt oft zu Schlaflosigkeit und Nervosität, so daß der Einsatz von beruhigenden Arzneimitteln notwendig werden kann.

Neurodermitis

Die **Neurodermitis** (oder atopisches Ekzem) ist gekennzeichnet durch die Symptome Juckreiz, trockene Haut und Ekzem. Eine erbliche Überempfindlichkeit äußert sich im Laufe des Lebens in wechselnden klinischen Bildern: Beim Säugling als Milchschorf, beim Erwachsenen als generalisiertes Ekzem mit Auskratzungen. Begleitkrankheiten sind Nesselsucht, Heuschnupfen und Bronchialasthma. Da die Ursachen dieser Erkrankung immer noch wenig gesichert sind, gibt es eine Vielzahl von therapeutischen Möglichkeiten, die im wesentlichen auf die immunologische und die Entzündungsreaktion abzielen. Auf der Grundlage einer Therapie mit Ölbädern, werden Glucocorticoide, Antihistaminika, Interferongamma, Ciclosporin und Gammalinolensäure (z. B.: Nachtkerzensamenöl, Epogam®, Borretschsamenöl, Efamol®) eingesetzt.

Schuppenflechte

Die Schuppenflechte (Psoriasis vulgaris) zeigt sich zunächst als kleines rötliches Knötchen, das mit einer silbrigweißen Schuppe bedeckt ist. In der Umgebung des Primärknötchens tauchen weitere Knötchen auf. Auf diese Weise entstehen gegen die gesunde Haut scharf abgegrenzte, mit Schuppen bedeckte Herde. Bevorzugt werden Ellenbogen, Kniescheiben, der behaarte Kopf, Kreuzbein und die Streckseiten der Extremitäten befallen (Abb. 5.**3**).

Zugrunde liegt eine erblich fixierte Bereitschaft der Haut, exogene und endogene Reize mit einer langanhaltenden Hyperplasie (Organvergrößerung durch krankhafte Zellvermehrung) und Entzündung zu beantworten.

Die Erkrankung ruft meist keinen Juckreiz und auch keine anderen Beschwerden hervor. Die Patienten leiden aber psychisch unter ihrem entstellten Aussehen. Die Behandlung erfolgt üblicherweise mit teer-, harnstoff-, salicylsäure- und cignolinhaltigen Präparaten. Cignolin ist ein Dihydroxyanthrachinon-Derivat (+ Psoralon MT®). Daneben werden Glucocorticoide und Vitamin-A-Säure-Derivate (Acetretin INN, + Neo-Tigason®)und die Photochemotherapie mit einigem Erfolg eingesetzt. Letztere beruht auf einer Hemmung der krankhaft gesteigerten Zellteilungsvorgänge. Dabei werden der Arzneistoff Methoxypsoralen (8-MOP, + Meladinine®, oder 5-MOP) und UV-A-Strahlen mit einer Wellenlänge

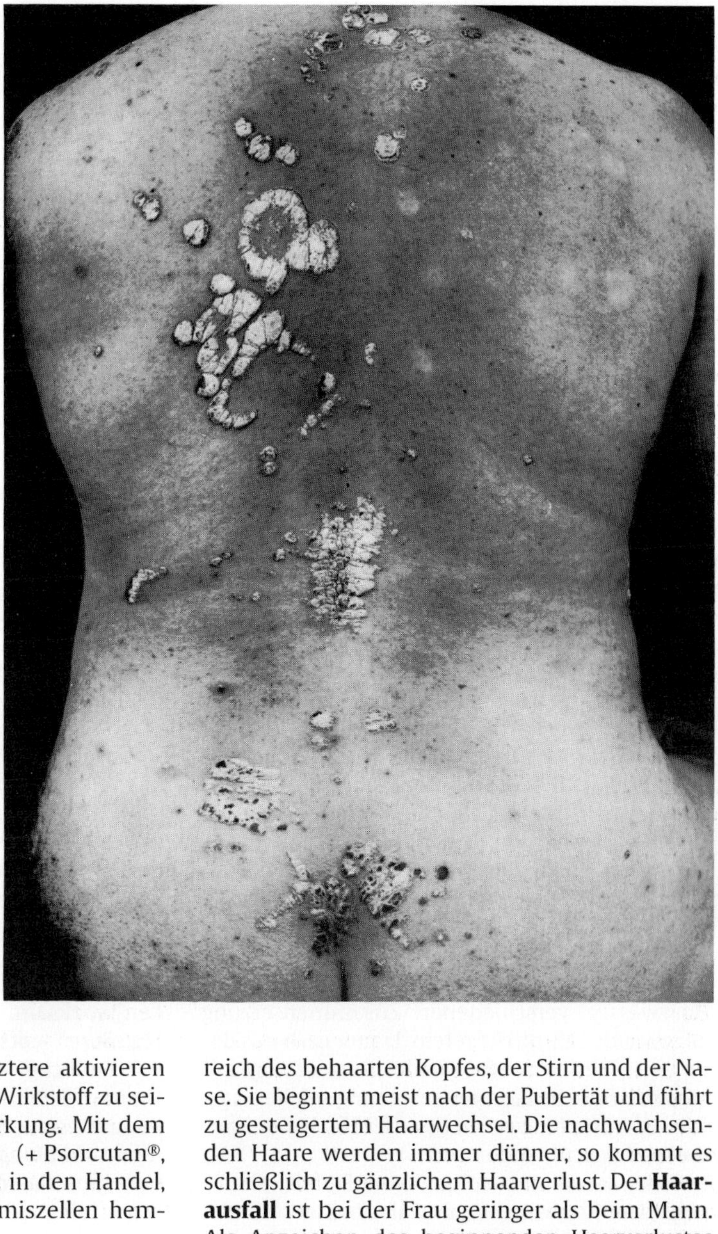

Abb. 5.**3** Ein Psoriasis-Kranker (aus Bohnstedt, R. M.: Dermatologie. Tropon-Werke, Köln-Mülheim 1975)

von ca. 360 nm kombiniert. Letztere aktivieren den in die Haut eingedrungenen Wirkstoff zu seiner zellteilungshemmenden Wirkung. Mit dem Vitamin D_3-Derivat Calcipotriol (+ Psorcutan®, + Daivonex®) kam eine Substanz in den Handel, die die Proliferation der Epidermiszellen hemmen kann.

Seborrhoe

Die Seborrhoe (lat. sebum: der Talg) wird durch eine Störung der Talgdrüsenfunktion verursacht. Man unterscheidet zwischen der Seborrhoea oleosa und der Seborrhoea sicca.

Die **Seborrhoea oleosa** äußert sich im Auftreten von fetten Hautbezirken, besonders im Bereich des behaarten Kopfes, der Stirn und der Nase. Sie beginnt meist nach der Pubertät und führt zu gesteigertem Haarwechsel. Die nachwachsenden Haare werden immer dünner, so kommt es schließlich zu gänzlichem Haarverlust. Der **Haarausfall** ist bei der Frau geringer als beim Mann. Als Anzeichen des beginnenden Haarverlustes sind uns die „Geheimratsecken" bekannt. Die Ursache dieser Seborrhoe ist nicht geklärt.

Die **Seborrhoea sicca** (trockene Seborrhoe) beginnt vor der Pubertät, meist schon im Kindesalter. Der Haarausfall ist geringer als bei der Seborrhoea oleosa und endet nicht unbedingt mit einer Glatze. Die weißen Schüppchen auf den Kleidern zeigen uns den Seborrhoiker an. Es liegt hier eine Verhornungsanomalie vor. Der Haarboden

Tabelle 5.**1** Antiseborrhoika (31)

Fertigarzneimittel®	Zusammensetzung
a Seifen	
Dermichthol	Ichthyol®-Natrium
Sebopona fl.	Macrogol-laurylether
b Kopfwäschen (Medical-Shampoo)	
Ichtho-Cadmin	Cadmiumsulfid Ichthyol®-Natrium
Loscon Medical Gel	kolloid. Schwefel, Hexachlorophen
Selsun	Selendisulfid
c Haarwässer	
Criniton	Thymol, Salicylsäure, Rosmarinöl
Loscon	Tioxolon, Panthenol, Benzoxoniumchlorid

Tabelle 5.**2** Aknemittel (31)

INN/Zusammensetzung	Fertigarzneimittel®
a Interna	
Minocyclin	+ Klinomycin
Hefe	Levurinetten N
b Externa	
Azelainsäure	+ Skinoren
Benzoylperoxid	Aknefug oxid
	Akneroxid
	Benzaknen
	PanOxyl
	Sanoxit
	Scherogel
Clindamycin	+ Sobelin Akne-Lösung
Erythromycin	+ Aknefug EL
	+ Aknemycin
	+ Aknin-Winthrop Lsg
Tretinoin	+ Cordes-Vas
	+ Epi-Aberel
	+ Eudyna
Salicylsäure, Resorcin, Schwefel	Aknederm Tkt. N
	Wisamt
Salicylsaures Thymol	DDD Hautbalsam S
Aluminiumoxid	Brasivil Paste
Polydimethylsilikonharz	Jaikin N Paste

und auch die Haare werden trocken, es kommt dadurch zur **Schuppenbildung**. Auch die Ursache dieser Seborrhoe ist unbekannt. Entsprechend unbefriedigend muß auch die Therapie sein.

Allgemein gilt für Seborrhoiker, daß die Haare *selten* gewaschen werden sollten. Als Waschmittel sollten medikamentöse, alkalifreie Seifen (Syndets) oder Shampoos verwendet werden. Die Auswahl trifft am besten der Hautarzt nach seiner Diagnose.

Ferner werden zur Behandlung der Seborrhoe Haarwässer verschiedener Zusammensetzung angewandt, z. B. mit Resorcin, Liquor carbonis detergens, Teer, Schwefel. Da der Dermatologe oft eine individuelle Zusammensetzung solche Haarwässer wünscht, werden diese häufig in der Apothekenrezeptur vorkommen.

Eine Zusammenstellung von Seifen, Shampoos bzw. Kopfwäschen und Haarwässern findet sich in Tab. 5.**1**.

Eine Verbesserung der Seborrhoe beobachtet man manchmal nach Einnahme von empfängnisverhütenden Hormonpräparaten.

Akne

Eine Sekretionsstörung der Talgdrüse liegt bei der **Acne vulgaris** vor (Abb. 5.**4**). Zunächst bilden sich **Mitesser** (Komedonen, lat comedo: ich esse mit) auf der Basis einer durch **Seborrhoe** veränderten Haut. Als sekundärer Prozeß tritt ein Verschluß der Mitesser auf, der durch eine Hyperkeratose am Ausführgang der Talgdrüse verursacht wird. In der abgeschlossenen Talgdrüse werden *Bakterien* (Propionibakterien und Staphylokokken) wirksam, die den Talg zersetzen und *freie Fettsäuren* entstehen lassen. Diese dringen als entzündliche Agenzien in die benachbarten Hautareale ein. Es entwickeln sich Pusteln. Leicht kommt es zur Bildung kleiner Abszesse, d. h. Eiteransammlungen im Gewebe, die häßliche Narben hinterlassen können. Dadurch, aber auch schon allein durch das Auftreten von Pusteln, wirkt die Akne oft entstellend. Diese Form der Akne tritt immer in der Pubertätszeit auf. Als Ursachen werden diskutiert:

- hormonelle Störungen,
- vererbbare Veranlagung,
- Infektionen,
- Ernährung.

Mit dem äußerlichen Einsatz von **Benzoylperoxid** als **Sebostatikum** und **Vitamin-A-Säure**

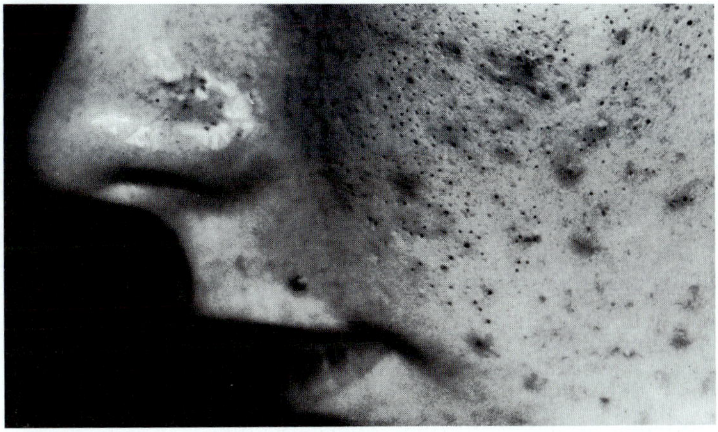

Abb. 5.**4** Akne vulgaris (aus Bohnstedt, R. M.: Dermatologie. Tropon Werke, Köln-Mülheim 1975)

(Tretinoin) als **Keratolytikum,** das den Verschluß des Komedo verhindern soll, können deutliche Besserungen erzielt werden. In hartnäckigen Fällen werden **Chemotherapeutika**, vor allem Erythromycin, Tetracycline (Minocyclin) oder Clindamycin eingesetzt.

Aknetherapeutika sind in Tab. 5.**2** zusammengestellt.

Die Therapie der Akne ist entsprechend der Vielzahl der Ursachen schwierig. Der Aknekranke muß seine Haut besonders gut pflegen und sollte auf eine gesunde Lebensweise achten. Für einen intakten Lipidfilm auf der Haut ist zu sorgen, *Alkaliseifen sind zu meiden*, stattdessen **Waschsyndets**, die den pH-Wert der Haut nicht verändern, einzusetzen. Vielfach versucht der Arzt durch Arzneimittel eine Schälung der Haut und damit eine Besserung zu erreichen. Zu diesem Zweck werden Gesichtswässer oder Salben eingesetzt, die u. a. Salicylsäure, Resorcin und/oder Schwefel enthalten.

Es ist Aufgabe der *Dermopharmazie* – ein Fachgebiet, das zwischen Kosmetik und Dermatologie angesiedelt ist – den Akne-Patienten in leichten Fällen zu beraten und ihn nach Entlassung aus der ärztlichen Behandlung weiter therapeutisch zu begleiten und somit Rezidive (Rückfälle) vermeiden zu helfen.

HV-Empfehlung

Akne
Benzoylperoxid
z. B.:
Benzaknen® 5 Gel
60 g Gel mit 50 mg/g Benzoylperoxid

Akneroxid® 5 Gel
50 g Gel mit 50 mg/g Benzoylperoxid

Dosierung: 1 bis 2mal täglich auftragen.

Beratungshinweis: Dem/der Patienten/in Hinweise zur Hautreinigung geben, evtl. ein Waschsyndet mit verkaufen.

Bakterielle Hauterkrankungen

Pyodermien sind Hauterkrankungen, die hauptsächlich von Staphylokokken und Streptokokken hervorgerufen werden.

Dazu zählen u. a.:

- **Impetigo contagiosa** (ansteckende Eiterflechte), von Staphylokokken und/oder Streptokokken hervorgerufen.
- **Erysipel** (Wundrose oder Rose). Die Wundrose ist eine Erkrankung der Haut und des Unterhautfettgewebes. Symptome sind Rötung, Schwellung, Schmerzen und hohes Fieber. Diese Streptokokkeninfektion breitet sich auf dem Lymphwege aus.
- **Furunkel.** Bei dieser Erkrankung sind der Haarbalg und das umliegende Gewebe stark entzündet. Ist eine ganze Gruppe von Follikeln mit dem umliegenden Gewebe von der Entzündung betroffen, so nennt man dies einen Karbunkel. Die Erreger sind Staphylokokken.

Zu den durch Mykobakterien hervorgerufenen Hauterkrankungen zählen:

- **Tuberkulose der Haut** = Lupus vulgaris *(Mycobacterium tuberculosis)* und
- **Lepra** *(Mycobacterium leprae)*.

Bei der Therapie der **Eiterflechte** gilt es zuerst die Kruste zu entfernen. Dies kann z. B. mit Kaliumpermanganat- oder Rivanol®-Bädern geschehen. Dann wird mit antibiotikahaltigen Salben weiterbehandelt.

Die Behandlung der **Wundrose** sollte gezielt erfolgen. Dies bedeutet, daß zuerst mit einem Antibiogramm (S. 250) der Erreger festgestellt und seine Empfindlichkeit gegenüber bestimmten Chemotherapeutika untersucht wird. Es werden Fertigarzneimittel aus der Reihe der Penicilline (Isocillin), Erythromycin und Cephalosporine eingesetzt (S. 251 ff.).

Furunkel und **Karbunkel** in ungefährlicher Lage behandelt der Arzt oft mit Ichthyolpräparaten. Bei gefährlicher Lage, d. h. z. B. in Lippen- und Nasennähe werden Chemotherapeutika, vor allem Tetracycline verordnet.

Virale Hautkrankheiten

Hierher gehören die Krankheitsbilder, die durch *Herpesviren* (Fieberbläschen, Windpocken, Gürtelrose) und *Papillomviren* (Warzen) hervorgerufen werden.

Herpes simplex. Gekennzeichnet durch gruppiert stehende kleine Bläschen, tritt er besonders im Gesicht auf, häufig im Gefolge von Infektionen, Magen-Darmstörungen, Menstruation und intensiver Sonneneinstrahlung.

Herpes zoster (Gürtelrose). Hauptsächlich am Rumpf in einem Nervensegment („gürtelartig" lokalisiert) auftretende Bläschen, die hochschmerzhaft sein können.

Die Therapie des Herpes erfolgt mit Virostatika, z. B. mit Zinksulfat (Lipactin®), Melisse (Lomaherpan®), Idoxuridin (+ Virunguent®, + Zostrum®) oder Tromantadin (+ Viru-Merz®). Auch Glucocorticoide werden eingesetzt sowie bei starken Schmerzen Analgetika und Antiphlogistika aus der Reihe der Pyrazolone (S. 131 f.). Für besonders schwere Verlaufsformen der Gürtelrose steht Beta-Interferon (+ Fiblaferon®) und Aciclovir (+ Zovirax®) zur Verfügung (S. 283 ff.). Aciclovir ist auch in einer nicht verschreibungspflichtigen Darreichungsform, Creme 2 g mit 50 mg/g (Zovirax® Creme) im Handel.

Die **Stomatitis aphthosa** ist eine Entzündung der Mundschleimhaut, die durch Herpes simplex-Viren hervorgerufen wird. Auf der Mundschleimhaut entstehen zunächst kleine Pusteln, die dann zerfallen und gelblich belegte, von einem entzündlichen Hof umgebene **Aphthen** bilden. Die Erkrankung ist sehr schmerzhaft und mit Fieber, oft auch mit Erbrechen verbunden.

Bei der Stomatitis aphthosa spielt die schmerzstillende Therapie, z. B. mit lokalanästhesierenden Lutschpastillen eine Rolle. Auch Nebennierenrindenhormone werden lokal eingesetzt. In hartnäckigen Fällen wird mit Gammaglobulin die unspezifische Abwehr gestärkt.

Warzen (Verrucae). Hier führt die Infektion zur Akanthose (verstärkte Tätigkeit der Hornschicht), zur Para- und Hyperkeratose (Verhornungsanomalie). Die heute praktizierten Therapieformen reichen von einer suggestiven über die medikamentöse Behandlung (Verrucid®, + Verrumal, Acetocaustin®) bis hin zu chirurgischen Maßnahmen.

Durch Protozoen und Spirochäten bedingte Hauterkrankungen sollen erst später bei den Chemotherapeutika (S. 267 ff.) besprochen werden.

Pilzerkrankungen (Mykosen)

Die pathogenen Pilze befallen die Epidermis, aber auch Haare und Nägel. Besonders fatal sind Pilzinfektionen dann, wenn Sporen auf dem Blut- oder Lymphwege in innere Organe gelangen. Solche Infektionen verlaufen häufig tödlich. Es sollte grundsätzlich jede auch noch so harmlos erscheinende Pilzinfektion behandelt werden.

Da man an den Symptomen nicht erkennen kann, welcher Pilz als Ursache vorliegt, muß der Nachweis vor allem mikroskopisch geführt werden.

Mykosen (s. a. S. 272 ff.) teilt man nach ihren Erregern ein in:

- Dermatomykosen,
- Candidamykosen,
- Schimmelpilzmykosen.

Zu den Dermatomykosen zählen vor allem die als **Tinea** bezeichneten Pilzerkrankungen der Füße (**Fußpilz**, Erreger: *Trichophyton rubrum*), der Hände, der Nägel, der Leistengegend und des behaarten Kopfes. Für den Fußpilz ist die Abfolge der Symptome Rötung, Schuppung, Verquellung, Bläschenbildung, starke Verhornung mit Hauteinrissen charakteristisch.

HV-Empfehlung

Fußpilz
Clotrimazol
z. B.:
Gilt® Lösung

Myko Cordes® Lösung
jeweils 20 ml Lösung mit 10 mg/ml Clotrimazol

Dosierung: 1 bis mehrmals täglich auftragen.

Beratungshinweis: Auf regelmäßige Anwendung achten, mindestens drei Wochen lang behandeln. Auch Strümpfe, Schuhe und Böden in die Behandlung mit einbeziehen. Zur Vorbeugung auf trockene Zehenzwischenräume achten.

Das feuchtwarme Milieu zwischen Zehen, in der Leistengegend, auch unter der weiblichen Brust, stellt einen geeigneten Lebensraum für Pilze dar. Begünstigt wird der Befall durch ein schwaches (Säugling) oder ein lokal geschwächtes (Diabetiker) Immunsystem.

Der wichtigste Hefepilz *Candida albicans* ist der Erreger verschiedener Mykosen, u. a. im Mund **(Soor)** oder in der Vagina **(Candida-Kolpitis)**. Charakteristisch ist der weißliche, schwer abwischbare Zungenbelag bei Mundsoor, den Säuglinge gelegentlich beim Kontakt mit der infizierten mütterlichen Vagina während der Geburt erwerben.

Der Befall der Nägel ist keine Domäne der Dermatophyten, es können auch Hefen und Schimmelpilze ursächlich an der Entstehung einer Nagelmykose beteiligt sein.

Die Therapie erfolgt mit Antimykotika, die großenteils den Chemotherapeutika zuzuordnen sind. Obwohl spezifisch wirkende Substanzen für die einzelnen Erreger bekannt sind, spielen die **Breitbandantimykotika** aus der **Imidazolreihe** wegen der langwierigen Diagnostik eine große Rolle. Antimykotika werden üblicherweise topisch (oberflächlich) appliziert, es gibt allerdings auch perorale und parenterale Zubereitungen von einigen Substanzen. Die Wahl der Darreichungsform wird sich nach dem Ort der Infektion – bei Nagelmykosen wird eine perorale Applikation eher versucht werden als bei einem banalen Fußpilz –, der Art des Erregers und dem Grad der Erkrankung richten. Wichtig ist, daß antimykotische Maßnahmen ausreichend lange durchgeführt werden, da die Neigung zu Rückfällen sehr groß ist.

Die Tabelle 5.**3** gibt eine Zusammenstellung von Antimykotika.

Parasitäre Hauterkrankungen

In den letzten Jahren haben die Erkrankungen durch tierische Parasiten in Deutschland wieder zugenommen. Die wichtigsten Parasiten sind Milben, Läuse, Wanzen und Flöhe.

Die **Krätze** (Scabies) ist die verbreitetste, durch Milben verursachte Erkrankung. Die **Krätzmilbe** ist ein spinnenartiges Insekt, das sich mit Hilfe eines hornlösenden Sekrets in die Haut bohren kann. Die weibliche Krätzmilbe bohrt sich einen mehrere Millimeter langen Gang unter die Haut. In diesen Gang werden Eier oder Kot abgelegt. Milbengänge findet man besonders an den Innenseiten der Handflächen, den Zwischenfingerräumen, der vorderen Achselfalte, der Nabelgegend und dem Penis.

Die Milbengänge jucken sehr stark. Durch das Kratzen kommt es dann zu Sekundärinfektionen der Milbengänge, die man als rötliche Striche erkennt. Aus einer Krätze kann sich eine Pyodermie (S. 75) entwickeln.

Die *Zecken* gehören ebenfalls zu den Milben. Besonders der ca. 4 mm lange Holzbock *(Ixodes ricinus)* wird vom Tier auf den Menschen übertragen. Mit seinem Saugapparat hängt er sich fest in die menschliche Haut ein und kann tagelang Blut saugen. Man soll die Zecken nicht abreißen, da der Rüssel sonst steckenbleibt. Durch Betupfen der saugenden Zecke mit Benzin, Petroleum oder Jacutin®-Emulsion veranlaßt man die Zecke, den Saugrüssel aus der Haut zu ziehen und abzufallen.

Von Zecken können Krankheitserreger auf den Menschen übertragen werden, z. B. Viren oder Bakterien:

Arbo-Viren lösen die **Frühsommer-Meningo-Enzephalitis (FSME)** aus. Kopfschmerz, Müdigkeit und Fieber sind die wenig charakteristischen Symptome dieser Erkrankung, die mit FSME-Immunglobulinen (+ FSME-Bulin®, + FSME-Immunglobulin Behring®) behandelt wird. In Endemiegebieten, in denen FSME gehäuft auftritt, wird eine Prophylaxe mit FSME-Impfstoff empfohlen (+ Encepur®).

Das von Zecken auf den Menschen übertragene Bakterium *Borrelia burgdorferi* verursacht die **Lyme-Krankheit (= Lyme-Borreliose)**. Ne-

Tabelle 5.3 Antimykotika (20)

INN/Zusammensetzung	Fertigarzneimittel®
a Externa	
Antibiotika	
Nystatin	Moronal Salbe Multilind Heilpaste
Imidazol- und Triazol-Derivate	
Bifonazol	Mycospor
Clotrimazol	Canesten Canifug Cutistad Fungizid-ratiopharm Gilt
Clotrimazol plus Dexamethason	+ Baycuten
Croconazol	+ Pilzcin Creme, Gel
Econazol	Epi-Pevaryl
Fenticonazol	+ Lomexin Lösung, Creme, Spray
Isoconazol plus Diflucortolon	+ Travocort
Ketoconazol	Nizoral Terzolin
Miconazol	Daktar
Oxiconazol	Myfungar
Tioconazol	Fungibacid
Allylamine	
Naftifin	Exoderil Creme, Lsg.
Terbinafin	+ Lamisil Creme
Morpholin-Derivate	
Amorolfin	+ Loceryl Creme, Nagellack
Thiocarbamate	
Tolciclat	+ Fungifos Creme, Lsg.
Tolnaftat	Tonoftal, Creme, Lsg., Puder Sorgoa Creme, Lsg., Spray
Andere	
Ciclopiroxolamin	(+) Batrafen Creme, Lsg., Puder, Nagellack
b Interna	
Antibiotika	
Griseofulvin	+ Fulcin + Gricin
Imidazol- und Triazol-Derivate	
Fluconazol	+ Diflucan + Fungata
Itraconazol	+ Siros + Sempera
Ketoconazol	+ Nizoral
Allylamine	
Terbinafin	+ Lamisil

ben einem Erythem an der Einstichstelle, treten meist Lymphknotenschwellung, Kopfschmerzen, Müdigkeit und vor allem Gelenkschmerzen auf. Die Therapie erfolgt mit Hilfe von Antibiotika (Penicillinen, Doxycyclin und Cephalosporinen).

Für den Menschen sind drei Arten von **Läusen** krankheitserregend: Es sind dies die Kopflaus (*Pediculus humanus capitis*), die Kleiderlaus (*Pediculus vestimentorum*) und die Filzlaus (*Phthirius pubis*).

Die *Kopflaus* legt ihre Eier am behaarten Kopf ab. Diese als *Nissen* bezeichneten Eier bleiben an den Haaren kleben. Nach etwa drei Wochen entschlüpft die junge Laus aus dem Ei. Die Läuse stechen in die Haut, um Blut zu saugen. Der durch den Einstich verursachte Juckreiz verführt zum Kratzen. Das Kratzen kann dann Sekundärinfektionen, wie z. B. die Grindflechte bedingen. Der in der Therapie eingesetzte sogenannte *Nissenkamm* ist ein enggestellter Kamm, mit dem sich die Nissen auskämmen lassen.

Die *Filzlaus* liebt als Aufenthaltsort die Schamhaare und die Haare der Achselhöhle. Die Symptome der Erkrankung ähneln jenen, die beim Befall durch die Kopflaus auftreten.

Die *Kleiderlaus* verursacht durch ihren Biß Quaddeln. Ihre Vernichtung erfolgt durch Desinfektion der Kleidungsstücke. Da Läuse als Überträger von Infektionskrankheiten, wie z. B. Flecktyphus, in Frage kommen, muß auf jeden Fall eine Behandlung stattfinden.

Flohstiche sind relativ harmlos. Hier behandelt man höchstens den Juckreiz.

Die Auswahl der Fertigarzneimittel zur Behandlung von Parasiten ist überschaubar. Als äußerlich anzuwendende antiparasitäre Präparate kommen in Frage:

- Jacutin®-Emulsion (enthält u. a. Hexachlorcyclohexan) gegen Milben und Läuse,
- Quellada® Shampoo (enthält Hexachlorcyclohexan) gegen Milben und Läuse,
- Goldgeist® forte (enthält u. a. einen Pyrethrumextrakt) gegen Läuse.

Sonstige Funktionsstörungen der Haut

Hyperhidrosis

Die Erkrankungen der Schweißdrüsen spielen keine große Rolle. Eine übermäßige Schweißabsonderung kann krankhaft sein und wird dann als

Hyperhidrosis bezeichnet. Sie ist oft Folge anderer Erkrankungen. Gegen Hyperhidrosis werden sog. **Antihidrotika** eingesetzt. Wirksam sind u. a. Aluminiumverbindungen, z. B. Aluminiumchlorid-hexa-hydrat: ZeaSorb®, Ansudor®, Hydonan®.

Juckreiz

Der **Juckreiz** (Pruritus) ist uns im Laufe dieses Kapitels öfters als Symptom von Erkrankungen der Haut begegnet. Wir alle kennen den Juckreiz aber auch ohne Ursachen. Es juckt einfach. Denken wir an das Jucken, wenn man sich auskleidet oder an das Jucken, wenn von „etwas Juckendem" berichtet wird. Ein Juckreiz muß demnach nicht exogen bedingt sein.

Bei älteren Menschen tritt manchmal ein derartig starker Juckreiz auf, daß die Betroffenen Tag und Nacht keine Ruhe finden. Dieser Altersjuckreiz ist nicht zu erklären.

Juckreiz tritt auch bei diversen Erkrankungen auf, z. B. bei Diabetes, Geschwülsten, Arteriosklerose, Alkoholmißbrauch.

Arzneimittel gegen Juckreiz nennt man **Antipruriginosa**. Die meisten Fertigarzneimittel dieser Gruppe sind den Antihistaminika zuzuordnen. Hier werden solche erwähnt, die keine Antihistaminika sind und deshalb noch nicht aufgeführt wurden, z. B.: Anaesthesin® Creme, Ingelan® Puder, Euraxil® Creme.

Hühnerauge

Durch den Druck zu enger Schuhe entwickelt sich meist an den Zehen das **Hühnerauge** (Clavus). Es läßt sich nur schwer den Erkrankungen der Haut zuordnen. Der fortgesetzte Druck, z. B. auf die Zehen, verursacht eine Hypertrophie der Epidermis. Wir bezeichnen solche Erscheinungen auch als Schwielen.

Hühneraugen werden mit sogenannten Hühneraugenpflastern oder Hühneraugentinkturen behandelt. Diese Zubereitungen enthalten in der Regel **Salicylsäure** und **Milchsäure**. Beide Substanzen lockern die Hornschicht und ermöglichen eine Entfernung des Hühnerauges nach mehrtägiger Behandlung.

Fertigarzneimittel sind u. a.:

Hühneraugen Cornina®, Clabin® Lösung, Collomack® Lösung, Efasit® Hühneraugenpflaster, W-Tropfen®.

Zusammenfassung

Die Haut erfüllt für den Gesamtorganismus wichtige Aufgaben. Der differenzierte Aufbau der Haut entspricht diesen Aufgaben. Die Haut gliedert sich in Epidermis, Lederhaut und Unterhautfettgewebe. Die Anhangsorgane der Haut sind die Talgdrüsen, Schweißdrüsen, Haare und Nägel.
Die Resorption von Pharmaka durch die Haut ist unvollständig. Die Resorptionsrate ist von den lipophilen und hydrophilen Eigenschaften des Pharmakons abhängig.
Wir haben zwischen Hautschädigungen und Erkrankungen der Haut unterschieden. Als Hautschäden lernten wir Wärmeschäden, Kälteschäden und Schädigungen durch Lichtstrahlen mit den entsprechenden Therapiemöglichkeiten kennen. Lebensbedrohlich ist bereits ein Ausfall von 25 % der Hautoberfläche.
Die meisten Hauterkrankungen nehmen ihren Ausgang von der Keim- oder Basalschicht der Epidermis. Hauterkrankungen lassen sich an äußerlich wahrnehmbaren Veränderungen, den sogenannten Primär- und Sekundäreffloreszenzen erkennen.
Zu den durch **Bakterien** hervorgerufenen Hauterkrankungen zählt man die ansteckende Eiterflechte oder das Furunkel. Diese Erkrankungen werden auch als Pyodermien bezeichnet.
Herpes simplex (labialis), Herpes zoster (Gürtelrose), Stomatitis aphthosa und Warzen sind durch **Viren** verursachte Erkrankungen der Haut.
Als Mykosen bezeichnet man durch **Pilze** verursachte Hauterkrankungen. Tinea und Soor sind häufig auftretende Mykosen. Pilzinfektionen können hartnäckig sein, wenn z. B. die Nägel befallen sind, oder sie können gefährlich werden, wenn Sporen in die inneren Organe gelangen. Die Therapie der Mykosen erfolgt mit Antimykotika. Die Behandlung muß ausreichend lang durchgeführt werden, da Rückfälle bei Pilzinfektionen oft vorkommen.
Auch in Deutschland finden wir immer wieder durch **Parasiten** bedingte Hauterkrankungen. Flöhe, Läuse und Milben verursachen Hautirritationen. Durch Zecken (Milben) werden aber auch Viren und Bakterien übertragen, die zu schwerwiegenden Infektionen führen können: FSME oder Lyme-Borreliose. Zur FSME-Prophylaxe steht ein Impfstoff zur Verfügung, die Behandlung der Lyme-Borreliose erfolgt mit Antibiotika.
Die Therapie der **allergischen** Hauterkrankungen, z. B. der Ekzeme, ist schwierig, da als Allergene zahlreiche Stoffe in Frage kommen. Die Behandlung erfolgt meist symptomatisch, z. B. mit Antihistaminika oder Nebennierenrindenhormonen.
Die **Schuppenflechte** ist eine Hauterkrankung, die durch eine überstürzte Epidermisregeneration gekennzeichnet ist. Die Ursache ist unbekannt.
Wichtige Erkrankungen der **Talg- und Schweißdrüsen** sind Seborrhoe und Akne. Die Ursachen für die

Tabelle 5.4 Häufig gebrauchte Rezeptursubstanzen in der Dermatologie

a anorganische Substanzen	Zusammensetzung Chemische Struktur	Anwendung
Aluminiumchlorid × 6 H_2O		Antihidroticum
Bas. Wismutgallat Bismutum subgallicum	Zusammensetzung uneinheitlich	Adstringens auf Haut und Schleimhäuten
Bas. Wismutnitrat Bismutum subnitricum	Zusammensetzung uneinheitlich	Adstringens in Pudern
Schwefel Sulfur praecipitatum Sulfur colloidale	S_8 (S. praec. und S. coll. unterscheiden sich in der Teilchengröße)	in Pudern, Salben, Schüttelmixturen antiparasitäre Wirkung
Talkum Talcum	Wasserhaltiges Magnesiumsilikat von wechselnder Zusammensetzung	als Pudergrundlage ungeeignet als Wundpuder
Weißer Ton Kaolinum ponderosum	Wasserhaltiges Aluminiumsilicat von wechselnder Zusammensetzung	Pudergrundlage ungeeignet als Wundpuder
Zinkoxid Zinci oxidum	ZnO	Adstringens in Pudern, Salben, Pasten, Schüttelmixturen

b organische Substanzen	Zusammensetzung Chemische Struktur	Anwendung
Benzoylperoxid	–	wirkt komedolytisch
Cignolin	Dithranol	Psoriasis vulgaris
Clotrimazol	Imidazolderivat	antimykotisch
Dexpanthenol		zur Wundheilung
Erythromycin	Makrolid-Antibiotikum	bei bakteriellen Hauterkrankungen
Estradiol	Östrogen	bei Hautalterung
Harnstoff	$H_2N-\overset{\overset{\large O}{\|}}{C}-NH_2$	antibakteriell, verbessert Wasseraufnahmevermögen der Hornschicht, löst Keratin
Hydrocortison	s. S. 220 f.	z. B. bei Ekzemen und Psoriasis
Ichthyol®	Ammoniumbituminosulfonat	Hautreizmittel mit desinfizierenden Eigenschaften
Metronidazol	Chemotherapeutikum	bei bakteriellen Hauterkrankungen
Nystatin	Antibiotikum	gegen Pilzerkrankungen
Polidocanol (Thesit®)	$H_3C-(CH_2)_{11}-$ $(O-CH_2-CH_2)_x-OH$	als Oberflächenanästhetikum
Perubalsam Balsamum peruvianum DAB 9	Estergemisch von Benzylestern des Benzols und der Zimtsäure, pflanzliches Produkt, gewonnen aus Stämmen von Myroxylon balsamum	Regt Granulationsbildung bei schlecht heilenden Hautgeschwüren und Wunden an
PVP-Iod		Wunddefiziens
Resorcin Resorcinum	Diphenol	antiseptisch, keratolytisch
Rivanol® Ethacridinlactat	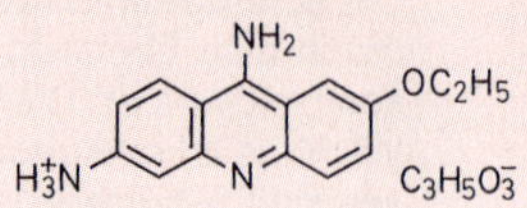	Wirkung bakterizid in Hautsalben und Umschlägen

Tabelle 5.**4** Fortsetzung

b organische Substanzen	Zusammensetzung Chemische Struktur	Anwendung
Salicylsäure	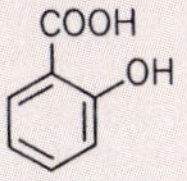 2-Hydroxybenzoesäure	bei bakteriellen oder mykotischen Hauterkrankungen keratolytische Wirkung
Steinkohlenteerlösung Liquor carbonis detergens	Lösung von Steinkohlenteer in 70 % Ethanol	hemmt Zellproliferation in der Epidermis (z. B. bei Psoriasis)
Tannin Acidum tannicum	Gemisch von Estern der D-Glukose mit Gallussäure und Galloylgallussäure	Adstringens an Haut und Schleimhäuten Wirkung: eiweißfällend
Teere – Steinkohlenteer Pix lithanthracis – Holzteer Pix liquida	Gemisch aliphatischer und aromatischer Kohlenwasserstoffe	hemmt Zellproliferation in der Epidermis, z. B. bei Psoriasis
α-Tocopherol	Vitamin E	Antioxidans
Tretinoin	Vitamin-A-Säure	keratolytisch bei Akne
Tumenol-Ammonium Ammonium tumenolicum	sulfoniertes Destillationsprodukt aus bituminösem Schiefer	ähnlich Ichthyol® Hautreizmittel mit desinfizierenden Eigenschaften
Thymol Thymolum	2-Isopropyl-5-methylphenol	Wirkung: desinfizierend

Akneentstehung sind vielfältig, entsprechend reichhaltig ist auch die Therapie.
Der **Juckreiz** tritt oft als Symptom verschiedener Hauterkrankungen auf. Aber auch andere Erkrankungen, wie z. B. Diabetes mellitus, können Juckreiz verursachen. Die Therapie erfolgt mit Antipruriginosa.
In Tab. 5.**4** sind in der Dermatologie häufig gebrauchte Rezeptursubstanzen zusammengestellt.

Fragen

1. Geben Sie an, durch welche Teile der Haut die verschiedenen Funktionen der Haut vorwiegend erfüllt werden (z. B. Schutz vor Austrocknung durch Hornschicht und Talgdrüsen).
2. Warum erfolgt die Resorption eines lipophilen Pharmakons aus einer F/W-Emulsion schneller als aus einer W/F-Emulsion?
3. Machen Sie Vorschläge, wie man einer Epidermophytie (z. B. Tinea) vorbeugen kann.
4. Stellen Sie sich mit Hilfe der „Roten Liste" die verschiedenen Darreichungsformen von Antimykotika zusammen.
5. Vergleichen Sie die Folgen eines Brennesselkontaktes mit einer allergischen Hauterkrankung.
6. Stellen Sie mit Hilfe eines Nachschlagwerkes („Rote Liste" oder „Mikropharm II") wichtige Inhaltsstoffe von juckreizstillenden Arzneimitteln (Antipruriginosa) zusammen.

6 Das Nervensystem

Funktionen des Nervensystems
Feinbau des Nervensystems
Gliederung des Nervensystems

Zahlreiche Arzneimittel, wie z. B. Schlafmittel, Beruhigungsmittel, Schmerzmittel und Narkosemittel, wirken über eine Beeinflussung des Nervensystems. Vor einer Besprechung derartiger Arzneimittelgruppen sollen deswegen Aufbau und Funktionen des Nervensystems erklärt werden.

Funktionen des Nervensystems

Bereits die einfachste Tätigkeit eines Menschen, wie das Heben eines Armes, beansprucht mehrere Funktionen des Nervensystems. Es muß z. B. zunächst der Entschluß zu dieser Tätigkeit gefaßt werden. Dieser Entschluß kann durch einen Reiz der Umwelt veranlaßt werden. Es ist für uns selbstverständlich, daß man bei der Ausführung des Entschlusses den Arm und nicht das Bein hebt, d. h. bei einer Abwehrmaßnahme zuschlägt und nicht tritt.

Die Funktionen des Nervensystems lassen sich in drei große Bereiche gliedern:

- Aufnahme umweltbedingter oder im Körper entstehender Reize,
- Umwandlung von Reizen in nervöse Erregungen und deren Weiterleitung und Verarbeitung,
- Koordination und Steuerung von Körperfunktionen durch Impulse.

Aus der Biologie wissen wir, daß *Reizaufnahme, Reizverarbeitung* sowie *Reizleitung* und *Reizbeantwortung* Grundeigenschaften jedes lebenden Organismus sind. Bei den höherentwickelten Lebewesen, zu denen wir auch uns zählen dürfen, werden diese Funktionen von spezialisierten Zellen übernommen. Zu diesen gehören die Sinnes-, Nerven- und Muskelzellen.

Vor allem durch die Fähigkeit der Nervenzellen zur Reizleitung und Reizverarbeitung ist das Nervensystem in der Lage, die drei oben genannten Funktionen zu erfüllen.

Welche Besonderheiten im Bau befähigen das Nervensystem dazu?

Feinbau des Nervensystems

Wie oft zitiert der Mensch bei starker Beanspruchung seine „Nerven“!

Nerv und Neuron

Ein *Nerv* zeigt im Querschnitt einen faserigen Aufbau. Er ist von einer Hülle aus Bindegewebe umschlossen. Ein Nerv erweist sich im Feinbau als ein Bündel zahlreicher zusammengefaßter Leitungsbahnen (Nervenfasern), die aus hintereinandergeschalteten *Neuronen* bestehen.

Das einfachste Bauelement des Nervs ist also das Neuron. Am Aufbau des Neurons sind mehrere Zellen beteiligt (Abb. 6.**1 a**). Die Hauptmasse des Neurons bildet die *Nervenzelle (Ganglienzelle)* mit Zellkern und Fortsätzen. Die Nervenzelle besitzt mehrere kurze Fortsätze, die *Dendriten*, und einen langen Fortsatz, der sich erst am Ende verzweigt, das *Axon*. Das Axon ist von Bindegewebszellen umgeben, dadurch wird die *Myelinscheide*, auch Markscheide genannt, gebildet. Die Myelinscheide besitzt charakteristische Schnürringe. Die Einheit von Axon und Myelinscheide bezeichnet man als *Neurit*.

Die Verzweigungen des Axons verbreitern sich in knopfartige Endigungen, auch Endkölbchen genannt. Diese Endverzweigungen stehen über die *Synapsen* im Kontakt mit der Nervenzellmembran (Zellkörper, Dendriten oder Neuritenende) eines weiteren Neurons. Unter einer Synapse versteht man eine *Umschaltstelle zur Erregungsübertragung* (Abb. 6.**1 b**). Erfolgt die Verästelung in einem Muskel, der willkürlich betätigt werden kann, so bilden die Endverzweigungen des Neurons die *motorische Endplatte*.

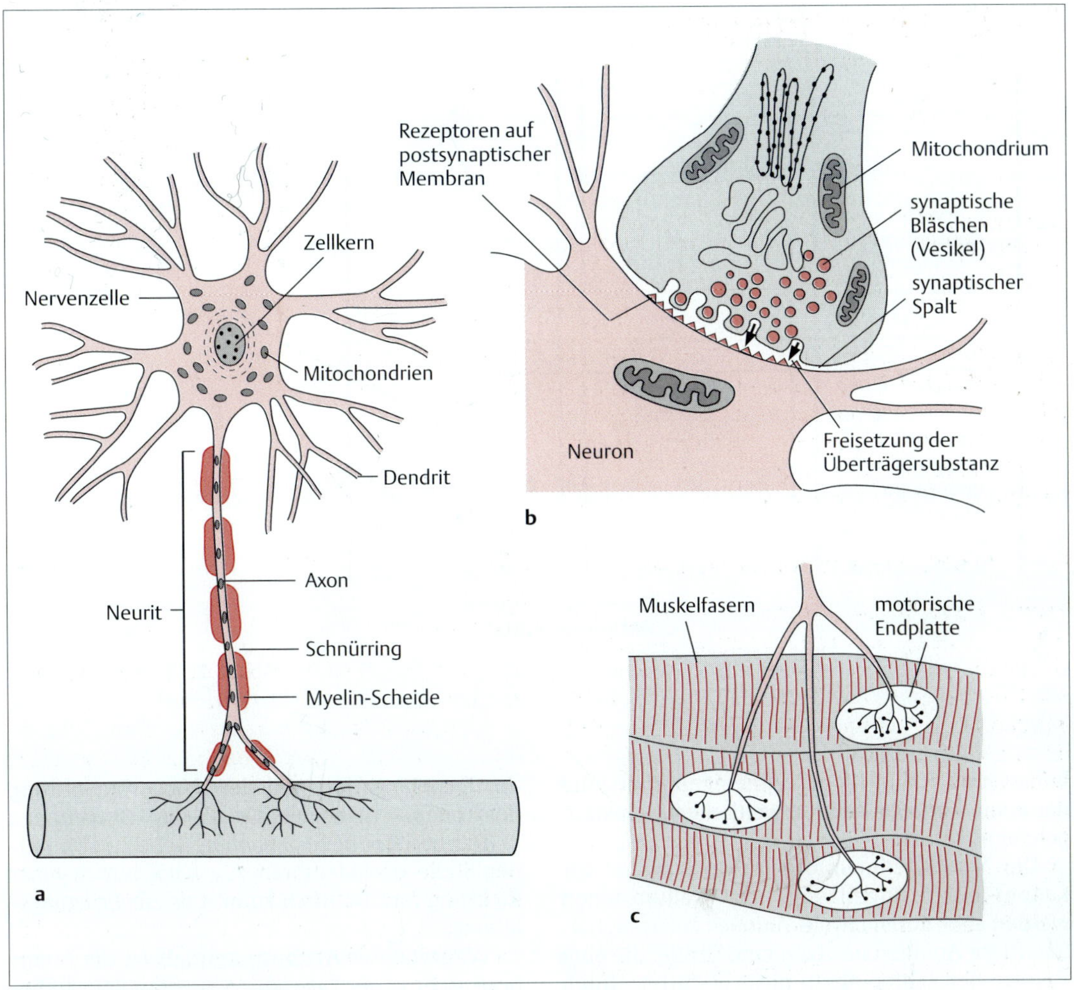

Abb. 6.**1 a** Aufbau eines Neurons
Abb. 6.**1 b** Synapse (Ausschnitt aus Abb. 6.**1 a**)

Abb. 6.**1 c** Schematische Darstellung der motorischen Endplatten

Solche Endverzweigungen sind in jede Muskelfaser eingesenkt (Abb. 6.**1 c**).

Alle Leitungsbahnen (Nerven) des Nervensystems bestehen aus Neuronenketten, d. h. aus oft Hunderten von hintereinandergschalteten Neuronen. Auch einzelne Neuriten können eine Länge bis zu einem Meter haben.

Die Nervenzelle kann sich schon in einem frühen Entwicklungszustand des Individuums nicht mehr teilen. Folge ist, daß der Mensch mit seinem Nervenzellbestand auskommen muß. Zelluntergänge müssen kompensiert werden.

Erregungsleitung

Wie wird eine Erregung bzw. ein Reiz im Nervensystem weitergeleitet?

Natrium-Ionen und Kalium-Ionen spielen eine wichtige Rolle bei der Erregungsleitung.

Die *Kalium-Ionenkonzentration innerhalb* der Nervenzelle und des Axons ist 20- bis 40mal höher als außerhalb. Im Gegensatz dazu ist die *Natrium-Ionenkonzentration außerhalb* der Nervenzelle 3- bis 10mal höher als innerhalb. Eine sogenannte Natrium-Kalium-Ionenpumpe sorgt unter Energieverbrauch dafür, daß durch die Membran dauernd Natrium-Ionen aus der Zelle

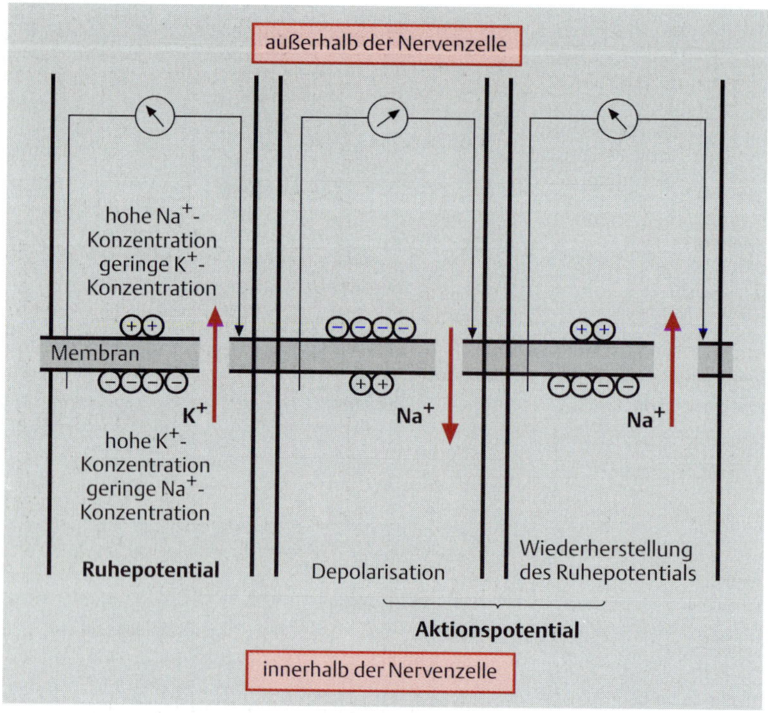

Abb. 6.**2** Erregungsleitung (vereinfacht)

heraus und Kalium-Ionen hineingepumpt, und damit die Konzentrationen weitgehend konstant gehalten werden.

Die Nervenzellmembran ist vorwiegend für Kalium-Ionen durchlässig. Die Kalium-Ionen werden aber durch *Eiweiß-Anionen* zurückgehalten. Diese Anionen besitzen eine Größe, die eine Passage der Zellmembran nicht gestattet. Durch das Trennungsbestreben der Kalium-Ionen tritt zwischen Innenseite und Außenseite eine *Potentialdifferenz (Spannung)* auf. Man bezeichnet dieses Potential als *Ruhepotential* (70–80 mV). Das Innere der Zelle verhält sich *negativ* gegenüber der Außenseite (Abb. 6.**2**).

Durch einen Reiz kommt es zu einer plötzlichen Änderung der Membraneigenschaft. Die Membran wird kurzfristig ca. 500mal durchlässiger für Natrium-Ionen. Die Natrium-Ionen dringen durch sogenannte Natriumkanäle in die Zelle ein, und Kalium-Ionen treten aus. Die Folge ist eine kurzzeitige Umkehr der Polarisation, die als *Depolarisation* bezeichnet wird (Abb. 6.**2**). Sobald sich die Durchlässigkeit (Permeabilität) der Membran wieder normalisiert hat, stellt sich das Ruhepotential wieder ein und damit auch die ursprünglichen Ionenkonzentrationen. Die Phasen der Depolarisation und der Wiederherstellung des Ruhepotentials nennt man *Aktionspotential.*

Die beschriebene *Umpolung* schreitet von einer Stelle der Membran zur nächsten in *einer* Richtung fort. Dadurch kommt es zur *Erregungsleitung.*

Während des Aktionspotentials ist die Membran nicht in der Lage, einen zweiten Reiz zu beantworten. Man sagt, die Membran ist *refraktär.*

Es muß nun noch der Frage nachgegangen werden, wie die Erregungsleitung den synaptischen Spalt überbrückt.

Erregungsübertragung

Erreicht eine Erregung die Endigungen des Axons, so wird eine *Überträgersubstanz* aus den Endkölbchen freigesetzt. Diese reagiert nach Diffusion durch den synaptischen Spalt mit spezifischen Rezeptoren der postsynaptischen Membran (Abb. 6.**1 b**). Folge ist wieder eine Permeabilitätsänderung und damit ein Aktionspotential. Als Überträgersubstanzen *(Neurotransmitter)* wirken hauptsächlich *Acetylcholin* und *Noradrenalin* (= Norepinephrin, Abb. 6.**3**). Man bezeichnet die Erregungsübertragung durch Acetylcholin

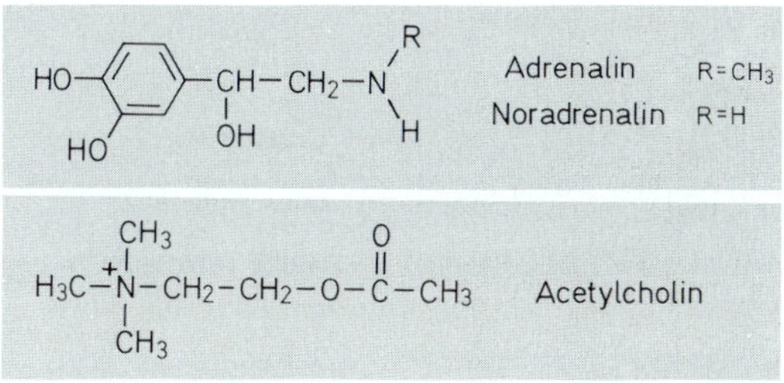

Abb. 6.**3** Überträgersubstanzen

als *cholinerg* und die durch Noradrenalin als *adrenerg*. Im Zentralnervensystem sind außer den beiden genannten Stoffen noch *Dopamin, Serotonin, Gamma-Aminobuttersäure (GABA), Glycin, Glutaminsäure, Endorphine* und *Enkephaline* für die Erregungsübertragung verantwortlich.

Zu einer Erregungsübernahme kommt es aber nur dann, wenn eine ausreichende Menge an Überträgersubstanz freigesetzt wird.

Die Erregungsübertragung an den Synapsen ist von besonderer Bedeutung, weil die Synapsen häufige Wirkungsorte von Pharmaka (Arzneimittel und Gifte) sind.

Gliederung des Nervensystems

Begriffe wie *Zentralnervensystem* und *peripheres Nervensystem* zeigen bereits, daß sich das Nervensystem gliedern läßt. Diese Gliederung soll zunächst vorgenommen werden. Im Anschluß erfolgt eine kurze Zusammenstellung der Aufgaben wichtiger Teile des Nervensystems.

Eine Gliederung des Nervensystems ist nach anatomischen und funktionellen Gesichtspunkten möglich.

Anatomisch unterscheidet man:

- *Zentralnervensystem* mit Gehirn (Zerebrum) und Rückenmark (Medulla spinalis),
- *peripheres Nervensystem* mit motorischen und sensiblen Bahnen.

Die *motorischen Bahnen* leiten Erregungen vom Zentralnervensystem zur Peripherie („am Rand“ liegende Bezirke des Organismus).

Die *sensiblen Bahnen* leiten Erregungen von der Peripherie zum Zentralnervensystem.

Von der Funktion her gliedert man das Nervensystem in ein

- *autonomes* oder *vegetatives Nervensystem* und ein
- *somatisches* oder *willkürliches Nervensystem*.

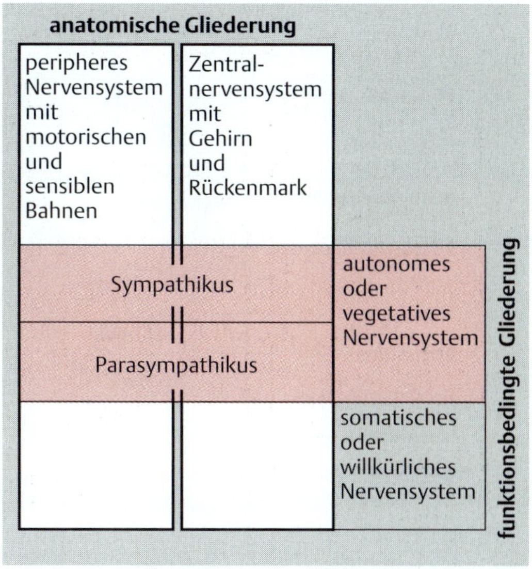

Abb. 6.**4** Gliederung des Nervensystems

Beide Teile dieses Systems verfügen über einen zentralen *und* einen peripheren Anteil. Autonomes und willkürliches Nervensystem dienen der Steuerung der Körperfunktionen. Abb. 6.**4** setzt die einzelnen Teile des Nervensystems in einen Zusammenhang.

Für die *Wirkung von Arzneimitteln* interessieren uns im wesentlichen das *Zentralnervensystem* und der *periphere Teil* des *autonomen Nervensystems*.

Zentralnervensystem

Im Gehirn (Masse ca. 1350 g) und im Rückenmark findet man ein gehäuftes Auftreten von Nervenzellen. Dies ist die *graue Substanz*. Die neben der grauen Substanz auftretende *weiße Substanz* ist aus markhaltigen Fasern aufgebaut. Treten Nervenzellen *außerhalb* des Zentralnervensystems gehäuft auf, so spricht man von einem *Ganglion*. Ganglien sind von Bindegewebskapseln umgeben und dienen der Erregungsübertragung von einem Neuron auf ein sich anschließendes Neuron.

Betrachten wir die Einteilung des Gehirns und die Funktionen seiner Teile: Das *Großhirn* (Abb. 6.**5**) kann in folgende wichtige Abschnitte gegliedert werden:

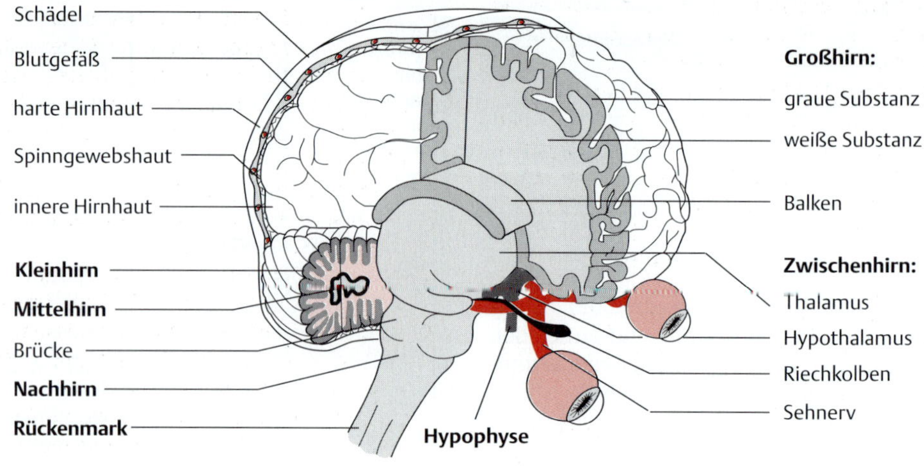

Abb. 6.**5** Aufbau des Gehirns (nach Miram u. Scharf)

- Stammganglien,
- zwei Großhirnhälften (Hemisphären) mit Großhirnrinde (Cortex),
- Balken, dieser Teil verbindet die beiden Großhirnhälften,
- Riechhirn.

Eine wichtige Aufgabe der Stammganglien ist die Regelung der Muskelspannung (Muskeltonus).

Die *Großhirnrinde* (Cortex cerebri) ist in zahlreiche Rindenfelder unterteilt. Hier sind u. a. Sprachzentrum, Schreibzentrum, Sehzentrum und Hörzentrum lokalisiert.

Zwischen dem Großhirn und den übrigen als Hirnstamm bezeichneten Teilen des Gehirns liegt das *limbische System* (lat. limbus: Saum). Das limbische System hat die Aufgabe der Selbsterhaltung mit den Funktionen Ernährung, Verteidigung und Angriff. Ferner hat es die Aufgabe der Arterhaltung. Über vegetative (autonome) Nerven beeinflußt es innere Organe und die hormonelle Steuerung. Die Möglichkeiten der Beeinflussung von Angst- und Spannungszuständen über das limbische System werden wir bei den Psychopharmaka (S. 145 ff.) kennenlernen.

Das *Zwischenhirn* liegt zwischen den beiden Großhirnhälften. Zum Zwischenhirn gehören:

- *Thalamus.* Er ist Sammel- und Umschaltstelle für Erregungen aus der Umwelt und Innenwelt. Ferner ist er Koordinationszentrum für verschiedene Empfindungen, wie z. B. Schmerz-, Temperatur- und Gleichgewichtsempfindung.
- *Hypothalamus.* Der Hypothalamus liegt unterhalb des Thalamus. Hier sind die wichtigsten Regulationszentren des autonomen Nervensystems lokalisiert, z. B. die Zentren für Wärme-, Blutdruck-, Atmungsregulation, ferner Zentren zur Steuerung des Wach- und Schlafmechanismus, der Schweißsekretion, der Genitalfunktion und des Fettstoffwechsels und Wasserhaushaltes. Der Hypothalamus bildet die sogenannten Freisetzungshormone, die die Hormonproduktion des Hypophysenvorderlappens steuern. Außerdem werden hier die Peptidhormone Oxytocin und Vasopressin gebildet (S. 211 f.).
- Mit dem Hypothalamus verbunden ist die *Hirnanhangdrüse*, die man *Hypophyse* nennt. Sie ist die wichtigste zentrale Hormondrüse, deren Bedeutung später (S. 211 ff.) klar wird.

Das *Mittelhirn* ist der kleinste Teil des Gehirns. Hier liegen u. a. Umschaltstellen für Seh- und Hörbahnen. Besondere Nervenzellen des Mittelhirns bilden eine Überträgersubstanz, das Dopamin. Es ist ein Derivat der Aminosäure Tyrosin und wird als Vorstufe bei der Biosynthese von Adrenalin und Noradrenalin gebildet.

Wesentliche Bestandteile des *Rautenhirns* sind Brücke, Kleinhirn und verlängertes Mark.

- Die *Brücke* enthält Schaltstationen für Bahnen, die Großhirnrinde mit der Kleinhirnrinde verbinden.
- Das *Kleinhirn* als bedeutende Meldestelle faßt

Einzelmeldungen zu einem zusammenhängenden Bild zusammen. Es ist z. B. wichtig für den normalen Tonus (Spannung) der Skelettmuskulatur und das Gleichgewicht.

- Das *verlängerte Mark* (Medulla oblongata) ist der Hirnabschnitt, der sich an das Rückenmark anschließt. Es hat eine Länge von ca. 3 cm. Durch das verlängerte Mark ziehen sich sensible und motorische Bahnen von und zu den höheren Hirnteilen. Wie im Hypothalamus liegen auch hier wichtige Zentren des autonomen (vegetativen) Nervensystems, z. B. Zentren für Atmung und Stoffwechsel. Ein spezielles Vasomotorenzentrum (lat. vas: Gefäß) regelt über die Kontraktion der Gefäße den Kreislauf, d. h. auch den Blutdruck. Ferner laufen hier Reflexe ab, wie z. B. Saugreflex, Schluckreflex, Brechreflex und Hustenreflex.

Als eine Verbindung des verlängerten Marks mit den höhergelegenen Teilen des Hirns bis zum Zwischenhirn kann man die *Formatio reticularis* verstehen. Es handelt sich hier um eine Verflechtung von grauer und weißer Substanz. Im Rahmen der Verbindungsfunktion zwischen verschiedenen Hirnteilen besitzt die Formatio reticularis Kontrollfunktionen über Atmung und Kreislauf. Die im Gehirninneren vorhandenen Hohlräume nennen sich *Hirnkammern* (Hirnventrikel). Sie bilden durch Verbindungen ein zusammenhängendes System, das mit *Gehirn-Rückenmarks-Flüssigkeit* (Liquor cerebrospinalis) gefüllt ist.

Häufig begegnen wir dem Begriff *Hirnnerven*. Es sind dies zwölf mit römischen Ziffern bezeichnete Nervenpaare, die an der Hirnbasis das Hirn verlassen. Beispiele: Der Hirnnerv II ist der Sehnerv, der Hirnnerv X ist der Vagus, ein wichtiger Teil des autonomen Nervensystems. Das Gehirn ist in seiner Gesamtheit von drei Hüllen, den *Hirnhäuten* (Meningen) umschlossen.

Die vielfältigen Funktionen der verschiedenen Teile des Gehirns lassen bereits erkennen, wie schwierig es ist, mit einem Arzneimittel gezielt nur eine Funktion zu beeinflussen. Die Möglichkeiten des Auftretens von Nebenwirkungen werden verständlich.

Hirnstoffwechsel. Obwohl das menschliche Gehirn nur ca. 2 % des Körpergewichts ausmacht, verbraucht es 20 % des Sauerstoffs des Körpers in Ruhe. Dies läßt sich mit dem Mechanismus der Energiegewinnung des Gehirns erklären. Das Gehirn deckt seinen Energiebedarf hauptsächlich durch den oxidativen Abbau von Glucose:

$$C_6H_{12}O_6 + 6\ O_2 \rightarrow 6\ CO_2 + 6\ H_2O + \text{Energie}$$

Der Glucoseverbrauch liegt bei über 100 g in 24 Stunden. Der große Bedarf an Sauerstoff und Glucose macht die hohe Empfindlichkeit des Gehirns gegenüber Sauerstoffmangel und die Notwendigkeit einer starken und konstanten Gehirndurchblutung verständlich.

Ein weiterer Energiebedarf besteht für die aktiven Transportvorgänge und die Synthese von Proteinen, wie z. B. Enzymen.

Elektroenzephalogramm. Der Funktionszustand des Gehirns läßt sich im Elektroenzephalogramm (EEG) elektrographisch erfassen. Diese diagnostische Maßnahme beruht auf rhythmischen Stromschwankungen, die durch die Tätigkeit der Hirnrinde hervorgerufen werden. Es werden Elektroden an die Kopfhaut angelegt und die Stromschwankungen abgeleitet. Liegen krankhafte Veränderungen wie z. B. Tumoren vor, so kann dies im Elektroenzephalogramm erkannt werden.

Das Rückenmark

Das *Rückenmark* (Medulla spinalis, Abb. 6.**6**) liegt im Wirbelkanal. Es ist von der weichen Rückenmarkshaut umgeben. Der Raum um die weiche Rückenmarkshaut herum enthält ebenfalls Gehirn-Rückenmarks-Flüssigkeit. Diese Flüssigkeit schützt das Rückenmark gegen Schlag, Stoß und Wärmeschädigung.

Entsprechend den verschiedenen vom Rückenmark austretenden Nerven unterscheidet man Hals-, Brust-, Lenden- und Sakralmark (Abb. 6.**7**).

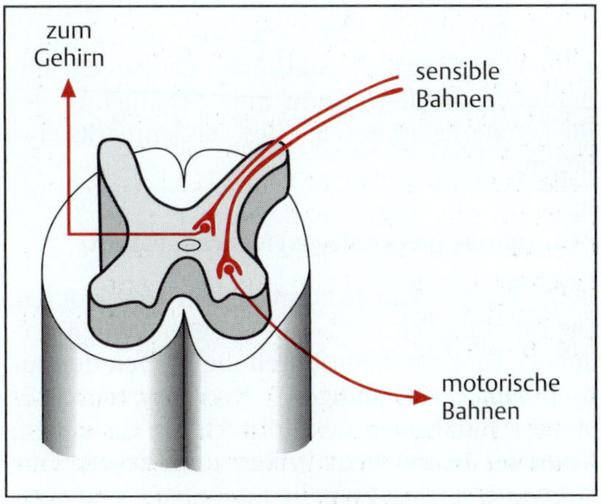

Abb. 6.**6** Querschnitt durch das Rückenmark

Das Innere des Rückenmarks besteht aus grauer Substanz. Diese wird nach außen von weißer Substanz umgeben. Der Querschnitt in Abb. 6.**6** zeigt, daß die graue Substanz Hörner bildet. Aus den Vorderhörnern der grauen Substanz treten motorische Nervenfasern aus. In die Hinterhörner treten sensible Nervenfasern ein.

Das Rückenmark besitzt Schalt- und Leitungsfunktionen. Es ist der Ort zahlreicher *Reflexe*. Unter einem Reflex versteht man eine unwillkürlich ablaufende Muskelkontraktion, die durch einen äußeren Reiz unter Beteiligung des Zentralnervensystems hervorgerufen wird. Reflexe ermöglichen eine schnelle und unbewußte Anpassung des Körpers an die wechselnden Umweltbedingungen.

Dem Arzt ist es möglich, mit Hilfe geeigneter Rückenmarksreflexe Aufschluß über den Funktionszustand der verschiedenen Rückenmarksabschnitte zu erhalten. Ein bekannter Reflex ist der *Patellarsehnenreflex* (Patella = Kniescheibe):

Bei einem leichten Schlag auf den Unterschenkel unterhalb der Kniescheibe soll der freihängende Unterschenkel nach vorne schnellen. An dieser Stelle unterhalb der Kniescheibe liegt das Ende der Sehne, die den Strecker am Oberschenkel mit dem Unterschenkelknochen verbindet. Der Schlag bewirkt einen kurzzeitigen Sehnenzug, der den Muskel streckt. Dadurch wird in den sensiblen Nervenfasern ein Aktionspotential verursacht, das über die Nervenfasern durch das Hinterhorn des Rückenmarks geleitet wird. Hier wird der Impuls so ausgewertet, daß im Vorderhorn ein „Befehl" entsteht. Dieser verläßt das Vorderhorn als Aktionspotential und gelangt über die motorische Bahn zurück zum Muskel. Hier wird jetzt der Befehl zur Muskelbewegung ausgeführt, d. h., der freihängende Unterschenkel schnellt nach vorne. Funktioniert der Patellarsehnenreflex nicht, so kann eine Schädigung des Rückenmarks im Bereich des Lendenmarks vorliegen.

Autonomes (vegetatives) Nervensystem

Beim Erschrecken bekommt man Herzklopfen. Die Herztätigkeit wird ohne unseren Willen verändert. Dies geschieht durch die Nerven des autonomen (selbständigen) Nervensystems. Es steuert Funktionen des Körpers, die nicht dem Bewußtsein und dem Willen unterliegen. Eine strenge Trennung zwischen *autonomem* und *somatischem* (willkürlichem) Nervensystem kann nicht durchgeführt werden. Beide Systeme bilden eine funktionelle Einheit.

Im Gegensatz zu einem Skelettmuskel werden z. B. die *vegetativen* Organe wie Herz, Lunge und Bronchien, Verdauungstrakt, Niere, Harnblase, Genitalien, Tränendrüsen und Speicheldrüsen *doppelt* innerviert. Diese Organe werden von einem Nerv des *parasympathischen* Teils und einem Nerv des *sympathischen* Teils des autonomen Nervensystems innerviert. Wir erkennen, daß das autonome Nervensystem in zwei funktionell verschiedene Teile gegliedert ist.

Man unterscheidet den Sympathikus und den Parasympathikus:

- Der *Sympathikus* besteht hauptsächlich aus dem *Grenzstrang*. Dieser wird durch rechts und links von der Wirbelsäule liegenden Ganglien gebildet, die miteinander durch längslaufende Zwischenstränge verbunden sind (Abb. 6.**7**). Der Grenzstrang läuft bis zum Steißbein. Vom Grenzstrang laufen Nervenfasern zu den vegetativen Organen. Das Ursprungsgebiet der sympathischen Nervenfasern liegt in den Seitenhörnern des Brust- und oberen Lendenmarks (Abb. 6.**7**).
- Den Hauptteil des *Parasympathikus* bildet der *Vagus* (der „Umherschweifende"). Der Vagus entspringt dem verlängerten Mark.

Sympathikus und Parasympathikus üben meist eine entgegengesetzte (antagonistische) Wirkung auf die betroffenen Organe – oft Erfolgs- oder Zielorgane genannt – aus. Mit Sympathikus und Parasympathikus interessiert uns im wesentlichen der periphere Teil des autonomen Nervensystems.

Eine Erregung des Sympathikus löst eine *ergotrope Reaktion* aus. Mit einer ergotropen Reaktion wird die Fähigkeit zur Arbeitsleistung und Auseinandersetzung mit der Umwelt erhöht.

Eine Erregung des Parasympathikus löst eine *trophotrope Reaktion* aus. Die trophotrope Reaktion dient der „Erholung", d. h. der Wiederherstellung der Leistungsfähigkeit. Bei dieser Reaktion ist z. B. die Tätigkeit der Verdauungsdrüsen und der Darmmuskulatur gesteigert, während Kreislauftätigkeit und Atmung abnehmen.

Ein *physiologisches Gleichgewicht* zwischen Sympathikus- und Parasympathikusaktivität ist die Voraussetzung für ein Funktionieren der vegetativen Organe. Ist dieses physiologische Gleichgewicht gestört, so spricht der Arzt von einer **vegetativen Dystonie**.

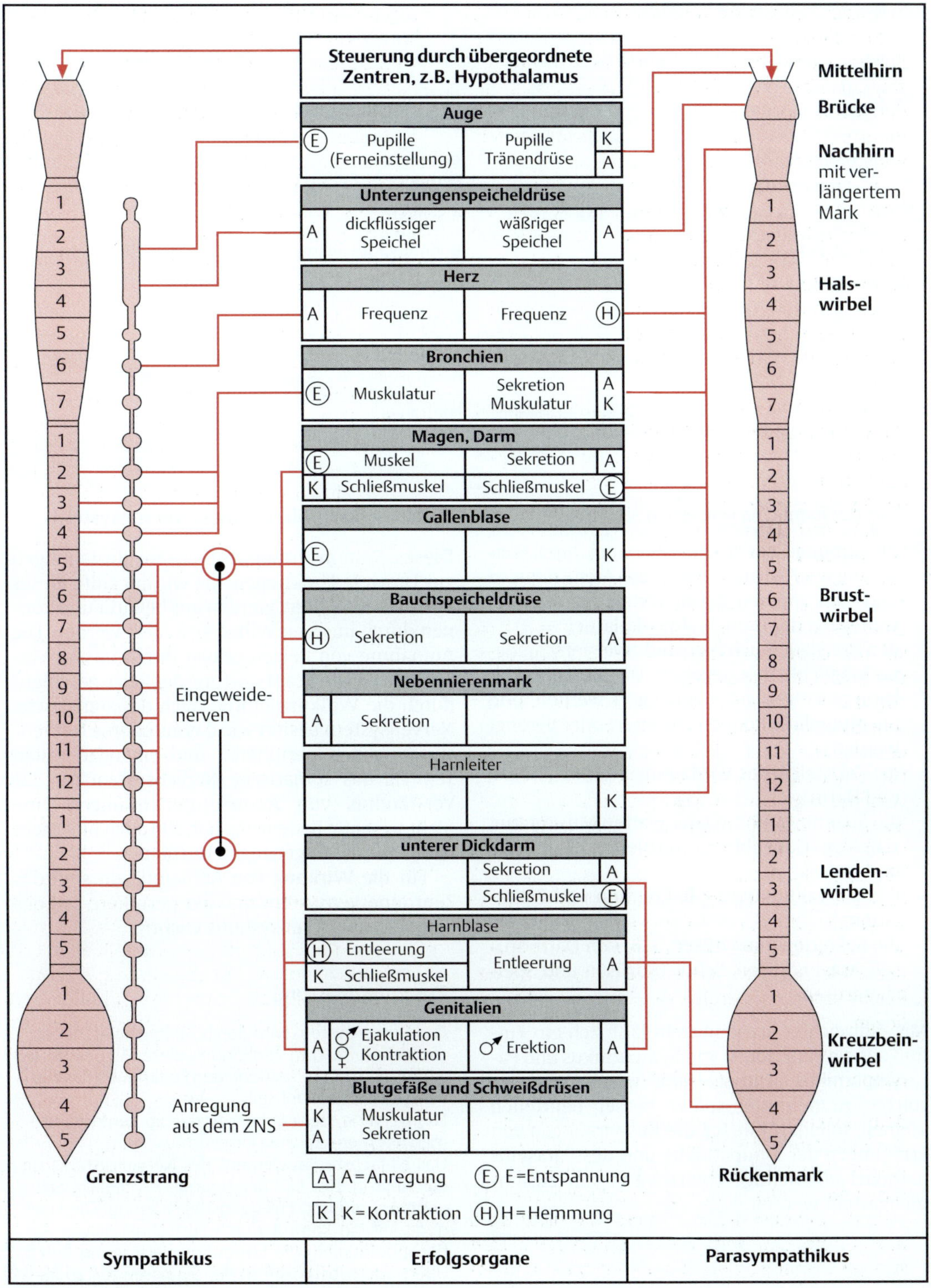

Abb. 6.**7** Sympathisches und parasympathisches Nervensystem (nach Miram u. Scharf)

Tabelle 6.**1** Sympathische und parasympathische Erregungen vegetativer Organe

Organ	Wirkung nach der Erregung des	Sympathikus	Parasympathikus
Herz	Frequenz Kontraktionskraft	erhöht erhöht	erniedrigt erniedrigt
Blutgefäße	Koronarien Hautgefäße	erweitert verengt	erweitert erweitert
Lunge	Bronchialmuskulatur	erschlafft	kontrahiert
Speicheldrüsen		dünnflüssiges Sekret	viel dünnflüssiges Sekret
Magen-Darm-Kanal	Peristaltik	abgeschwächt	verstärkt
Harnblase	Sphinkter	kontrahiert	erschlafft
Uterus		unterschiedlich in Abhängigkeit vom Zyklus	unterschiedlich in Abhängigkeit vom Zyklus
Auge	Dilatator pupillae Sphinkter pupillae	kontrahiert	 kontrahiert

Das *autonome Nervensystem* steuert:

- die Atmung. Dies geschieht einmal durch Steigerung oder Verminderung der Atemfrequenz und zum anderen durch Verengung oder Erweiterung der Bronchialmuskulatur;
- den Kreislauf. Auch hier sind zwei verschiedene Möglichkeiten gegeben. Die Herztätigkeit kann gesteigert oder verringert werden, und die Blutgefäße können erweitert oder verengt werden;
- die Peristaltik des Verdauungstraktes (Magen und Darm);
- die Spannung (Tonus) der glatten Muskulatur, z. B. von Gallenblase, Harnleiter, Harnblase und Uterus;
- die Genitalfunktion, z. B. Erektion und Ejakulation;
- die Sekretion von Drüsen, z. B. von Darmdrüsen, Magendrüsen, Schweißdrüsen und Speicheldrüsen.

Mit zahlreichen Arzneimitteln läßt sich ein Einfluß auf die Funktionen von Sympathikus und Parasympathikus ausüben. Damit wir die Wirkung solcher Arzneimittel später besser beurteilen können, sollen in Tab. 6.**1** die Auswirkungen von Erregungen des Sympathikus und des Parasympathikus auf wichtige vegetative Organe zusammengestellt werden.

Somatisches (willkürliches) Nervensystem

Dieses System ermöglicht unsere Beziehungen zur Umwelt. Funktionen, die wir mit Hilfe dieses Systems ausführen, werden uns bewußt und können durch unseren Willen gesteuert werden. Die Aufnahme von Reizen erfolgt durch unsere Sinnesorgane. Die Beantwortung der Reize geschieht durch die Willkürmotorik. Auch das somatische Nervensystem besitzt wie das autonome Nervensystem einen peripheren und einen zentralen Teil. Da das somatische Nervensystem für das Verständnis von Arzneimittelwirkungen eine nicht so große Bedeutung hat, soll auch hier nicht näher darauf eingegangen werden.

Für die Wirkung von Arzneimitteln sind das Zentralnervensystem und der periphere Teil des autonomen Nervensystems wichtig.

Zusammenfassung

Das Nervensystem wird durch zahlreiche Arzneimittel beeinflußt. Zum Verständnis dieser Arzneimittelwirkungen müssen Aufbau und Funktionen des Nervensystems bekannt sein.
Das Nervensystem gehört zu den Steuerungssystemen des menschlichen Organismus.
Das einfachste Bauelement des Nervensystems ist das Neuron. Der Bau des Neurons ermöglicht Erregungsleitung und Erregungsübertragung. Die Erregungsleitung kommt durch Fortschreiten von Aktionspotentialen, die Erregungsübertragung durch Überträgersubstanzen an den Synpasen zustande.

Es ist eine anatomische und eine funktionelle Gliederung des Nervensystems möglich.
Für Arzneimittelwirkungen sind vor allem das Zentralnervensystem und der periphere Teil des autonomen Nervensystems von Interesse. Das Zentralnervensystem mit Gehirn und Rückenmark regelt die Beziehungen zur Umwelt. Es macht Empfindungen und Bewegungen bewußt und kann mit unserem Willen beeinflußt werden. Das autonome Nervensystem steuert lebenswichtige Organtätigkeiten, wie z. B. Atmung, Kreislauf, Verdauung, Sekretion und Fortpflanzung. Es ist unabhängig von unserem Willen.
Das autonome Nervensystem besitzt mit dem Sympathikus und dem Parasympathikus zwei in ihrer Wirkung antagonistische Teile. Alle vegetativen Organe werden sowohl vom Sympathikus als auch vom Parasympathikus innerviert.

Fragen

1. Nennen Sie Grundeigenschaften des Lebens.
2. Welche Möglichkeiten der Steuerung von Körperfunktionen besitzt der menschliche Organismus?
3. Stellen Sie wichtige vegetative Steuerfunktionen des Hypothalamus zusammen.
4. Wo liegen die „Befehlsstellen“ (zentralen Teile) des autonomen Nervensystems?
5. Erklären Sie, warum es bei Aufregung zu einer gesteigerten Peristaltik von Magen und Darm kommen kann.
6. Durch ein Arzneimittel wird die Pupille erweitert. Über welchen Mechanismus wirkt dieses Arzneimittel wahrscheinlich?

7 Arzneimittel, die vorwiegend am peripheren Nervensystem angreifen

Wie bereits erwähnt (S. 82 ff.) gehören die Nervenzellen (Ganglienzellen) zu den spezialisierten Zellen, die unserem Organismus Reizverarbeitung und Reizleitung ermöglichen. Eine weitere Grundeigenschaft des Organismus ist die *Reizbeantwortung*. Die Fähigkeit der Reizbeantwortung ist außer durch die Nervenzellen durch die *Muskelzellen* gewährleistet.

Die Wirkung eines Arzneimittels auf das periphere Nervensystem ist meist mit der Beeinflussung eines Muskels verbunden. Der Bau und die Funktionen des Muskelgewebes sollen deswegen kurz vorgestellt werden.

Bau und Funktionen des Muskelgewebes

Das Muskelgewebe ist aus Muskelzellen (Abb. 7.**1**) aufgebaut. Seine wichtigste Eigenschaft ist die Fähigkeit zu mehr oder weniger rascher Verkürzung. Man nennt diese Verkürzung *Muskelkontraktion*. Die Muskelkontraktion befähigt den Organismus zur Betätigung seines Bewegungsapparates (z. B. Heben des Armes) und zur Verkleinerung der Hohlorgane (z. B. Kontraktion der Harnblase). Die Muskelzellen besitzen sogenannte *Muskelfibrillen* (Abb. 7.**1 a**), die sich auf bestimmte Reize hin verkürzen können. Die Verkürzung der Muskelfibrillen ist die Ursache der Muskelkontraktion.

Nach Bau und Funktion unterscheidet man *drei Arten von Muskelgewebe*:

- glatte Muskulatur,
- quergestreifte Skelettmuskulatur,
- Herzmuskulatur.

Die *glatte Muskulatur* (Abb. 7.**1 a**) ist ein Muskelgewebe, das aus spindelförmigen Muskelzellen besteht. Die Muskelschicht der Hohlorgane (z. B. Magen, Darm, Blase) und Gefäßwände besteht aus glatter Muskulatur. Charakteristisch ist die *unwillkürliche*, langsame und rhythmische Tätigkeit dieser Muskulatur. Die Kontraktion wird durch das autonome Nervensystem gesteuert.

Die *quergestreifte Skelettmuskulatur* wird von langen Fasern gebildet (Abb. 7.**1 b**). Die Muskelfibrillen zeigen eine Querstreifung. Die quergestreifte Skelettmuskulatur kann *willkürlich* beeinflußt und rasch bewegt werden. Ihre Steuerung erfolgt durch das somatische (willkürliche) Nervensystem. Die Reizübertragung auf den Muskel geschieht in den motorischen Endplatten (Abb. 6.**1 c**, S. 83).

Bau und Funktionen der *Herzmuskulatur* weisen auf eine Kombination von glatter und quergestreifter Muskulatur hin (Abb. 7.**1 c**). Der Herzmuskel kontrahiert sich rasch, rhythmisch und unwillkürlich. Er besitzt eine *eigene* Erregungsbildung und Erregungsleitung und ist außerdem durch das autonome Nervensystem beeinflußbar.

Bei allen drei Arten von Muskelgewebe kann die Muskelkontraktion nur in Gegenwart von *Calcium-Ionen* erfolgen.

Der autonome Teil des peripheren Nervensystems

Arzneimittel, die auf das periphere Nervensystem einwirken, greifen überwiegend am autonomen Nervensystem an. Ausnahmen sind die Lokalanästhetika, Muskelrelaxantien und Spasmolytika, die teilweise oder ganz am peripheren somatischen Nervensystem angreifen.

Das autonome (vegetative) Nervensystem gliedert sich in *Sympathikus* und *Parasympathikus* (S. 88 ff.). Der Sympathikus besteht im wesentlichen aus dem Grenzstrang. Den Hauptteil des Parasympathikus macht der *Vagus* aus. Alle inneren Organe werden sowohl sympathisch als auch parasympathisch innerviert. Dadurch ist eine besonders feine Steuerung dieser Organe möglich. In den meisten Organen besteht eine

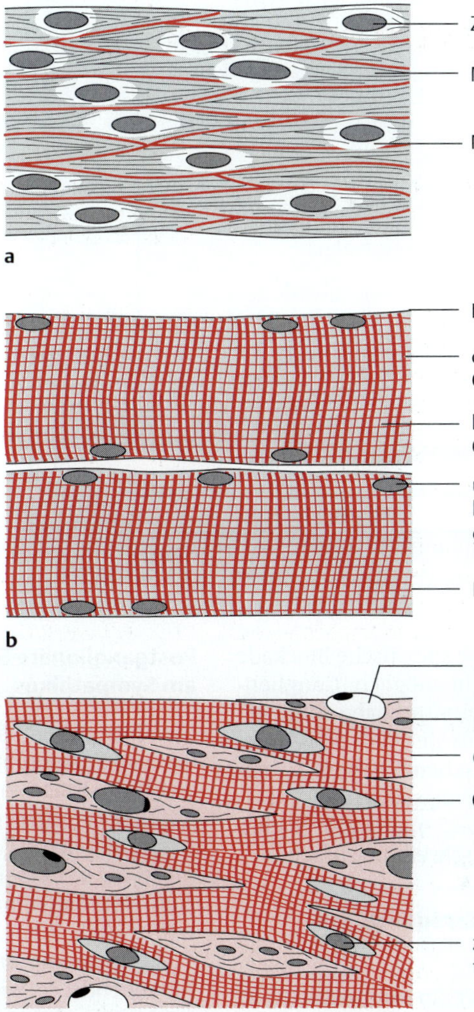

Abb. 7.**1** Muskelgewebe (nach Faller)
a Glatte Muskulatur
b Quergestreifte Skelettmuskulatur
c Herzmuskulatur

entgegengesetzte Wirkung (Antagonismus) zwischen Sympathikus und Parasympathikus. In einigen Organen spielt eines der beiden Teilsysteme allerdings eine dominierende Rolle. Dies ist z. B. bei den Blutgefäßen der Fall. Die Gefäßweite wird fast ausschließlich durch den Sympathikus geregelt.

Die *Erregungsübertragung* von einem Neuron zum anderen erfolgt *außerhalb* des ZNS in den Synapsen (Abb. 6.**1 b**, S. 83) der *Ganglien* (Mehrzahl von Ganglion). Ganglien sind außerhalb des ZNS gelegene Anhäufungen von Nervenzellen, die von Bindegewebskapseln umgeben sind.

Ganglienblocker

Stoffe, die in den Synapsen der Ganglien die Erregungsübertragung blockieren (Abb. 7.**2**), werden als **Ganglienblocker** bezeichnet. **Nicotin** ist in höheren Dosen ein typischer Ganglienblocker. Da sowohl im sympathischen wie im parasympathischen Ganglion die Erregungsübertragung durch

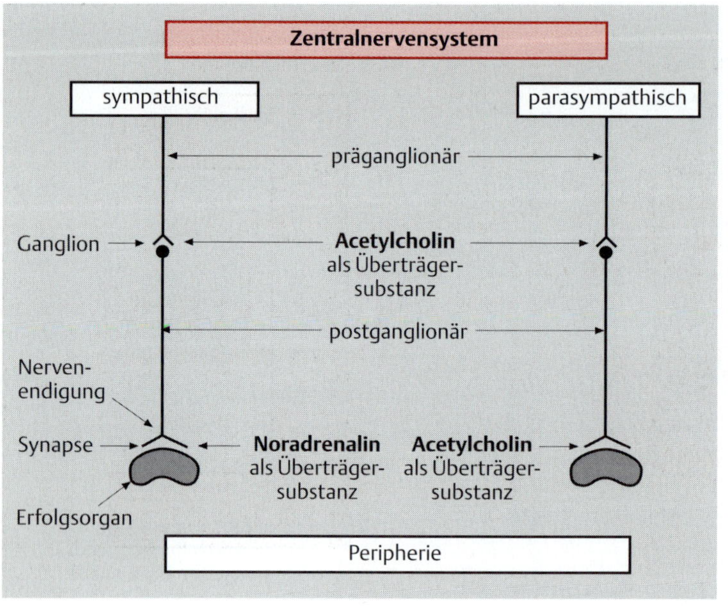

Abb. 7.**2** Erregungsübertragung im peripheren Teil des autonomen Nervensystems

Acetylcholin erfolgt, ist eine spezifische Blockade nur einer Ganglienart nicht möglich. Ganglienblocker besitzen als Arzneimittel daher eine geringe Bedeutung. Nicotin ist der Wirkstoff eines transdermalen therapeutischen Systems als sogenanntes *Raucherentwöhnungsplaster*. Bis zu einem Wirkstoffgehalt von 52,5 mg Nicotin je Pflaster besteht hier keine Verschreibungspflicht.

Postganglionäre Erregungsübertragung

Ein bevorzugter *Angriffsort* für Arzneimittel ist die Synapse zwischen dem Ende der postganglionären Nervenfaser (Nervenfaser zwischen Ganglion und Erfolgsorgan (Abb. 7.**2**) und dem Erfolgsorgan. Es handelt sich hier um einen Eingriff in die *postganglionäre Erregungsübertragung*. Diese erfolgt bei Sympathikus und Parasympathikus durch *unterschiedliche* Überträgersubstanzen: Am Nervenende des postganglionären Sympathikus durch *Noradrenalin*, d. h. *adrenerg*, und am postganglionären Parasympathikus durch *Acetylcholin*, d. h. *cholinerg*. Wir müssen deswegen auch die Arzneimittel, die an diesen beiden Orten angreifen, getrennt behandeln.

Postganglionäre Erregungsübertragung am Sympathikus

Die postganglionäre Überträgersubstanz *Noradrenalin* (Norepinephrin) wird im Zytoplasma der sympathischen Nervenenden aus der Aminosäure Tyrosin synthetisiert und in den synaptischen Bläschen *(Vesikeln)* gespeichert. Der Syntheseweg ist derselbe wie bei Dopamin, nur ist es zum Noradrenalin noch ein weiterer Syntheseschritt (Abb. 7.**3**).

Gelangt eine Erregung an das sympathische Nervenende, so wird unter Mitwirkung von Calcium-Ionen das gespeicherte Noradrenalin durch die Axonplasmamembran hindurch in den synaptischen Spalt freigesetzt. Das Noradrenalin löst dann eine Erregung der adrenergen Rezeptoren aus, d. h., es kommt zu einer sympathomimetischen Wirkung, z. B. einer Muskelkontraktion am Erfolgsorgan (Abb. 7.**3**).

Durch einen Sympathikusreiz wird aus dem Nebennierenmark *Adrenalin* (Epinephrin) – Noradrenalin nur in geringem Maße – in die Blutbahn abgegeben. Auf dem Blutweg wird es im Körper verteilt und entfaltet eine ähnliche Wirkung wie Noradrenalin.

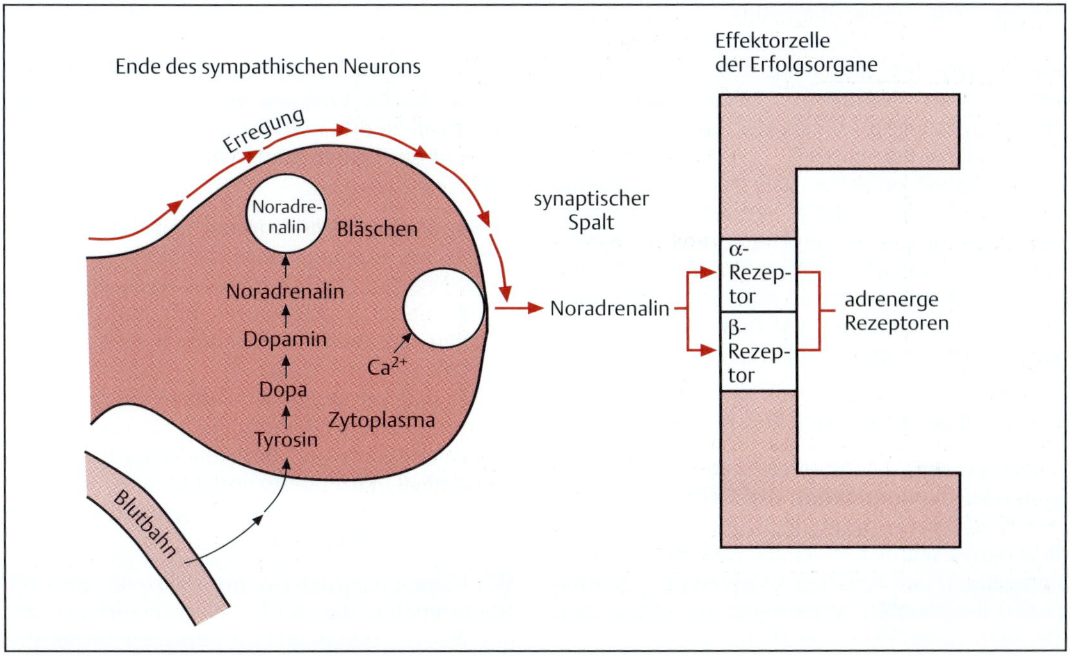

Abb. 7.**3** Postganglionäre Erregungsübertragung am Sympathikus

Wirkung von Noradrenalin und Adrenalin

Betrachten wir die Struktur von Noradrenalin und Adrenalin, so läßt sich erkennen, daß beiden das 3,4-Dihydroxyphenyl-2-aminoethan gemeinsam ist.

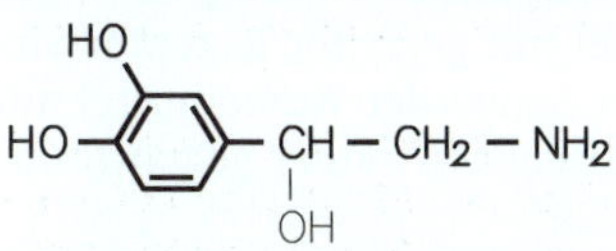

Noradrenalin
Norepinephrin(INN)

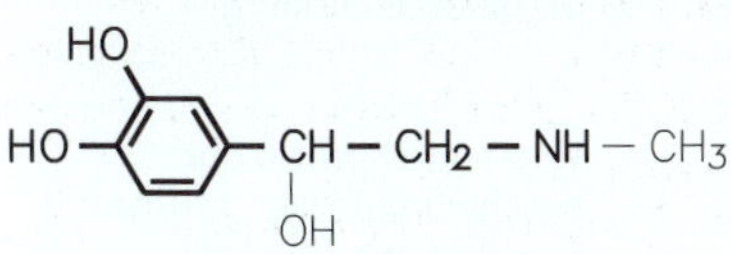

Adrenalin
Epinephrin(INN)

Abb. 7.**4** Struktur der Catecholamine

Stoffe – auch Arzneimittel mit einem 3,4-Dihydroxyphenyl-2-aminoalkan-Gerüst werden *Catecholamine* (Abb. 7.**4**) genannt. Die unterschiedliche Wirkung der beiden Catecholamine Adrenalin und Noradrenalin kommt durch das unterschiedliche Bindungsbestreben (Affinität) an den Rezeptoren zustande.

Noradrenalin ist im Körper für die Aufrechterhaltung des Gefäßtonus (Tonus = Spannung) durch Kontraktion der glatten Gefäßmuskulatur verantwortlich. Bei ergotroper Reaktionslage erhöht es das Herzzeitvolumen, so daß sich eine *Blutdruckerhöhung* ergibt. Als Arneimittel wird Noradrenalin (z. B. Arterenol®) lokal bei diffuser Blutung und als Zusatz zu Lokalanästhetika eingesetzt.

Adrenalin bewirkt an den Gefäßen von Haut und Schleimhaut eine Kontraktion. Die Blutgefäße von Skelettmuskulatur und Herz werden erweitert. Das hat zur Folge, daß bei körperlicher Arbeit Skelettmuskulatur und Herz besonders gut durchblutet sind. Adrenalin ist somit für die *Blutverteilung* im Organismus verantwortlich. Als Arzneimittel wird Adrenalin (z. B. Suprarenin®) bei anaphylaktischem Schock und als Zusatz zu Lokalanästhetika genommen.

Beide Catecholamine werden nach oraler Einnahme rasch inaktiviert und besitzen als Arzneimittel eingesetzt eine ganze Reihe von *Nebenwir-*

kungen, z.B: Schwächegefühl, Angstzustände, Herzklopfen (Tachykardie). Kontraindiziert ist der Einsatz bei Bluthochdruck, Schilddrüsenüberfunktion, Glaukom, Gefäßverhärtungen, Nierenfunktionsstörungen, Herzkranzgefäß- und Herzmuskelerkrankungen.

Wir haben erfahren, daß Noradrenalin eine Kontraktion der Gefäße verursacht, während Adrenalin die Gefäße von Haut und Schleimhaut verengt, die Gefäße im Bereich der Skelett- und Herzmuskulatur jedoch erweitert. Aus diesen Befunden ließ sich die Existenz verschiedener adrenerger Rezeptoren ableiten.

Einteilung der adrenergen Rezeptoren

α-Rezeptoren (α-Adrenorezeptoren): Eine Erregung löst die Kontraktion der Gefäßmuskulatur aus. Eine weitere Untergliederung in α_1- und α_2-Rezeptoren wurde notwendig, weil mit Rezeptor-anregenden und Rezeptor-blockierenden Stoffen (S. 99) ausgewählte Wirkungen an bestimmten Organen ausgelöst werden können.

Eine Erregung der α-Rezeptoren hat als *Stoffwechselwirkung* z. B. in der Leber den Abbau von Glykogen (Glykogenolyse) zu Glucose zur Folge.

β-Rezeptoren (β-Adrenorezeptoren): Auch hier ist eine Differenzierung notwendig.

β_1-Rezeptoren bewirken bei Erregung z. B. am Herz eine Erhöhung der Schlagfrequenz und verstärkte Kontraktion (positiv chronotrop und positiv inotrop).

Eine Erregung der β_2-Rezeptoren hat z. B. an den Herzkranzgefäßen und den Bronchien eine Erweiterung bzw. Erschlaffung zur Folge. Im Fettgewebe findet bei Erregung der β-Rezeptoren ein Fettabbau (Lipolyse) als Stoffwechselwirkung statt.

Es ist uns nun auch möglich, die teilweise unterschiedliche Wirkung von Noradrenalin und Adrenalin zu erklären. Art und Ausmaß der Wirkung dieser beiden Stoffe hängen von folgenden Faktoren ab:

- *Stärke der Wechselwirkung* mit den Rezeptoren. Noradrenalin zeigt mit den α_1-, α_2- und β_1-Rezeptoren eine stärkere Wechselwirkung als mit den β_2-Rezeptoren. Adrenalin wirkt an allen adrenergen Rezeptoren etwa gleich stark.
- *Art und Verteilung der Rezeptoren.* Am Herzmuskel z. B. sind vorrangig β_1-Rezeptoren, an Skelettgefäß- und Bronchialmuskulatur vorrangig β_2-Rezeptoren vorhanden. α_1-Rezeptoren sind vor allem an den Gefäßen von Haut und Schleimhaut lokalisiert.

Wir kommen zurück auf unser Beispiel von S. 95. Noradrenalin, das starke Wechselwirkung mit den α_1-, α_2- und β_1-Rezeptoren zeigt, wirkt also generell gefäßverengend. Adrenalin dagegen wirkt nur auf die Gefäße von Haut und Schleimhaut verengend, auf die Gefäße der Skelettmuskulatur jedoch erweiternd, da Adrenalin an allen adrenergen Rezeptoren einen etwa gleich starken Effekt besitzt.

Den Effekt von Arzneimitteln, der in einer ähnlichen Richtung an den Rezeptoren auftritt wie bei Noradrenalin und Adrenalin, bezeichnet man als *sympathomimetische* Wirkung. Es ist gelungen, Arzneimittel mit gezielter Rezeptorwirkung zu entwickeln. So werden Arzneimittel mit β_2-sympathomimetischer Wirkung gegen Bron-

Tabelle 7.**1** Durch Erregung adrenerger Rezeptoren ausgelöste Wirkungen

Organ	vorwiegend vorhandene adrenerge **Rezeptoren**	ausgelöste Wirkung
Herzmuskulatur	β_1	verstärkte Kontraktion
Herzerregungsbildungszentrum (Sinusknoten)	β_1	beschleunigte Herztätigkeit
Bronchialmuskulatur	β_2	Erschlaffung
Gefäße, vor allem Arteriolen von Haut und Schleimhäuten	α_1	Kontraktion
Gefäße der Skelettmuskulatur	β_2	Erschlaffung
Darm (Motilität und Tonus)	α_2, β_2	Erschlaffung (Ausnahme, da trotz Erregung beider Rezeptorenarten Erschlaffung eintritt)
Auge (Pupillenöffnungsmuskel)	α_1	Kontraktion
Uterusmuskulatur	β_2	Erschlaffung

chialasthma eingesetzt. Die Nebenwirkung auf das Herz ist hier gering. Andererseits werden sogenannte β_1-Rezeptorenblocker zur Behandlung des Bluthochdrucks genommen. Diese können auch von Asthmatikern angewandt werden.

Tab. 7.**1** verdeutlicht durch Erregung adrenerger Rezeptoren ausgelöste Wirkungen.

Am postganglionären Sympathikus angreifende Arzneimittel

Arzneimittel können in sehr unterschiedlicher Weise die Erregungsübertragung am postganglionären Sympathikus beeinflussen. Damit ist eine geeignete Möglichkeit der Einteilung dieser Arzneimittel gegeben. Man unterscheidet:

- **Direkte Sympathomimetika.** Diese Arzneimittel *erregen* adrenerge Rezeptoren ähnlich wie Adrenalin und Noradrenalin.
- **Indirekte Sympathomimetika.** Diese Arzneimittel fördern die Freisetzung von Noradrenalin aus dem Zytoplasma des Axons oder hemmen dessen Rückresorption aus dem synaptischen Spalt; dadurch werden die Rezeptoren stärker erregt.
- **Rezeptorenblocker.** Diese Arzneimittel blockieren die adrenergen Rezeptoren, dadurch wird die Erregung der adrenergen Rezeptoren *herabgesetzt.*
- **Antisympathotonika.** Diese Arzneimittel stören die Synthese, Freisetzung oder Speicherung von Noradrenalin (Abb. 7.**3**); auch dadurch wird die Erregung der adrenergen Rezeptoren *herabgesetzt.*

Die Arzneimittel aus diesen vier Gruppen werden bei den unterschiedlichsten Indikationsgebieten eingesetzt. Einen Überblick dieser Vielfalt soll Tab. 7.**2** vermitteln.

Aus der Anwendung dieser Arzneimittel erkennt man, daß sie hauptsächlich bei Herz-Kreislauf-Erkrankungen und Bronchialasthma eingesetzt werden. In späteren Kapiteln (S. 159 ff., S. 322 f.) erfolgt eine ausführlichere Behandlung dieser Erkrankungen mit ihrer Therapie.

Postganglionäre Erregungsübertragung am Parasympathikus

Die postganglionäre Erregungsübertragung von der parasympathischen Nervenfaser auf das Erfolgsorgan erfolgt cholinerg, d. h. durch *Acetylcholin.*

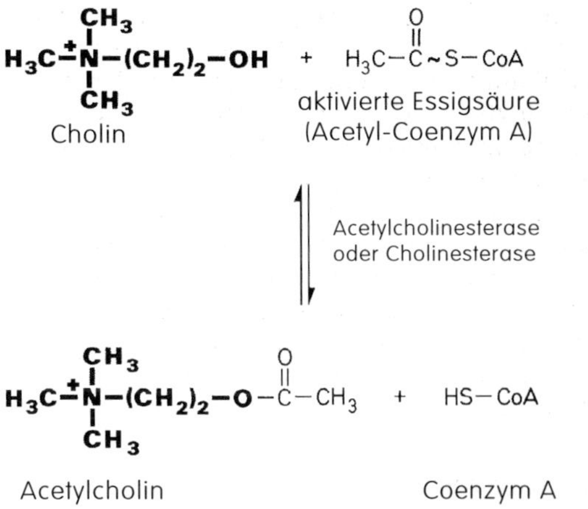

Abb. 7.**5** Biosynthese und Abbau von Acetylcholin (vereinfacht)

Dieses wird innerhalb der cholinergen Neurone durch Veresterung aus Cholin und aktivierter Essigsäure gebildet (Abb. 7.**5**). Wie das Noradrenalin wird auch das Acetylcholin in Bläschen (Vesikeln) gespeichert und bei Eintreffen einer Erregung unter Mitwirkung von Calcium-Ionen in den synaptischen Spalt freigesetzt. Das Acetylcholin reagiert an der postsynaptischen Membran, d. h. am Erfolgsorgan, mit spezifischen cholinergen Rezeptoren, den sogenannten m-Cholinozeptoren (m = muscarinartig). Es bewirkt u. a. am Herzen eine Frequenzerniedrigung, an der Bronchialmuskulatur eine Kontraktion, am Magen-Darm-Kanal eine verstärkte Peristaltik. Die Gefäße werden nur geringfügig beeinflußt. Damit es bei einer Parasympathikuserregung nicht zu einer Dauererregung kommt, wird Acetylcholin im Bruchteil einer Sekunde durch das Enzym Acetylcholinesterase oder Cholinesterase wieder abgebaut (Abb. 7.**5**).

Wegen dieses raschen Abbaus ist Acetylcholin für eine Therapie nicht geeignet.

Am postganglionären Parasympathikus angreifende Arzneimittel

Ähnlich wie bei dem postganglionären Sympathikus läßt sich auch am postganglionären Parasympathikus die Erregungsübertragung in verschiedener Weise beeinflussen. Wir können danach wieder unterschiedliche Arzneimittelgruppen bilden.

Tabelle 7.2 Am postganglionären Sympathikus angreifende Arzneimittel

Wirkungsmechanismus	Chemische Stoffgruppe	**INN**	**Fertigarzneimittel®**	Wirkung	Anwendung	Nebenwirkung	Kontraindikation
a Direkte Sympathomimetika							
Erregung vorwiegend von α-Rezeptoren (α-sympathomimetische Wirkung)	Catecholamine	Norfenefrin Etilefrin	Novadral Effortil		Hypotonie	Herzklopfen Herzrhythmusstörungen Hyperämie brennende Schmerzen	Hypertonie Arteriosklerose Tachykardie
	Imidazoline	Xylometazolin Oxymetazolin Tramazolin Tetryzolin	Otriven Nasivin Rhinospray Tyzine	**vasokonstriktorisch**	lokal zur Schleimhautabschwellung, z. B. bei Schnupfen		
Erregung vorwiegend von β-Rezeptoren (β-sympathomimetische Wirkung)	meist 3,5 Dihydroxyphenyl-2-aminoethanol-Derivate	Orciprenalin Salbutamol Terbutalin	+ Alupent + Sultanol + Bricanyl	vorwiegend **bronchospasmolytisch**	Bronchialasthma	Tachykardie Angina-pectoris-Anfälle	Hypertonie Arteriosklerose Tachykardie Schilddrüsenüberfunktion
		Isoxsuprin	Duvadilan	vorwiegend **gefäßerweiternd**	periphere Durchblutungsstörungen		
b Indirekte Sympathomimetika							
Förderung der Freisetzung von Noradrenalin aus dem Cytoplasma des Axons oder Hemmung der Rückresorption aus dem synaptischen Spalt	Phenylethylamin-Derivat	Ephedrin	+ asthmafrenon-S Risocon-Spray	vorwiegend **bronchospasmolytisch**	Bronchialasthma und lokal zur Schleimhautabschwellung bei Schnupfen		Hypertonie Arteriosklerose Tachykardie

Tabelle 7.**2** Fortsetzung

Wirkungs-mechanismus	Chemische Stoffgruppe	**INN**	**Fertig-arznei-mittel®**	Wirkung	Anwendung	Nebenwirkung	Kontraindikation
c Rezeptorenblocker							
Blockade der α-Rezeptoren durch kompetitiven Antagonismus (S. 18) mit Noradrenalin und Adrenalin	hydrierte Mutterkornalkaloide Synthetische Mutterkorn-Derivate (auch zentral angreifend)	Dihydroergotoxin (= Dihydroergocornin + Dihydroergocristin + Dihydroergocryptin) Nicergolin	+ DCCK + Hydergin + Sermion	vorwiegend gefäßerweiternd	Altershochdruck, periphere Durchblutungsstörungen, Insuffizienz der Hirngefäße		
Blockade der β-Rezeptoren durch kompetitiven Antagonismus	Argyloxy-propanolamin-Derivate	Propranolol Pindolol Oxyprenolol Metroprolol weitere Beispiele siehe Tab. 9.**5 b**, S. 173	+ Dociton + Visken + Trasicor + Beloc + Lopresor	u. a. Verringerung der Herzfrequenz und Herzkontraktion, Bronchokonstriktion	Angina pectoris, Herzfunktionsstörungen, Herzarrhythmien, Hypertonie	Bradykardie Erbrechen Diarrhoe Müdigkeit Verstärkung einer Herzinsuffizienz	Herzinsuffizienz Bronchialasthma Bradykardie
d Antisympathotonika							
Störung der Synthese, Freisetzung oder Speicherung von Noradrenalin, dadurch Herabsetzung der Erregung an den adrenergen Rezeptoren	Alkaloid aus *Rauwolfia serpentina*	Reserpin	Bestandteil von Kombinationspräparaten, z. B. + Briserin + Darebon	Verminderung des peripheren Gefäßwiderstandes, dadurch Blutdrucksenkung	Hypertonie	wirkt zentral beruhigend, orthostatische Regulationsstörungen, gesteigerte Magen-Darm-Motilität	Depressionen, Magen-Darm-Geschwüre
	Guanidinderivat Uracilderivat Imidazolderivat Catecholamin	Guanethidin Urapidil Clonidin Methyldopa	+ Esimil + Ebrantil + Catapresan + z. B. Presinol	Wirkung zentral bedingt, Senkung des Blutdrucks	Hypertonie	(vielfältig, Rote Liste)	(vielfältig, Rote Liste)

Parasympathomimetika sind Arzneimittel und Stoffe, die – ähnlich wie Acetylcholin – eine Erregung der cholinergen Rezeptoren bewirken:

- **Synthetische Cholinester.** Hierher gehört das Carbachol (+ Doryl®), das wegen seiner erregenden Wirkung besonders auf die glatte Muskulatur von Darm und Blase bei Darmatonie und Harnverhalten, z. B. nach Operationen, eingesetzt sind.
- **Alkaloide.** Das Alkaloid Pilocarpin (+ Spersacarpin® Augentropfen) wird wegen seiner pupillenverengenden Wirkung (Miosis) bei Glaukom (= Erhöhung des Augeninnendrucks) verwendet.
- **Cholinesterasehemmstoffe** (indirekte Parasympathomimetika) hemmen die Spaltung des Acetylcholins. Hier wird z. B. Neostigmin (+ Prostigmin®) zur Therapie der Darm- und Blasenatonie, des Glaukoms und der *Myasthenia gravis*, einer krankhaften Muskelschwäche, angewandt.

Parasympatholytika sind Arzneimittel und Stoffe, die eine Erregung der cholinergen Rezeptoren hemmen oder verhindern:

- **Alkaloide** wie Atropin (= Racemat des L-Hyoscyamins) und Scopolamin verdrängen Acetylcholin von den m-Cholinorezeptoren durch einen kompetitiven Antagonismus. Beide Alkaloide lassen sich zur Pupillenerweiterung (Mydriasis) in der Augenheilkunde einsetzen. Scopolamin wird ferner in Form eines transdermalen therapeutischen Systems als Membranpflaster (+ Scopoderm®) zur Vorbeugung gegen Reise- bzw. Seekrankheit angewandt. Als Nebenwirkungen dieser Alkaloide können Symptome wie Mundtrockenheit, Akkommodationsstörungen, Tachykardie und Abnahme der Schweißsekretion auftreten.
- **Synthetische Parasympatholytika.** Tropicamid (+ Mydriaticum® Stulln Augentropfen) dient einer Papillenerweiterung zu diagnostischen Zwecken. Pirenzepin (+ Gastrozepin®) reduziert die Magensäuresekretion und findet Anwendung in der Therapie von Gastritis und Geschwüren im Magen oder Dünndarm.
- **Quartäre Ammoniumverbindungen** wirken parasympatholytisch wie Atropin und außerdem hemmend auf die Ganglien. Diese Stoffgruppe bildet einen Übergang zu den Spasmolytika. Eine wichtige Verbindung ist das Butylscopolaminiumbromid (Buscopan®), das wegen seiner krampflösenden Wirkung auf die glatte Muskulatur von Magen-Darm-Kanal, Harn- und Gallenwegen als Spasmolytikum eingesetzt wird. Eine verwandte Verbindung ist das Trospiumchlorid (+ Spasmo-lyt®).

Um zu einem besseren Verständnis der Arzneimittelwirkungen von Parasympathomimetika und Parasympatholytika zu gelangen, sollte die Tab. 6.**1**, S. 90 nochmals angesehen werden.

Der *Anwendungsbereich* von Parasympathomimetika und Parasympatholytika ist nicht so breit wie der Anwendungsbereich von Arzneimitteln, die am postganglionären Sympathikus angreifen. Parasympathomimetika werden hauptsächlich bei Glaukom, Darm- und Blasenatonie und schwerer, krankhafter Muskelschwäche (Myasthenia gravis) eingesetzt. Parasympatholytika werden im wesentlichen als Mydriatika und Spasmolytika angewandt.

Spasmolytika

Mit dem **Butylscopolamin** wurde ein Arzneimittel eingeführt, das durch seine parasympatholytischen Wirkungen Krämpfe **(Spasmen)** der glatten Muskulatur beseitigen kann. Es besitzt gegenüber Atropin und Scopolamin den Vorteil, daß es keine zentralen Wirkungen hat.

Ein Wirkstoff, der ausschließlich an der glatten Muskulatur angreift, ist das Opiumalkaloid **Papaverin**. Synthetisches Abwandlungsprodukt des Papaverins ist das Ethaverin (in Iliotonal®). Ähnlichkeiten mit dem Papaverin zeigt Mebeverin (+ Duspatal®). Wirkstoffe, die als Spasmolytika und Choleretika eingesetzt werden, sind Hymecromon (Cholspasmin®, Chol-Spasmoletten®, Gallo Merz Spasmo Hymecromon) und Tiropramid (Alfospas®). Als pflanzliche Spasmolytika dienen u. a. Zubereitungen aus Kamillenblüten und Blättern der Tollkirsche.

Periphere Muskelrelaxantien

Bisher lernten wir Arzneimittel kennen, die an den Synapsen der Ganglien und an den Synapsen am Ende von Nerven des autonomen Nervensystems angreifen. Eine weitere Gruppe von peripher wirksamen Arzneimitteln greift im somatischen Nervensystem in die Erregungsübertragung vom Nerv auf den quergestreiften Muskel ein. Diese Gruppe von Arzneimitteln nennt man **periphere Muskelrelaxantien** (lat. relaxare: lösen, abspannen), weil sie die Spannung der Skelettmuskulatur lösen. Ein wichtiges Indikationsgebiet für die Muskelrelaxantien ist der Einsatz bei der *Narkose*.

Angriffsort der Muskelrelaxantien ist die motorische Endplatte (Abb. 6.**1 c**, S. 83). An den Synapsen der motorischen Endplatte erfolgt die Erregungsübertragung wieder durch Acetylcholin, d. h. cholinerg über *m-Cholinozeptoren*. Muskelrelaxantien verhindern diese Erregungsübertragung.

Die wichtigsten Verbindungstypen mit muskelrelaxierender Wirkung sind das südamerikanische Pfeilgift **Tubocurarin** (S. 6) und das synthetische **Suxamethonium** (Abb. 7.**6**). Über die muskelrelaxierende Wirkung der Narkotika wird auf S. 112 berichtet.

Indikationen für Muskelrelaxantien sind Muskelrelaxation bei:

- Narkose,
- Tetanus,
- künstlicher Beatmung.

Kontraindikationen für den Einsatz von Muskelrelaxantien sind schwere Leberfunktionsstörungen und Lungenödem.

Fertigarzneimittel sind in Tab. 7.**3** zusammengestellt.

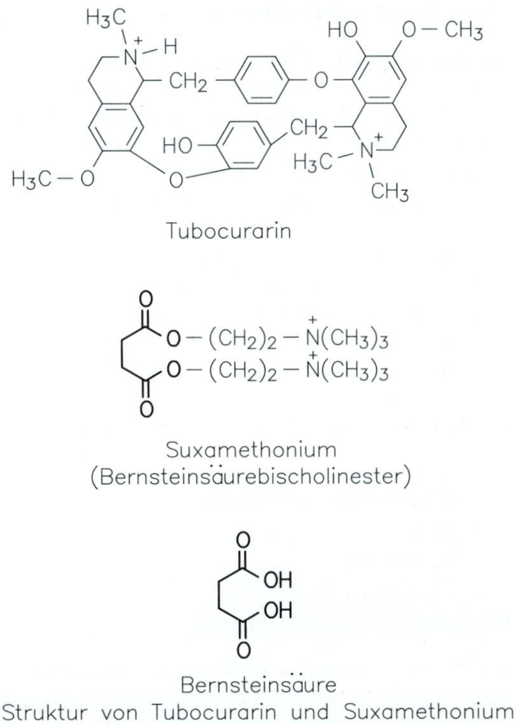

Abb. 7.**6** Struktur von Tubocurarin und Suxamethonium

Tabelle 7.**3** Muskelrelaxantien (63)

INN/Substanz	**Fertigarzneimittel®**	Anwendung	Nebenwirkung
Alcuroniumchlorid	+ Alloferin	Muskelrelaxation bei Operationen bei Intubation und künstlicher Beatmung	Hypotonie Bronchospasmen
Atracuriumbesilat	+ Tracrium Wellcome		Hautausschlag Freisetzung von Histamin Zunahme des intraokularen Drucks
Orphenadrin	+ Norflex	Muskelspasmen	Reaktionsvermögen
Pancuroniumbromid	+ Pancuronium Curamed	Muskelrelaxation im Rahmen der Allgemeinanästhesie	Tachykardie Blutdruckanstieg
Suxamethoniumchlorid	+ Lysthenon	kurzwirkendes Muskelrelaxans Thorax- und Knochenchirurgie	Tachykardie Arrhythmie
Tizanidin	+ Sirdalud	zentral wirksam akute und chronische Spasmen	Müdigkeit und Schwindel

Lokalanästhetika

Mit den **Lokalanästhetika** lernen wir eine Gruppe von Arzneimitteln kennen, die es ermöglichen, die Schmerzempfindung reversibel auszuschalten. Die Anwendung von Lokalanästhetika dient speziell der örtlich begrenzten, reversiblen Ausschaltung der Schmerzempfindung bei vollem Bewußtsein.

Das erste brauchbare Lokalanästhetikum war das **Cocain**. Es wird wegen technologischer Nachteile und der suchterregenden Wirkung kaum noch angewandt. Die heute eingesetzten Lokalanästhetika sind vollsynthetische Stoffe. Von der Struktur her können zwei Grundtypen unterschieden werden (Abb. 7.**7**):

- 4-Aminobenzoesäure**ester**-Derivate, z. B. Benzocain und Procain,
- **Amide** (Anilide), z. B. Lidocain.

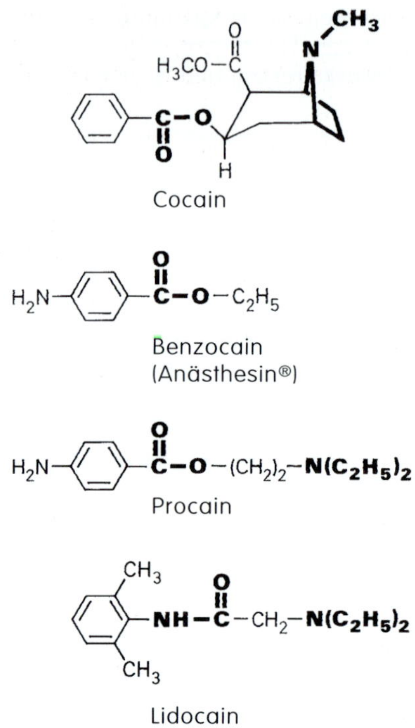

Abb. 7.**7** Struktur der Lokalanästhetika

Wirkung von Lokalanästhetika

Der Angriffspunkt der Lokalanästhetika liegt an den Neuronen selbst. Das Lokalanästhetikum setzt die Permeabilität für Natrium-Ionen an der Axonmembran durch Blockade der Natriumkanäle herab (S. 84). Durch diese „Abdichtung" der Membran wird die Fortleitung des Aktionspotentials über die Nervenfaser reversibel blockiert. Damit ist die Schmerzleitung unterbrochen.

Durch eine gleichzeitig verursachte Gefäßerweiterung kommt es zu einem raschen Abtransport des Lokalanästhetikums vom Wirkungsort und damit auch zu einem schnellen Abklingen der Wirkung. Lokalanästhetika vom Estertyp (z. B. Procain) werden bereits in der Blutbahn durch Cholinesterasen in unwirksame Bestandteile gespalten. Lokalanästhetika vom Amidtyp (z. B. Lidocain) werden in der Leber abgebaut.

Dem raschen Wirkungsverlust durch Vasodilatation wird bei zahlreichen Fertigarzneimitteln aus dieser Gruppe durch einen **Vasokonstriktor-Zusatz** vorgebeugt. Als Vasokonstriktoren werden meist Adrenalin (Epinephrin) oder Noradrenalin (Norepinephrin) in sehr geringer Konzentration (ca. 0,01 – 0,04 mg/ml) eingesetzt. Wegen der starken Nebenwirkungen dieser beiden Stoffe ist es wichtig, die Höchstgaben von 0,25 mg in der Lokalanästhesie zu beachten. Der Vasokonstriktor-Zusatz bringt drei Vorteile, er:

- vermindert die Durchblutung am Operationsfeld,
- verlängert die Wirkung,
- verhindert gefährlich hohe Konzentrationen des Lokalanästhetikums im Blut und vermindert damit die Toxizität.

Wichtige *Indikationen* für Lokalanästhetika sind:

- Zahnbehandlung,
- Operationen am Auge,
- chirurgische Eingriffe an der Körperoberfläche (z. B. Haut),
- chirurgische Eingriffe in der Geburtshilfe,
- diagnostische Eingriffe, z. B. bei der Bronchoskopie.

Anwendungsformen

Die Indikation und der Ort des Einsatzes eines Lokalanästhetikums bedingen verschiedene *Anwendungsformen*.

Die *Oberflächenanästhesie* dient der Schmerzbefreiung auf Schleimhäuten und Wundflächen der Haut. Das Lokalanästhetikum wird hier als Lösung, Salbe, Puder oder Spray aufgetragen.

Tabelle 7.**4** Anwendungsformen von Lokalanästhetika (58)

Anwendungsform	**INN**	**Fertigarzneimittel®**	Anwendungsbereich	Applikationsform
Oberflächen-Anästhesie	Benzocain	Anaesthesin	Reizzustände der Haut, Dermatologie	Puder, Bestandteil von Kombinationspräparaten
	Chlorethan	Chloraethyl „Dr. Henning"	Lokalanästhesie Dermatologie	Spritzampulle
	Lidocain	Xylocain	Schleimhautanästhesie	Salbe, Lösung, Pumpspray
	Tetracain	+ Gingicain	Mundschleimhaut	Spray
	Tetracain	+ Ophtocain	Ophthalmologie	Lösung
Infiltrations-Anästhesie	Lidocain	Lidocain Xylocain	Zahn- und Kieferheilkunde	Injektionslösung, Ampullen
	Mepivacain	Meaverin Scandicain		
	Procain	Novocain		
Leitungs-Anästhesie	Bupivacain	+ Bupivacain-Woelm + Carbostesin 0,25 %	Leitungsanästhesie vor langwierigen Operationen	Injektionslösung
	Mepivacain	Meaverin		
Spinal-Anästhesie	Lidocain	Xylocain	Geburtshilfe	Injektionslösung
	Articain	+ Ultracain	Chirurgie	
Epidural-Anästhesie	Etidocain	+ Dur-Anest		Injektionslösung
	Bupivacain	+ Carbostesin 0,75 %	Chirurgie	Injektionslösung

Bei der *Infiltrationsanästhesie* wird das Lokalanästhetikum in das Gewebe injiziert. Man erreicht damit vor allem eine Blockade der sensiblen Nervenfaserenden.

Durch gezieltes Umspritzen bestimmter Nerven erreicht man die *Leitungsanästhesie*, d. h. eine Unterbrechung der Erregungsleitung.

Sonderformen der Lokalanästhesie sind z. B. *Spinalanästhesie* (Injektion des Lokalanästhetikums in die Rückenmarkflüssigkeit), *Epiduralanästhesie* (Injektion des Lokalanästhetikums in den Epiduralraum zwischen harter Hirnhaut und Wirbelkanal), die Neuraltherapie und die *Sympathikusblockade*.

In Tab. 7.**4** sind Anwendungsformen von Lokalanästhetika und entsprechende Fertigarzneimittel zusammengestellt.

Nebenwirkungen und Komplikationen

Da Lokalanästhetika nicht spezifisch auf sensible Nervenfasern wirken, kann es zu schweren *Nebenwirkungen* kommen. Dies ist besonders dann der Fall, wenn das Lokalanästhetikum in höherer Konzentration auf dem Blutweg zum Herz oder ZNS gelangt. So etwas kann z. B. durch versehentliche Injektion eines Lokalanästhetikums in ein Gefäß oder durch extreme Resorption geschehen.

Durch Angriffe im *ZNS* bedingte Nebenwirkungen sind Unruhe, Zittern **(Tremor)**, Krämpfe und Atemlähmung.

Wird am *Herz* z. B. die Erregungsleitung und Erregungsbildung durch ein Lokalanästhetikum gehemmt, so sind **Bradykardie**, Herzstillstand, Kreislaufversagen und durch Sauerstoffmangel verursachte Krämpfe die Folge. Die wichtigsten Gegenmaßnahmen bei derartigen Komplikationen sind Sauerstoffbeatmung und Applikation von Muskelrelaxantien.

Als weitere Nebenwirkungen sind **allergische Reaktionen** möglich. Dies sind u. a. **Exantheme, Urtikaria** und **anaphylaktischer Schock**. Die Gefahr einer Allergie scheint nach parenteraler Gabe von Procain besonders hoch zu sein.

Vor allem besteht die Gefahr, daß der **Vasokonstriktor-Zusatz** von Adrenalin und Noradrenalin zu Nebenwirkungen wie Blutdruckanstieg, Tachykardie und Arrhythmien führt. Auf die In-

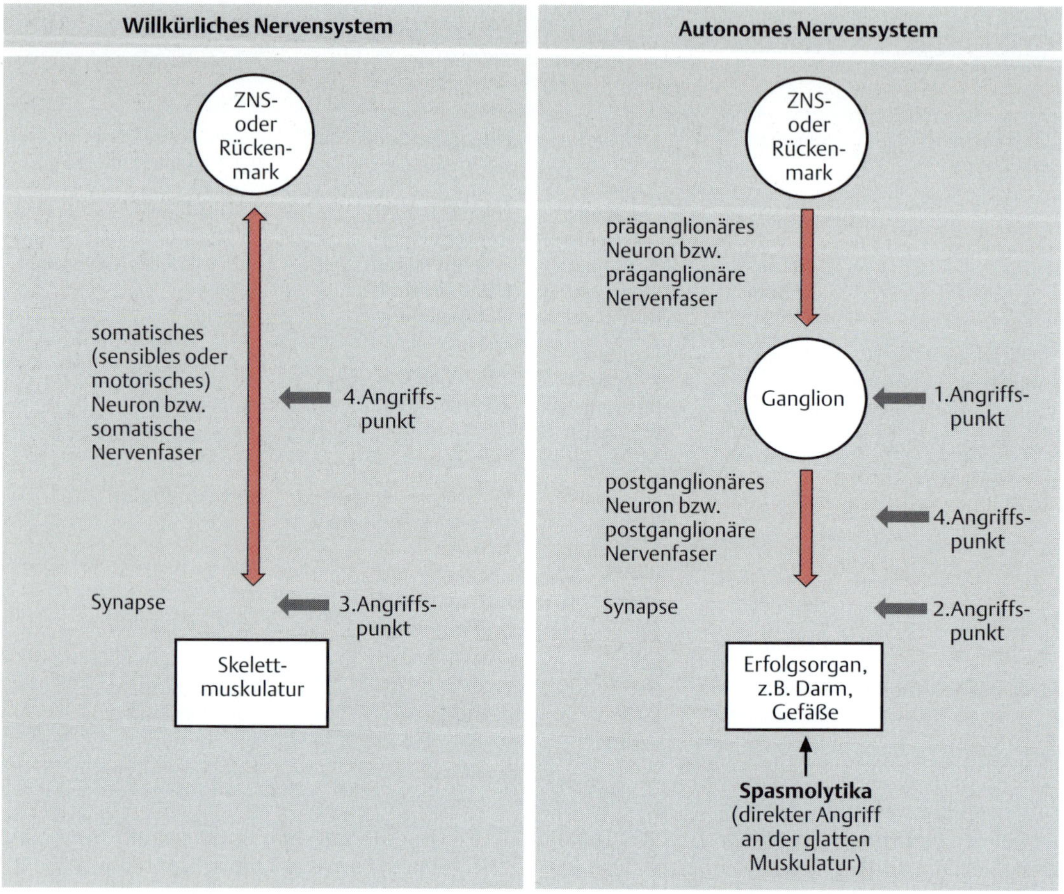

Abb. 7.**8** Übersicht der Angriffspunkte von Arzneimitteln, die vorwiegend am peripheren Nervensystem angreifen

teraktion zwischen Noradrenalin und trizyklischen Antidepressiva (S. 151) sei hier besonders hingewiesen.

Zusammenfassung

Zum Verständnis der vorwiegend am peripheren Nervensystem angreifenden Arzneimittel sind die verschiedenen Angriffspunkte dieser Arzneimittel wichtig. Es wurden vier wichtige Angriffspunkte herausgestellt (Abb. 7.**8**):

1. *Angriffspunkt:* Die Synapsen in den Ganglien. Arzneimittel, die eine Erregungsübertragung in den sympathischen und parasympathischen Ganglien blockieren, sind die Ganglienblocker. Wichtigster Vertreter ist das Nicotin.
2. *Angriffspunkt:* Synapsen zwischen dem Ende der postganglionären Nervenfaser und dem Erfolgsorgan. Bei dieser Art des Angriffs muß weiter differenziert werden. Es gibt Arzneimittel, die in die Erregungsübertragung am postganglionären Sympathikus und solche, die in die Erregungsübertragung am postganglionären Parasympathikus eingreifen. Wird durch den Eingriff die Erregungsübertragung verstärkt, so spricht man von einer sympathomimetischen bzw. parasympathomimetischen Wirkung. Wird die Erregungsübertragung vermindert oder blockiert, so nennt man das eine sympatholytische bzw. parasympatholytische Wirkung. Arzneimittel dieser Gruppe wirken hauptsächlich auf die glatte Muskulatur z. B. der Gefäße und auf die Herzmuskulatur.
   Die Spasmolytika besitzen eine Zwischenstellung. Sie wirken teilweise parasympatholytisch, greifen zum Teil aber auch direkt an der glatten Muskulatur an (Beispiel: Papaverin).
3. *Angriffspunkt:* Synapsen an motorischen Endplatten. Arzneimittel, die eine Erregungsübertra-

gung vom somatischen Nerv auf den Skelettmuskel blockieren, sind die peripheren Muskelrelaxantien.

4. *Angriffspunkt:* Die Neuronen bzw. Nervenfasern. Die Lokalanästhetika greifen an den sensiblen Nervenfasern (S. 85) an. Sie beeinträchtigen aber auch die Erregungsübertragung an den motorischen Nervenfasern und an den postganglionären sympathischen Nervenfasern.

Fragen

1. Wo findet im Organismus die Reizverarbeitung statt?
2. Warum sind Ganglienblocker als Arzneimittel unbedeutend?
3. Welchen Sinn hat der Zusatz von Adrenalin bzw. Noradrenalin bei Lokalanästhetika?
4. Begründen Sie den Einsatz von β-Sympathomimetika bei Bronchialasthma.
5. Erklären Sie, warum Arzneimittel mit α-sympathomimetischer Wirkung bei Arteriosklerose kontraindiziert sind.
6. Erklären Sie die Begriffe „α-sympathomimetisch“ und „β-sympathomimetisch“.
7. Wie wirkt sich ein Parasympatholytikum auf die Funktion der folgenden Organe aus: Speicheldrüsen, Bronchien und Schleimbildung der oberen und unteren Luftwege, Pupille, Herz?
8. Erklären Sie den kompetitiven Antagonismus am Beispiel des Atropins.
9. Wie kommt die pupillenverengende Wirkung des Pilocarpins zustande?
10. Nennen Sie zwei chemische Grundgerüste von Lokalanästhetika.
11. Erläutern Sie die Eliminierung der Lokalanästhetika.

8 Arzneimittel, die vorwiegend am Zentralnervensystem angreifen

Schlaf- und Beruhigungsmittel	Analgetika
Narkose und Narkotika	Arzneimittel gegen rheumatische Erkrankungen
Antiepileptika	Antiemetika
Antiparkinsonmittel	Psychopharmaka

Schlaf- und Beruhigungsmittel

Zwischen **Schlafmitteln** (Hypnotika) und **Beruhigungsmitteln** (Sedativa) besteht nur ein quantitativer Unterschied. Bei den meisten Arzneimitteln dieser Gruppe besitzt eine kleinere Dosis des betreffenden Stoffes eine beruhigende (sedierende), eine höhere Dosis eine schlafbringende Wirkung.

Oft findet man nach einem Tag voller Aufregung und Streß keinen Schlaf. Welche Störungen liegen im Organismus vor?

Schlaf, ein Biorhythmus

Der Wach-Schlafrhythmus gehört zu den zirkadianen Biorhythmen (S. 20f.), d. h. Ruhe und Aktivität lösen sich über den 24-Stunden-Tag in periodischer Reihenfolge ab. Die biochemischen Ursachen des Wach-Schlafverhaltens sind noch nicht gesichert. Man weiß, daß Erregungen aus der Peripherie zur Formatio reticularis gelangen und von hier aus einen zerstreuten Impulsstrom Richtung Großhirnrinde verursachen. Dieses System von aufsteigenden Impulsen (*ARAS* = aufsteigendes, retikuläres, aktivierendes System) ist mitverantwortlich für die Aufrechterhaltung des Wachzustandes. Ferner sind limbisches System, Raphe-Kerne und Überträgersubstanzen wie Noradrenalin und Serotonin am Wach-Schlafrhythmus beteiligt. Aufschlüsse über den Funktionszustand des Gehirns während der verschiedenen Phasen dieses Rhythmus kann das Elektroenzephalogramm vermitteln (S. 87).

Der *Schlaf* ist durch folgende Merkmale charakterisiert:

- Verlangsamung von Herztätigkeit und Atmung,
- Verminderung des Muskeltonus,
- Erniedrigung des Blutdrucks,
- Verengung der Pupillen,
- Weckbarkeit (Unterschied zur Narkose),
- Erniedrigung des Stoffwechsels.

Im Schlaf überwiegt der *Parasympathikustonus*. Wir wissen, daß dies ein Überwiegen von Vorgängen bedeutet, die der Erholung dienen. Unser Schlaf läuft in 4 bis 5 Zyklen von jeweils ca. 90 Minuten Dauer ab (Abb. 8.**1**). Jeder Zyklus besteht aus dem *orthodoxen Schlaf* (Nicht-REM-Schlaf) und dem paradoxen oder *REM-Schlaf*. Der orthodoxe Schlaf gliedert sich in vier Stadien: I Einschlafstadium, II Leichtschlafstadium, III mitteltiefes Schlafstadium, IV Tiefschlafstadium. Dem Ende der Tiefschlafphase folgt der ca. 15–20 Minuten dauernde REM-Schlaf (rapid-eye-movement), der auch Traumschlaf genannt wird. In der REM-Schlafphase ist der Tonus der Skelettmuskulatur besonders stark herabgesetzt, Atmung, Herztätigkeit und Blutdruck sind aber gesteigert. Ferner werden die Augen unter den geschlossenen Lidern schnell hin und her bewegt, und das Träumen ist in dieser Phase besonders häufig.

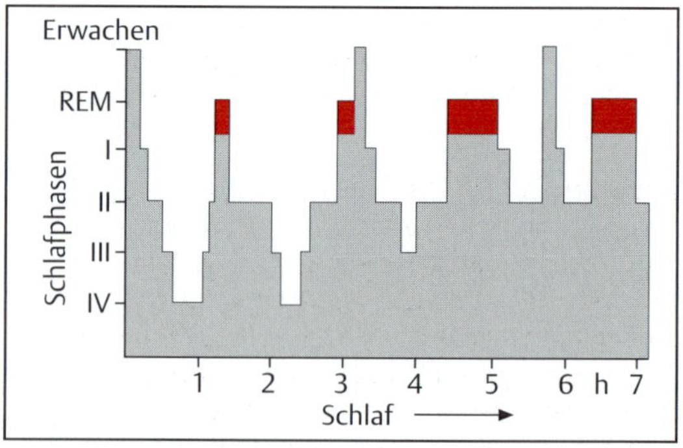

Abb. 8.**1** Schlafdiagramm eines gesunden Erwachsenen (nach Anschütz). Rot: REM-Schlaf

Das Wohlbefinden während des Tages ist in hohem Maße von einem ungestörten Verlauf der Zyklen und ihren Phasen abhängig. Der prozentuale Anteil der beiden Phasen an einem Zyklus unterliegt dem Einfluß des Alters. Mit zunehmendem Alter wächst der Anteil der Tiefschlafphase gegenüber der REM-Schlafphase. Die Schlafdauer nimmt im Alter ab.

Schlafstörungen lassen sich nach Art oder Ursache wie folgt einteilen:

- *Einschlafstörungen.* Hier liegt verzögertes Einschlafen von einer halben bis zu mehreren Stunden Dauer vor. Ursache einer derartigen Schlafstörung sind oft starke geistige oder seelische Beanspruchung oder Überbelastung.
- *Durchschlafstörungen.* Häufiges Aufwachen nach einem ersten Einschlafen kennzeichnen diese meist chronische Schlafstörung. Sie tritt aber auch in höherem Lebensalter auf.
- *Früherwachen* bezeichnet ein vorzeitiges Erwachen von einer bis zu mehreren Stunden vor der beabsichtigten Aufwachzeit. Die Störungen können psychosozial, organisch oder durch seelische Erkrankungen bedingt sein.
- *Organisch bedingte Schlafstörungen* (z. B. durch Schmerzzustände, Herzrhythmusstörungen, Bronchialasthma, Magen- oder Darmgeschwüre u. a.)
- *Psychisch bedingte Schlafstörungen* (z. B. Depressionen, Schizophrenie, Alkoholismus, Angstneurosen)
- Schlafstörende äußere Anlässe (z. B. Lärm, Licht, ungesunde Lebensführung, wie mangelnde körperliche Betätigung, schwere Mahlzeiten vor dem Schlafen oder Konsum anregender Genußmittel, wie Kaffee, Tee, Zigaretten)
- *Arneimittelbedingte Schlafstörungen* (z. B. durch Betablocker, Appetitzügler, Glucocorticoide, Asthmamittel, verschiedene Sympathomimetika, Antidepressiva)

Bevor man zu einer Arzneimitteltherapie der Schlafstörungen greift, sollte eine kausale Behandlung versucht werden. Oft bringt eine solche Behandlung, d. h. die Ausschaltung der schlafstörenden Ursachen, den gewünschten Erfolg.

Da die meisten Schlafmittel in geringer Dosierung sedierend wirken, besteht keine Notwendigkeit, in diesem Zusammenhang auf die Beruhigungsmittel einzugehen.

Arzneimitteltherapie der Schlafstörungen

Wirkungsort und Wirkungsmechanismus der Schlafmittel sind noch nicht exakt geklärt. Zahlreiche Schlafmittel hemmen die Erregungsübertragung an den Synapsen im Zentralnervensystem. Wesentliche Angriffspunkte für Schlafmittel sind Formatio reticularis und Thalamus, bei hohen Dosen auch die Großhirnrinde.

Bei der Dauertherapie mit Schlafmitteln kann es zu Gewöhnung, Gewohnheitsbildung und/oder Sucht kommen. Alle Schlafmittel beeinträchtigen den physiologischen Schlafrhythmus, indem sie u. a. die REM-Phasen verkürzen.

Die Schlafmittel und Beruhigungsmittel lassen sich in *verschiedene Gruppen* gliedern:

- pflanzliche Schlafmittel und isolierte Wirkstoffe des Baldrians,
- Diphenhydramin- und Doxylaminpräparate,
- Chloralhydratpräparate,
- Benzodiazepine,
- Zolpidem und Zopiclon,
- Barbiturate,
- Arzneimittel gegen extreme Erregungszustände.

Bis auf die Schlafmittel aus der Reihe der Phytopharmaka (Ausnahme Rauwolfiawurzel) und Diphenhydramin- bzw. Doxylaminpräparate unterliegen alle Gruppen der *Verschreibungspflicht*. Zu beachten ist auch, daß eine Reihe von Barbituraten unter die Bestimmungen des Betäubungsmittelgesetzes fällt, durch Ausnahmeregelungen aber weiter in Fertigarzneimitteln enthalten sein darf.

Pflanzliche Schlafmittel und isolierte Wirkstoffe des Baldrians. Inhaltsstoffe von Schlaf- und Beruhigungsmitteln pflanzlicher Herkunft sind häufig:

- Baldrianwurzel *(Valerianae radix)*,
- Hopfenextrakt *(Extractum Humuli lupuli)*,
- Passionsblumenextrakt *(Extractum herbae Passiflorae)*.

Pflanzliche Schlafmittel sind sehr häufig als Kombinationspräparate im Handel. Eine Reihe von Fertigarzneimitteln aus dieser Gruppe ist in Tab. 8.**1 a** zusammengestellt.

Diphenhydramin, Doxylamin (Abb. 8.**2**). Es handelt sich um Wirkstoffe, die als **Antihistaminika, Antiemetika, Hypnotika** und **Sedativa** eingesetzt werden. Sie gehören zu den wenigen Wirkstoffen in Fertigarzneimitteln, die nicht der Verschreibungspflicht unterliegen.

Tabelle 8.**1** Zusammenstellung der Schlafmittel und Sedativa (48)

Fertigarzneimittel®	**INN/Zusammensetzung**			Anwendung
a Pflanzliche Schlaf- und Beruhigungsmittel				
	Baldrian-wurzel	Hopfen	Sonstige	
Baldriparan	+	+	+	Schlafstörungen, Unruhe, Überreiztheit
Euvegal	+	+		Tagessedativum
Hovaletten	+	+		Unruhe, Angstzustände, Schlafstörung
Hyperforat	+		Hypericin äther. Öle	Schlafstörung Tagessedativum
Sedariston	+		+	Unruhe, Einschlafstörung
Valdispert	+			Tagessedativum Ein- und Durchschlafstörung
Visinal	+	+	Passionsblume	Unruhe, nervöse Herzbeschwerden
b Schlafmittel mit Wirkstoffen aus der Reihe der Antihistaminika				
	Diphenhydramin	Doxylaminsuccinat		
Gittalun		+		Einschlafstörungen
Hoggar-N		+		Ein- und Durchschlafstörungen
Sedovegan	+			Einschlafstörungen
c Benzodiazepine				
	INN/Zusammen-setzung	Dosierung in mg		
+ Dalmadorm	Flurazepam	15–60		Ein- und Durchschlafstörungen
+ Halcion	Triazolam	0,25–0,5		akute und chronische Schlaflosigkeit
+ Imeson	Nitrazepam	5–15		Ein- und Durchschlafstörungen
+ Lendormin	Brotizolam			
+ Mogadan	Nitrazepam	5–15		Ein- und Durchschlafstörungen
+ Noctamid	Lormetazepam			Ein- und Durchschlafstörungen
+ Remestan	Temazepam	20–30		Ein- und Durchschlafstörungen
+ Rohypnol	Flunitrazepam	0,5–2		akute und chronische Schlafstörungen
+ Staurodorm Neu	Flurazepam	14–27		Ein- und Durchschlafstörungen
d Barbiturate				
	INN			
+ nervo OPT mono	Barbital			Einschlafstörungen und vorzeitiges Erwachen
+ Nervolitan S + Valocordin N	Phenobarbital			nervöse Übererregbarkeit, Schlaflosigkeit
+ Speda	Vinylbital			psychogene und somatische Schlaf-störungen

Tabelle 8.**1** Fortsetzung

Fertigarzneimittel®	Pflanzliche Wirkstoffe	Diphen-hydramin	Barbiturate	andere Stoffe
e Kombinationspräparate				
Betadorm A		+		+
+ Metrotonin			+	+
Moradorm	+	+		
Plantival-N plus	+	+		
+ Sedovegan			+	+
+ Vesparax mite			+	+
Vivinox-Schlafdrag.	+	+		

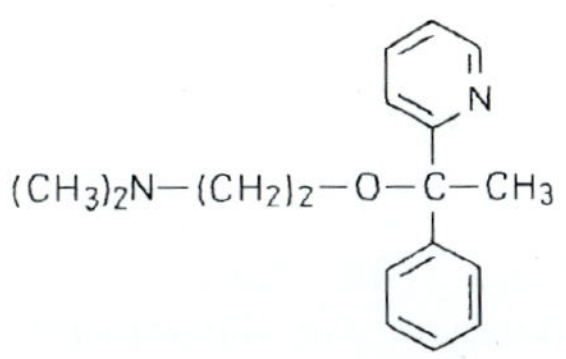

Abb. 8.**2 a** Doxylamin
N,N-Dimethyl-2-[(α-methyl)-α-(2-pyridyl)benzyloxy-ethylamin]

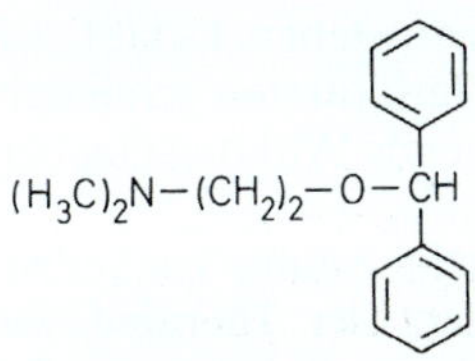

Abb. 8.**2 b** Diphenhydramin
2-Benzhydryloxy-N,N-dimethylethylamin

Bei der Abgabe von diphenhydramin- oder doxylaminhaltigen Schlafmitteln sollten gegebenenfalls folgende Beratungs- und Informationshinweise beachtet werden:

- Sie werden 30 Min. vor dem Zubettgehen eingenommen und besitzen eine Halbwertszeit von 6–8 Std.
- Nebenwirkungen, wie z. B. Obstipation, Miktionsstörungen, stenokardische Erscheinungen, sind durch die anticholinergen Eigenschaften dieser Substanzen bedingt.
- Die sedierende Wirkung anderer zentral wirksamer Pharmaka und Alkohol wird verstärkt.
- Bei einer Schlafzeit von weniger als 8 Std. ist ein „hang over" und eine Beeinträchtigung der Verkehrstüchtigkeit möglich.

Fertigarzneimittel Tab. 8.**1 b**.

Chloralhydrat. Dieser Wirkstoff (2,2,2-Trichlor-1,1-ethandiol, Abb. 8.**3**) kann bei älteren Patienten und in der Kinderpraxis als Rectiole eingesetzt werden. Unangenehm ist der brennende und bittere Geschmack, der den Zusatz von Geschmackskorrigentien oder die Verabreichung in Kapseln bzw. Rectiolen notwendig macht. Wegen rascher Toleranzentwicklung ist Chloralhydrat nur kurzfristig anwendbar.

$$Cl_3C — CH(OH)_2$$

Chloralhydrat
(2,2,2-Trichlor-1,1-ethandiol), Chloralhydrat DAB 10

Benzodiazepine:

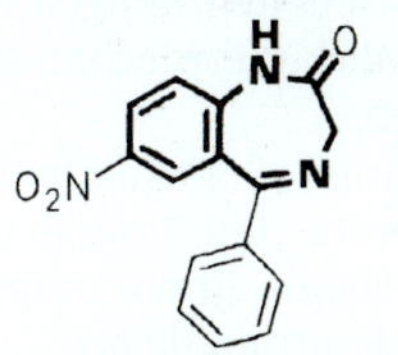

Nitrazepam

Abb. 8.**3**

Benzodiazepin-Derivate. Sie (Abb. 8.**3**) sind zunächst als Tranquillantien entwickelt worden. Die Tranquillantien ordnet man den Psychopharmaka zu (S. 145 ff.). Die Mehrzahl der heute verordneten Ein- und Durchschlafmittel sind Benzodiazepin-Derivate. (Tab. 8.**1 c**). Die Gefahr akuter Vergiftgungen ist bei diesen Arzneimitteln geringer als z. B. bei den Barbituraten. Da sie keine Enzyminduktion (S. 11) bewirken, ist auch bei längerer Anwendung keine Dosissteigerung notwendig. Die Eliminations-Halbwertzeiten (S. 13) der Benzodiazepine sind sehr unter-

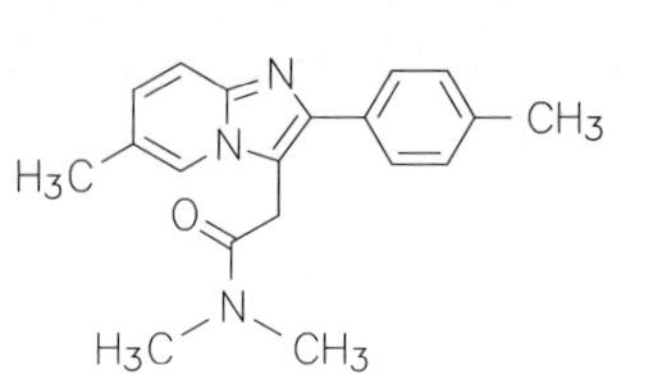

Zolpidem (Bikalm°, Stilnox°)

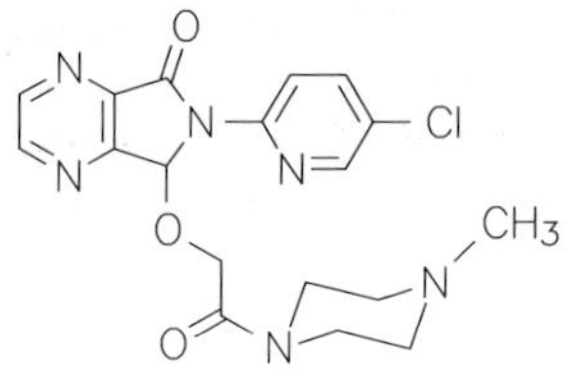

Zopiclon (Ximovan°)

Abb. 8.**4**

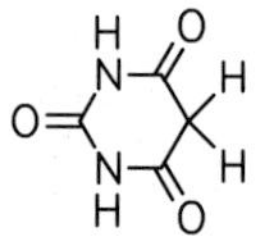

Barbitursäure

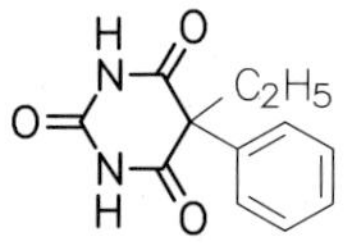

Phenobarbital

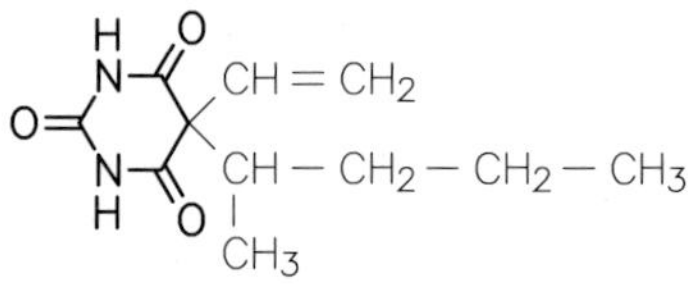

Vinylbital

Abb. 8.**5**

schiedlich, z.B. Triazolam $t^{1}/_{2}$ = 3–8 Stunden und Flunitrazepam $t^{1}/_{2}$ ca. 20 Stunden. Überhangeffekte und damit Einschränkung des Reaktionsvermögens können also bei entsprechender Wahl des Wirkstoffes weitgehend vermieden werden. Der Einfluß auf die physiologischen Schlafphasen ist bis auf die erwähnte Verkürzung der REM-Phasen, aber auch der Tiefschlafphase gering. Besonders bei älteren Patienten sind Paradoxreaktionen möglich. Liegen zerebrale Durchblutungsstörungen vor, sollten Benzodiazepine nicht gegeben werden, da die Gefahr der Auslösung starker Erregungszustände besteht. Weitere Nebenwirkungen der Benzodiazepine und der Wirkungsmechanismus sind auf S. 153 beschrieben.

Wegen ihrer muskelerschlaffenden Wirkung sind Benzodiazepine bei krankhafter Muskelschwäche (Myasthenia gravis) und Engwinkelglaukom (S. 328) kontraindiziert.

Zolpidem (ein Imidazopyridin-Derivat) und **Zopiclon** (ein Cyclopyrolon-Derivat, Abb. 8.**4**) sind Schlafmittel mit ähnlicher Wirkung und ähnlichem Wirkungsmechanismus wie die Benzodiazepin-Derivate.

Barbiturate. Diese sind **Derivate der Barbitursäure**.

Barbiturate gehören zwar einer früheren Schlafmittelgeneration an, sind aber immer noch Bestandteile einiger Schlafmittel. Durch Auswahl des Barbiturats und Dosierung ist es möglich, eine sedative, hypnotische oder narkotische Wirkung (S. 112) zu erzielen. Barbitursäure-Derivate, die zentralkrampflösend wirken, sind Phenobarbital und Methylphenobarbital. Als Schlafmittel eingesetzt werden Phenobarbital-Natrium, Barbital-Natrium und Vinylbital (Abb. 8.**5**).

Typische *Nebenwirkungen* von Barbituraten sind Schläfrigkeit am Tage („hang over") und Nachlassen des Urteilsvermögens. Auf manche Leute wirken Barbiturate nicht sedativ und hypnotisch, sondern erregend und euphorisierend. Dadurch kann Mißbrauch entstehen. Es läßt sich aus dieser Wirkung von Barbituraten schließen, daß hemmende und erregende Wirkung eng beieinander liegen.

Barbiturate werden sehr häufig zu Selbstmordversuchen verwendet. Der Therapie von **Barbituratvergiftungen** kommt deswegen Bedeutung zu. Symptome einer Barbituratvergiftung sind:

- Bewußtlosigkeit,
- zentrale Atemlähmung,
- Kreislaufversagen,
- Nierenversagen.

Bei der *Therapie* der Barbituratvergiftungen ist es wichtig, daß folgende Maßnahmen ergriffen werden:

- Sauerstoffbeatmung,
- evtl. Magenspülung bei Freihaltung der Atemwege, damit kein Mageninhalt in die Luftwege gelangt,
- Kreislaufbehandlung,
- forcierte Diurese, um Ausscheidung des Barbiturats zu beschleunigen (S. 200).

Früher wurden bei Barbituratvergiftungen sogenannte **Analeptika** gegeben. Analeptika sind Stoffe mit direkt zentral erregender Wirkung besonders auf das Atem- und Vasomotorenzentrum (Zentrum, das Erweiterung und Verengung der Gefäße steuert). Wirkstoffe aus der Reihe der Analeptika sind Amiphenazol (+ Daptazile®), Doxapram (+ Dopram®) und Coffein. Heute werden diese Substanzen nur noch bei Atmungsinsuffizienz, z. B. bei chronischer Bronchitis oder Emphysem (S. 316), eingesetzt.

Für den Umgang mit Schlafmitteln in der Apotheke ist grundsätzlich zu beachten, daß Schlafmittelgebrauch und Schlafmittelmißbrauch sehr häufig sind. Verschreibungspflichtige Schlafmittel werden oft ohne Rezept verlangt. Gewohnheitsbildung und Sucht sind häufig.

(Fertigarzneimittel sind in Tab. 8.**1** zusammengestellt).

In der Apotheke sind im Zusammenhang mit der Information und Beratung über Schlafmittel gegebenenfalls folgende Empfehlungen zu erteilen:

Beratungshinweise

Schlafmittel
Nicht-medikamentöse Therapie
Beseitigung der Störfaktoren:
- keine üppigen Mahlzeiten kurz vor dem Zubettgehen
- keine coffeinhaltigen Getränke
- Reizüberflutung (langes Fernsehen, laute Musik) abends reduzieren
- gut gelüftete Schlafräume, evtl. Abendspaziergang
- evtl. kleine Mengen Alkohol (1 Glas Bier oder Wein) am Abend
- evtl. Verzicht auf ausgedehnten Mittagsschlaf

Medikamentöse Therapie
- nicht länger als 1–2 Wochen!
- Kinder und Schwangere sollten in der Selbstmedikation keine Schlafmittel erhalten; Ausweichempfehlung: Baldrian oder Hopfen
- Schlafmittel sollten nie „prophylaktisch" eingenommen werden

Quelle: Empfehlungen der Landes-Apothekenkammer Baden-Württemberg

Arzneimittel gegen extreme Erregungszustände. Durch Vergiftungen oder auch bei Alkoholismus kann es zu einem **Delirium** kommen. Man versteht darunter einen Zustand der Verwirrtheit, ängstlich-unruhiger Stimmung. Es treten

HV-Empfehlung

Schlafstörungen
Baldrianwurzelextrakt,
z. B.:
Valdispert® Dragees
50 Stück à 45 mg

Dosierung: $^1/_2$ Stunde vor dem Schlafengehen 3 bis 6 Dragees.

Beratungshinweis: evtl. auch pflanzliche Kombinationspräparate einsetzen (Baldrianwurzel, Hopfenzapfen, Passionsblumenkraut, Melissenblätter etc.). An entsprechende Teezubereitungen gemäß Standardzulassung denken.

HV-Empfehlung

Schlafstörungen
Diphenhydramin-HCl,
z. B.:
Moradorm-A® Tabletten

nervo-OPT® N Tabletten
20 Stück à 50 mg

Dosierung: Erwachsene 1 Tablette $^1/_4$ bis $^1/_2$ Stunde vor dem Schlafengehen mit etwas Flüssigkeit einnehmen.

Beratungshinweis: Nicht gleichzeitig mit Alkohol oder zentraldämpfenden Pharmaka nehmen. Schlafmittel nicht über längere Zeit ohne ärztliche Kontrolle (Gewöhnung, Sucht!). Reaktionsvermögen kann beeinträchtigt werden. Zur unterstützenden Therapie an Schlaf- und Beruhigungstees denken.

HV-Empfehlung

Schlafstörungen
Doxylaminsuccinat,
z. B.:
Gittalun® Trinktabletten

Sedaplus® Kapseln
10 Stück à 25 mg

Dosierung: Erwachsene 1 Kapsel/Trinktablette $^1/_2$ Stunde vor dem Schlafengehen. Trinktablette in einem $^1/_2$ Glas Wasser auflösen.

Beratungshinweis: wie bei Diphenhydramin-HCl

Halluzinationen auf. Kreislaufversagen führt oft zum Tod.

Gegen solche Erregungszustände, wie sie bei Delirien oder auch bei zerebralen Durchblutungsstörungen auftreten, werden bevorzugt folgende Substanzen eingesetzt:

Clomethiazol (+ Distraneurin®), Haloperidol (Tab. 8.**13**).

Zusammenfassung Schlaf- und Beruhigungsmittel

Zwischen Schlafmitteln und Beruhigungsmitteln besteht nur ein quantitativer Unterschied. Die Dosis ist maßgebend.
Für den Schlaf ist ein intaktes Zusammenspiel von aktivierenden und hemmenden Impulsen, ausgehend von der Formatio reticularis, verantwortlich. Im Schlaf überwiegt der Parasympathikustonus. Der menschliche Schlaf läuft in mehreren Zyklen ab. Jeder Zyklus besteht aus einem mehrphasigen orthodoxen Schlaf und einer REM-Schlafphase. Im Alter, aber auch durch Schlafmittel, kann es zu einer Verschiebung dieser Phasen kommen. Das Wohlbefinden hängt vom ungestörten Ablauf der Zyklen und Schlafphasen ab.
Schlafstörungen lassen sich nach Art oder Ursache einteilen. Vor einer Therapie der Schlafstörung sollte versucht werden, den Anlaß der Schlafstörungen auszuschalten.
Die Schlafmittel werden in Gruppen eingeteilt. Die meisten Schlafmittel unterliegen der Verschreibungspflicht. Die wichtigsten Wirkstoffe sind die Benzodiazepine, Diphenhydramin und Doxylamin. Bei zahlreichen Schlafmitteln besteht die Gefahr der Gewöhnung, der Gewohnheitsbildung und der Sucht. Der Schlafmittelmißbrauch ist häufig.

Fragen

1. Wie äußert sich ein Überwiegen des Parasympathikustonus auf folgende Körperfunktionen: Atmung, Herztätigkeit, Blutdruck, Drüsensekretion und Muskeltonus?
2. Erklären Sie den Überhangeffekt bei langwirkenden Benzodiazepinen.
3. Welche Wirkungen besitzen Diphenhydramin und Doxylamin außer dem schlafbringenden Effekt?
4. Bei zahlreichen Schlafmitteln können bei Dauergebrauch Gewöhnung, evtl. sogar Gewohnheitsbildung und Sucht auftreten. Wie begegnet man dieser Gefahr?
5. Nennen Sie die beiden wichtigen Phasen eines Schlafzyklus.

Narkose und Narkotika

Mit **Narkotika** soll der menschliche oder tierische Organismus in den Zustand der Narkose versetzt werden. Die Narkose erlaubt es dem Arzt, Eingriffe am Organismus *ohne Schmerzen und Bewußtsein* durchführen zu können. Der entscheidende Unterschied zum Schlaf liegt darin, daß der in Narkose befindliche Patient nicht weckbar ist.

Mit der Ausschaltung von *Schmerzempfindung* und *Bewußtsein* sind aber erst zwei Ziele der Narkose genannt. Es sollten außerdem *Abwehrreflexe* und *Muskelspannung* ausgeschaltet werden. Alle diese Einflüsse eines Narkotikums auf das ZNS müssen *reversibel* sein. Kreislauf- und Atemzentrum im verlängerten Mark dürfen dabei nicht beeinflußt werden.

Eine Narkose kann in *vier Stadien* unterteilt werden: Die vier Stadien werden bei der Narkose mit *einem* Narkosemittel in folgender Reihenfolge durchlaufen:

- *Analgesiestadium.* Hier wird Schmerzunempfindlichkeit erreicht.
- *Exzitationsstadium.* Dieses Stadium ist unerwünscht, da die Reflexe gesteigert sind, die Atmung unregelmäßig erfolgt und Husten sowie Erbrechen auftreten können.
- *Toleranzstadium.* In diesem Stadium wird operiert. Wesentliche Teile des ZNS, d. h. von Großhirn, Mittelhirn und Rückenmark, sind ausgeschaltet. Die Zentren des verlängerten Marks erhalten ihre Funktion aufrecht.
- *Asphyxiestadium* („Erstickungsstadium"). Dieses Stadium wird bei Überdosierung eines Narkotikums erreicht. Das verlängerte Mark wird angegriffen, es kommt zu Atemstillstand und Kreislaufzusammenbruch.

Mit einem guten Narkotikum sollte das Toleranzstadium bei Schmerzunempfindlichkeit und Muskelentspannung (Muskelrelaxation) möglichst unter Überspringen von Analgesie- und Exzitationsstadium rasch erreicht werden. Das Narkosemittel sollte auch gut *steuerbar* sein, d. h., die Narkosetiefe sollte sich schnell steigern, aber auch rasch verringern lassen. Ferner ist eine *große Narkosebreite* erwünscht. Dies bedeutet, daß der Unterschied in der Dosis zum Erreichen des Toleranzstadiums und zum Erreichen des Asphyxiestadiums möglichst groß sein soll.

Differenzierung der Narkotika

Entsprechend den unterschiedlichen physikalisch-chemischen Eigenschaften der einzelnen Narkotika sind verschiedene Appliktionsarten möglich. Es ergibt sich eine Differenzierung in **Inhalations-** und **Injektionsnarkotika**. Eine Sonderform der Narkose ist die **Neuroleptanalgesie**. Wir müssen auch zwischen Narkose und **Lokalanästhesie** (S. 102 ff.) unterscheiden. Bei der Lokalanästhesie wird ein begrenzter Körperbezirk durch Lähmung des entsprechenden peripheren Nervs schmerz- und gefühlsunempfindlich gemacht. Das Bewußtsein bleibt dabei erhalten.

Inhalationsnarkotika

Die Aufnahme und auch die Ausscheidung der Inhalationsnarkotika erfolgen über die Lunge, d. h. *pulmonal*. Der Wirkungsmechanismus ist noch nicht geklärt. Wichtig für die Wirkung eines Inhalationsnarkotikums ist eine *gute Lipidlöslichkeit. Die Blut-Hirn-Schranke* muß überwunden werden können.

Die heute üblichen Inhalationsnarkotika gehören folgenden *Stoffgruppen* an:

- Gase,
- halogenierte Kohlenwasserstoffe,
- Ether.

Über die Art, Eigenschaften und Anwendung sowie entsprechende Fertigarzneimittel informiert Tab. 8.**2**.

Keines der in der Tabelle aufgeführten Inhalationsnarkotika erfüllt alle oben gestellten Narkoseziele befriedigend. Deswegen werden vom Anästhesisten fast immer *kombinierte Narkoseverfahren* angewandt. Beispiel: Die Narkose wird mit einem Injektionsnarkotikum eingeleitet; das Toleranzstadium wird mit einem Gemisch aus Sauerstoff, Distickstoffmonoxid und Halothan aufrechterhalten; ein Muskelrelaxans dient der Entspannung der Muskulatur.

Eine Kombination bietet den Vorteil, daß die Einzelkomponenten niedrig dosiert werden können und damit die Gefahr von Nebenwirkungen geringer wird.

Injektionsnarkotika

Ein wichtiges Indikationsgebiet für die Injektionsnarkotika ist, wie wir oben bereits erfahren

Tabelle 8.**2** Inhalationsnarkotika (64)

Substanz/ INN	**Fertigarzneimittel®**	Chemische Struktur	Siedepunkt in °C	Anwendung	Nebenwirkung	Bemerkungen
Distickstoffmonoxid (Stickoxydul) Lachgas		N_2O	- 89	in Kombination mit anderen Narkotika	gering	wirkt stark analgetisch, schwach narkotisch
Enfluran	+ Ethrane	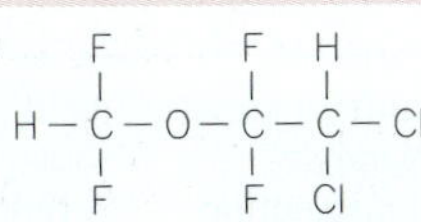	57	zur Aufrechterhaltung des Toleranzstadiums	Atemdepression	kurze Einleitung, rasches Abklingen, Muskelrelaxation
Halothan	+ Fluothane + Halothan-Hoechst	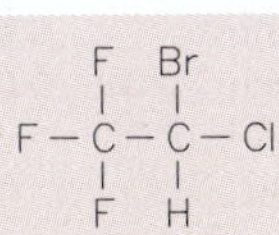	50	in Kombination mit anderen Narkotika zur Aufrechterhaltung des Toleranzstadiums	Atemdepression	Schmerzfreiheit wird erst nach Ausschaltung des Bewußtseins erlangt
Isofluran	+ Forene	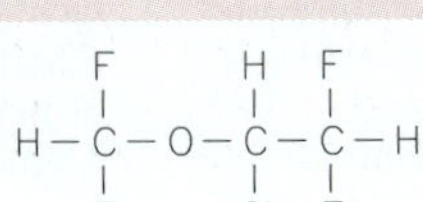	104	in Kombination mit anderen Narkotika	Atemdepression	kurze Einleitung, rasches Abklingen, Muskelrelaxation

haben, die Narkoseeinleitung. Sie werden aber auch als Einzelnarkotika für kurze chirurgische Eingriffe eingesetzt. Im Gegensatz zu den Inhalationsnarkotika wirken sie nur auf das Bewußtsein und verfügen mit Ausnahme von Ketamin über keinen analgetischen Effekt.

Die Applikationsart, die Injektion, bedingt bei den meisten Narkotika dieser Gruppe einen *raschen Wirkungseintritt*, der die Anwendung zur Narkoseeinleitung rechtfertigt. Tab. 8.**3** gibt eine Zusammenstellung von Injektionsnarkotika.

Neuroleptanalgesie

In zahlreichen Fällen kann die herkömmliche Form der Narkose wegen zu hohen *Risikos* nicht angewandt werden. Dies ist zum Beispiel der Fall bei älteren Patienten mit schlechtem Allgemeinzustand und bei Patienten mit Leber- oder Nierenschäden. Hier bietet sich als Narkoseverfahren die *Neuroleptanalgesie* an.

Das Prinzip der Neuroleptanalgesie ist der Einsatz einer **Kombination von Neuroleptikum und Analgetikum**. Mit dem Neuroleptikum wird psychische Gleichgültigkeit (Indifferenz), mit dem Analgetikum wird Schmerzfreiheit erzielt. Als Neuroleptikum verwendet man Droperidol, ein Butyrophenonderivat (S. 149). Als Analgetikum wird Fentanyl (S. 126 f.) eingesetzt. Fentanyl besitzt einen raschen Wirkungseintritt und klingt in seiner Wirkung auch schnell wieder ab. Häufig wird bei der Neuroleptanalgesie ein Sauerstoff-Lachgasgemisch zur Unterstützung eingesetzt.

Prämedikation

Mit der *Prämedikation* wird das Narkoserisiko für den Patienten weiter verringert. Unter der Prämedikation versteht man alle medikamentösen Maßnahmen, die der Vorbereitung und Unterstützung der Narkose dienen. Dazu gehören z. B.:

- die Gabe von Schlafmitteln, damit der Patient in der Nacht vor der Operation ruhig schläft,
- die Gabe von Tranquillantien (z. B. Diazepam), damit der Patient frei von Angst ist,
- der Einsatz von Analgetika (z. B. Pentazocin) zum Erreichen von Schmerzfreiheit,
- der Einsatz von Antiemetika, Antihistaminika und Parasympatholytika (z. B. Atropin, S. 100), um eventuelle Nebenwirkungen durch das Narkotikum auszuschalten.

Tabelle 8.**3** Injektionsnarkotika (64)

Substanz/INN	**Fertigarzneimittel®**	Anwendung	Nebenwirkungen
a Barbiturate mit kurzen und ultrakurzen Wirkungen (ohne analgetische und muskelrelaxierende Wirkung)			
Methohexital	+ Brevimytal-Natrium	zur i. v. Kurznarkose zur Narkoseeinleitung	Atemdepression
Thiopental	+ Trapanal	zur i. v. Kurznarkose zur Narkoseeinleitung	Atemdepression
b Andere Wirkstoffe			
Ketamin (Cyclohexanonderivat)	+ Ketanest	Mononarkotikum für kurze Eingriffe, zur Narkoseeinleitung in Kombination mit anderen Narkotika	nicht einsetzbar bei Hypertonie, Herzinsuffizienz und Arteriosklerose
Lormetazepam (injizierbares Benzodiazepin)	+ Noctamid	Narkose bei diagnostischen Maßnahmen	Störungen in der Bewegungskoordination
Midazolam (injizierbares Benzodiazepin)	+ Dormicum	Narkoseeinleitung Intensivmedizin	Atemdepression
Propofol (Phenolderivat)	Disoprivan	Einleitung und Aufrechterhaltung einer Narkose und Kurznarkose	nicht während Schwangerschaft und Stillzeit nicht bei Kindern
Sufentanil	BTM Sufenta	Mononarkotikum, Analgetikum in Kombinationsnarkosen	Atemdepression

Zusammenfassung Narkose und Narkotika

Die wichtigsten Ziele einer Narkose sind die reversible Ausschaltung von Schmerzempfindung, Bewußtsein, Abwehrreflexen und Muskelspannung. Dabei dürfen Atem- und Kreislaufzentrum im verlängerten Mark nicht beeinflußt werden.
Die Narkose kann mit Inhalations-, Injektionsnarkotika und Neuroleptanalgesie erreicht werden. Die Inhalationsnarkotika dienen hauptsächlich der Aufrechterhaltung des Toleranzstadiums bei mittleren und längeren operativen Eingriffen. Die Injektionsnarkotika werden meist als Kurznarkotika oder zur Narkoseeinleitung, d. h. in Kombination mit anderen Narkotika eingesetzt. Die Neuroleptanalgesie ist der Einsatz von Neuroleptikum und Analgetikum. Die Neuroleptanalgesie wird dann angewandt, wenn der Einsatz anderer Narkotika für den Patienten ein zu hohes Risiko darstellt.
Das Narkoserisiko wird durch das kombinierte Narkoseverfahren (Injektionsnarkotikum + Inhalationsnarkotikum + Muskelrelaxans) und die Prämedikation verringert. Durch die beiden Verfahren wird Narkotikum eingespart, das Toleranzstadium schneller erreicht und Nebenwirkungen werden weitgehend ausgeschaltet.

Fragen

1. Stellen Sie wichtige Anforderungen an Narkotika zusammen.
2. Warum muß das verlängerte Mark von der Narkosewirkung verschont bleiben?
3. Welche physikalischen Eigenschaften sind für ein Inhalationsnarkotikum Bedingung? (Geben Sie Beispiele)
4. Bei der Prämedikation werden zur Prophylaxe gegen eventuelle Nebenwirkungen von Narkotika z. B. Antiemetika, Antihistaminika und Parasympatholytika verabreicht. Auf welche Nebenwirkungen der Narkotika kann daraus geschlossen werden?
5. Warum kann durch die Prämedikation unter Umständen Narkosemittel eingespart werden?

Antiepileptika

Antiepileptika sind Arzneimittel, die gegen verschiedene Formen der *Epilepsie* eingesetzt werden. Bei der Epilepsie (auch Fallsucht genannt) handelt es sich um eine chronische Erkrankung, jedoch nicht um eine Erbkrankheit. Vererblich ist nur eine Veranlagung zur Epilepsie.

Symptome der Epilepsie

Die Epilepsie ist durch folgende *Symptome* charakterisiert:

- anfallsweises Auftreten,
- Bewußtseinstrübung (Absence) oft bis zur Bewußtlosigkeit,
- tonisch-klonische Krämpfe: **tonische** Krämpfe bedeuten eine langdauernde intensive Kontraktion der Muskulatur; unter **klonischen** Krämpfen versteht man rasch aufeinanderfolgende kurzdauernde Zuckungen der Muskulatur;
- Schaum tritt vor den Mund,
- Zungenbiß.

Je nach der Epilepsieform können die genannten Symptome mehr oder weniger ausgeprägt auftreten.

Ursachen und Formen der Epilepsie

In der Bundesrepublik Deutschland leiden 0,5 – 1 % der Bevölkerung an Epilepsie. Bei der einen Hälfte aller Fälle bleibt die Ursache der Epilepsie unbekannt. Bei der anderen Hälfte liegen meist Grunderkrankungen des Gehirns vor, z. B. Verletzungen, Tumoren oder Stoffwechselstörungen.

Allen Epilepsieformen sind Entladungsstörungen von Neuronen im ZNS gemeinsam. Im Gegensatz zum Gesunden ist bei Epileptikern die Aktivität der erregbaren Neuronen so hoch, daß bereits geringe Reize schon einen Anfall auslösen. Bei Säuglingen und Kleinkindern kann Fieber schon einen derartig geringen Reiz zur Auslösung eines epileptischen Anfalls darstellen. Die krankhafte Neuronenaktivität bedingt Fehlfunktionen im ZNS, die sich hauptsächlich in Bewußtseinsstörungen und Störungen der Motorik äußern.

Die Einteilung der verschiedenen Epilepsieformen (ca. 40 Anfallsarten) erfolgt in zwei Hauptgruppen:

- **Epilepsien mit primär generalisierten Anfällen.** Sie sind durch einen abrupten, unvermittelten Beginn gekennzeichnet. Die Erregung erfaßt vom Herd der krankhaften Neuronenaktivität aus das ganze Gehirn. In diese Gruppe gehören u. a. große Anfälle **(Grand mal)** und kleine Anfälle **(Petit mal)**. Treten diese großen Anfälle gehäuft auf, so spricht man von einem **Status epilepticus** (Abb. 8.**6**).

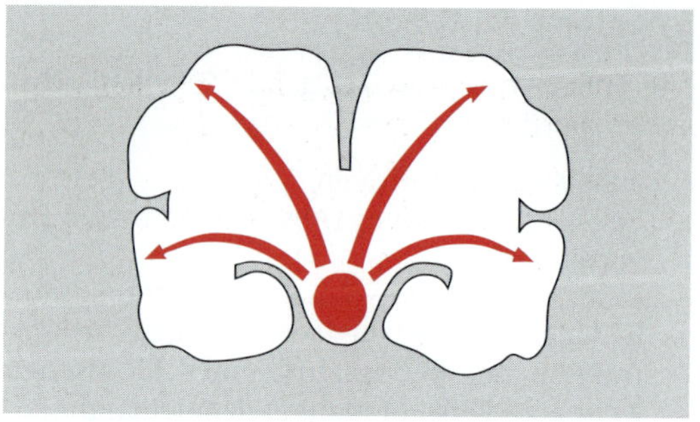

Abb. 8.**6** Erregung erfaßt das ganze Gehirn

- **Epilepsien mit fokalen (lat. focus: Herd) und multifokalen Anfällen.** Die Auslösung erfolgt hier in umschriebenen Hirnbezirken. Liegt dabei die Störung in einem abgegrenzten Bezirk der Großhirnrinde, entsteht ein einfacher Herdanfall. Befindet sich die Störung in einem komplexen Funktionsbereich des ZNS, wie z. B. im limbischen System, so erfolgt ein fokaler Anfall mit vielfältigen Symptomen. Hierher gehören die psychomotorischen Anfälle (Abb. 8.**7**).

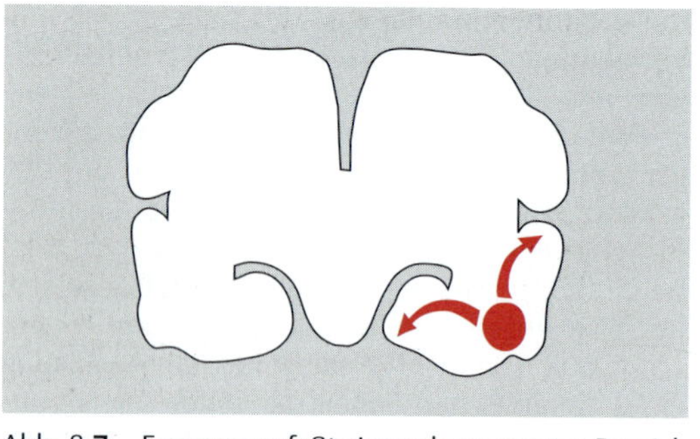

Abb. 8.**7** Erregung erfaßt einen abgegrenzten Bereich der Großhirnrinde

Entscheidend für die Zuordung einer Epilepsie ist die Diagnose mit Elektroenzephalogramm und Computertomographie.

Therapie

Mit einer medikamentösen Therapie gelingt es, ca. 60 % der Epilepsiepatienten anfallsfrei zu bekommen. Dabei steht die Monotherapie im Vordergrund.

Von einem idealen Antiepileptikum (Antikonvulsivum) erwartet man, daß es:

- die Entstehung eines Krampfanfalles verhindert,
- keine Nebenwirkungen auf das Zentralnervensystem und andere Organe besitzt.

Diesen Anforderungen läßt sich entnehmen, daß man zwischen zentraldämpfender Wirkung und zentralkrampfverhindernder Wirkung unterscheiden muß. Die geringe therapeutische Breite der Antiepileptika zeigt, wie schwierig es ist, Arzneimittel herzustellen, die ausschließlich antiepileptisch wirken.

Bei der Entwicklung von Antiepileptika hatte es eine ca. zwanzigjährige Stagnation gegeben. Mit Vigabatrin und Lamotrigin sind zwei auch strukturell neue Wirkstoffe eingeführt worden. Sie dürfen zunächst nur zusätzlich zu einer bestehenden medikamentösen Epilepsietherapie, d. h. in einer sogenannten **Add-on-Therapie** eingesetzt werden.

Aufschluß über die wichtigsten in der Epilepsietherapie eingesetzten Arzneimittel vermittelt Tab. 8.**4**.

Nebenwirkungen

Zu den häufigsten *Nebenwirkungen* der Antiepileptika zählen

- Schläfrigkeit,
- Benommenheit,
- Störungen der Bewegungskoordination **(Ataxie)**.

Auf die Beeinflussung der Verkehrstüchtigkeit durch Antiepileptika wurde bereits verwiesen (S. 26). Bei Phenytoin und Valproinsäure besteht die Wahrscheinlichkeit teratogener Wirkung.

Besteht eine Epilepsie, so ist bei der Einnahme weiterer Arzneimittel besondere Vorsicht geboten, da zahlreiche Arzneimittel die Krampfbereitschaft erhöhen können. Am gefährlichsten ist die Einnahme von Alkohol. Ferner können z. B. Antidepressiva, Penicillin in hohen Dosen, Thyroxin und Nebennierenrindenhormone Krampfzustände auslösen. Auf Interaktionen ist ebenfalls zu achten. So können z. B. Ovulationshemmer durch Antiepileptika-induzierten schnelleren Abbau in der Leber versagen.

Ausschlaggebend für den Erfolg einer Epilepsiebehandlung ist auch ein angemessenes Verhalten des Patienten. Zu diesem gehören z. B.:

- regelmäßiger und ausreichender Schlaf,
- Alkoholabstinenz,

Tabelle 8.**4** Antiepileptika (14) (nach Fröscher)

Substanz/ INN	**Fertig-arzneimittel®**	Chemisches Grundgerüst	Anwendung (Art der Epilepsie)	Mittel 1. oder 2. Wahl	Durchschnittliche Tagesdosis (mg: Erwachsene)	Bemerkungen
Carbamazepin	+ Sirtal + Tegretal + Timonil	Dibenzazepinderivat 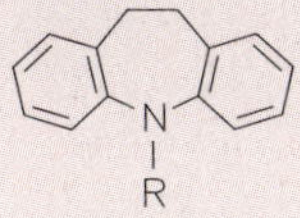	fokale und multifokale Anfälle	1. Wahl	800 – 1200	
Clonazepam	+ Rivotril	Benzodiazepinderivat	kleine Anfälle, Blitz-, Nick-, Salaamkrämpfe	1. Wahl, besonders bei Kindern und Jugendlichen	2 – 6	Dämpfung der aktivierenden Gebiete der *Formatio reticularis*
Ethosuximid	+ Petnidan + Pyknolepsinum + Suxinutin	Succinimidderivat 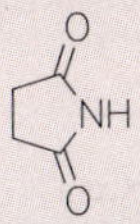 Succinimid	kleine Anfälle Absencen	2. Wahl 1. Wahl	750 – 1500	
Lamotrigin	+ Lamictal	Phenyltriazin-Derivat 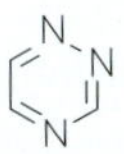 Phenyltriazin	Add-on-Therapie* mit anderen Antiepileptika, wie z. B. Carbamazepin		100 – 400	
Phenobarbital	+ Phenaemal	Barbiturat	kleine Anfälle, großer Anfall ohne nachweisbaren Herd	1. Wahl 2. Wahl	200	Empfindlichkeit der Neuronenmembran wird herabgesetzt
Barbexaclon = Phenobarbital plus Levopropylhexedrin	+ Maliasin	Barbiturat	kleine Anfälle, großer Anfall ohne nachweisbaren Herd	1. Wahl 2. Wahl	300 – 400	Empfindlichkeit der Neuronenmembran wird herabgesetzt
Phenytoin	+ Epanutin + Phenhydan + Zentropil	Hydantoinderivat 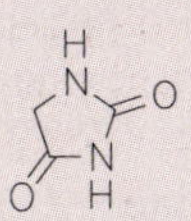 Hydantoin	fokale und multifokale Anfälle, großer Anfall ohne nachweisbaren Herd	2. Wahl 2. Wahl	300 – 500	Dämpfung der Erregbarkeit zentraler Neuronen, aber auch zentralsedierende Wirkung

* Add-on-Therapie = Zusatz- bzw. Kombinationsbehandlung in Fällen, die mit der Standardtherapie nicht ausreichend behandelbar sind.

Tabelle 8.4 Fortsetzung

Substanz/ INN	**Fertig-arznei-mittel®**	Chemisches Grundgerüst	Anwendung (Art der Epilepsie)	Mittel 1. oder 2. Wahl	Durchschnittliche Tagesdosis (mg: Erwachsene)	Bemerkungen
Primidon	+ Liskantin + Mylepsinum + Resimatil	Pyrimidindionderivat 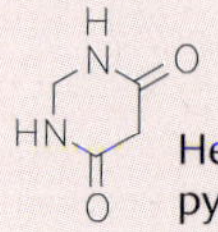 Hexhydro-pyrimidin-4,6-dion	kleine Anfälle, großer Anfall ohne nachweisbaren Herd	2. Wahl 2. Wahl	750 – 1000	
Valproinsäure	+ Convulex + Leptilan + Orfiril	Dipropylessigsäure	generalisierte Anfälle, Absencen	1. Wahl 1. Wahl	1200 – 1800	nicht für Kinder, da hier hepatotoxisch
Vigabatrin	+ Sabril	Gamma-Aminobuttersäurederivat 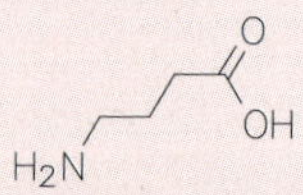 Gamma-Aminobuttersäure (GABA)	Add-on-Therapie mit anderen Antiepileptika, wie z. B. Carbamazepin		1000 – 4000	

– Vermeidung von Streß und Aufregung,
– Konsultation des Arztes vor jeder weiteren Arzneimitteleinnahme.

Wechselwirkungen

Als Folge der Wechselwirkungen von Antiepileptika mit anderen Arzneimitteln – auch Antiepileptika der Komedikation – treten Wirkungsverluste oder Störwirkungen unter – Umständen bis zu einer Vergiftung – auf. Die Interaktionen beruhen hauptsächlich auf Enzyminduktion (S. 11) und -inhibition (Enzymhemmung) sowie auf der Beeinflussung der Proteinbindung. Bei einer Therapie mit Carbamazepin ist es beispielsweise möglich, daß in der Anfangsphase die Carbamazepin-Konzentration durch Autoinduktion um ca. 50 % absinkt. Wird Phenobarbital oder Phenytoin in einer Komedikation eingesetzt, so kann die Carbamazepin-Konzentration bis zu 60 % absinken.

Derartige Interaktionen machen die Notwendigkeit einer klinischen Therapiekontrolle mit entsprechender Überprüfung der Serumspiegel des Antiepileptikums oder anderer Arzneimittel deutlich.

Zusammenfassung Antiepileptika

Die Epilepsie zählt zu den häufigeren Erkrankungen. Sie ist chronisch, aber keine Erbkrankheit.
Die wichtigsten Symptome sind das anfallsweise Auftreten, die Bewußtseinstrübung und die tonisch-klonischen Krämpfe.
Die Epilepsie tritt in verschiedenen Formen auf. Die Einteilung erfolgt in zwei Hauptgruppen: Epilepsien mit primär generalisierten Anfällen und Epilepsien mit fokalen und multifokalen Anfällen.
Die Therapie ist meist symptomatisch und wird einschleichend, d. h. mit zunächst niedriger Dosierung, durchgeführt. Antiepileptika sind Arzneimittel, die gegen Epilepsie eingesetzt werden.
Sie gehören zu folgenden Stoffgruppen:

– Barbiturate,
– Hydantoin-Derivate,
– Valproinsäure,
– Succinimid-Derivate,
– Benzodiazepin- und Dibenzazepin-Derivate,
– Gamma-Aminobuttersäure-Derivate,
– Phenyltriazin-Derivate.

Die häufigsten Nebenwirkungen der Antiepileptika sind Schläfrigkeit, Benommenheit, Störungen der Bewegungskoordination. Bei Epilepsie ist die Einnahme solcher Arzneimittel kontraindiziert, die die Krampfbereitschaft des Organismus erhöhen. Besonders gefährlich ist der Alkoholkonsum.

Fragen

1. Erklären Sie, warum Schläfrigkeit und Benommenheit die häufigsten Nebenwirkungen von Antiepileptika sind.
2. Begründen Sie die Problematik von Alkoholkonsum bei Epileptikern.
3. Welche spezifische Wirkung versucht man bei Benzodiazepin-Derivaten als Antiepileptika herauszuarbeiten?

Antiparkinsonmittel

Bei den Antiparkinsonmitteln handelt es sich um Arzneimittel, die zur Therapie der **Parkinson-Erkrankung** (Morbus Parkinson) und weiterer Erkrankungen **(Parkinsonsyndrom)** mit ähnlichen Symptomen eingesetzt werden.

Symptome der Parkinson-Erkrankung

Zum Erscheinungsbild der Parkinson-Erkrankung, unter der ca. 2 ‰ der Bevölkerung in Europa leiden, gehören vor allem:

- Bewegungsarmut und Bewegungshemmung von Rumpf, Gliedern und Gesichtsmuskeln; diesen Zustand nennt man **Akinese**;
- Tonusvermehrung der Muskulatur **(Rigor)**;
- Zittern **(Tremor)**;
- Vegetative Symptome wie vermehrter Speichelfluß und überschießende Sekretion der Talgdrüsen;
- psychische Symptome.

Die Erkrankung ist demnach vor allem durch motorische Störungen charakterisiert.

Ursachen der Parkinson-Erkrankung

Eine vollständige Klärung der Ursachen der Parkinson-Erkrankung konnte bisher nicht erreicht werden. Als gesichert gilt der Untergang von Neuronen im Bereich des *schwarzen Kerns* (Substantia nigra), einem Zentrum des Mittelhirns.

Auf S. 84 f. wurde ausgeführt, daß die Reizleitung an den Synapsen durch Überträgersubstanzen erfolgt. Wir lernten die *cholinerge* (Acetylcholin) und die *adrenerge* (Noradrenalin) Erregungsübertragung kennen. Im Zentralnervensystem (ZNS) findet man eine weitere Überträgersubstanz, das *Dopamin*. Die Erregungsübertragung durch Dopamin nennt sich *dopaminerg*. Dopamin wird im Organismus aus Tyrosin über Dopa gebildet (Abb. 7.**3**, S. 95).

Bestimmte Neurone im ZNS, die eine Kontrollfunktion über die Motorik ausüben, werden *cholinerg erregt* und *dopaminerg gehemmt*. Im gesunden Organismus besteht ein *Gleichgewicht* zwischen diesen Wirkungen. Bei der Parkinson-Erkrankung ist der Dopamingehalt in verschiedenen Hirnteilen stark vermindert, und damit ist die Störung des obengenannten Gleichgewichtes erklärbar. Es überwiegen die cholinergen, d. h. erregenden Einflüsse. Damit ist der Rigor zu erklären. Es ist verständlich, daß Arzneimittel, die dieses Gleichgewicht stören, zu den Symptomen der Parkinson-Erkrankung führen können. Zu diesen Arzneimitteln gehören z. B. Butyrophenon- und Phenothiazin-Derivate (vgl. Neuroleptika S. 148 f.). Aber auch Erkrankungen wie Arteriosklerose, Tumoren und Infarkte können die Symptome dieser Erkrankung bedingen. Oft ist die Ursache der Parkinson-Erkrankung nicht zu klären.

Die Krankheit ist fortschreitend *(progredient)*. Bis jetzt ist keine kausale Behandlung möglich. Alle therapeutischen Maßnahmen vermögen nur die Symptome zu lindern.

Therapie

Mögliche Wege der Therapie sind:

- medikamentöse Beseitigung des Ungleichgewichtes zwischen dopaminerger und cholinerger nervlicher Aktivität,
- gezielte Ausschaltung bestimmter Bereiche des ZNS durch neurochirurgischen Eingriff (stereotaktische Operation),
- Krankengymnastik und logopädische Maßnahmen.

Ziel der *Arzneimitteltherapie* ist die Beseitigung der lästigen Symptome wie Akinese, Rigor und Tremor durch Verbesserung der dopaminergen Übertragung. Dafür gibt es verschiedene Ansatzpunkte:

- *Dopaminersatz.* Das wirksamste Instrument der Behandlung ist die Therapie mit **L-Dopa**

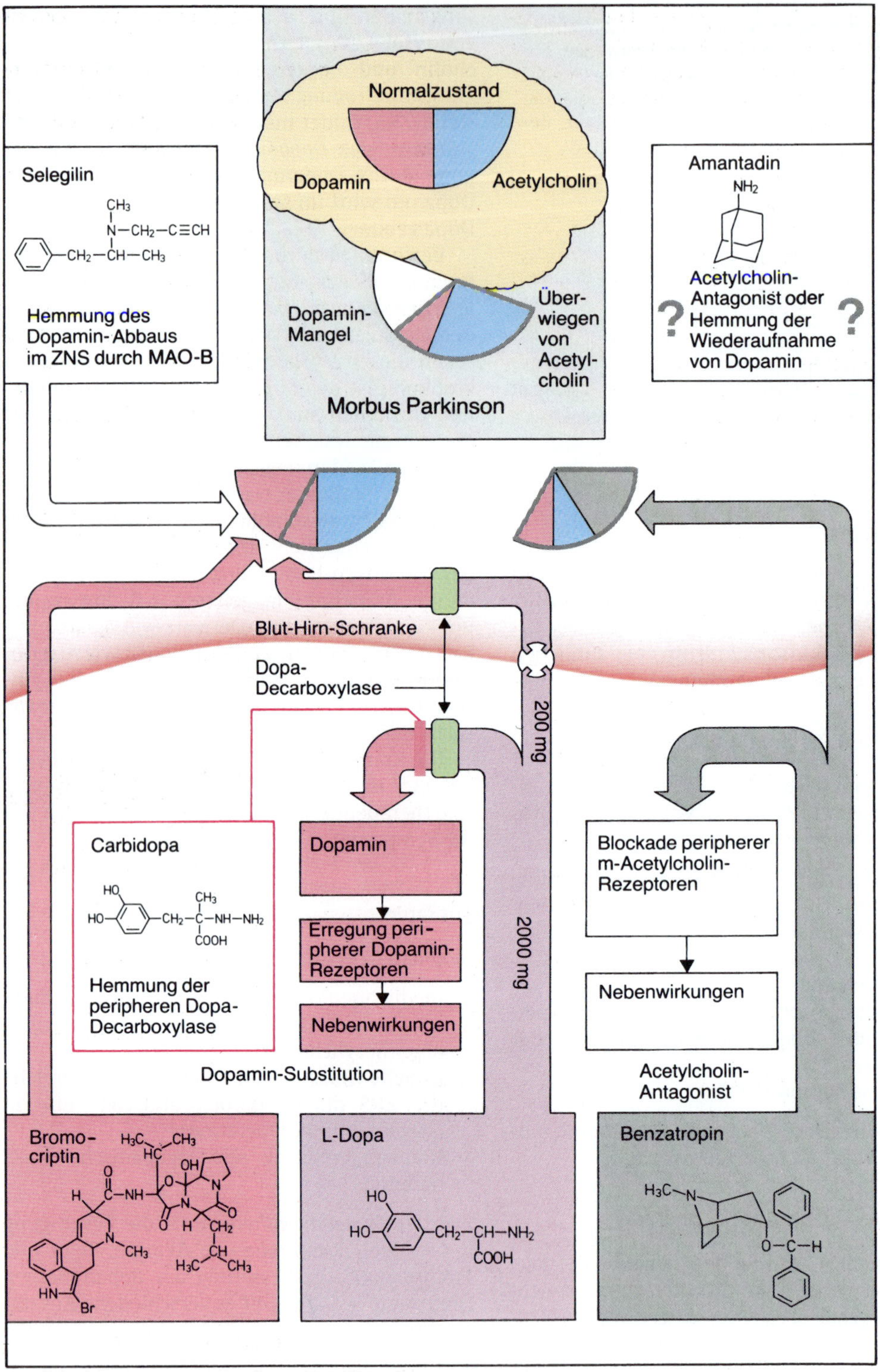

Abb. 8.**8** Antiparkinsonmittel (aus Taschenatlas der Pharmakologie; Lüllmann, Mohr, Ziegler)

(= Levodopa = Dihydroxyphenylalanin). Dopamin selber kann nicht gegeben werden, da es die Blut-Hirnschranke im Gegensatz zu L-Dopa nicht passiert. Allerdings wird L-Dopa rasch nach Einnahme decarboxyliert. Man kombiniert es deswegen mit Benserazid oder Carbidopa, die die enzymatische Decarboxylierung verhindern und dadurch auch eine niedrigere L-Dopa-Dosierung ermöglichen.

- *Vermehrte Freisetzung* von Dopamin. **Amantadin** soll die Verfügbarkeit von Dopamin an den dopaminergen Synapsen erhöhen.
- *Ersatz von Dopamin* durch **Dopamin-Agonisten**, d. h. Stoffe, die denselben Effekt an den Dopaminrezeptoren auslösen wie Dopamin selbst. Derartige Agonisten sind die Mutterkornalkaloid-Derivate **Bromocriptin, Lisurid** und **Pergolid**.
- *Anreicherung* von Dopamin durch Hemmung seines enzymatischen Abbaus im ZNS. Dies gelingt durch den Einsatz von **Monoaminoxidase-Hemmstoffen** wie **Selegilin**. Damit können Wirkungsschwankungen, die nach langdauernder Therapie mit Levodopa auftreten, abgemildert werden.
- Einsatz von *anticholinergen* Arzneimitteln, wie z. B. **Atropin, Atropin-Derivaten** und einigen antihistaminikaähnlichen Wirkstoffen. Diese Arzneimittel dämpfen die Funktion des Parasympathikus. Um lästige Nebenwirkungen zu vermeiden, hat man Arzneimittel entwickelt, die hauptsächlich den zentralen Teil des Para-

Tabelle 8.**5** Antiparkinsonmittel (64)

Substanz/INN	**Fertigarzneimittel®**	Wirkung	Nebenwirkung
a Einzelstoffe			
Amantadin	+ PK Merz + Viregyt	gegen Rigor und Akinese	gelegentlich Magenbeschwerden, Obstipation, Sehstörungen
Atropin	+ Tremoforat (Auszug aus Belladonnae Radix)	vorwiegend gegen Rigor	Obstipation
Biperiden	+ Akineton-ret.	vorwiegend gegen Rigor	Obstipation
Bornaprin	+ Sormodren	vorwiegend gegen Tremor	Akkommodationsstörungen, Glaukomauslösung, Tachykardie
Bromocriptin	+ Pravidel	gegen Rigor und Akinese	orthostatische Beschwerden, Brechreiz, Hyperkinesien
Lisurid	+ Dopergin	gegen Rigor und Akinese	orthostatische Beschwerden, Brechreiz, Hyperkinesien
Metixen	Tremarit	besonders geeignet bei Alterszittern, Tremor	
Pergolid	+ Parkotil	gegen Rigor und Akinese	orthostatische Beschwerden, Brechreiz, Hyperkinesien
Selegilin	+ Movergan	Anwendung mit Levodopa; mildert Wirkungsschwankungen	gastrointestinale Störungen orthostatische Beschwerden Dyskinesien
Tiaprid	+ Tiapridex	zur Behandlung von motorischer Fehlfunktion nach Gabe dopaminhaltiger Antiparkinsonmittel	
Trihexyphenidyl	+ Artane-ret.	vorwiegend gegen Rigor	Obstipation
b Kombinationspräparate			
Levodopa + Benserazid	+ Madopar	gegen Rigor und Akinese	Hyperkinesien, Dyskinesien, Magen-Darm-Beschwerden, orthostatische Beschwerden, psychische Veränderungen
Carbidopa + Levodopa	+ Nacom		

sympathikus und weniger den peripheren Teil dämpfen. Mit diesen Arzneimitteln gelingt es vor allem, den Rigor zu behandeln. Die Wirkstoffe **Bornaprin** und **Metixen** können zur Behandlung des Tremors eingesetzt werden.
- Mit **trizyklischen Antidepressiva** läßt sich ebenfalls ein *anticholinerger* Effekt erzielen. Außerdem erhöhen sie die Dopaminkonzentration an den Rezeptoren und wirken den krankheitsbedingten Depressionen entgegen.

Für die Therapie der Parkinson-Erkrankung gibt es kein festes Schema. Der Arzt muß diese dem individuellen Krankheitsverlauf, dem jeweiligen Krankheitsstadium, aber auch der Verträglichkeit der zur Verfügung stehenden Arzneimittel anpassen.

Fertigarzneimittel sind in Tab. 8.**5** zusammengestellt, und Abb. 8.**8** verdeutlicht die Zusammenhänge der Therapie.

Zusammenfassung Antiparkinsonmittel

Die Antiparkinsonmittel werden zur Therapie der Parkinson-Erkrankung eingesetzt. Hauptsymptome der Erkrankung sind Akinese, Rigor, Tremor, vegetative und psychische Symptome. Eine bekannte Ursache der Erkrankung ist das gestörte Gleichgewicht zwischen cholinerger Erregung und dopaminerger Hemmung bestimmter Neurone im ZNS. Die Symptome der Parkinson-Erkrankung können auch durch Arzneimittel hervorgerufen werden.
Die Therapie erfolgt mit L-Dopa, Dopamin-Agonisten, Monoaminoxidase-B-Hemmstoffen, Amantadin, anticholinergen Wirkstoffen, wie Atropin oder Bornaprin, sowie trizyklischen Antidepressiva. Eine Kombination von Wirkstoffen ist oft notwendig.

Fragen

1. Erklären Sie folgende Nebenwirkungen von atropinähnlichen Antiparkinsonmitteln: Pupillenerweiterung, Trockenheit im Mund, Obstipation.
2. Welche strukturelle Verwandtschaft besteht zwischen Dopamin und Noradrenalin?
3. Welches Ziel verfolgt man mit einer Hemmung der peripheren Dopa-Decarboxylase, z. B. mit Carbidopa?

Analgetika

Eine Gallensteinkolik ist mit starken Schmerzen verbunden. Es soll der Frage nachgegangen werden, ob es sinnvoll ist, in diesem Fall ein Analgetikum (*Analgesie* = Schmerzlosigkeit) zu nehmen.

Definition: Unter **Analgetika** versteht man Arzneimittel, die in der Lage sind, bei Mensch und Tier das Schmerzempfinden unterschiedlicher Ursache und Schwere zu lindern oder zu beseitigen. Ein Analgetikum sollte andere Funktionen des zentralen und peripheren Nervensystems möglichst wenig beeinträchtigen.

Mit einem Analgetikum läßt sich die Ursache eines Schmerzes in der Regel nicht beheben. Es handelt sich demnach um eine *symptomatische Therapie*. Unsere eingangs gestellte Frage kann schon teilweise beantwortet werden.

Der Einsatz eines Analgetikums ist nur vorübergehend sinnvoll. Eine kausale Therapie wäre in unserem Beispiel die Beseitigung der Gallensteine. Sicher wird auch ein Analgetikum, wie z. B. Acetylsalicylsäure, in seiner schmerzlindernden Wirkung bei einer solchen Gallensteinkolik nicht ausreichen. Die Gabe eines stark wirksamen Analgetikums ist notwendig. Man kommt damit bereits zu einer Einteilungsmöglichkeit für die zahlreichen Analgetika.

Vor der Einteilung muß jedoch zum Verständnis der Wirkung geklärt werden, wie Schmerz zustande kommt und wie uns Schmerz bewußt wird.

Schmerz und Schmerzleitung

Schmerz ist ein Warnsymptom unseres Körpers, das zum protektiven System gehört, wie z. B. auch Hunger, Frösteln und Übelkeit. Wir können zwei Arten von Schmerz unterscheiden: *Schneller Schmerz* wird spitz und schneidend empfunden, z. B. wenn man sich mit einem Messer schneidet. *Langsamer Schmerz* kommt meist aus dem Inneren des Körpers in Form eines diffusen Schmerzes, wie man es von Magenschmerzen her kennt. Dieser Einteilung entsprechend kennt man auch zwei schmerzleitende Systeme, in denen verschiedene Nervenfasern für die Schmerzleitung verantwortlich sind. Der schnelle Schmerz wird über *A-δ-2-Fasern*, der langsame Schmerz über *C-Fasern* als Impuls weitergeleitet.

Schmerz ist stets das Signal für die Schädigung eines Organs. Schmerzauslösend können folgende Schädigungen (Noxen) sein:

- Entzündung,
- Minderdurchblutung (Ischämie),
- pH-Verschiebung,

- Spasmen (erhöhte Kontraktion glatter Muskulatur),
- Verschiebung osmotischen Drucks,
- mechanische Ursachen.

Durch derartige Ereignisse werden in unserem Organismus Gewebshormone, hier auch *Schmerzmediatoren* genannt, freigesetzt. Zu diesen gehören Histamin, Plasmakinine (Bradykinin, Kallidin), Serotonin, Kalium-Ionen und *Prostaglandine*. Die Schmerzmediatoren erregen spezifische *Schmerzrezeptoren* (Nozizeptoren). Von hier aus wird der Schmerzimpuls über die oben genannten Nervenfasern zum Rückenmark geleitet. Hier erfolgt einmal eine Umschaltung auf *Reflexbahnen*. Dadurch wird z. B. gewährleistet, daß man die Hand unbewußt von einer heißen Herdplatte zurückzieht. Zum anderen erfolgt Umschaltung auf aufsteigende Nervenbahnen Richtung ZNS. Hier findet im *Thalamus* unter Beteiligung des limbischen Systems die gefühlsmäßige Beurteilung des Schmerzes statt: „Dieser Schmerz ist unerträglich!" In der *Großhirnrinde* geschieht dann die Lokalisierung des Schmerzes (Abb. 8.**9**). Verbindungen zwischen Thalamus und Formatio reticularis sind dafür verantwortlich, daß z. B. bei starken Schmerzen Reaktionen wie Schweißausbruch oder Ohnmacht auftreten. Zahlreiche Analgetika wirken schmerzlindernd oder schmerzbefreiend, indem sie in die Schmerzleitung im Rückenmark und ZNS eingreifen.

Einen großen Beitrag zur Erklärung der Wirkung von Analgetika hat die Forschung mit der Entdeckung von „körpereigenen Schmerzmitteln" und speziellen Rezeptoren für diese Substanzen geleistet (S. 126).

Es wird hier darauf hingewiesen, daß es verschiedene Wege der medikamentösen Beeinflussung von Schmerzempfindungen gibt (Abb. 8.**9**): durch Narkotika, Oberflächenanästhetika, Leitungsanästhetika (S. 103), Analgetika und Antidepressiva (als Co-Analgetika).

Prüfung von Analgetika

Für die Wirkungserforschung und den Wirkungsvergleich von Analgetika sind geeignete Versuche notwendig. Dabei wurden die Tierversuche in den letzten Jahren immer weiter reduziert. Mit dem sogenannten *Writhing-Test*, einem standardisierten Versuch in der Schmerzmittelforschung, ließ sich die Zahl der Tierversuche verringern und die Aussagekraft verbessern. Die analgetische Wirksamkeit eines Stoffes kann bei diesem Test anhand der Verminderung der Streckbewegungen des Versuchstieres gemessen werden. Die schmerzbedingten Streckbewegungen werden durch Injektion von Phenyl-*p*-benzochinol in die Bauchhöhle ausgelöst.

Die *Algesimetrie* ist die quantitative Bewertung der Schmerzdämpfung. Mit dieser Methode läßt sich auch an Menschen die Wirksamkeit von Analgetika vergleichend, d. h. relativ zu einem Standardanalgetikum oder zu einem Placebo, prüfen. Den Schmerz kann man bei einem derartigen Verfahren u. a. durch elektrische Reizung der Zahnpulpa erzeugen. Viele von uns kennen diesen Schmerz vom Zahnnerv-Vitalitätstest beim Zahnarzt her. Eine objektive Möglichkeit, die Stärke des erzeugten Schmerzes quantitativ zu erfassen, bietet die Messung der reizbedingten Änderung der Hirnstromkurven im Elektroenzephalogramm *(evoziertes Gehirnpotential)*.

Schmerzklassifizierung für die Beratung

Für die Beratungspraxis in der Apotheke erweist sich folgende Schmerzklassifizierung als sinnvoll:

- **Akuter Schmerz.** Liegt diesem eine banale Erkrankung zugrunde, z. B. Kopfschmerzen bei Grippe, so kann man die kurzfristige Behandlung mit einem Monopräparat (enthält nur einen Wirkstoff) oder mit einem Kombinationspräparat empfehlen. Ist eine schwerwiegende Erkrankung Ursache des akuten Schmerzes, muß ein Arzt aufgesucht werden, damit kausal behandelt wird. Mit einem Analgetikum wird meist in einer Begleittherapie Linderung des Schmerzes erreicht.
- **Chronisch rezidivierender Schmerz.** Hier handelt es sich um zeitweise oder periodisch wiederkehrende Schmerzen, z. B. bei Spannungskopfschmerzattacken oder Migräne. Treten diese Schmerzen selten auf, so ist Selbstmedikation nach Beratung in der Apotheke zu verantworten. Sinnvoll ist es, besonders bei häufig chronisch rezidivierendem Schmerz, die Ursachen der Schmerzen ärztlich abklären zu lassen. Die Schmerzen können dann meist gezielt mit Analgetika behandelt oder durch eine medikamentöse Prophylaxe vermieden werden.
- **Chronische Schmerzen.** Ihre Behandlung gehört grundsätzlich in die Hand des Arztes.

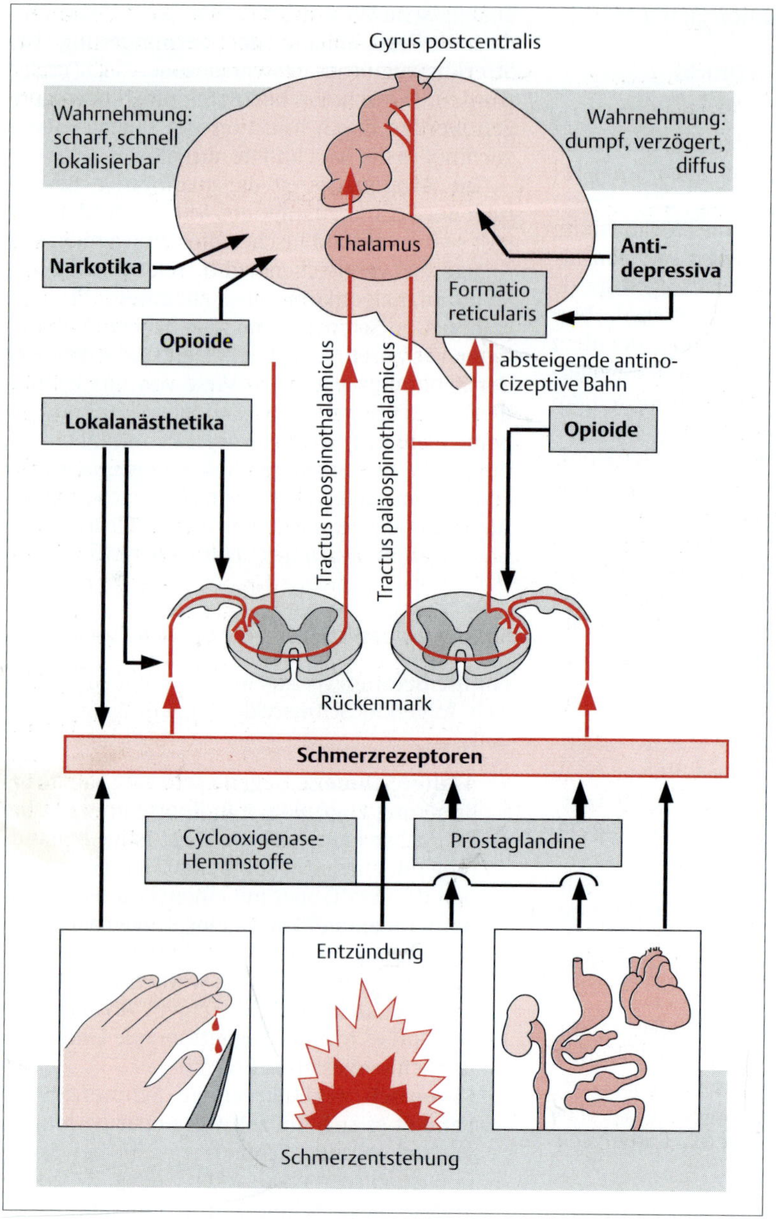

Abb. 8.**9** Schmerzentstehung und Schmerzleitung (aus Taschenatlas der Pharmakologie; Lüllmann, Mohr, Ziegler)

Oft ist es nötig, daß sich mehrere Fachärzte an der Diagnostik beteiligen oder die Einweisung in eine spezielle Schmerzklinik erfolgt, wo durch eine vielseitige Therapie den Schmerzen zu Leibe gerückt wird.

Einteilung der Analgetika

Das Problem der schmerzlindernden Behandlung einer Gallensteinkolik zeigte bereits, daß eine Einteilung der Analgetika nach der Stärke ihrer Wirkung möglich ist. Man unterscheidet zwischen **stark** und **schwach wirksamen Analgetika**.

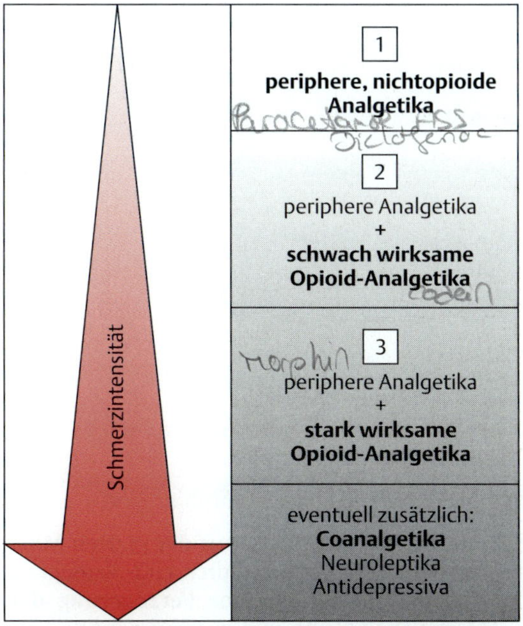

Abb. 8.**10** Stufentherapieschema der WHO zur Behandlung chronischer Schmerzzustände

Ein weiteres Einteilungskriterium ist der Angriffsort des Analgetikums im Körper. Die stark wirksamen Analgetika besitzen einen **zentralen** Angriffspunkt (Abb. 8.**9**), die schwachwirksamen Analgetika wirken meist nur **peripher**.

Die schwach wirksamen Analgetika werden wegen ihrer fiebersenkenden (antipyretischen) Wirkung auch als **antipyretische Analgetika** bezeichnet, da den stark wirksamen Analgetika dieser Effekt fehlt.

Stark wirksame Analgetika, wie das Opiumalkaloid **Morphin**, dessen halbsynthetische Derivate und vollsynthetische Analoga mit morphinähnlicher Wirkung nennt man **Opioide**.

Zu der Frage, welches Analgetikum bei unterschiedlichen Schmerzzuständen anzuwenden ist, gibt das Stufentherapieschema der WHO (Weltgesundheitsorganisation) anschaulich Auskunft (Abb. 8.**10**).

Stark wirksame Analgetika (Opioide)

Morphin ist das **Hauptalkaloid** des Rohopiums. Als Rohopium bezeichnet man den eingetrockneten Saft aus angeritzten grünen Kapseln des Schlafmohns. Opium ist als Rauschmittel im Mittelmeerraum seit über 2500 Jahren bekannt. Dem deutschen Apotheker Sertürner gelang 1806 die Isolierung des Morphins aus Opium und der Nachweis der *schmerzstillenden Wirkung*.

Rohopium enthält 20–25 % Alkaloide. Die Alkaloide lassen sich durch Extraktion abtrennen. Die Alkaloidfraktion enthält ca. 25 Alkaloide. Die 6 wichtigsten Alkaloide mit den entsprechenden Wirkungen sind in der Tab. 8.**6** aufgeführt.

Da Morphin zahlreiche unangenehme Nebenwirkungen besitzt, hat man versucht, durch *Abwandlung* des Morphinmoleküls (Abb. 8.**11**) **Derivate** zu schaffen, die frei von diesen Nebenwirkungen sind. Dies ist bis heute nicht gelungen. Es war jedoch möglich, Derivate zu synthetisieren, die das Morphin in seiner analgetischen Wirkung übertreffen oder eine stärkere antitussive Wirkung als das Codein besitzen (Tab. 8.**7**).

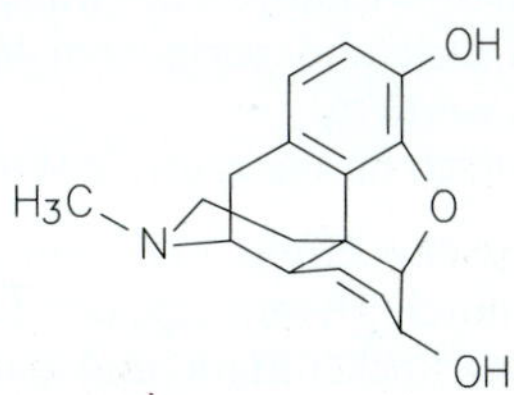

Abb. 8.**11**

Tabelle 8.**6** Opiumalkaloide

Opiumalkaloid	Gehalt (%)	Hauptwirkung
Codein	0,3–3	hemmt Hustenzentrum, verstärkt analgetische Wirkung von Paracetamol und Pyrazolon-Derivaten. Selbst nur schwaches Analgetikum
Morphin	2–23	stark analgetisch, hemmt Husten- und Atemzentrum
Narcein	0,2	
Narcotin	2–12	zentral hustenhemmend
Papaverin	0,8–1,2	Spasmolytikum, bevorzugt bei Spasmen des Magen-Darm-Kanals
Thebain	0,3	

Tabelle 8.**7** Wirkung der wichtigsten Morphin-Derivate

Substanz/INN	**Fertigarzneimittel®**	Wirkung	Suchtgefahr
Codein	+ Codeinum phosphoricum Compretten + Codipront mono, Codein als Bestandteil von Kombinationspräparaten	antitussiv	minimal
Dihydrocodein	+ Paracodin	antitussiv	minimal
Hydrocodon	BTM Dicodid	antitussiv	schwach
Hydromorphon	BTM Dilaudid	analgetisch (7mal so stark wie Morphin)	stark

Parallel zu der Suche nach geeigneten Morphinderivaten lief und läuft auch heute noch die Entwicklung *vollsynthetischer morphinähnlich wirkender* Analgetika, sogenannter **Morphin-Analoga** (Tab. 8.**8**). Zu dieser Gruppe gehören:

- Pethidin
- Levomethadon
- Buprenorphin
- Nalbuphin
- Pentazocin
- Fentanyl
- Nefopam
- Tilidin
- Tramadol
- Sufentanil

Wir wollen die besonderen Wirkungen und den Wirkungsmechanismus der stark wirksamen Analgetika am Beispiel des Morphins untersuchen.

Wirkungen und Wirkungsmechanismen des Morphins. Bei den Wirkungen des Morphins muß zwischen *zentralen* und *peripheren* Wirkungen unterschieden werden.

Charakteristisch für die *zentrale Wirkung* ist:

- der **analgetische Effekt** bei einer Dosis von ca. 10 mg durch Hemmung der Impulsumschaltung im Rückenmark und dämpfenden Einfluß auf Bezirke des Thalamus und der Hirnrinde. Dieser Effekt geht häufig mit dem Auftreten einer **Euphorie** einher. Bei schwerkranken Patienten kann dieser Effekt erwünscht sein;
- die **antitussive** (hustenreizstillende), die **atemdepressorische** (Verminderung der Atemfunktion) und die **antiemetische** (brechreizstillende) Wirkung durch Beeinflussung der entsprechenden Zentren im verlängerten Mark;
- die **sedativ-hypnotische** Wirkung. Bei höheren Dosen tritt eine **narkoseähnliche** Wirkung auf. In manchen Fällen wird auch das Auftreten von **Erregungszuständen** beobachtet. In diesem Zusammenhang kann es sogar zum Erbrechen kommen.

Periphere Wirkungen des Morphins sind u. a.:

- eine **Steigerung des Tonus der glatten Muskulatur**. Dies bedingt durch eine Verengung des Pförtnermuskels eine **Verzögerung der Magenentleerung** und durch verstärkte Einschnürungen des Darmes sowie Hemmung der Peristaltik eine **Obstipation**. Eine weitere Folge ist die Kontraktion der Harn- und Gallenblasenmuskulatur.
- die Verminderung des Tonus der Muskulatur der Blutgefäße. Folge dieser Morphinwirkung kann ein Kreislaufversagen sein.

Bei der Suche nach weiteren stark wirksamen Analgetika hat man versucht, die nachteiligen zentralen und peripheren Wirkungen des Morphins durch Molekülabwandlung oder Neusynthese möglichst weitgehend auszuschalten. Tab. 8.**8** soll einen Überblick der Opioide mit den entsprechenden Namen von Fertigarzneimitteln vermitteln.

Die meisten Stoffe dieser Analgetikagruppe führen zu Gewöhnung, Gewohnheitsbildung und Sucht (S. 28) und fallen deswegen unter das *Gesetz über den Verkehr mit Betäubungsmitteln.*

Als Wirkungsmechanismus für Opioide gilt die reversible Bindung dieser Stoffe an spezielle **Opioidrezeptoren** als gesichert. Mit der Entdeckung von Opioidpeptiden gelang der Nachweis körpereigener analgetisch wirkender Stoffe. Es sind dies β-Endorphin, Met-Enkephalin, Leu-Enkephalin und die Dynorphine. Morphin greift wie die Opioidpeptide an den Opioidrezeptoren an. Von diesen wurde bereits eine ganze Reihe von Subtypen entdeckt. Ihre Anregung erzeugt nicht nur eine Dämpfung des Schmerzempfin-

Tabelle 8.8 Opioide (Strukturformeln vereinfacht, um Verwandtschaft mit Morphingrundgerüst zu zeigen) (05)

INN	Fertigarzneimittel®	chemische Struktur	Nebenwirkungen	Einzeldosis in mg
Buprenorphin	BTM Temgesic	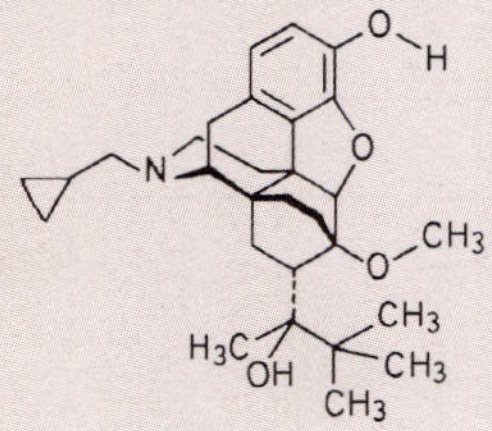	Suchtgefahr, Atemdämpfung, Erregungszustände	10–100 oral
Fentanyl	BTM Fentanyl-Janssen Durogesic©	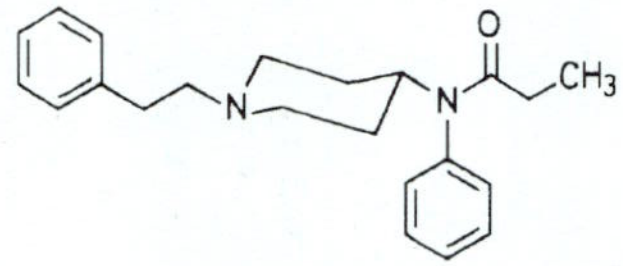	in Kombination mit Neuroleptika extrem kurze Wirkungsdauer	0,05–0,1 i.v.
Sufentanil	BTM Sufenta	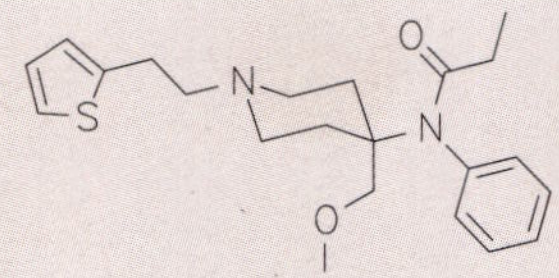	Suchtgefahr Atemdämpfung	10–50 µg
Levo-Methadon	BTM L-Polamidon	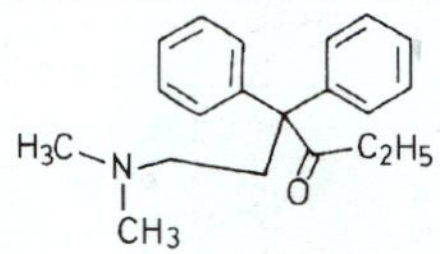	Suchtgefahr geringer	2,5 oral, i.m.
Morphin	BTM MST Mundipharma	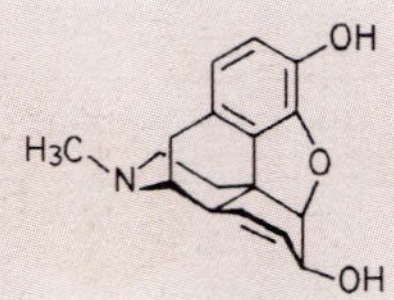	Suchtgefahr, Sedierung, Atemdämpfung	10–200 oral

Tabelle 8.**8** Fortsetzung

INN	**Fertigarzneimittel®**	chemische Struktur	Nebenwirkungen	Einzeldosis in mg
Nalbuphin	+ Nubain	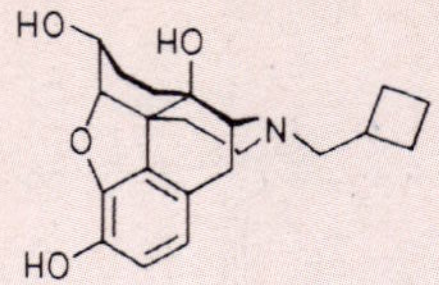	Sedierung Suchtgefahr	20 i. m., i. v.
Pentazocin	BTM Fortral	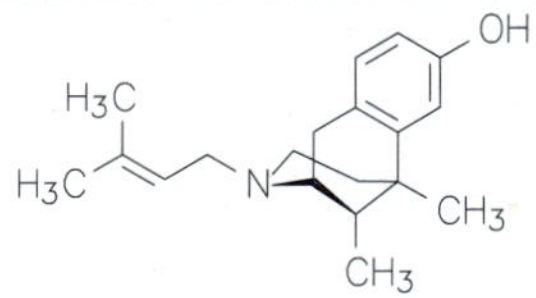	gute Verträglichkeit, steigert Blutdruck und Herzfrequenz, Suchtgefahr	30 – 50 i. m., i. v., s. c.
Pethidin	BTM Dolantin	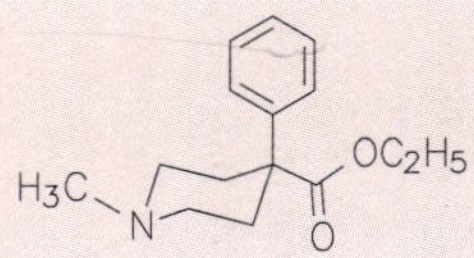	Suchtgefahr, Atemdämpfung, Erregungszustände	50 – 100 oral; i. m.
Tilidin	+ Valoron N	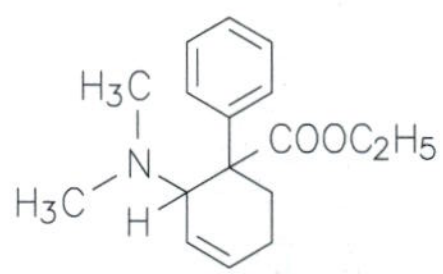	Suchtgefahr	50 oral

dens und ein euphorisches Hochgefühl, sondern nimmt auch Einfluß auf Körperfunktionen wie Atmung, Darmtätigkeit, Blutdruck und Wärmeregulation. Die Opioidrezeptoren findet man u. a. an Neuronen des schmerzleitenden Systems, der Atmung, des limbischen Systems und auch an Neuronen der Peripherie, z. B. am Dünndarm. Aus der Lage der Opioidrezeptoren werden die Nebenwirkungen des Morphins und der morphinähnlichen Stoffe erklärbar.

Therapie mit Opioiden. Dieser Therapie muß wegen der unvermeidbaren Nebenwirkungen eine sorgfältige *Abwägung von Risiko und Nutzen* durch den Arzt vorausgehen.

Hauptindikationsgebiete sind starke und stärkste Schmerzen, z. B. bei Koliken, Tumoren und nach Operationen.

Die Applikationsart richtet sich nach der Resorbierbarkeit des Analgetikums. Die Opioide können wegen rascher und vollständiger Resorption aus dem Magen und Darm meist *oral* gegeben werden. Morphin selbst wird *intramuskulär, subkutan* oder *oral* appliziert.

Häufige *Nebenwirkungen* bei dieser Gruppe von Analgetika sind neben der Suchtgefahr Übelkeit, Erbrechen, Atemdepression – besonders gefährlich bei Säuglingen, Kleinkindern und Asthmatikern – und Störungen beim Harnlassen (Miktionsstörungen).

Morphinvergiftung und Morphinantagonisten. Wichtigste Symptome einer Morphin- bzw. Opioidvergiftung sind Atemlähmungen und ein dadurch verursachtes Kreislaufversagen.

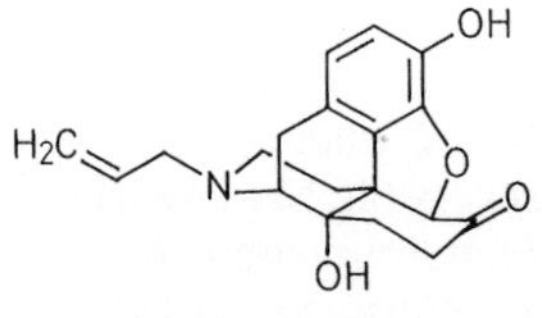

Naloxon (+ Narcanti®)

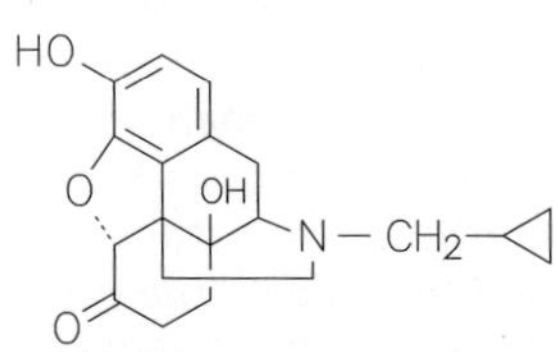

Naltrexon (+ Nemexin®)

Abb. 8.**12**

Neben künstlicher Beatmung und Maßnahmen zur Behandlung des Kreislaufversagens (S. 65) dienen **Morphinantagonisten** als zuverlässige Mittel zur Behebung der Atemlähmung. Es handelt sich bei diesen kompetitiven Antagonisten ebenfalls um Morphin-Derivate. Die Substituenten am Stickstoff wurden verändert. Beispiele sind Naloxon und Naltrexon (Abb. 8.**12**).

Mit **Naltrexon** ist ein Opioidantagonist entwickelt worden, der zur Entwöhnungsbehandlung vormals Opioid-Abhängiger eingesetzt wird. Naltrexon ist ein Stoff mit langer Wirkungsdauer (bis zu 72 Stunden) und geringen Nebenwirkungen. Die Applikation kann peroral erfolgen. Allerdings ist Naltrexon nur in Verbindung mit einer psychotherapeutisch geführten Entzugsbehandlung indiziert.

Da Opioidantagonisten bei Opioidabhängigen schwerste Entzugserscheinungen auslösen, muß vor Einsatz von Naltrexon sichergestellt sein, daß der Abhängige keine Opioide mehr im Körper hat, d. h. mindestens 7 Tage keine Opioide genommen hat. Die Besetzung der Opioidrezeptoren durch Naltrexon bewirkt, daß nach vollzogener Opioidentgiftung selbst hohe Dosen neu zugeführter Opioide ohne die gewünschte euphorisierende Wirkung bleiben. Das Verlangen nach dem Suchtstoff soll allmählich abnehmen.

Die Naltrexon-Therapie stellt damit eine *Alternative zum Methadon-Programm* dar. Bei Methadon handelt es sich lediglich um ein Drogenersatzmittel, während Naltrexon Entzugswilligen eine „Nüchternheitshilfe“ bietet.

Schwach wirksame Analgetika

Die **schwach (peripher) wirksamen Analgetika** gehören zu den häufigsten in der Apotheke abgegebenen Arzneimitteln. Dabei entfallen ca. 80 % der rezeptfreien Analgetika auf die Selbstmedikation. Die Bezeichnung „schwach wirksam“ darf nicht zu der Annahme verleiten, daß sie alle ohne Verschreibung abgegeben oder bedenkenlos eingenommen werden dürfen.

Als Einteilungskriterien für die Vielzahl analgetisch wirksamer Substanzen kann die chemische Struktur dienen. Danach unterscheidet man:

- **Salicylate,**
- **Anilin-Derivate,**
- **Pyrazolon-Derivate,**
- **Phenylpropionsäure-Derivate, z. B. Ibuprofen.**

Vor allem die Salicylate, das Phenylpropionsäure-Derivat Ibuprofen und die Pyrazolon-Derivate besitzen neben der analgetischen noch eine *fiebersenkende* (antipyretische) und *entzündungshemmende* (antiphlogistische) Wirkung. Den Anilin-Derivaten fehlt der entzündungshemmende Effekt. Im Gegensatz zu den stark wirksamen Analgetika, den Opioiden, dämpfen Analgetika *mit* entzündungshemmender Eigenschaft die Schmerzempfindung vorwiegend durch peripheren Angriff im Bereich der Schmerzrezeptoren in geschädigtem Gewebe. Als Wirkungsmechanismus wird hier eine Hemmung der Cyclooxigenase angenommen. Dieses Enzym katalysiert einen Syntheseschritt bei der Bildung von Prostaglandinen aus der mehrfach ungesättigten Fettsäure Arachidonsäure (s. a. Abb. 8.**9**, S. 124). Von den Prostaglandinen wissen wir sicher, daß sie an der Entstehung von Schmerzen, Fieber und Entzündungen beteiligt sind.

Fieber. Die höchste normale Körpertemperatur liegt *axillar* gemessen bei 36,9° C und *rektal* gemessen bei 37° C. Temperaturerhöhungen über 38° C werden allgemein als Fieber (Febris) bezeichnet.

Fieber ist als Symptom zahlreicher Erkrankungen bekannt. Fieber wird durch *Pyrogene* ausgelöst. Pyrogene sind Bestandteile oder Stoffwechselprodukte von Bakterien oder Leukozyten. Chemisch handelt es sich um Lipopolysaccharide (Lipide, die an Polysaccharide gekoppelt sind), Oligo- und Polysaccharide. Diese Pyrogene verursachen im Hypothalamus eine Fehlsteuerung der Temperaturregulation. Der Organismus reagiert so, als ob es um ihn herum zu kalt wäre, d. h. einem *Wärmeverlust* wird durch Verengung der Hautgefäße und Einschränkung der Schweißsekretion *entgegengewirkt*. Die Auswirkung dieser Reaktion registrieren wir als Fieber. Antipyretisch wirkende Arzneimittel sind mehr oder weniger in der Lage, die Fehlsteuerung der Temperaturregulation zu normalisieren. Die Fiebersenkung dient hauptsächlich der Kreislaufentlastung.

Entzündungen. Unter Entzündung versteht man die physiologische Reaktion des Bindegewebes, um nach einer Schädigung die Wundheilung einzuleiten. Solche Schädigungen können durch Reize, wie z. B. Hitze- und Kälteeinwirkungen, oder durch Verletzungen zustandekommen. Fünf Symptome charakterisieren eine Entzündung: **Erwärmung** (Kalor), **Schmerz** (Dolor), **Rötung** (Rubor), **Schwellung** (Tumor) und Ausfälle der physiologischen Funktion.

Eine Entzündung verläuft in zwei Phasen:

- *Katabole Phase* mit Zelluntergang, Bildung von Entzündungsmediatoren (Gewebshormonen, z. B. Prostaglandinen, Kininen) und akuter entzündlicher Reaktion. In dieser Phase tritt auch Flüssigkeit aus den Gefäßen aus **(Exsudation)**.
- *Anabole Phase* mit Aktivierung von Fibroblasten (faserbildenden Zellen), Synthese von Glykosaminoglykanen (Mucopolysacchariden) und Bildung von Granulom- und Narbengeweben **(Gewebsproliferation)** (S. 69).

Antiphlogistisch wirkende Arzneimittel sollen vor allem die Exsudation und die Gewebsproliferation hemmen. Diese Effekte sind für die Therapie der rheumatischen Erkrankungen besonders wichtig (S. 136 ff.).

Salicylate. Die Salicylate leiten sich alle von der Salicylsäure ab (Abb. 8.**13**).

Salicylate wirken analgetisch, antipyretisch und antiphlogistisch. In der Therapie eingesetzte Salicylate zeigt Abb. 8.**13**. Die Salicylsäure selber wird nur extern wegen ihrer hornlösenden *(keratolytischen)* Wirkung eingesetzt (S. 81). Die Salicylate findet man als Bestandteil zahlreicher Analgetika- und Antirheumatika-Kombinationspräparate (Tab. 8.**10 b**, S. 134).

Salicylate können bei längerer Anwendung die Blutgerinnung verzögern, da sie die Thrombozytenaggregation hemmen. Als Prostaglandinsynthesehemmer verringern Salicylate die Schleimsekretion der Nebenzellen in der Magenschleimhaut (S. 34). Dadurch können aggressive Verdauungssäfte die Magenschleimhaut schädigen und besonders bei bestehenden Geschwüren im Magen oder auch im Darm zu Blutungen führen (Abb. 8.**21**, S. 140). Bei Einnahme höherer Dosen von Acetylsalicylsäure über längere Zeit treten schwere, jedoch reversible Nebenwirkungen wie Schwindel, Übelkeit, Erbrechen, Verminderung des Hörvermögens, Blutungen im Magen-Darm-Kanal auf. Letzteres beruht auf der erwähnten epithelschädigenden Wirkung und wahrscheinlich auf einer verminderten Gerinnungsfähigkeit des Blutes. In seltenen Fällen wurde bei Kindern, die bei Grippe oder Windpocken Acetylsalicylsäure erhalten hatten, das **Reye-Syndrom** beobachtet. Hier liegt eine Hirn- und Hirnhautentzündung bei gleichzeitigem Untergang von Leberparenchym vor.

Anilin-Derivate. Anilin diente ursprünglich als Ausgangsstoff für eine große Gruppe von

Salicylate	Wirkung
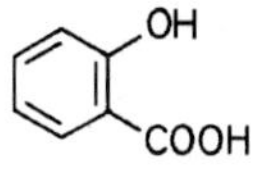 Salicylsäure 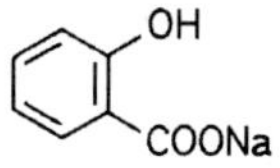 Na-salicylat	analgetisch antipyretisch antiphlogistisch *äußerlich:* keratolytisch bakterizid
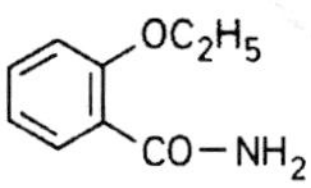 Ethenzamid (o-Ethoxybenzamid)	analgetisch
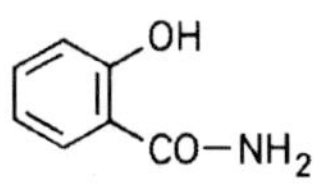 Salicylamid	analgetisch antipyretisch geringe antirheumatische Wirkung
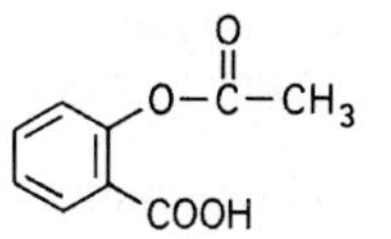 Acetylsalicylsäure (Aspirin®)	analgetisch antipyretisch antiphlogistisch wie Salicylsäure bessere Verträglichkeit als Salicylsäure

Abb. 8.**13** Salicylate

Farbstoffen. Anilin selbst ist stark toxisch. Ein in der Therapie eingesetztes analgetisch und antipyretisch wirkendes Anilinderivat ist **Paracetamol**. Paracetamol wurde entdeckt, als man die Metaboliten des Phenacetins, eines jahrzehntelang angewandten Analgetikums, im menschlichen Organismus untersuchte (Abb. 8.**14**).

In geringen Mengen kann aus Phenacetin auch Phenetidin gebildet werden. Phenetidin ist Vorläufer zahlreicher toxischer Metaboliten. Bei Paracetamol besteht die Gefahr nicht.

Paracetamol besitzt wie Acetylsalicylsäure einen ausgeprägten analgetischen und antipyretischen Effekt; es wirkt jedoch kaum antiphlogistisch. Bei Patienten mit Erkrankungen im Magen-Darm-Trakt oder der Neigung zu Blutungen sollte statt Acetylsalicylsäure Paracetamol als Analgetikum verabreicht werden. Überdosierungen gelten bei Paracetamol wegen der Gefahr einer Leberschädigung als bedenklich. Die Einzeldosis für den Erwachsenen beträgt 0,5 – 1 g. Bereits bei dreifacher Überdosierung besteht die Möglichkeit toxischer Erscheinungen. Wird innerhalb von 6 – 8 Wochen nach einer überhöhten Paracetamol-Dosis N-Acetylcystein i. v. als Antidot verabreicht, läßt sich eine Leberschädigung vermeiden.

Lebererkrankungen gelten als Kontraindikation für den Paracetamoleinsatz.

Pyrazolon-Derivate. Die Derivate des Pyrazolons wirken analgetisch, antipyretisch und antiphlogistisch.

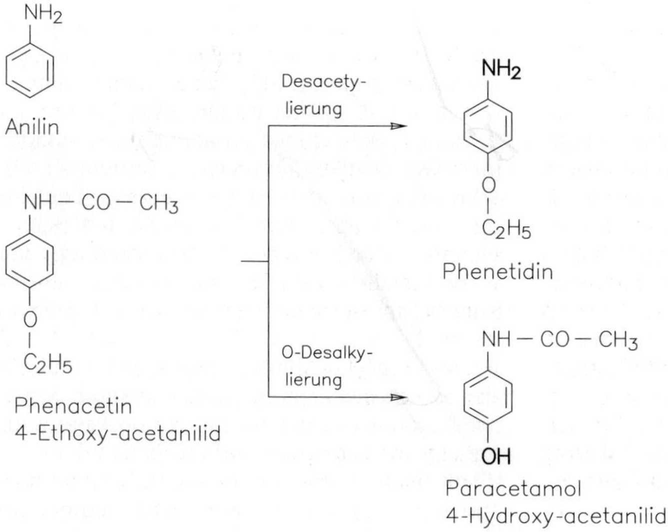

Abb. 8.**14** Phenacetin und Phenacetinmetaboliten

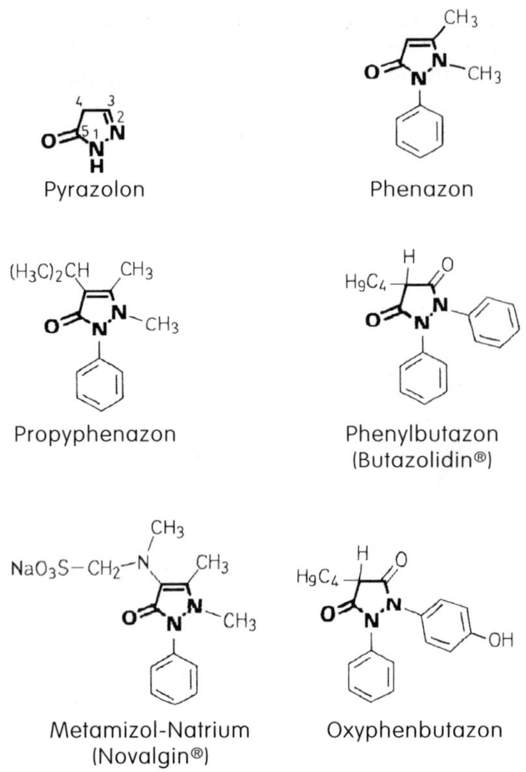

Abb. 8.**15** Pyrazolon-Derivate

Als Analgetika eingesetzte Fertigarzneimittel enthalten an Pyrazolon-Derivaten meist **Propyphenazon** oder **Metamizol-Natrium** (Abb. 8.**15**).

Phenylbutazon und **Oxyphenbutazon** besitzen eine ausgeprägte antiphlogistische Wirkung. Sie dienen deswegen mehr als Antirheumatika (Abb. 8.**15**).

Bei Phenazon, Propyphenazon, besonders aber bei Metamizol-Natrium ist die Gefahr schwerwiegender *Nebenwirkungen* nicht auszuschließen. Es kann als Folge einer Schädigung des blutbildenden Systems Agranulozytose (S. 24) auftreten. Auch lebensbedrohliche Schocks wurden beobachtet. Nach Anwendung von Phenylbutazon und Oxyphenbutazon ist die Häufigkeit von Nebenwirkungen besonders hoch. Es wurden Nieren- und Leberschäden sowie Geschwüre im Magen-Darm-Kanal bzw. deren erneute Aktivierung festgestellt. Zu *Überdosierungserscheinungen* infolge von Interaktionen kann es bei Anwendung von Phenylbutazon neben Antikoagulation, Antidiabetika und Chemotherapeutika kommen. Die aufgeführten Fakten lassen größte Vorsicht bei Verordnung und Einnahme der Pyrazolon-Derivate geboten erscheinen. Metamizol-Natrium bleibt jedoch ein nützliches Analgetikum bei schweren Schmerzen, wie z. B. bei Gallen- und Nierenkoliken, wo gleichzeitig eine spasmolytische Wirkung erwünscht ist. Es ist auch für Tumorpatienten geeignet.

Das **Phenylpropionsäurederivat Ibuprofen** besitzt analgetische, antiphlogistische und antipyretische Eigenschaften. Neben seinem Einsatz in der Rheumatherapie eignet es sich zur Behandlung von Kopf- und Zahnschmerzen sowie bei dysmenorrhoischen Schmerzen, vor allem auch, wenn Acetylsalicylsäure und Paracetamol nicht vertragen werden. Als Kontraindikationen gelten u. a. bestehende Magen- und Dünndarmgeschwüre sowie Blutbildungs- und Blutgerinnungsstörungen.

Gemeinsames Merkmal aller *schwach wirksamen* Analgetika ist es, daß die Wirkungsstärke begrenzt ist und auch nicht durch Dosiserhöhung zu steigern ist.

Wichtige *Indikationen* für diese Gruppe sind Kopfschmerzen und Schmerzen in Gelenken und Muskeln. Lediglich Metamizol-Natrium wird wie die stark wirksamen Analgetika zur Schmerzlinderung bei Erkrankung innerer Organe gegeben. Wegen der häufig auftretenden antipyretischen Begleitwirkungen werden die schwach wirksamen Analgetika auch bei fieberhaften Erkältungskrankheiten genommen.

Migränetherapie

Eine wichtige Rolle bei der Therapie von chronisch-rezidivierenden Schmerzen spielt die **Migräne**. Unter Migräne versteht man gemäß Definition anfallsweise auftretende Kopfschmerzen von unterschiedlicher Dauer, Intensität und Lokalisation. Die Schmerzen können von Symptomen wie Übelkeit, Erbrechen, Schwindel und Schwankungen der Stimmungslage begleitet sein. Der Migränekopfschmerz entsteht hauptsächlich durch eine Sensibilisierung von Schmerzrezeptoren im Gehirn. An dieser Sensibilisierung sind Serotonin, Histamin und Kinine beteiligt.

Die Deutsche Migränegesellschaft empfiehlt als *nichtmedikamentöse Anfallstherapie* Schlaf, Entspannung, Reizabschirmung und kalte Kompressen. *Medikamentös* soll zur Behandlung von Übelkeit und Erbrechen parenteral Metoclopramid (z. B. + Gastrosil®) oder oral Domperidon

(z. B. + Motilium®) verabreicht werden. Die Schmerzbehandlung erfolgt mit 0,5 – 1,0 g Acetylsalicylsäure. Wenn dieses Analgetikum nicht ausreicht, sollten 0,5 – 1,0 g Paracetamol oder eine Kombination von Acetylsalicylsäure und Paracetamol verabreicht werden. Andere Analgetika gelten bei Migräne als wenig effizient. Bei mittelschweren bis schweren Migräneanfällen werden die Antiemetika Metoclopramid oder Domperidol in Verbindung mit einem Serotonin-Agonisten, d. h. Ergotamin (z. B. + ergo sanol spezial®) oder Sumatriptan (+ Imigran®), verabreicht. Der Neurotransmitter Serotonin und seine Rezeptoren spielen bei dem Krankheitsgeschehen der Migräne eine bedeutende Rolle. Mit Sumatriptan wurde ein spezifischer und selektiver Agonist für einen Serotonin-Rezeptorsubtyp entwickelt. Sumatriptan erzielt seine Wirkung durch Vasokonstriktion von Blutgefäßen im Hirn und dämpft damit den Kopfschmerz. Zu beachten ist, daß die kombinierte Anwendung von Ergotamin und Sumatriptan an Herz und Zentralnervensystem zu bedrohlichen Gefäßkrämpfen führen kann.

Bei der medikamentösen *Migräneprophylaxe* steht der Einsatz von β-Rezeptorenblockern, wie Metoprolol (z. B. + Beloc®) oder Propranolol (z. B. + Efektolol®), an erster Stelle. Als Mittel zweiter Wahl werden Calcium-Antagonisten wie Flunarizin eingesetzt. Bei Therapieresistenz nimmt man Serotonin-Antagonisten, wie Pizotifen (z. B. + Sandomigran®), Lisurid (z. B. + Cuvalit®) oder Methysergid (+ Deseril® retard) (Tab. 8.**9**).

Kombination von Analgetika

Ziel der Kombination von Analgetika ist es, eine additive oder gar potenzierte Wirkungsverstärkung und eine Verminderung von Nebenwirkungen zu erreichen. Indikationen für derartige Kombinationspräparate sind vor allem akute banale Schmerzen, wie z. B. Zahnschmerzen oder grippale Kopf- und Gliederschmerzen, und chronisch rezidivierende Schmerzen.

Als problematisch gelten Kombinationen von Analgetika mit Barbituraten und Ergotamin. Hier kann es zu Sucht und unerwünschten Langzeitwirkungen kommen. Bei der mißbräuchlichen regelmäßigen Anwendung von Ergotamin besteht die Gefahr, daß **Dauerkopfschmerz** auftritt. Dieser führt dann zu weiterer Einnahme des Arzneimittels. Auch für die Kombination von Analgetika mit Lokalanästhetika und Vitaminen gibt es pharmakologisch keine Begründung.

Tabelle 8.**9** Empfehlungen der Deutschen Migräne- und Kopfschmerzgesellschaft

a Behandlung des Migräneanfalls	
Reizabschirmung	
Antiemetika:	
Metoclopramid	10 – 20 mg
oder	
Domperidon	10 – 20 mg
Analgetika:	
Acetylsalicylsäure	500 – 1000 mg
oder	
Paracetamol	500 – 1000 mg
Serotonin-Agonisten:	
Ergotamin	1 – 2 mg p. o.
oder	
Sumatriptan	6 mg s. c.
b Migräneprophylaxe	
Betablocker:	
Metoprolol	50 – 200 mg
oder	
Propranolol	30 – 240 mg
oder	
Flunarizin	5 – 10 mg
Bei Therapieresistenz Dosiserhöhung des Betablockers oder evtl. Kombination mit Flunarizin	
Bei Therapieresistenz	
Pizotifen	1 – 3 mg
oder	
Lisurid	0,075 mg
oder	
Methysergid	2 – 6 mg

Weitere Probleme von Kombinationspräparaten sind möglicherweise:

- zu niedrige Dosierung der Einzelbestandteile,
- schwache Wirkung wegen rascher Biotransformation oder Elimination,
- Steigerung des Risikos allergischer Nebenwirkungen.

Vertretbare Kombinationen sind:

- **Acetylsalicylsäure** und **Paracetamol**. Die Dosen der Kombinationspartner können dabei halbiert werden. Es kommt zu einer additiven Wirkungssteigerung und Verringerung der Nebenwirkungen.

HV-Empfehlung

Kopfschmerzen
(z. B. bei fiebriger Erkältungskrankheit eines Erwachsenen)
Paracetamol z. B.:
Paracetamol 500 *Stada*® Tabletten

Benuron® Tabletten
10 Stück à 500 mg

Dosierung: 3- bis 4mal täglich 1 bis 2 Tabletten zerkaut oder in Wasser aufgeschwemmt nehmen

Beratungshinweis: Maximaldosis 8 Tabletten/Tag

Warnung vor Risiken: Vorsicht bei Alkoholikern und bei Leberfunktionsstörungen. Die potentielle letale Dosis für den Erwachsenen beträgt 30 Tabletten à 500 mg.

HV-Empfehlung

Menstruationsschmerzen
Ibuprofen,
z. B.
Ibuprofen 200 Heumann Filmtabletten

Aktren® Dragees
20 Stück à 200 mg

Dosierung: 1 bis 2 Dragees bzw. Filmtabletten unzerkaut mit reichlich Flüssigkeit einnehmen

Beratungshinweis: Maximale Tagesdosis 4 Dragees bzw. Filmtabletten (= 800 mg)

Warnung vor Risiken: Nicht bei Magendarmbeschwerden, Neigung zu Allergien, Nieren- und Leberfunktionsstörungen nehmen.

- **Acetylsalicylsäure** und **Coffein** oder **Paracetamol** und **Coffein**. Coffein verursacht eine Wirkungssteigerung und besitzt einen stimmungsaufhellenden, belebenden Effekt.

Um auch hier einem Mißbrauch vorzubeugen, hat der Gesetzgeber *Coffein* in Kombinationen mit Paracetamol, Salicylsäure-Derivaten und Pyrazolon-Derivaten der Verschreibungspflicht unterstellt, wenn die Einzeldosierung 0,5 g und die Gesamtmenge 10 g pro Packung für die analgetischen Wirkstoffe überschreitet.

Tabelle 8.**10 a** Analgetika (05) – Einzelstoffe

Substanz/INN	Fertigarzneimittel®
Acetylsalicylsäure	Aspirin ASS-ratiopharm ASS-Dura
Ibuprofen	Aktren, Urem, Anco
Paracetamol	Ben-u-ron duracetamol Lonarid mono Paracetamol-ratiopharm Paracetamol Stada
Propyphenazon	Eufibron Isoprochin P

Tabelle 8.**10 b** Analgetika (05) – Kombinationspräparate

Fertigarzneimittel®	Zusammensetzung				
	Acetylsalicylsäure	Paracetamol	Coffein	Pyrazolonderivat	Codein
+ Azur comp.		+	+		+
+ Dolomo TN	+	+	+		+
+ Dolviran N	+				+
+ Gelonida NA	+	+			+
+ Lonarid NR		+			+
+ Nedolon P		+			+
Fibrex	+	+	+		
Quadronal		+	+	+	
Thomapyrin Schmerztabletten	+	+	+		
+ Titretta analgica			+	+	+

- **Acetylsalicylsäure** und **Paracetamol** und **Coffein** (s. o.).
- **Paracetamol** und **Pyrazolon-Derivate** und **Coffein**.
- **Acetylsalicylsäure** und **Paracetamol** und **Pyrazolon-Derivate**.
- **Acetylsalicylsäure** und/oder **Paracetamol** und **Codein**. Codein wirkt selbst schwach analgetisch und steigert die Wirkung der Analgetikakomponenten des Kombinationspräparates. Der Codeinzusatz ist dann sinnvoll, wenn zunächst in einer Schmerztherapie auf stark wirksame Analgetika verzichtet werden soll.

Grundsätzlich sollen Kombinationspräparate nur kurzfristig eingesetzt werden. Es scheint überzogen, Analgetikakombinationen für Nierenerkrankungen verantwortlich zu machen. Jeder Arzneimittelmißbrauch führt zu Nebenwirkungen. So führt der Paracetamol*mißbrauch* wahrscheinlich zu Nebenwirkungen an der Niere. Dies darf aber kein Grund sein, den vernünftigen Laien und verantwortungsbewußt beratenen Kunden von einer notwendigen Selbstmedikation mit einem Analgetikum auszuschließen.

In Tab. 8.**10 a** und 8.**10 b** sind die Fertigarzneimittel nach Einzelstoffen und Kombinationspräparaten geordnet.

Zusammenfassung Analgetika

Mit Analgetika werden Schmerzen symptomatisch behandelt. Schmerz entsteht durch Schädigung eines Organs. Dabei werden Schmerzmediatoren freigesetzt, die spezifische Schmerzrezeptoren erregen. Die dadurch ausgelösten Impulse erreichen über das Rückenmark das ZNS. Wichtige Zentren für die Schmerzempfindung sind Thalamus, Großhirnrinde und Formatio reticularis.
Man unterscheidet stark wirksame und schwach wirksame Analgetika. Eine Gliederung in zentral und peripher wirksame Analgetika ist ebenfalls sinnvoll. Zu den **stark wirksamen Analgetika** gehören das Morphin, seine Derivate und vollsynthetische Analgetika mit morphinähnlicher Wirkung, zusammenfassend **Opioide** genannt. Das Morphin hat neben seiner stark analgetischen Wirkung zahlreiche zentrale und periphere Wirkungen. Da die meisten Stoffe dieser Analgetikagruppe zur Sucht führen, fallen sie rechtlich unter die Betäubungsmittel. Hauptindikationsgebiete für die Opioide sind starke und stärkste Schmerzen meist innerer Organe.
Im Gegensatz zu den stark wirksamen Analgetika kann bei den **schwach wirksamen Analgetika** eine Wirkungssteigerung durch Dosiserhöhung über eine gewisse Grenze hinaus nicht erreicht werden. Entsprechend fallen auch die Indikationen für diese Gruppe aus. Sie werden hauptsächlich bei Kopfschmerzen und Schmerzen in Gelenken und Muskeln genommen. Neben der analgetischen Wirkung besitzen Salicylsäure-, Pyrazolon-, Anilinderivate und Ibuprofen eine antipyretische Wirkung. Salicylsäurederivate, Pyrazolonderivate und Ibuprofen verfügen zusätzlich über einen antiphlogistischen Effekt. Diese Wirkungen der schwach wirksamen Analgetika rechtfertigen auch ihren Einsatz bei Erkältungskrankheiten. Pyrazolon-Derivate und Ibuprofen werden außerdem zur Behandlung rheumatischer Erkrankungen angewendet. Für Analgetika gibt es vertretbare Kombinationen, wie z. B. Acetylsalicylsäure mit Paracetamol und Coffein.

Fragen

1. Welche Wirkung des Morphins kann auslösendes Moment für einen Mißbrauch sein?
2. Warum darf Morphin nicht zur Linderung der Wehenschmerzen eingesetzt werden?
3. Erklären Sie das Auftreten von Erregungszuständen nach Morphingaben.
4. Begründen Sie, warum bei Koliken der Harn- und Gallenwege Morphin in Kombination mit einem krampflösenden Arzneimittel gegeben werden sollte.
5. Welchen Sinn hat das alte Hausmittel „Schwitzen" bei Fieber?
6. Geben Sie die Grundzüge der medikamentösen Migränetherapie gemäß den Empfehlungen der Deutschen Migräne- u. Kopfschmerzgesellschaft an.
7. Begründen Sie die häufige Magenunverträglichkeit von Salicylsäurederivaten.

Arzneimittel gegen rheumatische Erkrankungen

Schlägt man irgendeine Zusammenstellung von Fertigarzneimitteln nach Indikationsgebieten, wie z. B. die „Rote Liste" auf, so stellt man fest, daß die Antirheumatika, d. h. die Arzneimittel gegen rheumatische Erkrankungen, zusammen mit den Analgetika zu den umfangreichsten Kapiteln gehören. Wo ist hier die Begründung zu suchen?

Unter dem Begriff **rheumatische Erkrankungen** ist eine *große Anzahl* von Erkrankungen zusammengefaßt. Bei wenigen dieser Erkrankungen ist die Ursache bekannt, deswegen ist die *Therapie* schwierig und meist *symptomatisch*.

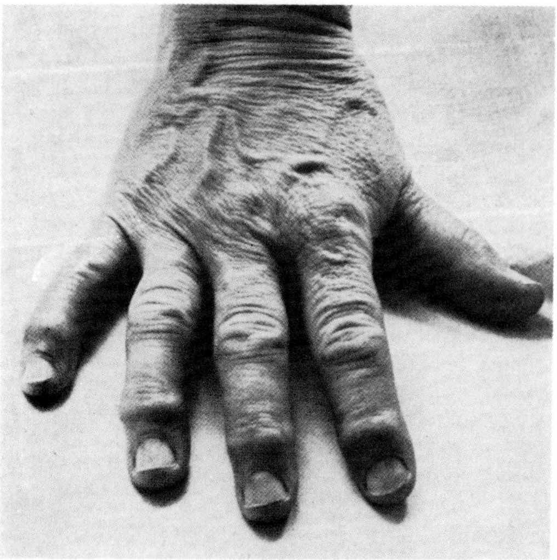

Abb. 8.**16** Arthrose (aus Denning, H.: Lehrbuch der Inneren Medizin Bd II, 8. Aufl. Georg Thieme Verlag, Stuttgart 1969)

Die große Anzahl der rheumatischen Erkrankungen soll zunächst gegliedert werden.

Einteilung und Ursachen der rheumatischen Erkrankungen

Die Einteilung der rheumatischen Erkrankungen orientiert sich im wesentlichen an den *betroffenen Organen* und den *Symptomen*. Abb. 8.**16** zeigt eine Arthrose. Man erkennt, daß hier Gelenke betroffen sind. Damit liegt bereits ein Kriterium für die Einteilung vor (Abb. 8.**17**).

Allen rheumatischen Erkrankungen ist gemeinsam, daß es sich um Erkrankungen des Bindegewebes (Mesenchyms) handelt. Ferner zeigen die meisten dieser Erkrankungen einen *chronischen* und *fortschreitenden* (progredienten) Verlauf. Die Symptome gehen häufig mit **Schmerz** einher und treten in **akuten Schüben** auf.

Von den wenigsten Erkrankungen dieses Formenkreises sind die Ursachen bekannt. Das **rheumatische Fieber** (Synonym: akuter Gelenkrheumatismus) wird durch Streptokokken mit verursacht. Der **Erythematodes** (Lupus erythematodes) ist eine *Autoimmunreaktion*.

Normalerweise besitzt der Körper die Fähigkeit, zwischen körpereigenen und körperfremden Stoffen zu unterscheiden, d. h. nur gegen körperfremde Stoffe Antikörper zu bilden. Bei den Autoimmunkrankheiten ist diese Fähigkeit gestört, der Körper bildet Antikörper gegen sich selbst.

Therapie der rheumatischen Erkrankungen

Eine *kausale Therapie* ist nur bei bekannter Ursache möglich. Für die Mehrzahl der rheumatischen Erkrankungen wird deswegen nur die *symptomatische Therapie* in Frage kommen. Die Behandlung rheumatischer Erkrankungen zeichnet sich durch eine Vielfalt therapeutischer Maßnahmen aus. Einige *allgemeine Grundprinzipien* werden bei allen Behandlungsmethoden beachtet:

- Man versucht, ein vorübergehendes Zurückgehen der Symptome zu erzwingen.
- Die akuten Schübe werden nach Möglichkeit abgekürzt.
- Es wird versucht, die Leistungsfähigkeit und Arbeitsfähigkeit des Patienten aufrechtzuerhalten.
- Die Nebenwirkungen werden durch einen Wechsel der Arzneimittel möglichst gering gehalten.

Die wichtigsten Therapiearten sollen kurz zusammengestellt und erklärt werden.

Kausale Therapie. Wir hörten bereits, daß *Streptokokken* an den Ursachen des rheumatischen Fiebers beteiligt sind. Hier ist eine Therapie mit **Penicillinen** sowohl während des akuten Schubes als auch zur Dauertherapie angezeigt. Die Dauertherapie soll Rückfälle verhindern *(Rezidivprophylaxe)*. Auch durch Bakterien verursachte Arthritis wird mit Penicillin behandelt.

Auf *Autoimmunreaktionen* beruhende rheumatische Erkrankungen werden dann mit immunreaktionenunterdrückenden Arzneimitteln behandelt **(Immunsuppressiva)**, wenn die anderen Therapiearten ohne Erfolg bleiben (Immunsuppressiva S. 244 f.). Die Therapie ist aber mit gefährlichen Nebenwirkungen verbunden.

Symptomatische Therapie. Die symptomatische Therapie rheumatischer Erkrankungen hat das Ziel, Schmerzen zu lindern und auftretende Entzündungen zu hemmen.

Als analgetische *und* entzündungshemmende Arzneimittel haben wir bereits die Salicylsäure-Derivate und die Pyrazolon-Derivate kennengelernt.

Da die entzündungshemmende Wirkung bei den **Pyrazolon-Derivaten** besonders ausgeprägt ist, finden wir diese in zahlreichen Fertigarznei-

Rheumatische Erkrankungen

Rheumatische Erkrankungen, die sich hauptsächlich an den Gelenken zeigen

Entzündliche Erkrankungen
- rheumatisches Fieber (mit Fieber, Gelenkentzündung (*Arthritis*), Entzündung des Herzens (*Karditis*) Synonym: akuter Gelenkrheumatismus
- chronische Entzündung zahlreicher Gelenke (*Polyarthritis*).
- Spondylitis ankylosans (*Morbus Bechterew*), chronische Entzündung im Bereich der Wirbelgelenke und des Bandapparates der Wirbelsäule. Folge ist häufig eine vollständige Versteifung der Wirbelsäule.

Degenerative Erkrankungen
- degenerative Gelenkerkrankungen mit Auffasern, Abschliff oder vollständigem Abrieb der Knorpelsubstanz in den Gelenken (*Arthrosen*),
- degenerative Erkrankungen der Wirbelkörper und Bandscheiben mit Auftreten von Zacken und Randwülsten an den Wirbelkörpern (*Spondylosen*)
- Arthrose der kleinen Wirbelgelenke (*Spondylarthrose*).

Rheumatische Erkrankungen, die sich nicht an den Gelenken zeigen (Weichteil-Rheumatismus)
- Muskelrheumatismus
- Schleimbeutelentzündung (= Bursitis)
- Sehnenscheidenentzündung (= Tendovaginitis)

Pararheumatische Erkrankungen
- *Kollagenosen*. Bei diesen Erkrankungen wird das Bindegewebe-Kollagen (Kollagen, ein Gerüsteiweißkörper) verändert; u.a. rheumatoide Arthritis, systemischer Lupus erythematodes (Schmetterlingsflechte), Vaskulitiden (Gefäßwanderkrankungen) und progressive Systemsklerosen.
- *Reiter-Syndrom*. Es ist eine Erkrankung, die sich in Arthritis, Harnleiterentzündung, Bindehautentzündung des Auges und evtl. Haut- sowie Darmentzündung äußert.

Abb. 8.**17** Gliederung der rheumatischen Erkrankungen

mitteln, gegen rheumatische Erkrankungen (Tab. 8.**11**).

Pyrazolon- und pyrazolonähnliche Derivate sind:

- **Propyhenazon,**
- **Metamizol-Natrium,**
- **Phenylbutazon,**
- **Azapropazon.**

Wegen erheblicher gesundheitlicher Risiken bei Einsatz von Phenylbutazon wird das Anwendungsgebiet dieses Stoffes auf wenige Indikationen, wie akute Schübe von **Morbus Bechterew** und chronischen Gelenkrheumatismus sowie den akuten Gichtanfall, eingeschränkt.

Phenylessigsäure- und **Phenylpropionsäurederivate.** Wie die Salicylsäure hemmen sie die Prostaglandinsynthese. Ihre Entwicklung erfolgte zunächst mit dem Ziel, die unerwünschten Nebenwirkungen der Salicylate zu vermeiden. Die entwickelten Wirkstoffe weisen jedoch in mehr oder weniger starker Ausprägung dieselben Ne-

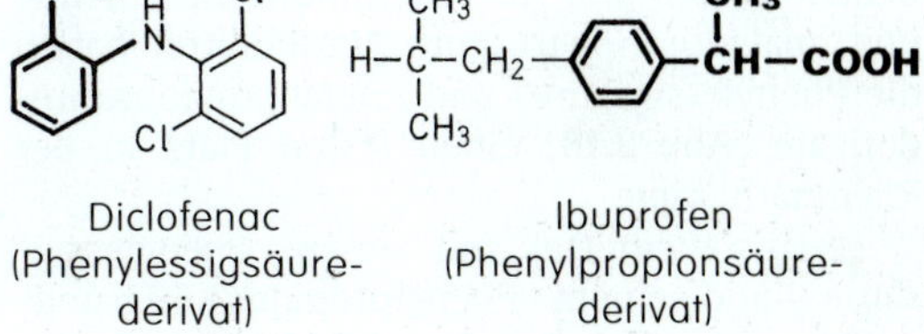

Diclofenac (Phenylessigsäurederivat) Ibuprofen (Phenylpropionsäurederivat)

Abb. 8.**18**

Tabelle 8.**11** Antirheumatika zur symptomatischen Therapie (Einzelstoffe) (05)

INN	**Fertigarzneimittel®**	Halbwertzeit in Std.
a Pyrazolonderivate		
Azapropazon	+ Tolyprin	9–12
Metamizol-Natrium	+ Novalgin	1,8–4,6
Oxyphenbutazon*	+ Phlogont	48–72
Phenylbutazon*	+ Butazolidin	29–175 dosisabhängig
	+ Ambene	
b Thiazinderivate		
Piroxicam	+ Felden	50
Tenoxicam	+ Tilcotil	8
c Anthranilsäurederivate		
Mefenaminsäure	+ Parkemed	2
	+ Ponalar	2
Nifluminsäure	+ Actol	2
d Phenylessigsäurederivate		
Diclofenac	+ Diclofenac verschiedener Hersteller	2
	+ Voltaren	
Lonazolac	+ Argun	6
	+ irritren	
e Phenylpropionsäurederivate		
Ibuprofen	+ Brufen	1,8–3,5
	+ Anco	
	+ Imbun	
Ketoprofen	+ Orudis	1,5–2,5
	+ Alrheumun	
Naproxen	+ Proxen	14
Tiaprofensäure	+ Surgam	1,4–3
f Verschiedene		
Indometacin	+ Amuno	5–10
	+ Indo-Tablinen	
	+ Indomet-ratiopharm	
Fenbufen	+ Lederfen	10–12

* stark eingeschränkte Anwendung

benwirkungen auf. Als entzündungshemmende und analgetisch wirksame Arzneimittel haben die Phenylessigsäure- und Phenylpropionsäurederivate (Abb. 8.**18**) einen festen Platz in der Rheumatherapie.

Fertigarzneimittel mit einem Phenylessigsäure- und einem Phenylpropionsäuregrundgerüst sind in Tab. 8.**11 d** und 8.**11 e** zusammengestellt.

Als **Indol-Derivat** ist das Indometacin in der Rheumatherapie eingeführt (Tab. 8.**11 f**):

Piroxicam und **Tenoxicam** sind in der Rheumatherapie eingeführte Antiphlogistika vom Strukturtyp der **Oxicame** mit **Benzothiazingrundgerüst** (Tab. 8.**11 b**, Abb. 8.**20**).

Eine Reihe von entzündungshemmenden Wirkstoffen lassen sich von der **Anthranilsäure** ableiten (Abb. 8.**21**).

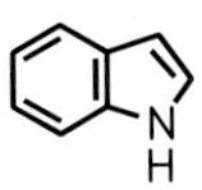

Indol

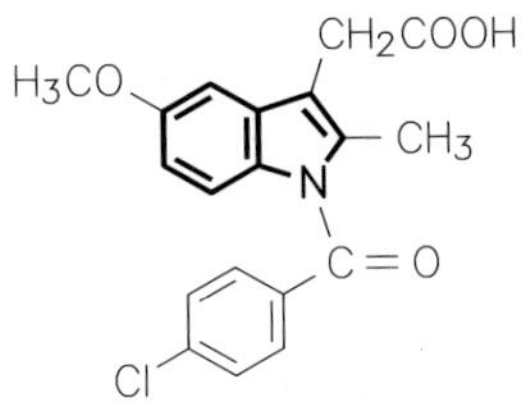

Indometacin

Abb. 8.**19**

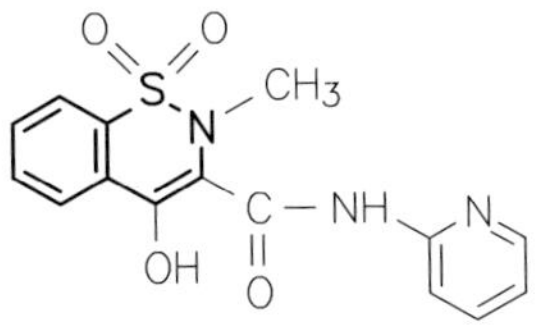

Piroxicam

Abb. 8.**20**

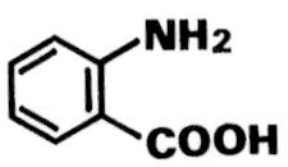

Anthranilsäure

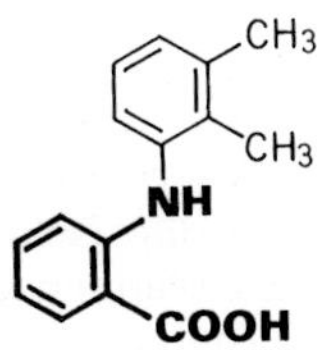

Mefenaminsäure

Abb. 8.**21**

Zu den Anthranilsäureabkömmlingen gehören:

- **Flufenaminsäure,**
- **Mefenaminsäure,**
- **Nifluminsäure** (Tab. 8.**11 c**).

Die bisher genannten Stoffgruppen von Antirheumatika faßt man unter dem Begriff der **n**icht-**s**teroidalen **A**nti**r**heumatika **(NSAR)** zusammen. Sie besitzen im Gegensatz zu den ebenfalls eingesetzten Glucocorticoiden kein Steroidgrundgerüst.

Die Nebenwirkungen bei den nicht-steroidalen Antirheumatika sind hauptsächlich gruppenspezifisch:

- Schädigung der Magenschleimhaut,
- Nierenfunktionsstörungen,
- allergische Reaktionen,
- Asthmaanfälle bei entsprechend disponierten Patienten.

Die genannten Nebenwirkungen beruhen auf einer Hemmung der Cyclooxygenase (S. 124) und der dadurch bedingten Unterbindung der Prostaglandinsynthese. Abb. 8.**22** zeigt diese Zusammenhänge.

Ferner müssen noch substanzspezifische Nebenwirkungen beachtet werden:

- hämolytische Anämie bei Diclofenac,
- Kopfschmerzen und Verwirrtheitszustände bei Indometacin,
- Photosensibilität (Lichtüberempfindlichkeit) bei Piroxicam,
- Agranulozytose bei Phenylbutazon.

Dabei scheint ein Zusammenhang zwischen Häufigkeit der Nebenwirkungen und der Halbwertzeit zu bestehen. Antirheumatika mit langer Halbwertzeit zeigen häufiger unerwünschte Wirkungen als solche mit kurzer Halbwertzeit.

Die zahlreichen Nebenwirkungen führen dazu, daß die Therapie mit einem bestimmten Antirheumatikum abgebrochen und auf ein anderes Antirheumatikum übergewechselt werden muß. Besonders bei bestehenden Magen- oder Darmgeschwüren sind die meisten Antirheumatika kontraindiziert. Das gleiche gilt bei Störungen der Blutbildung, z. B. bei Leukopenie. Für den Arzt ist deswegen wichtig, eine breite Palette von Arzneimitteln an der Hand zu haben, da die individuelle Empfindlichkeit der Patienten sehr unterschiedlich ist.

Eine Gruppe von Nebennierenrindenhormonen sind die **Glucocorticoide** (kurz meist Corticoide genannt) mit **Hydrocortison** und **Cortison** als Hauptvertretern. Von der Struktur her liegt hier ein *Steroidgrundgerüst* vor (S. 220). Die Glucocorticoide besitzen *u. a.* eine **ausgeprägte antiphlogistische Wirkung**, d. h. sie unterdrücken Entzündungen, Exsudation und Proliferation des Gewebes (S. 130). Außerdem besitzen sie einen **immunsuppressiven Effekt.**

Derivate des Cortisons sind z. B. **Prednisolon** und **Dexamethason** (S. 220 ff.). Bei diesen Derivaten treten die physiologischen Hormonwirkungen gegenüber der erwünschten antiphlogistischen Wirkung in den Hintergrund. Trotzdem ist bei einer antirheumatischen Therapie mit diesen Cortison-Derivaten mit zahlreichen Nebenwirkungen zu rechnen, die durch die physiologische Wirkung der Hormone bedingt sind. Dazu gehören z. B.:

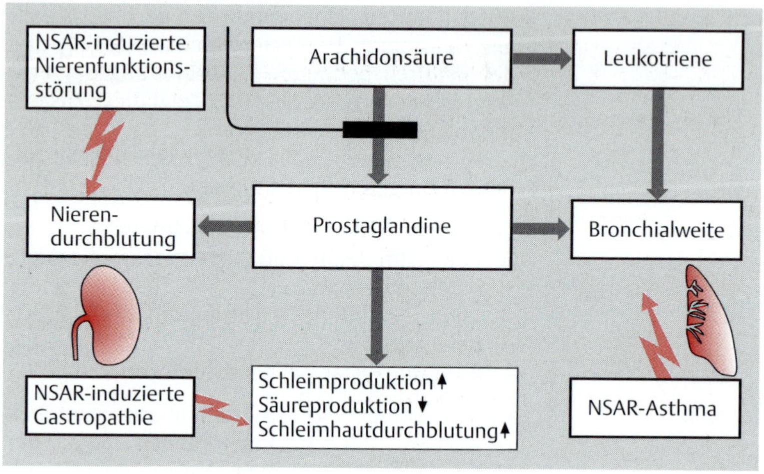

Abb. 8.**22** Gruppenspezifische Nebenwirkungen der NSAR (aus Taschenatlas der Pharmakologie; Lüllmann, Mohr, Ziegler)

- Stoffwechselstörungen,
- Unfähigkeit der Reaktion auf Streß,
- Erhöhung des Infektionsrisikos,
- Störung der Wundheilung,
- Erhöhung des Thromboserisikos.

Auch mit Corticoiden kann Rheuma nicht geheilt werden, es ist nur eine unspezifische und damit symptomatische entzündungshemmende Therapie möglich. Wegen der zahlreichen *Nebenwirkungen* sollte die antirheumatische Corticoidtherapie ganz bestimmten Indikationen vorbehalten bleiben. Zu diesen gehören:

- Kollagenosen,
- rheumatisches Fieber, wenn Karditis eintritt,
- rheumatisch bedingte Muskelschmerzen.

Basistherapie. Da eine symptomatische Therapie stets nur eine vorübergehende Besserung herbeizuführen vermag, versucht man durch Einsatz weiterer Arzneimittel die rheumatischen Vorgänge im Bindegewebe selbst – an der Basis des rheumatischen Geschehens – zu beeinflussen. Diese Art der Therapie bezeichnet man als *Basistherapie.* Eine Besserung mit den hier eingesetzten **Basistherapeutika** (disease-modifying antirheumatic drugs = DMARDs) tritt häufig erst nach langdauernder Behandlung ein. Wichtige Basistherapeutika sind Chloroquin, Goldpräparate und D-Penicillamin.

Das **Chloroquin** (+ Resochin®) wurde als Malariamittel entwickelt und wird bei Lupus erythematodes (Schmetterlingsflechte) eingesetzt.

Gold hemmt Reaktionen im Bindegewebe. Bei frühzeitiger Anwendung können mit Goldpräparaten (z. B. + Aureotan®, + Tauredon®, + Ridaura®) gute Erfolge erzielt werden. Einer breiten Anwendung dieser Basistherapie steht das hohe Risiko durch *Nebenwirkungen* wie Dermatitis, Nierenschädigung und Agranulozytose entgegen.

D-Penicillamin ist eine D-Aminosäure mit einer Sulfhydryl-Gruppe (Abb. 8.**23**). Es unterdrückt u. a. die Neubildung von Bindegewebe. Der Einsatz erfolgt nach strenger Indikationsstellung zur Therapie der chronischen Polyarthritis. Auch hier kann es zu gravierenden Nebenwirkungen wie Allergien, Schädigungen der blutbildenden Systeme und Nierenschädigung kommen.

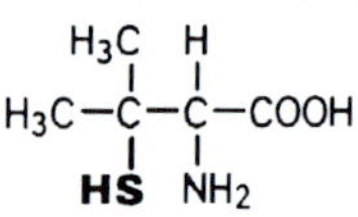

D-Penicillamin (Metalcaptase®)

Abb. 8.**23**

Weitere Basistherapeutika sind Methotrexat, ein Folsäureantagonist (S. 242) und Sulfasalazin (S. 263).

Pflanzliche Arzneimittel haben in der *unterstützenden Begleittherapie* rheumatischer Erkrankungen einen festen Platz. Es gibt Anzeichen dafür, daß einige der traditionellen Rheuma-Phytopharmaka über Immunmechanismen wirken. Pflanzen, deren Zubereitungen in dieser Art der Rheumatherapie eingesetzt werden, sind z. B. Brennessel, Teufelskralle, Kastanie, Arnika und Birke. Auch mit homöopathischen Präparaten werden Erfolge in der Rheumatherapie erzielt.

Tabelle 8.**12** Antirheumatika zur äußeren Anwendung (05)

Fertigarzneimittel®	Darreichungsform	Zusammensetzung
ABC	Wärme-Pflaster N	Pflanzliche Wirkstoffe
Dolgit	Creme	Ibuprofen
Dolo-Arthrosenex N	Salbe, Gel	Salicylsäurederivat
+ Dolobene	Gel	Dimethylsulfoxid, Heparin-Natrium, Dexpanthenol
Dolo-Mobilat	Gel	Salicylsäurederivat, Phenylephrin
Dolorgiet	Salbe	Benzylnicotinat, Salicylsäurederivat
Lindofluid N	Lösung	Bornylacetat, α-Pinen, Pflanzliche Auszüge
Mobilat	Salbe	Salicylsäurederivat und sonstige
+ Mobilisin	Salbe	Flufenaminsäure, Salicylsäurederivat und sonstige
+ Rheumon	Gel	Etofenamat
+ Target	Gel	Felbinac
+ Traumon	Gel	Etofenamat
+ Voltaren	Emulgel	Diclofenac

Für die Kombination von antirheumatisch wirksamen Stoffen gelten dieselben Einschränkungen wie bei den Analgetika (S. 133).

Lokale Therapie. Eine lokale Therapie, vor allem mit Einreibungen, vermag die symptomatische Therapie nur zu unterstützen.

Besondere Bedeutung kommt ihr bei der Behandlung von **degenerativen rheumatischen Erkrankungen** und **Weichteilrheumatismus** zu (Abb. 8.**17**, S. 137). Zahlreiche der entsprechenden Fertigarzneimittel erzielen ihre Wirkung über eine Durchblutungsförderung und Schmerzlinderung, teilweise aber auch durch eine Entzündungshemmung.

Als **durchblutungsfördernde Stoffe** können enthalten sein:

- Bienengift,
- Campher,
- Capsicin,
- ätherische Öle wie Rosmarinöl, Terpentinöl, Thymianöl,
- Nicotinsäurebenzylester,
- Monosalicylsäureglykolester,
- Salicylsäuremethylester.

Ob diese Stoffe zum Teil eine spezifisch antirheumatische Wirkung besitzen, gilt als nicht gesichert. Bei den äußerlich eingesetzten NSAR ist die therapeutische Nützlichkeit von Stoffen wie Indometacin, Diclofenac, Ibuprofen und Salicylaten gesichert.

Antirheumatika zur äußeren Anwendung sind in Tab. 8.**12** aufgeführt. Es handelt sich hauptsächlich um Einreibungen.

Physikalische Therapie. Eine Besserung rheumatischer Beschwerden, oft sogar längerdauernde Beschwerdefreiheit, erreicht man mit der physikalischen Therapie.

Zu dieser Therapie gehören z. B.:

- Moorbäder, Moorpackungen,
- Unterwassermassage,
- Bestrahlung,
- Diadynamik,
- Bewegungstherapie (Gymnastik),
- Bäder.

Die physikalische Therapie wird meist kurmäßig in dafür geeigneten Kurorten (z. B. Bad Kreuznach, Bad Waldsee) durchgeführt.

Zusammenfassung Arzneimittel gegen rheumatische Erkrankungen

Bei dem Begriff **rheumatische Erkrankungen** handelt es sich um eine Sammelbezeichnung von Erkrankungen, deren gemeinsame Charakteristika sind:

- der Ort des rheumatischen Geschehens (das Bindegewebe),
- der chronisch-progrediente Verlauf
- und das Auftreten in akuten Schüben.

Die Ursachen der rheumatischen Erkrankungen sind meist nicht bekannt.
Die rheumatischen Erkrankungen lassen sich gliedern in Erkrankungen, bei denen die Gelenke betroffen sind, Erkrankungen, bei denen die Gelenke nicht betroffen sind (Weichteilrheumatismus) und in pararheumatische Erkrankungen.
Eine teilweise kausale Therapie ist lediglich beim rheumatischen Fieber, bei bakteriell verursachter Arthritis und evtl. bei Lupus erythematodes möglich.

Die in der Hauptsache symptomatisch durchgeführte Rheumatherapie ist eine antiphlogistische und analgetische Therapie. Vor allem die Derivate des Cortisols besitzen eine ausgeprägte antiphlogistische Wirkung.
Mit dem Ziel der Entzündungshemmung und Schmerzlinderung werden Derivate des Pyrazolons, des Indols, des Benzothiazins, der Anthranilsäure, der Phenylessig- und der Phenylpropionsäure eingesetzt. Im Gegensatz zu den Glucocorticoiden bezeichnet man diese als Nicht-steroidale Antiphlogistika.
Die Nebenwirkungen sind großenteils stoffgruppenspezifisch und können so schwerwiegend sein, daß die Therapie abgebrochen werden muß.
Die Therapie mit Basistherapeutika versucht, die rheumatischen Vorgänge im Bindegewebe zu beeinflussen. Erfolge sind meist nur bei einer frühzeitig einsetzenden und langdauernden Therapie zu erreichen. Verordnet werden Chloroquin, Goldpräparate, Methotrexat, Sulfasalazin und D-Penicillamin. Auch hier sind schwerwiegende Nebenwirkungen zu befürchten. Die Phytotherapie dient als stützende Begleittherapie.
Die lokale Therapie der rheumatischen Erkrankungen kann wie die physikalischen Maßnahmen nur eine unterstützende therapeutische Maßnahme sein.

Fragen

1. Warum ist die Gabe von corticoidhaltigen Antirheumatika bei bestehendem Magengeschwür kontraindiziert?
2. Begründen Sie, warum es für den Arzt wichtig ist, ein breites Spektrum von Antirheumatika an der Hand zu haben.
3. Erklären Sie den Begriff der Basistherapie und führen Sie an, durch welche Maßnahme diese Therapie charakterisiert ist.
4. Welchen Zweck hat die lokale Therapie rheumatischer Erkrankungen mit Einreibungen?
5. Zeigen Sie, daß Indometacin auch als Essigsäure-Derivat aufgefaßt werden kann.

Antiemetika

Ein Seekranker ist durch seine Krankheit manchmal so stark „demoralisiert", daß er sogar Selbstmordgedanken hegt.

Die Seekrankheit gehört wie die Reisekrankheit durch Fliegen und Autofahren zu den Bewegungskrankheiten (Kinetosen), die sich in **Übelkeit** (Nausea) und **Erbrechen** (Emesis) äußern.

Ursachen von Erbrechen und Übelkeit

Die Bewegungskrankheiten entstehen durch besondere Reizung des Gleichgewichtsorgans (Vestibularapparat) im Innenohr. Das Gleichgewichtsorgan verarbeitet normale Bewegungsabläufe komplikationslos. Unnatürliche Bewegungsabläufe, besonders kombinierte Bewegungen, wie sie bei Schiff-, Auto- und Flugreisen auftreten, führen zu einer starken Reizung des Gleichgewichtsorgans. Die genannten Reisearten bedingen eine massive Veränderung des Gleichgewichts, wobei rasch vorüberziehende Gegenstände nur ungenügend fixiert werden.

Die übermäßige Reizung des Gleichgewichtsorgans wird als Erregung über das Zwischenhirn zum Brechzentrum im verlängerten Mark geleitet. Aber auch Impulse aus anderen Körperregionen, z. B. dem Magen-Darm-Kanal, können zum Brechzentrum gelangen.

An dem physiologischen Geschehen bei Übelkeit und Brechvorgang sind verschiedene Neurotransmitter mit spezifischen Rezeptoren beteiligt, z. B. Serotonin, Histamin und Dopamin.

Außer den aufgeführten Reisearten können u. a. auch psychische Erregung, Frühschwangerschaft, Magenerkrankungen, Narkosemittel (perioperative Erbrechen), Zytostatika, Bestrahlung bei der Krebstherapie und Hirndruck Ursachen von Erbrechen sein.

Bei aller verständlichen Abneigung gegen Erbrechen und seine Begleitsymptome darf nicht vergessen werden, daß es sich bei Erbrechen um einen Schutzreflex handelt. Durch sofortige Ausscheidung von Noxen aus dem oberen Verdauungstrakt wird der Organismus z. B. vor Vergiftungen geschützt.

Antiemetika

Die gegen Bewegungskrankheiten und anderweitig verursachte Erbrechen eingesetzte Arzneimittelgruppe nennt man **Antiemetika**. Einige Arzneimittel dieser Gruppe werden auch bei Schwindel (lat. vertigo: Schwindel) als **Antivertiginosa** eingesetzt.

Indikationsgebiete. Die wichtigsten für Antiemetika sind:

- Prophylaxe von Reisekrankheiten,
- perioperatives Erbrechen in der Anästhesie,
- Erbrechen und Übelkeit als Nebenwirkungen bei Chemo- (mit Zytostatika) und Strahlentherapie von Krebspatienten,

- Notfalloperationen; hier gilt es, eine Entleerung des Magens zu verhindern,
- starkes Erbrechen während der Frühschwangerschaft **(Hyperemesis gravidarum)**,
- Ménière-Krankheit, charakterisiert durch die Symptome Drehschwindel mit Übelkeit, Erbrechen, Ohrensausen und Innenohrschwerhörigkeit.

Die **Wirkstoffe** der Antiemetika lassen sich in vier Gruppen einteilen.

Peripher schwach antiemetisch wirksame Stoffe. Metoclopramid (+ Paspertin®), Domperidon (+ Motilium®) und Cisaprid (+ Alimix®) sind Stoffe, die die Motilität des Magens erhöhen und einen antiemetischen Effekt besitzen (s. Migräne S. 132 f.). Letzterer wird zur Behandlung der von der Krebs-Chemotherapie induzierten Emesis genutzt. Bei Metoclopramid handelt es sich um ein Benzamidderivat (Abb. 8.**24**).

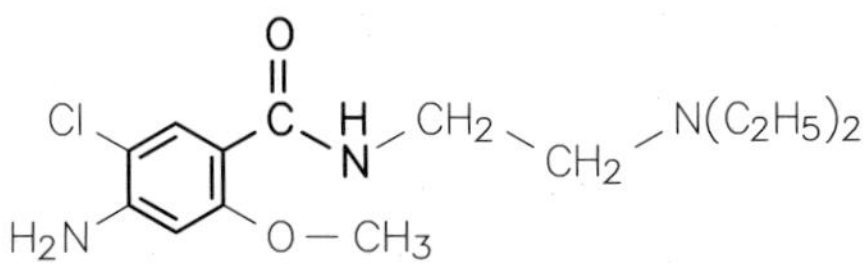

Metoclopramid(INN)

Abb. 8.**24**

Peripher stark antiemetisch wirksame Stoffe. In diese Gruppe gehören Ondansetron (+ Zofran®) und Tropisetron (+ Navoban®). Es handelt sich hier um selektive Serotonin-(5-HT_3-)Antagonisten, also um Stoffe, die Serotonin von spezifischen Rezeptoren verdrängen. Die strukturelle Verwandtschaft zeigen die beiden Strukturformeln (Abb. 8.**25**).

Beide Wirkstoffe sind bei zytostatika- und strahleninduziertem Erbrechen indiziert.

Zentral antiemetisch wirksame Stoffe. Aus der Gruppe der zu den Psychopharmaka zählenden **Neuroleptika** (S. 148 f.) finden u. a. das Phenothiazin-Derivat Perphenazin (+ Decentan®) und das Butyrophenon-Derivat Droperidol bei schweren Formen von Übelkeit und Erbrechen Anwendung.

Einen breiten Einsatz – vor allem gegen Reisekrankheit – haben die H_1-**Antihistaminika**. Die wichtigsten Wirkstoffe sind Diphenhydramin – das bereits als Schlafmittel besprochen wurde (S. 109) –, Chlorphenoxamin, Meclozin und Betahistin. Diphenhydramin und Chlorphenoxamin werden oft als Salze des 8-Chlortheophyllin eingesetzt (Abb. 8.**26**). Letzteres wirkt durch seinen zentral anregenden Effekt dem sedierenden Effekt der beiden Antihistaminika entgegen.

Als charakteristisches **Anticholinergikum** (Parasympatholytikum) hat Scopolamin hauptsächlich in der Prophylaxe der Reisekrankheit Eingang gefunden. Da Scopolamin oral appliziert nur eine geringe Bioverfügbarkeit besitzt, hat man es zu einem transdermalen therapeutischen System (TTS) in Form eines Membranpflasters (+ Scopoderm®) verarbeitet. Der Wirkstoff wird programmiert über ca. 72 Stunden abgegeben. Es ist vorteilhaft, das Membranpflaster bereits 8 – 10 Stunden vor dem Reiseantritt hinter dem Ohr aufzukleben. Störende Begleiteffekte, wie Schläfrigkeit und Beeinträchtigung des Lernvermögens, sind bei dieser Therapie stark reduziert.

Antiemetisch schwach wirksame Stoffe. Hier handelt es sich um Stoffe mit ungeklärtem Wirkungsmechanismus, die in der Regel auch nicht als Antiemetika eingesetzt werden. Beispiele sind Glucocorticoide, Calciumantagonisten, Ingwerwurzel und Alkohol bei chronischem Alkoholabusus.

Vorsichtsmaßnahmen und Kontraindikationen. Wegen des sedierenden Effekts zahlreicher Antiemetika ist Vorsicht beim Autofahren geboten.

Ist die Einnahme eines Antiemetikums wegen Reisekrankheit notwendig, so muß dieses mindestens eine halbe Stunde vor Beginn der Reise erfolgen. Hat sich Übelkeit bei einer Reise eingestellt, ist es für den Einsatz eines Antiemetikums meist zu spät. Antihistaminika zur Anwendung bei Erbrechen während der Schwangerschaft sind verschreibungspflichtig. Bei nicht

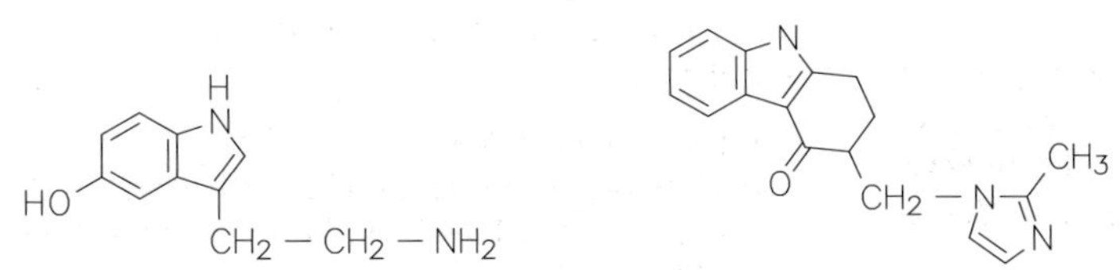

Serotonim (5-Hydroxytryptamin) Ondansetron(INN) Abb. 8.**25**

Tabelle 8.**13** Antiemetika, Antivertiginosa

INN/Zusammensetzung	**Fertigarzneimittel®**	Indikation
a Einzelstoffe		
Betahistin	+ Aequamen forte Tabletten + Ribrain Tabletten + Vasomotal Tabletten	Ménière-Syndrom
Cinnarizin	+ Stutgeron forte Kapseln	Irritationen des Innenohres zerebrale Durchblutungsstörungen
Dimenhydrinat	Vomex A-Suppositorien	Hyperemesis gravidarum Reisekrankheit
Meclozin	+ Bonamine	Reisekrankheit
b Kombinationen		
Cocculus, Conium, Ambra	Vertigoheel Tabl., Tropfen	Schwindel
Dimenhydrat, Vitamin-B_6	Superpep Kaugummi	Reisekrankheit
Diphenhydramin, Extractum Belladonnae	+ Emesan Suppositorien	Reisekrankheit
Diphenhydramin, Coffein	Reisegold-Dragee	Reisekrankheit

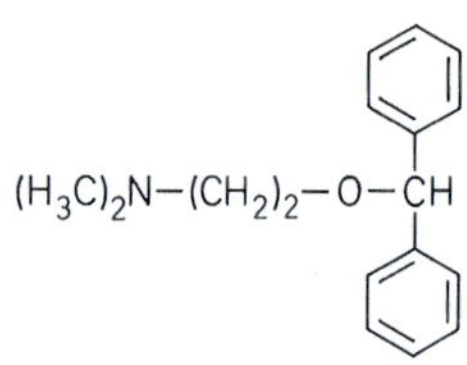

Diphenhydramin

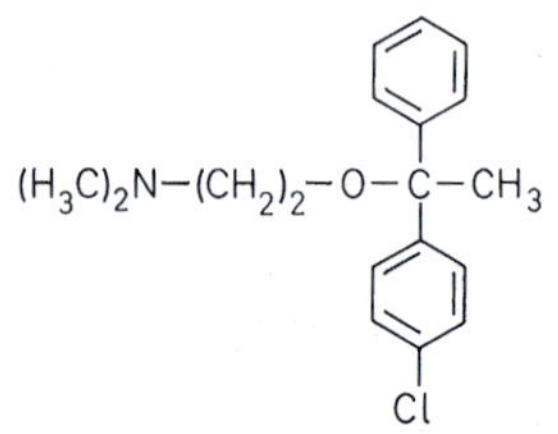

Chlorphenoxamin

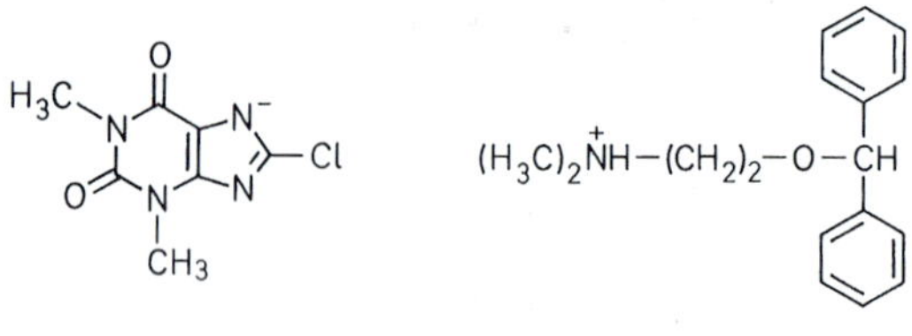

8-Chlortheophyllin Diphenhydramin

Dimenhydrinat

Abb. 8.**26**

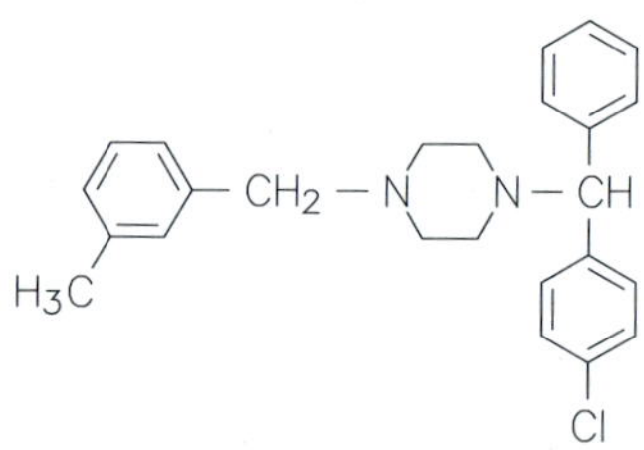

Meclozin

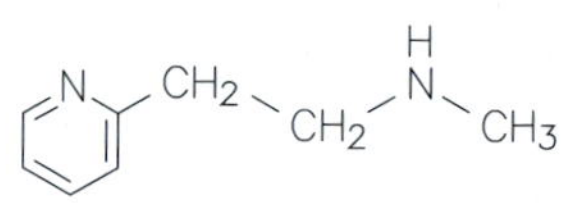

Betahistin

Abb. 8.**26** Fortsetzung

verschreibungspflichtigen Antihistaminika muß Schwangerschaft als Kontraindikation ausgewiesen sein.

Bei der Beratung in der Apotheke ist zu beachten, daß Übelkeit und Erbrechen sehr verschiedene Ursachen haben können, z. B. Hirntumoren, Verschluß des Pförtners, Magen- und Dünndarmgeschwüre. Es ist daher sorgfältig zu überlegen, ob der Kunde nicht zu einem Arzt geschickt werden muß.

HV-Empfehlung

Reisekrankheit
Dimenhydrinat,
z. B.
Superpep® Kaugummi-Dragees
10 Stück à 10 mg

Dosierung: Bei ersten Anzeichen von Übelkeit oder Brechreiz ein Kaugummi-Dragee wie einen normalen Kaugummi kauen. Erwachsene und Kinder bis zu 4mal täglich 1 Kaugummi-Dragee.

HV-Empfehlung

Reisekrankheit
Diphenhydramin-HCl plus 8-Chlortheophyllin,
z. B.:
Stada® Reise-Pastillen
10 Stück

Dosierung: Kurz vor Reiseantritt oder bei ersten Anzeichen von Übelkeit 1 Pastille gelutscht, gekaut oder/und hinuntergeschluckt. Erwachsene bis zu 4mal täglich eine Pastille.

Beratungshinweis: Nicht gleichzeitig mit Alkohol oder zentraldämpfenden Pharmaka nehmen. Reaktionsvermögen kann beeinträchtigt werden!

Zusammenfassung Antiemetika

Antiemetika sind Arzneimittel, die gegen Bewegungskrankheiten (Kinetosen) sowie Erbrechen und Übelkeit mit anderen Ursachen, wie z. B. starkes Erbrechen während der Frühschwangerschaft, eingesetzt werden. Diese Krankheiten sind häufig durch eine Reizung des Gleichgewichtsorgans bedingt. Die Erregung wird zum Brechzentrum im verlängerten Mark geleitet. Antivertiginosa sind Arzneimittel zur Behandlung von Schwindelzuständen.
Die Wirkstoffe von Antiemetika-Fertigarzneimitteln lassen sich vier Gruppen zuordnen. Die häufig eingesetzten Antihistaminika gehören in die Gruppe der zentral antiemetisch wirksamen Stoffe. Wegen des sedierenden Effekts zahlreicher Antihistaminika ist Vorsicht bei der Anwendung geboten.

Fragen

1. Einem Autofahrer wird beim Führen des Fahrzeugs nicht übel, als Beifahrer jedoch verliert er wegen Übelkeit rasch die Freude am Autofahren. Begründung?
2. Wie kann bei der Zusammensetzung von Antiemetika dem sedierenden Effekt des enthaltenen Antihistaminikums Rechnung getragen werden?
3. Warum ist die Klage eines Kunden in der Apotheke, er leide an Erbrechen, stets zu hinterfragen?

Psychopharmaka

Im Abschnitt über die Antiparkinsonmittel wurde die Bedeutung der Überträgersubstanzen im ZNS erwähnt. Es handelt sich bei den bisher bekannten Überträgersubstanzen des ZNS hauptsächlich um aromatische Amine und Gamma-Aminobuttersäure (GABA) (Abb. 8.**27**).

Es wird angenommen, daß Unregelmäßigkeiten im Stoffwechsel der Überträgersubstanzen zu **psychischen Störungen** (gr. *psyche*: Seele) führen. **Psychopharmaka** sollen derartige psychische Störungen beseitigen. Zunächst müssen wir uns einen Überblick der psychischen Störungen verschaffen.

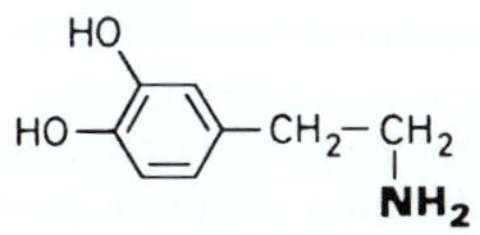

Dopamin

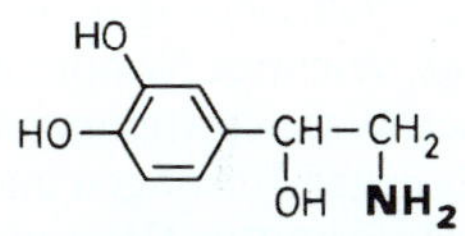

Noradrenalin

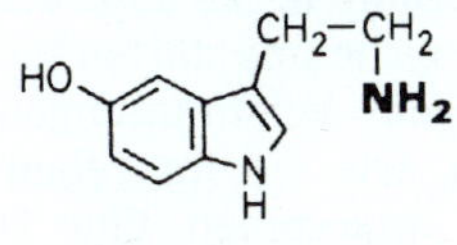

Serotonin
(5-Hydroxytryptamin)

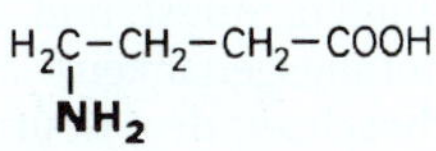

Gamma-Aminobuttersäure (GABA)

Abb. 8.**27** Überträgersubstanzen im ZNS

Psychopathologische Zustände

Psychische Erkrankungen werden unter dem Begriff der **psychopathologischen Zustände** zusammengefaßt.

Es sollen drei größere Gruppen unterschieden werden (nach J. C. Aschoff):

- **exogene Psychosen,**
- **endogene Psychosen,**
- **Psychopathien**. Hierher gehören **Süchte** und konfliktbedingte Störungen (**Neurosen**).

Die Psychosen spielen für den Einsatz von Psychopharmaka eine wichtige Rolle. Unter Psychosen versteht man „Gemüts- und Geisteskrankheiten, die zum Strukturwandel des gesamten Erlebens und zu einer Persönlichkeitsänderung führen".

Die Ursache **exogener Psychosen** sind nachweisbare Hirnerkrankungen, z. B. durch Tumoren, Entzündungen, Gefäßveränderungen, hoch fieberhafte Infektionen und Vergiftungen. Exogene Psychosen äußern sich u. a. in Bewußtseins- und Persönlichkeitsänderungen.

Als Ursache der **endogenen Psychosen** nimmt man Störungen im Stoffwechsel der Überträgersubstanzen im ZNS an. Hierher gehören:

- **Schizophrenien.** Die Erkrankten erfahren vielschichtige Persönlichkeitsstörungen im Bereich des Denkens und Fühlens sowie in der Beziehung zur Umwelt. Zu den Grundsymptomen von Schizophrenien gehören Störungen des Ich-Erlebnisses – der Kranke erlebt sich selbst oder auch die Umwelt verändert –, des Denkens und des affektiven, d. h. gefühlsmäßigen Verhaltens. Wichtige Symptome der Krankheit sind auch Wahnvorstellungen und Halluzinationen. Es liegen Störungen im Stoffwechsel der Neurotransmitter Dopamin und Glutamat (Vorstufe von GABA) vor.
- **Endogene Depressionen.** Sie sind echte Erkrankungen der Psyche und dürfen nicht mit einfachen traurigen Verstimmungen verwechselt werden, wie sie im Leben eines jeden Menschen vorkommen. Eine Depression kann sich im Nachlassen der Leistungsfähigkeit, in Antriebshemmung, Schlafstörung, Schuldgefühlen, Angst und Suizidgedanken (Selbsttötungsgedanken) äußern. Hier ist der Stoffwechsel der Neurotransmitter Noradrenalin, Serotonin, GABA und Dopamin betroffen.
- **Zyklothymie.** Es handelt sich um eine Gemütskrankheit, bei der die Erkrankten ohne äußere Ursache phasenhaft krankhafte Verstimmungen erleiden. Eine dieser Phasen, die depressive Verstimmung, stellt eine **endogene Depression** dar. Eine zweite Phase äußert sich entgegengesetzt in einer **Manie**. Die Manie ist ein Zustand krankhafter Regsamkeit und gehobener Stimmungslage. Die Verstimmungszustände wechseln periodisch mit Phasen normaler Stimmung. Das Krankheitsbild des Patienten kann bipolar sein, d. h. die Verstimmungen gehen sowohl in die depressive als auch in die manische Richtung. Ist das Krankheitsbild unipolar, so gehen die Verstimmungen nur in eine der beiden Richtungen.

Psychopathien kennzeichnen das Verhalten abnormer Persönlichkeiten. Dabei bezieht sich der Begriff **Süchte** nicht nur auf die Arzneimittelsucht (S. 28), sondern auch auf Triebentartungen. Bei **Neurosen** liegen Störungen in der Konfliktverarbeitung vor. Innerlich widersprüchliches Reagieren führt zu einem Leidenszustand der Persönlichkeit. Man unterscheidet z. B. Angstneurosen, depressive Neurosen und Zwangsneurosen. Zu dem Verhalten von sogenannten Psychopathen gehören aber auch Merkmale wie Geltungssucht, Haltlosigkeit, Streitsucht, abnorme Erregbarkeit und Fanatismus.

Psychopharmaka dienen der Behandlung psychopathologischer Zustände, vor allem der Psychosen. Ihr Einsatz darf erst nach strenger Indikationsstellung durch den Arzt erfolgen.

Angriffspunkte und Einteilung der Psychopharmaka

Der Angriffspunkt der meisten Psychopharmaka ist wahrscheinlich die Synapse und ihre Umgebung im ZNS. Die Synapse wurde als Umschaltstelle zur Erregerübertragung zwischen zwei Neuronen erklärt (Abb. 6.**1 b**, S. 83). Die Erregungsübertragung erfolgt durch die genannten Überträgersubstanzen.

Die Angriffsorte der Psychopharmaka liegen an verschiedenen Stellen des ZNS, wie Abb. 8.**28** zeigt. Die vielfältigen Nebenwirkungen sind durch das enge Beieinanderliegen der einzelnen Zentren bedingt.

Welche Möglichkeiten der Einflußnahme durch Arzneimittel bestehen am ZNS? Möglich ist unter anderem:

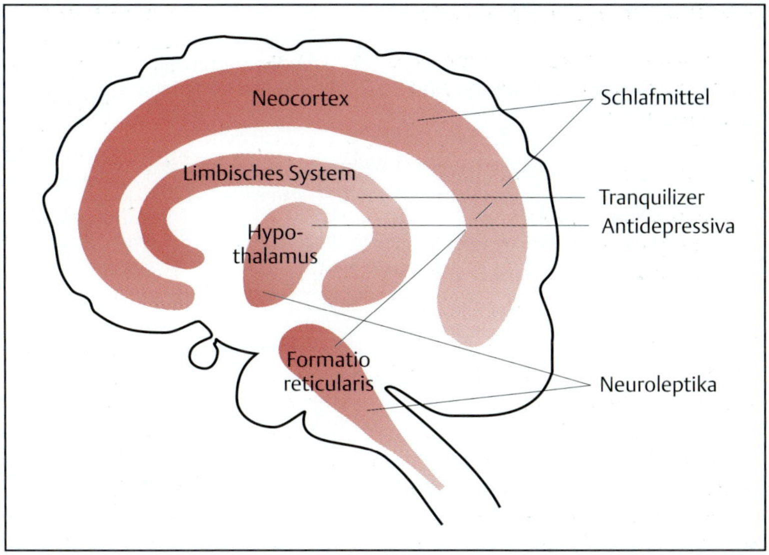

Abb. 8.**28** Vermutliche Angriffsorte von Psychopharmaka und Schlafmitteln (nach Ehrhart u. Ruschig)

- eine Wechselwirkung des Arzneimittels mit der Überträgersubstanz, z. B. die Hemmung der Synthese oder des Abbaus (z. B. hemmen MAO-Hemmstoffe den Abbau von Serotonin und Noradrenalin im Neuron),
- eine kompetitive Verdrängung der Überträgersubstanz vom Rezeptor (z. B. Dopamin durch Neuroleptika an Rezeptoren der postsynaptischen Membran),
- die Aktivierung eines Rezeptors (z. B. GABA-Rezeptoren durch Benzodiazepine im limbischen System).

Wir müssen uns fragen, warum hinsichtlich der Ursache von Psychosen und der Wirkung von Psychopharmaka immer nur von Vermutungen gesprochen wird. Am Menschen ist die Erforschung der Ursachen von psychopathologischen Zuständen äußerst schwierig. Bei mangelnder Kenntnis der Ursachen aber ist eine kausale Therapie nicht durchführbar. Der sonst übliche Weg des Tierexperiments wird dadurch erschwert, daß es nur sehr wenige Möglichkeiten gibt, psychische Erkrankungen beim Tier künstlich hervorzurufen. Wie soll man z. B. bei einer Ratte eine Schizophrenie erzeugen? Es ist dagegen besonders beachtlich, welche Fortschritte in der Therapie psychischer Erkrankungen durch die Entdeckung und Weiterentwicklung moderner Psychopharmaka erzielt werden konnten.

Die Vielzahl psychischer Erkrankungen erfordert auch eine Differenzierung der hier eingesetzten Arzneimittel. Kriterium für die Einteilung ist die Art der erwünschten Wirkung. Abb. 8.**29** stellt eine solche Einteilung dar.

Der Abbildung kann entnommen werden, daß man *vier Gruppen von Psychopharmaka* unterscheidet:

- Neuroleptika,
- Antidepressiva,
- Tranquilizer (Tranquillantien),
- Stimulantien.

Nur die Neuroleptika und Antidepressiva wirken antipsychotisch und sind damit zur Behandlung von Psychosen geeignet.

Die Indikationsgebiete für Tranquilizer und Stimulantien sind sehr vielfältig. Es wird später darauf eingegangen (S. 152 ff.).

Chemie der Psychopharmaka

Den entscheidenden Durchbruch in der medikamentösen Therapie von psychischen Erkrankungen brachte die Entwicklung des **Chlorpromazins**, eines typischen Neuroleptikums, aus Promethazin, einem typischen Antihistaminikum (Abb. 8.**30**). Beide Substanzen besitzen das Phenothiazin-Grundgerüst.

Die Mehrzahl der heute eingesetzten Psychopharmaka sind kondensierte heterocyclische

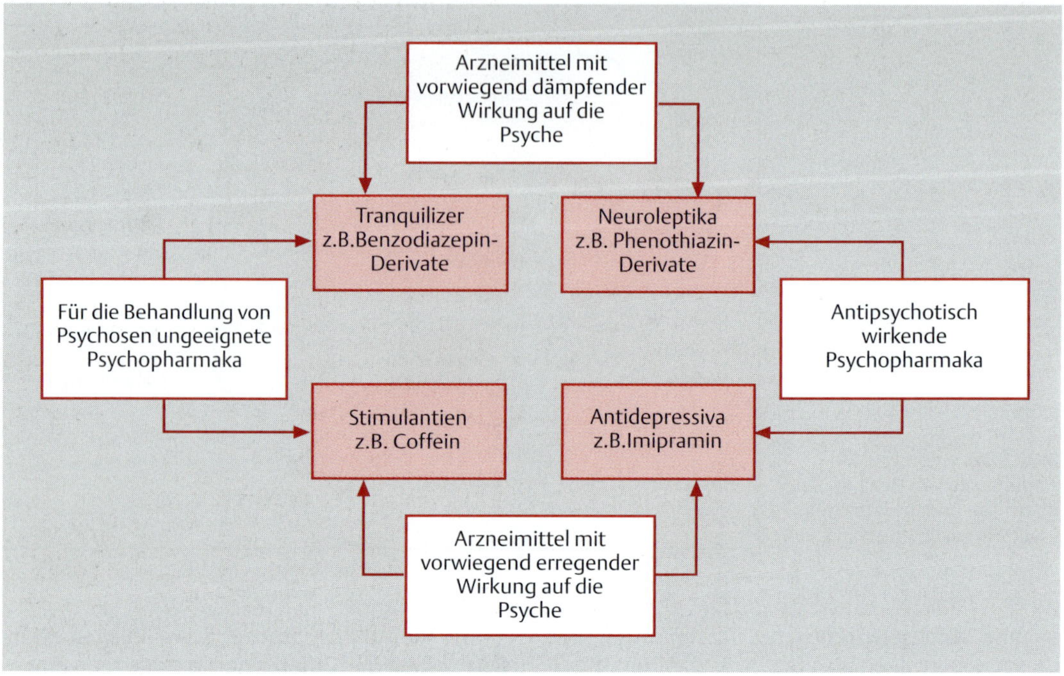

Abb. 8.**29** Einteilung der Psychopharmaka (nach Coper)

Ringsysteme. Als Heteroatome findet man häufig den Stickstoff und auch den Schwefel (Abb. 8.**30**).

Durch Substitutionen an diesen Grundgerüsten erhält man Psychopharmaka mit sehr unterschiedlicher Wirkung.

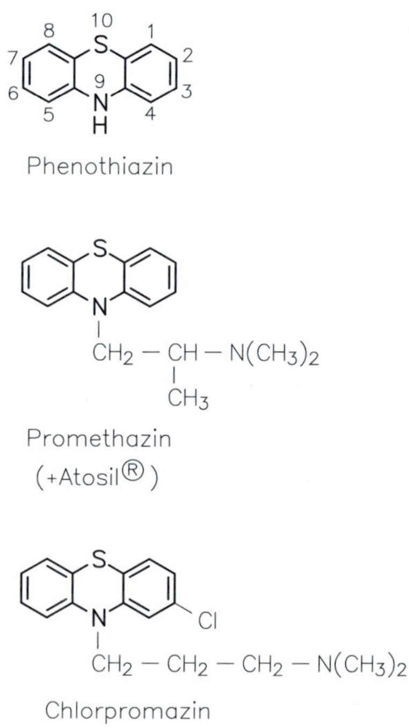

Abb. 8.**30** Wichtige chemische Grundgerüste der Psychopharmaka

Neuroleptika

Neuroleptika (gr. *analeptikos*: wiederherstellend) sind Arzneimittel, die zur Behandlung von Psychosen eingesetzt werden. Aus Abb. 8.**29** läßt sich entnehmen, daß sie eine vorwiegend dämpfende Wirkung auf die Psyche besitzen. Neuroleptika wirken antipsychotisch, indem sie:

- Aktivitäten dämpfen,
- das Bewegungsvermögen (Motilität) herabsetzen,
- Aggressivität dämpfen,
- Abwehrreaktionen hemmen.

Mit Neuroleptika können Wahnvorstellungen, Halluzinationen und psychomotorische Erregbarkeit beseitigt werden.

Pharmakologisch gesehen wirken die Neuroleptika *zentral dämpfend*, wobei sie im Gegensatz

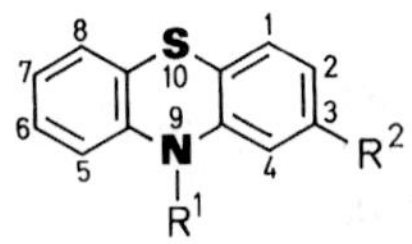

Phenothiazin-Derivate
Promethazin, Chlorpromazin

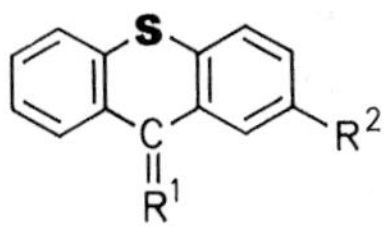

Thioxanthen-Derivate
Chlorprothixen

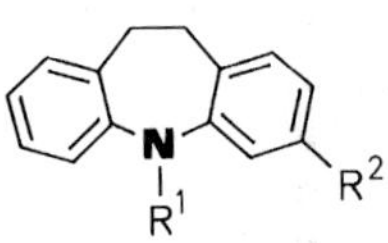

Dibenzazepin-Derivate
Imipramin, Clomipramin

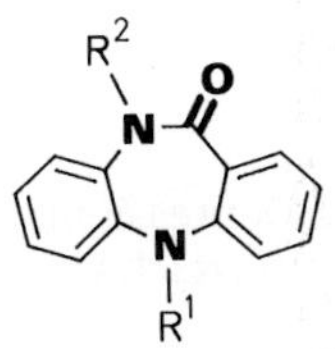

Dibenzodiazepin-Derivate
Dibenzepin

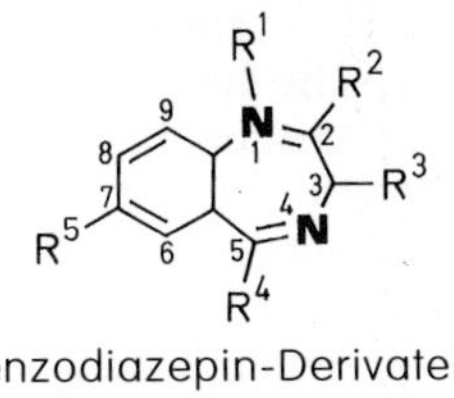

Benzodiazepin-Derivate

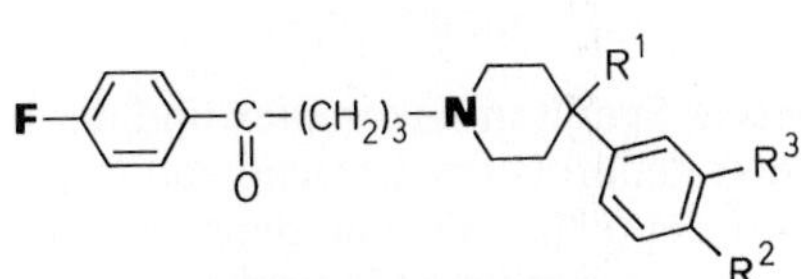

Butyrophenon-Derivate
Haloperidol

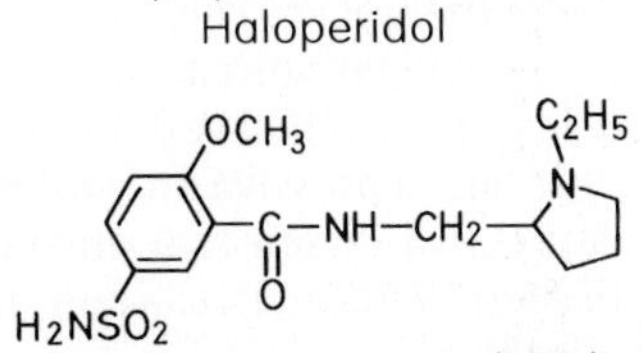

Benzamid-Derivat (Sulpirid)

Abb. 8.**30** (Forts.) Wichtige chemische Grundgerüste der Psychopharmaka

zu den Schlafmitteln und Narkotika das Bewußtsein nicht ausschalten. Wichtige Angriffspunkte der Neuroleptika liegen in Hypothalamus und Formatio reticularis (S. 147).

Für die antipsychotische Wirkung der Neuroleptika könnte eine Blockade von prä- und postsynaptischen Dopaminrezeptoren im ZNS verantwortlich sein.

Indikationen für den Einsatz von Neuroleptika sind unter anderem:

- Schizophrenien,
- Unruhezustände bei manisch-depressiven Zuständen,
- Neurosen,
- Erregungs-, Angst- und Verstimmungszustände,
- zentralbedingtes Erbrechen,
- Narkosevorbereitungen.

Die zentralen Wirkungen der Neuroleptika bedingen auch eine ganze Reihe von *Nebenwirkungen*, da die Zentren für verschiedene Körperfunktionen eng beieinander liegen. Zu den Nebenwirkungen gehören:

- Hypotonie,
- Akkommodationsstörungen,
- Schweißausbrüche,
- motorische Fehlfunktionen, z. B. am Hals (Schiefhals),
- parkinsonartige Symptome (Rigor, Tremor, Akinese),
- krankhafte Verminderung der Leukozyten **(Leukopenie)**,
- Spätdyskinesien (auch noch nach Jahren auftretende motorische Störungen).

Zu beachten ist, daß das Reaktionsvermögen herabgesetzt sein kann.

Als *Kontraindikationen* gelten Vergiftungen durch Alkohol sowie die Einnahme von Schlaf- und Schmerzmitteln.

Wechselwirkungen (Interaktionen) sind vor allem bei gleichzeitiger Anwendung von Antihypertonika wie α-Methyldopa und Clonidin oder Dopaminantagonisten wie Levodopa und Bromocriptin zu erwarten.

Nach dem chemischen Grundgerüst lassen sich die Neuroleptika gliedern in:

- trizyklische Neuroleptika,
- Butyrophenon-Derivate und
- Benzamid-Derivate (Tab. 8.**14** und Abb. 8.**30**).

Tabelle 8.**14** Neuroleptika (70)

INN	Fertigarzneimittel®	Chemisches Grundgerüst	Hinweise
Alimenazin	+ Theralene	Phenothiazinderivate und andere trizyklische Neuroleptika	Reaktionsvermögen!
Chlorprothixen	+ Truxaletten + Truxal + Taractan		
Clopenthixol	+ Ciatyl		
Flupentixol	+ Fluanxol		
Fluphenacin	+ Dapotum		
Promethazin	+ Atosil		
Triflupromazin	+ Psyquil		
Zotepin	+ Nipolept		
Zuclopenthixol	+ Ciatyl-Z		
Benperidol	+ Glianimon	Butyrophenonderivate	Reaktionsvermögen!
Bromperidol	+ Impromen		
Haloperidol	+ duraperidol + Haloperidol verschiedener Hersteller + Sigaperidol		
Trifluperidol	+ Triperidol		
Remoxiprid	+ Roxiam	Benzamidderivate	
Sulpirid	+ Dogmatil		

Speziell bei den trizyklischen Neuroleptika ist das Wirkungsspektrum stark von der Art des Substituenten abhängig. Ist der Rest aliphatisch, so überwiegt die sedierende Wirkung (z.B. Chlorpromazin). Trägt der Rest z.B. einen Piperazinring, so wird die sedierende Wirkung abgeschwächt, z.B. Flupentixol. Für die ambulante Weiterbehandlung und Rezidivprophylaxe besonders bei Schizophrenien hat sich die Anwendung von **Langzeitneuroleptika** bewährt. Das Applikationsintervall beträgt dabei bis zu vier Wochen. Beispiele sind Fluphenazin-Decanoat (Lyogen® retard) und Haloperidoldecanoat (Haldol®-Janssen Decanoat).

Tab. 8.**14** gibt eine Übersicht entsprechender Fertigarzneimittel aus dem Bereich der Neuroleptika.

Antidepressiva

Die Depression ist eine der wenigen psychischen Erkrankungen, die unmittelbar zum Tod führen kann, da sie die häufigste Ursache des Selbstmordes (**Suizides**) ist. Es sind hier nur die **endogenen Depressionen** gemeint, die gegen die mehr **psychogenen** oder mehr **somatogenen Depressionen** abgegrenzt werden müssen. Meist überlagern sich die verschiedenen Formen von Depressionen. Auch sind Depressionen durch Symptomenkomplexe gekennzeichnet (depressives Syndrom). Dazu gehören:

- **psychische** Symptome, z.B. traurige Stimmungslage, Gefühlsverlust, Angst, Entschlußhemmung, Neigung zum Suizid;
- **psychomotorische** Symptome. Es tritt entweder psychomotorische Hemmung oder psychomotorische Unruhe auf;
- **somatische** Symptome mit Schwunglosigkeit, mangelnder Frische und vegetativen Störungen, wie z.B. Schlaflosigkeit, Appetitverlust und Herzrhythmusstörungen.

Aus diesem Symptomenkomplex und der häufig fehlenden Kenntnis der Ursache von Depressionen wird deutlich, daß eine depressive Erkrankung eines Gesamtbehandlungskonzepts bedarf. Es müssen psychotherapeutische, soziotherapeutische und somatische Verfahren zur Anwendung gelangen. Bei den somatischen Verfahren steht die Behandlung mit Antidepressiva im Vordergrund.

Die Antidepressiva lassen sich entsprechend ihrer spezifischen Wirkungsrichtung in zwei Gruppen gliedern:

- **Thymoleptika** besitzen eine ausgeprägte depressionslösende und stimmungsaufhellende

Wirkungskomponente. Hierher gehören vor allen die trizyklischen Verbindungen.
- **Thymeretika** besitzen eine ausgeprägte hemmungslösende und antriebssteigernde Wirkungskomponente. In diese Gruppe fallen z. B. die Monoaminoxidase-Hemmstoffe.

Ersetzt man im Chlorpromazin aus der Gruppe der Neuroleptika das Schwefelatom durch eine -CH_2-CH_2-Gruppe, so erhält man das **Imipramin** mit dem trizyklischen Dibenzazepin-Grundgerüst (Abb. 8.**30**, S. 149). Dabei ändert sich auch die pharmakologische Wirkung. Die neuroleptische, d. h. dämpfende Wirkung tritt zurück und eine psychisch anregende *(stimulierende)* Wirkung tritt in den Vordergrund. Eine ganze Reihe von Antidepressiva zeigen aber auch einen beruhigenden *(sedierenden)* Effekt. Charakteristisch für Antidepressiva ist eine *antriebsfördernde*, depressive Wahnvorstellungen beseitigende, anxiolytische und stimmungsaufhellende Wirkung, die allerdings meist erst nach einer Latenzzeit von mehreren Tagen sichtbar wird.

Als Wirkungsmechanismus der **trizyklischen Antidepressiva** nimmt man u. a. eine Rückaufnahmehemmung von Neurotransmittern wie Noradrenalin und Serotonin aus dem synaptischen Spalt in das Zytoplasma des Axons an. Es ist zu beachten, daß sich die antipsychotische Wirkung, d. h. Verbesserung der Stimmungslage und Antriebssteigerung unter der Therapie erst nach Wochen einstellt (Tab. 8.**15a**).

Die **tetrazyklischen Antidepressiva** gleichen in pharmakologischer und klinischer Wirkung den trizyklischen Pharmaka. Bei beiden Gruppen ist die thymoleptische Wirkungskomponente ausgeprägt (Tab. 8.**15 b**).

Ein anderer Wirkungsmechanismus liegt bei den **Monoaminoxidase-Hemmstoffen** vor. Diese hemmen den enzymatischen Abbau von Serotonin und Noradrenalin durch Blockade von Monoaminoxidasen im Neuron. Folge ist ein Anstieg der genannten Überträgersubstanzen im synaptischen Spalt. Dieser Wirkungsmechanismus bedingt einen überwiegend thymeretischen Effekt (Tab. 8.**15 c**).

Mit den Stoffen Fluoxetin und Paroxetin ist hinsichtlich Struktur und Wirkungsmechanismus eine neue Gruppe von Antidepressiva entwickelt worden. Beide Pharmaka hemmen fast selektiv die Wiederaufnahme von Serotonin in die präsynaptischen Nervenendigungen und bedingen dadurch eine erhöhte Serotoninkonzentration. Derartige Antidepressiva nennt man **Serotonin-Wiederaufnahmehemmer**. Sie besitzen eine mehr thymeretische Wirkungsrichtung (Tab. 8.**15 d**).

Tabelle 8.**15** Antidepressiva (70)

INN	Fertigarzneimittel®
a Trizyklische Verbindungen	
Amitriptylin	+ Amineurin + Laroxyl + Saroten
Clomipramin	+ Anafranil
Dibenzepin	+ Noveril
Dosulepin	+ Idom
Doxepin	+ Aponal + Sinquan
Imipramin	+ Tofranil
Nortriptylin	+ Nortrilen
Opipramol	+ Insidon
b Tetrazyklische Verbindung	
Maprotilin	+ Ludiomil
Mianserin	+ Tolvin
c Monoaminoxidasehemmer	
Moclobemid	+ Aurorix
Tranylcypromin	+ Parnate
d Serotonin-Wiederaufnahmehemmer	
Fluoxetin	+ Fluctin
Paroxetin	+ Seroxat
e Verschiedene	
Trazodon	+ Thomban

Bei einer Zyklothymie (S. 146) tritt neben der endogenen Depression auch die **Manie** auf. Die manische Phase läßt sich mit Lithiumsalzen, z. B: Lithiumcarbonat oder Lithiumacetat, therapieren. Die antipsychotische Wirkung stellt sich erst nach ca. 10 Tagen ein. Lithiumsalze besitzen eine geringe therapeutische Breite (S. 20). Blutspiegelkontrollen sind deswegen erforderlich.

Indikationen für Antidepressiva sind im wesentlichen:

- verschiedene Formen von Depressionen,
- akute Angst- und Erregungszustände,
- Entziehungssyndrome nach Absetzen von

Schlafmitteln und Alkohol und anderen zur Sucht führenden Stoffen,
- Zwangsneurosen.

Wichtige *Nebenwirkungen*, die auftreten können, sind:

- Hypotonie,
- Steigerung der Herzfrequenz **(Tachykardie)**,
- Akkommodationsstörungen,
- Erhöhung des Augeninnendrucks **(Glaukom)**,
- Mundtrockenheit,
- Schwindel und Unruhe sowie Schlafstörungen,
- Auslösen deliriumähnlicher Zustände.

Zu beachten ist stets, daß das *Reaktionsvermögen herabgesetzt sein kann.*

Kontraindikationen für Antidepressiva sind unter anderem:

- Vergiftungen durch Alkohol, Schlaf- und Schmerzmittel,
- Glaukom.

Zu *Wechselwirkungen* kommt es evtl. mit Guanethidin (Abschwächung der blutdrucksenkenden Wirkung), Catecholaminen (Verstärkung der sympathomimetischen Wirkung) und Antiarrhythmika (Erregungszustände treten eventuell auf).

Eine Prophylaxe endogener Depressionen wird ebenfalls mit Lithiumsalzen ermöglicht. So enthält z. B. + Hypnorex® das Lithiumcarbonat und + Quilonum® das Lithiumacetat. Der Einsatz von pflanzlichen Antidepressiva ist in Anbetracht des Krankheitsbildes problematisch. Die antidepressive Wirkung von Zubereitungen des Johanniskrauts (Hyperici herba) ist nicht erwiesen.

Tranquilizer

Unter **Tranquilizern** (Tranquillantien) versteht man starke Beruhigungsmittel, die im allgemeinen keinen Schlaf auslösen. Grundsätzlich eignen sich die Tranquilizer nicht zur Behandlung von Psychosen.

Die Tranquilizer und die aus dieser Gruppe entwickelten Schlafmittel gehören in Deutschland zu den am häufigsten verordneten Arzneimitteln. Die Kenntnis ihrer Wirkungen sowie Nebenwirkungen ist deshalb besonders wichtig. Tranquilizer wirken

- anxiolytisch, d. h. sie beseitigen Angst und innere Spannungen,
- beruhigend und schlaffördernd,
- zentral muskelrelaxierend,
- antikonvulsiv,
- ausgleichend und führen einen Zustand des Wohlbehagens herbei (lösen Streßgefühl),
- aggressionsdämpfend,
- steigernd auf das soziale Verhalten.

Wichtigster Angriffspunkt der Tranquilizer im ZNS ist das limbische System (S. 147).

Charakteristische *Indikationen* für Tranquilizer aller Gruppen sind:

- phobische und andere Angsterkrankungen
- Erregung und gesteigerte Reizbarkeit,
- innere Spannungs- und Verstimmungszustände,
- Schlafstörungen,
- Fehlregulationen im vegetativen Nervensystem **(vegetative Dystonie)**,
- psychisch verursachte Herzfunktions-, Kreislauf- und Magen-Darm-Störungen,
- Zähmung wilder Tiere.

Die Gliederung der Tranquilizer erfolgt nach dem chemischen Grundgerüst.

Propandiol-Derivate. Wichtigster Vertreter dieser Gruppe ist das Meprobamat (+ Visano®), bei dem die anxiolytische Wirkung besonders ausgeprägt ist. Meprobamat fällt unter die Regelungen des Betäubungsmittelgesetzes.

Diphenylmethan-Derivate. Hierher gehört das Hydroxyzin (+ Atarax®) mit anxiolytischer und sedativer, *nicht* jedoch muskelrelaxierender und antikonvulsiver Wirkung.

Benzodiazepin-Derivate. Die Mehrzahl der heute verordneten Tranquilizer leitet sich vom Benzodiazepin-Grundgerüst (Abb. 8.**31**) ab. Auf diese Gruppe soll deswegen hier ausführlicher eingegangen werden.

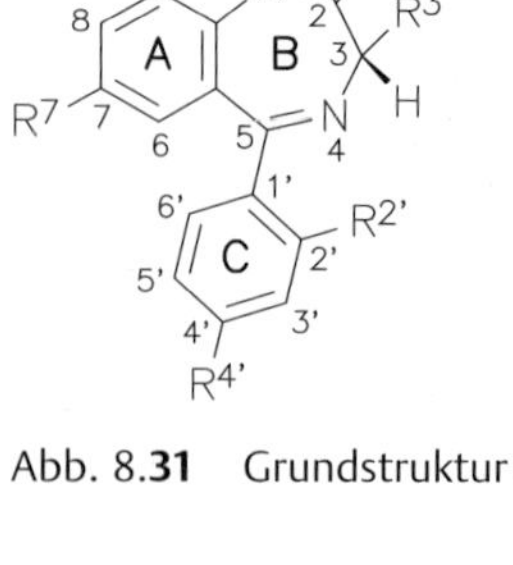

Abb. 8.**31** Grundstruktur der Benzodiazepingruppe

Das für die Wirksamkeit entscheidende Strukturelement ist der Dihydro-1,4-diazepin-Ring (Ring B). Unabdingbar für die Wirksamkeit sind ferner:

- Die C=N-Doppelbindung in Stellung 4,5
- ein aromatischer Ring in Position 5 (Ring C)
- ein aromatischer Ring A
- ein elektronegativer Substituent in Stellung 7 (R^7)
- meist ein doppeltgebundenes C-Atom in Stellung 2

Wirkung am Menschen und Wirkungsmechanismus. Trotz der unterschiedlichsten Substituenten am Grundgerüst besitzen alle Benzodiazepine das gleiche Wirkungsmuster. Akzentverschiebungen sind möglich. Die Hauptwirkungen beim Menschen sind *Anxiolyse*, d. h. die Unterdrückung der Folgeerscheinungen von Angst-, Spannungs- und Erregungszuständen, *Beruhigung* und *Schlafförderung, muskelrelaxierende* und *antikonvulsive* (zentral krampflösende) Wirkung. Bei niedriger Dosis setzt der anxiolytische Effekt ein. Mit Dosissteigerung setzt der beruhigende und schlaffördernde Effekt ein, bis schließlich Muskelrelaxation erreicht wird.

Nach Auffinden spezieller Benzodiazepin-Rezeptoren im ZNS – hier besonders gehäuft in

Tabelle 8.**16** Tranquilizer der Benzodiazepingruppe (70)

INN	**Fertigarzneimittel®**	hauptsächlich gewünschter therapeutischer Effekt	empfohlene therapeutische Einzeldosis in mg	Eliminationshalbwertzeit in Stunden
a Benzodiazepine mit kurzer WIrkungsdauer				
Flunitrazepam	+ Rohypnol	Narkoseeinleitung	0,5–2	10–30
Flurazepam	+ Dalmadorm	Einschlafen Durchschlafen	15–30	1 (Metabolit 30–90)
Lormetazepam	+ Noctamid		2–30	10
Brotizolam	+ Lendormin		0,25	–
Triazolam	+ Halcion	Wiedereinschlafen bei Schlafunterbrechung	0,5–1	2–5
b Benzodiazepine mit mittellanger Wirkungsdauer				
Alprazolam	+ Tafil	Anxiolyse		12–15
Bromazepam	+ Lexotanil 6 + Normoc	Beruhigung bzw. Anxiolyse über begrenzten	3–6	12–24
Lorazepam	+ Tavor	Zeitraum, z. B. über	2–10	7–22
Oxazepam	+ Aldumbran + Oxazepam verschiedener Hersteller + Praxiten	Nacht	15–30	5–20
Tetrazepam	+ Musaril	zentrales Muskelrelaxans	50–200	18
c Benzodiazepine mit langer WIrkungsdauer				
Clobazam	+ Frisium		20–30	18–42
Diazepam	+ Valium + Diazepam verschiedener Hersteller		5–15	20–50
Dikaliumclorazepat	+ Tranxilium		25–!00	50 (DMD als Metabolit)
Nitrazepam	+ Imeson + Mogadan		2,5–5 2,5–5	
Prazepam	+ Demetrin		10–25	50 (DMD als Metabolit)

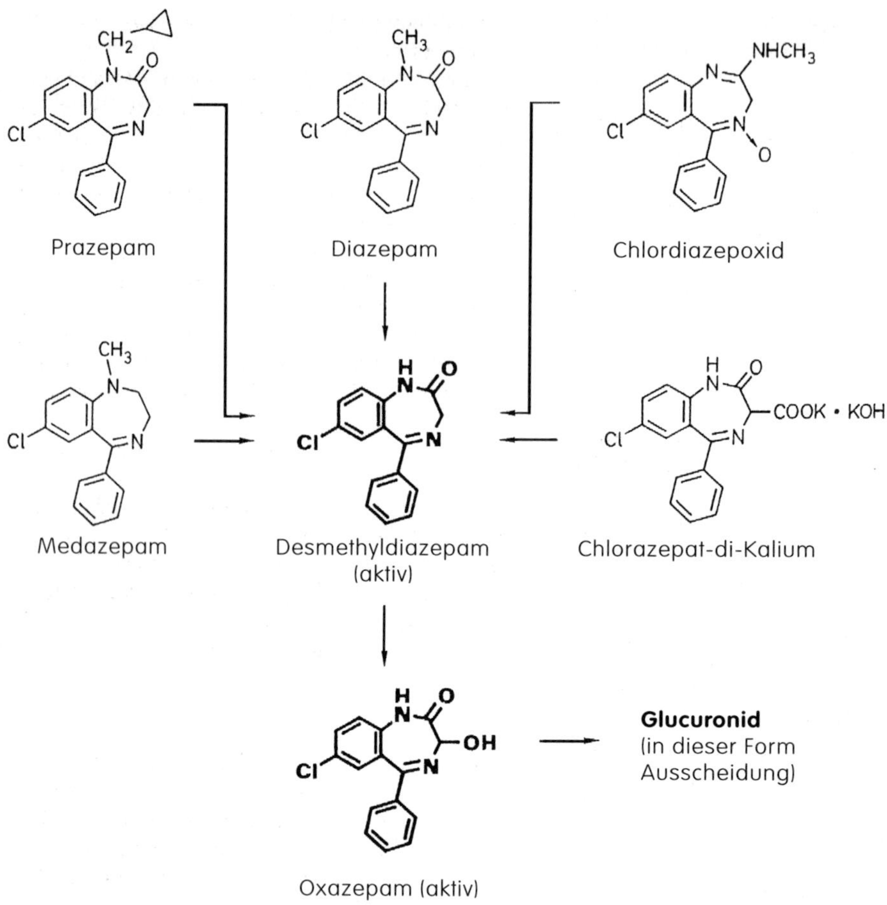

Abb. 8.**32** Abbauwege der verschiedenen Benzodiazepine über aktive Stoffwechselprodukte

Großhirn- und Kleinhirnrinde, im limbischen System und Hypothalamus – nimmt man heute an, daß alle Vertreter dieser Gruppe nach dem gleichen Mechanismus wirken. Unterschiede der Wirkungsintensität beruhen auf verschiedener Affinität (Neigung zur Bindung) zum Rezeptor. Der Benzodiazepin-Rezeptor bildet mit dem GABA-Rezeptor und anderen Strukturen einen Komplex. Durch Reaktion der Benzodiazepine mit dem Benzodiazepin-Rezeptor wird der GABA-Effekt verstärkt. Anxiolyse, Sedierung und Schlafauslösung sind wichtige, durch diesen Mechanismus ausgelöste Effekte.

Pharmakokinetik. Benzodiazepine werden schnell und fast vollständig resorbiert. Bei der Metabolisierung in der Leber entstehen bei einigen Vertretern der Gruppe aktive Stoffwechselprodukte. So ist z. B. Desmethyldiazepam (DMD) ein gemeinsames aktives Stoffwechselprodukt von Diazepam, Chlordiazepoxid, Medazepam, Dikaliumchlorazepat und Prazepam (Abb. 8.**32**).

Die Eliminationshalbwertzeit (S. 13) ist bei den Benzodiazepinen sehr unterschiedlich, z. B. beträgt diese bei Flurazepam 1 Std., bei Nitrazepam 20 bis 48 Std. Allerdings lassen sich zwischen Blutspiegel und Wirkung keine einfachen Beziehungen herstellen. Als sinnvoll erweist sich eine grobe Einteilung der Benzodiazepine in kurz-, mittellang- und langwirkende Stoffe (Tab. 8.**16**).

Wie bei anderen Tranquilizern muß auch bei den Benzodiazepinen beachtet werden, daß sie das Reaktionsvermögen herabsetzen können. Weitere mögliche *Nebenwirkungen* sind:

- Appetitzunahme,
- Libidoverlust,

- Menstruationsbeschwerden,
- Schwindel,
- Artikulationsstörungen.

Nach chronischer Anwendung tritt Gewöhnung (S. 28) auf. Benzodiazepinsucht stellt nach der Alkoholsucht klinisch das größte Problem dar. Das Entziehen des Arzneimittels bei Benzodiazepinsucht bringt Entzugserscheinungen. Außerdem beobachtet man bei Absetzen einer Therapie mit Benzodiazepinen von kurzer Wirkungsdauer gelegentlich *Rebound-Reaktionen*, d. h. Auftreten von Symptomen wie Schlafstörungen und Ruhelosigkeit, die ursprünglich der Anlaß für die Therapie waren.

Nach der Entdeckung von Benzodiazepin-Rezeptoren war es möglich, einen entsprechenden **Benzodiazepin-Antagonisten** zu synthetisieren. Das Flumazenil (+ Anexate®) ist ein derartiger Antagonist (Abb. 8.**33**), mit dem sich die Wirkung von Benzodiazepinen aufheben läßt. Einsatzbereiche von Flumazenil sind z. B. Benzodiazepin-Vergiftungen oder Beendigung einer Benzodiazepinnarkose.

Eine wichtige Kontraindikation für Benzodiazepine ist durch Störung der Erregungsleitung bedingte Muskelschwäche **(Myasthenia gravis)**.

Bei den *Wechselwirkungen* (Interaktionen) ist die gegenseitige Wirkungssteigerung mit Alkohol zu beachten. Mit Alkohol treten gelegentlich auch sogenannte paradoxe Reaktionen, z. B. übermäßige Erregungszustände, auf. Auch die gleichzeitige Einnahme anderer zentralwirksamer Arzneimittel führt zu gegenseitiger Wirkungsverstärkung.

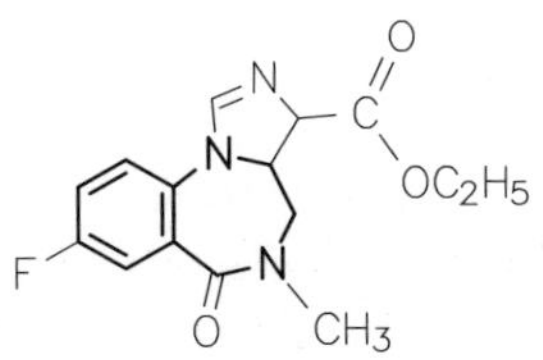

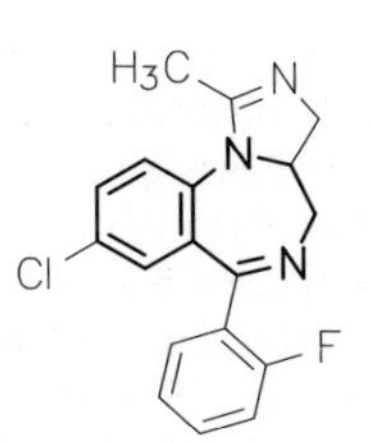

Abb. 8.**33** Strukturformel des Benzodiazepin-Antagonisten Flumazenil (oben) im Vergleich zum Benzodiazepin-Agonisten Midazolam (unten)

Unter den pflanzlichen Arzneimitteln mit beruhigender Wirkung hat sich Kava-Kava als natürliches Anxiolytikum erwiesen. Es handelt sich um einen Extrakt aus der Pflanze *Piper methysticum*. Der wirksamkeitsbestimmende Inhaltsstoff, das Kavain, wurde isoliert.

Bei einer Therapie mit Psychopharmaka ist zu beachten, daß diese während der physiologischen Ruheperioden wirksamer sind als zu anderen Zeiten (Biorhythmus!). Tranquilizer sollten deswegen abends verabreicht werden. Damit wird eine deutlich niedrigere Dosierung ermöglicht.

Die zahlreichen Nebenwirkungen und die Gefahr einer gefühlsmäßigen Verflachung beim Dauergebrauch von Tranquilizern machen eine strenge Indikationsstellung durch den Arzt vor dem Einsatz eines Tranquilizers notwendig. Sie sollten nur kurzfristig angewandt und nicht in der Routinemedikation als Beruhigungsmittel für ältere Menschen eingesetzt werden.

Stimulantien

Stimulantien (lat. stimulare: anspornen) oder Psychotonika sind Arzneimittel, die die psychische Aktivität steigern, das Gefühl der Müdigkeit und des Abgespanntseins beseitigen. Auch die Konzentrations- und Leistungsfähigkeit wird in Grenzen erhöht.

Soweit klingt es, als ob es sich hier um Wundermittel handelt. Der Gebrauch von Stimulantien birgt große Gefahren in sich.

Unter dem Einfluß von Stimulantien überschätzt man die eigene Leistungsfähigkeit. Da alle Reserven verbraucht werden, besteht die Gefahr völliger körperlicher Erschöpfung. Außerdem muß bei den Stimulantien aus der Gruppe der Phenylethylamine mit **Gewöhnung** und **Sucht** gerechnet werden.

Die Stimulantien aus der Gruppe der Phenylethylamine wirken wahrscheinlich über eine vermehrte Freisetzung der Überträgersubstanzen Dopamin und Noradrenalin im ZNS.

Die *Indikationen* für den Einsatz von Stimulantien sind eng begrenzt. Ihr Einsatz beim gesunden Menschen ist nicht gerechtfertigt. Eine der wenigen Indikationen ist die Schlummersucht **(Narkolepsie)**. Diese Erkrankung ist durch mehrmals täglich auftretendes anfallsweises Einschlafen von einigen Minuten gekennzeichnet.

Tabelle 8.**17** Stimulantien (04/70)

INN	**Fertigarzneimittel®**	Chemische Struktur
Coffein	Coffeinum Compretten Percoffedrinol N	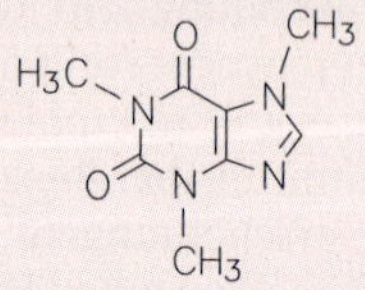
Methylphenidat	BTM* Ritalin	2-Phenyl-α-(2-piperidyl)-essigsäure-methylester
Phenylethylamin-Derivate		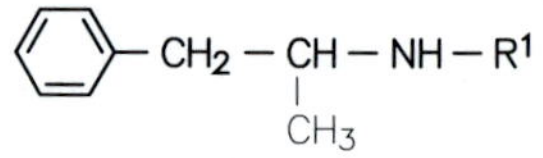
Amfetaminil	+ AN_1	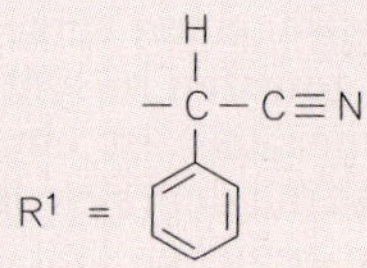
Fenetyllin	BTM Captagon	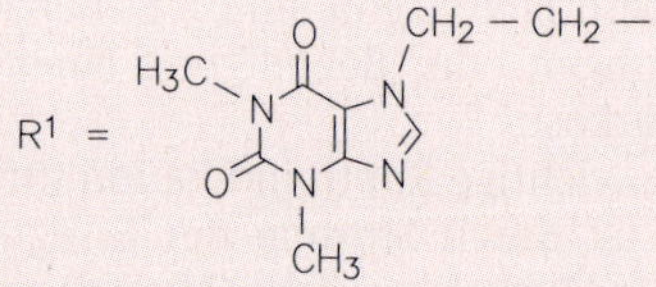
Pemolin	+ Tradon	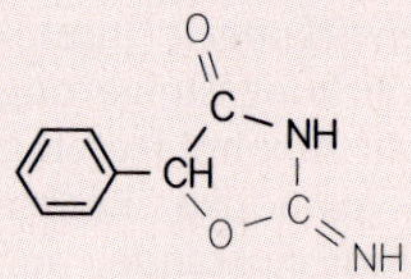
Fencamfamin-HCl + Vitamine	+ Reactivan	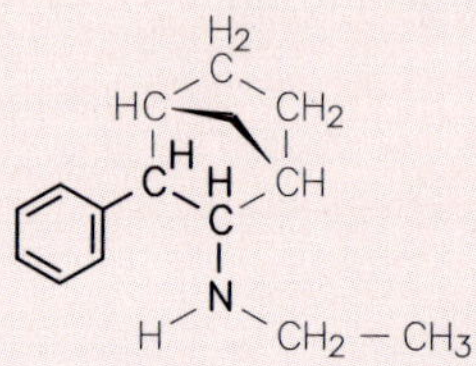

* BTM = Betäubungsmittel

Chemisch können die Stimulantien in zwei Gruppen gegliedert werden (Tab. 8.**17**).

- Coffein,
- Phenylethylamin-Derivate.

Das **Coffein** ist ein Xanthin-Derivat (Tab. 8.**17**). Es ist ein relativ harmloses Stimulans und Analeptikum, das gut verträglich ist. Als Bestandteil von Analgetika-Kombinationen wurde es bereits erwähnt. Coffein entfaltet seine Wirkung in der Großhirnrinde. Bei vorheriger Müdigkeit kommt es durch Coffein zu einer Antriebssteigerung und Verbesserung im Sinne der Stimmungslage. Bei höheren Dosen treten auch eine Erregung des Vasomotoren- und Atemzentrums im verlängerten Mark und Herzklopfen **(Tachykardie)** ein. Coffein bewirkt peripher eine Erweiterung der Gefäße, z. B. der Haut, der Nieren und der Herzkranzgefäße. Hirngefäße werden verengt. Die Wirkung von Coffein bei Kopfschmerzen wird diesem Effekt zugeschrieben. Nach Kaffeegenuß tritt die Coffeinwirkung innerhalb von 30 Minuten ein und klingt nach 2 bis 3 Stunden wieder ab. Bei Tee wirkt das enthaltene Coffein innerhalb von ca. 60 Minuten; die Wirkung klingt langsamer ab als nach Kaffeegenuß. Im Gegensatz zum Coffein führen die **Phenylethylamin-Derivate** auch bei nicht ermüdeten Personen zu Aktivitätssteigerung, erhöhtem Selbstvertrauen und in höheren Dosen zu Euphorie.

Tab. 8.**17** soll einen Überblick der Stimulantien vermitteln.

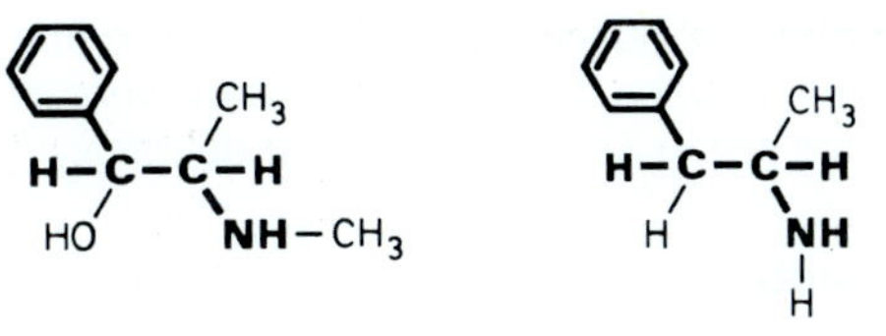

Abb. 8.**34**

Appetitzügler

Phenylethylamin-Derivate sind auch Bestandteil der meisten Appetitzügler, einer Arzneimittelgruppe, die zur Behandlung der Fettsucht (**Adipositas**) eingesetzt wird, daher auch die Bezeichnung Abmagerungsmittel.

Fettsucht. Der Begriff Fettsucht soll dem Krankheitscharakter von **Übergewicht** Ausdruck verleihen. Eine Erklärung der Erkrankung ist eindeutig möglich: *Über längere Zeit wird mehr Nahrung aufgenommen, als der Körper benötigt.* Eine primäre Folge der übermäßigen Nahrungsaufnahme ist die Fettspeicherung. Eine Eiweißspeicherung ist vom Stoffwechsel her nicht möglich. Kohlenhydrate können zwar in Form des Glykogens in der Leber gespeichert werden. Dies ist jedoch für ein Übergewicht unwesentlich. Wichtigste Folge der Fettsucht ist eine **verminderte Lebenserwartung**. Fettsucht kann die Entstehung und Verschlimmerung folgender Erkankungen fördern:

- Altersdiabetes (Diabetes mellitus),
- Gicht,
- Hyperlipoproteinämien (erhöhter Lipidgehalt des Blutes),
- Arteriosklerose,
- Gelenkdeformationen.

Unter den Therapiemöglichkeiten steht die verminderte Nahrungszufuhr an erster Stelle (s. Lehrbücher der Diätetik). Die Therapie mit Appetitzüglern ist zweitrangig und darf nur ausnahmsweise bei sorgfältiger Abwägung von Nutzen und Risiko durch den Arzt veranlaßt und unter seiner Kontrolle durchgeführt werden.

Therapie mit Appetitzüglern. Aufgrund ihrer Phenylethylamin-Struktur sind Appetitzügler in der Lage, *Hungergefühl und Appetit zentral zu hemmen.* Daneben besitzen sie zum Teil eine grundumsatzsteigernde, glykogen- und fettspaltende Wirkung. Die Appetitzügler können ihrer chemischen Herkunft nach in Ephedrin- und Amphetaminabkömmlinge unterteilt werden (Abb. 8.**34**).

Beide Stoffe besitzen das Phenylethylamingrundgerüst.

Ephedrin ist ein Alkaloid aus der Pflanze *Ephedra distachya*. **Amphetamin** ist ein synthetisches Produkt. Beides sind **indirekte Sympathomimetika** (S. 97) und führen zu einer *Tachyphylaxie*, d. h. bei langdauernder und wiederholter Anwendung tritt in zunehmendem Maße Wirkungsverlust ein. Tab. 8.**18** vermittelt einen Überblick der Appetitzügler nach der oben genannten Einteilung.

Die **Nebenwirkungen** dieser Arzneimittel können vielfältig und gravierend sein. Als solche werden u. a. Herzklopfen, Herzrhythmusstörungen, psychomotorische Erregungen, Depression, Lungenödem, Gefahr von Gewohnheitsbildung und Sucht angeführt.

Als **Kontraindikationen** gelten z. B. Hypertonie, Herz- und Gefäßveränderungen, Glaukom, Prostataadenom (S. 267), psychische Erkrankun-

Tabelle 8.**18** Appetitzügler (Abmagerungsmittel) (01)

Fertigarzneimittel®	Zusammensetzung
a Präparate mit Ephedrin-Derivaten	
+ Amorphan Depot	D-Nor-pseudoephedrin-HCl
+ Mirapront N	D-Nor-pseudoephedrin
b Präparate mit Amphetamin-Derivaten	
+ Eventin	Levopropylhexedrin-HCl
+ Ponderax	Fenfluramin-HCl
+ Regenon retard	2-Diethylaminopropiophenon-HCl (Diethylpropion)
+ Tenuate retard	2-Diethylaminopropiophenon-HCl (Diethylpropion)

gen und Schwangerschaft. Nebenwirkungen und Kontraindikationen machen die erforderlichen Vorbehalte gegen Appetitzügler sehr deutlich.

Rauschmittel

Rauschmittel, auch „Drogen" genannt, gehören zu den Stoffen, die nicht als Arzneimittel beim Menschen eingesetzt werden. Ihre Anwendung durch den Menschen führt zu den Erscheinungen, die von der WHO unter dem Begriff *Arzneimittelabhängigkeit* zusammengefaßt wurden (S. 28).

Zu den Rauschmitteln gehören:

- die Indol-Derivate **Lysergsäurediethylamid (LSD)**, **Psilocybin** aus dem mexikanischen Zauberpilz *Teonanacatl*, **Bufotenin**, ein Krötensekret,
- die Phenylethylamin-Derivate **Mescalin** aus mexikanischen Kakteen, **Adrenochrom**, ein Adrenalin-Derivat,
- der Haschischinhaltsstoff **Tetrahydrocannabinol** und
- die Opiumkalkoide – vor allem **Morphin** und **Heroin** als Morphin-Derivat.

Zusammenfassung Psychopharmaka

Die Psychopharmaka sind Arzneimittel, die psychische Störungen beseitigen sollen. Die Psychosen umfassen die wichtigste Gruppe von psychischen Störungen. Hierher gehören z. B. Schizophrenie, Depressionen und Zyklothymien.
Psychopharmaka können in vier große Gruppen unterteilt werden:

- Neuroleptika (Haupteinsatzgebiet bei Psychosen),
- Antidepressiva (Haupteinsatzgebiet bei Psychosen),
- Tranquilizer (Haupteinsatzgebiete Erregungs-, Spannungs- und Angstzustände, Benzodiazepine teilweise als Schlafmittel),
- Stimulantien (Einsatz selten).

Psychopharmaka haben mit den Neuroleptika und Antidepressiva entscheidende Fortschritte in der Therapie von psychischen Erkrankungen gebracht, z. B.

- können Zwangsmaßnahmen wie „Zwangsjacke" und „Gummizelle" umgangen werden,
- wird die Unterbringung und Pflege von psychisch Kranken vereinfacht,
- ist die Resozialisierung von psychisch Kranken nach längeren Klinikaufenthalten erleichtert.

Die Behandlung mit Psychopharmaka ist symptomatisch, da die Ursachen von Psychosen weitgehend ungeklärt sind, und auch die Wirkungsmechanismen der entsprechenden Arzneimittel noch weiterer Erforschung bedürfen.
Da die Appetitzügler großteils dasselbe Grundgerüst (Phenylethylamin) wie die Stimulantien besitzen, wird an dieser Stelle auf die Fettsucht und ihre Behandlung mit Appetitzüglern eingegangen. Ihr Einsatz ist wegen gravierender Nebenwirkungen problematisch.

Fragen

1. Warum ist die Erforschung der Wirkungen von Psychopharmaka äußerst schwierig?
2. Begründen Sie folgende Nebenwirkungen der Neuroleptika: Hypotonie, Schweißausbrüche.
3. Inwieweit besteht zwischen Neuroleptika und Antidepressiva ein Antagonismus?
4. Durch welche pharmakologische Wirkung kommt der beruhigende Effekt der Tranquilizer zustande?
5. Erklären Sie die teilweise sehr lange Wirkungsdauer von Benzodiazepinen.
6. Welche chemischen Grundgerüste weisen die Antidepressiva auf?
7. Wie stellt man sich den Wirkungsmechanismus der MAO-Hemmstoffe vor?
8. Begründen Sie die Gefahr von Sucht und Gewöhnung bei Appetitzüglern.

9 Arzneimittel zur Behandlung von Herz-, Kreislauf- und Gefäßerkrankungen

Das Blut als wichtigstes Transportmedium unseres Körpers muß alle Organe erreichen können, um diese mit Sauerstoff und Nährstoffen zu versorgen. Es muß auch wieder abtransportiert werden, damit Abbauprodukte, wie z. B: Harnstoff und Kohlendioxid, ausgeschieden werden (Funktionen des Blutes, S. 56). Die Stofftransportfunktion und andere Aufgaben des Blutes werden durch den *Blutkreislauf* gewährleistet. Dieser Blutkreislauf findet in den Gefäßen statt. Das Herz sorgt als „Pumpe" für die ständige Zirkulation des Blutes in den Gefäßen.

Bau und Funktionen des Gefäßsystems

Die Gesamtheit der Gefäße nennt man *Gefäßsystem*. Definitionsgemäß werden alle Gefäße mit Blutstromrichtung vom Herzen weg als *Arterien* und solche mit Blutstromrichtung zum Herzen hin als *Venen* bezeichnet.

Der *linken Herzkammer* entspringt die große Körperschlagader, die *Aorta*. Sie verzweigt sich und führt Geweben sowie Organen sauerstoffreiches Blut zu (Abb. 9.**1**). In den Organen verzweigen sich die Arterien zu einem *Kapillarnetz*, in dem der Gas- und Sauerstoffaustausch stattfindet. Das sauerstoffarme Blut wird in dem Kapillarnetz der Venen gesammelt und über die *untere* und *obere Hohlvene* dem *rechten Vorhof* des Herzens zugeführt. Eine besondere Rolle spielt noch die *Pfortader*. Dieses Gefäß sammelt aus den Darmkapillaren sauerstoffarmes, aber *nährstoffbeladenes* Blut und führt es der Leber zu. Man bezeichnet den beschriebenen Kreislauf des Blutes von der linken Herzkammer über Gewebe und Organe zurück zum rechten Vorhof als *großen Kreislauf*.

Der rechte Vorhof gibt das sauerstoffarme, CO_2-reiche venöse Blut an die *rechte Herzkammer* weiter. Von hier wird das Blut in die *Lungenarterien* gepumpt. Im Kapillarnetz der Lungen findet der Gasaustausch statt. Kohlendioxid wird abgegeben und Sauerstoff aufgenommen. Das sauerstoffreiche (arterielle) Blut gelangt über die *Lungenvenen* in den *linken Vorhof* des Herzens und von hier in die linke Herzkammer (Abb. 9.**1**). Der Kreislauf des Blutes von der rechten Herzkammer über die Lungen zurück zum linken Vorhof nennt man den *kleinen Kreislauf*.

Arterien und Venen besitzen einen unterschiedlichen Bau. Die *Arterienwand* ist deutlich dreischichtig aufgebaut (Abb. 9.**2**). Die Mittelschicht ist durch den Einbau von glatten Muskelzellen zu einem Ringmuskel ausgebildet. Außerdem sind in diese Mittelschicht elastische Fasern eingebaut. Durch diese Struktur sind Arterien zur Kontraktion befähigt und *elastisch*.

Die *Venenwand* ist wesentlich dünner als die Arterienwand. Wandschichten sind kaum zu unterscheiden. Es besteht keine Elastizität wie bei den Arterien, jedoch eine starke Dehnbarkeit, die den Venen eine Blutspeicherfunktion verleiht. Die Venen besitzen aber Venenklappen, die dafür sorgen, daß das Blut nur in einer Richtung fließen kann (Abb. 9.**2**).

Arterien und Venen spalten sich in den Organen in kleinere Gefäße, die Arteriolen bzw. Venolen, auf. Arteriolen sowie Venolen bilden schließlich unter weiterer Verzweigung das Kapillarnetz, in dem der Stoffaustausch erfolgt (Abb. 9.**2**).

Eine Sonderstellung nimmt das *Lymphgefäßsystem* ein. In den Gewebelücken zwischen den Zellen sammelt sich eine Flüssigkeit, die *Lymphe*, an. Die Zusammensetzung der Lymphe entspricht der des Blutes *ohne* Erythrozyten. Die Lymphe gelangt über Lymphkapillaren in Lymphgefäße. Diese vereinigen sich im Milchbrustgang, der in die linke Schlüsselbeinvene mündet

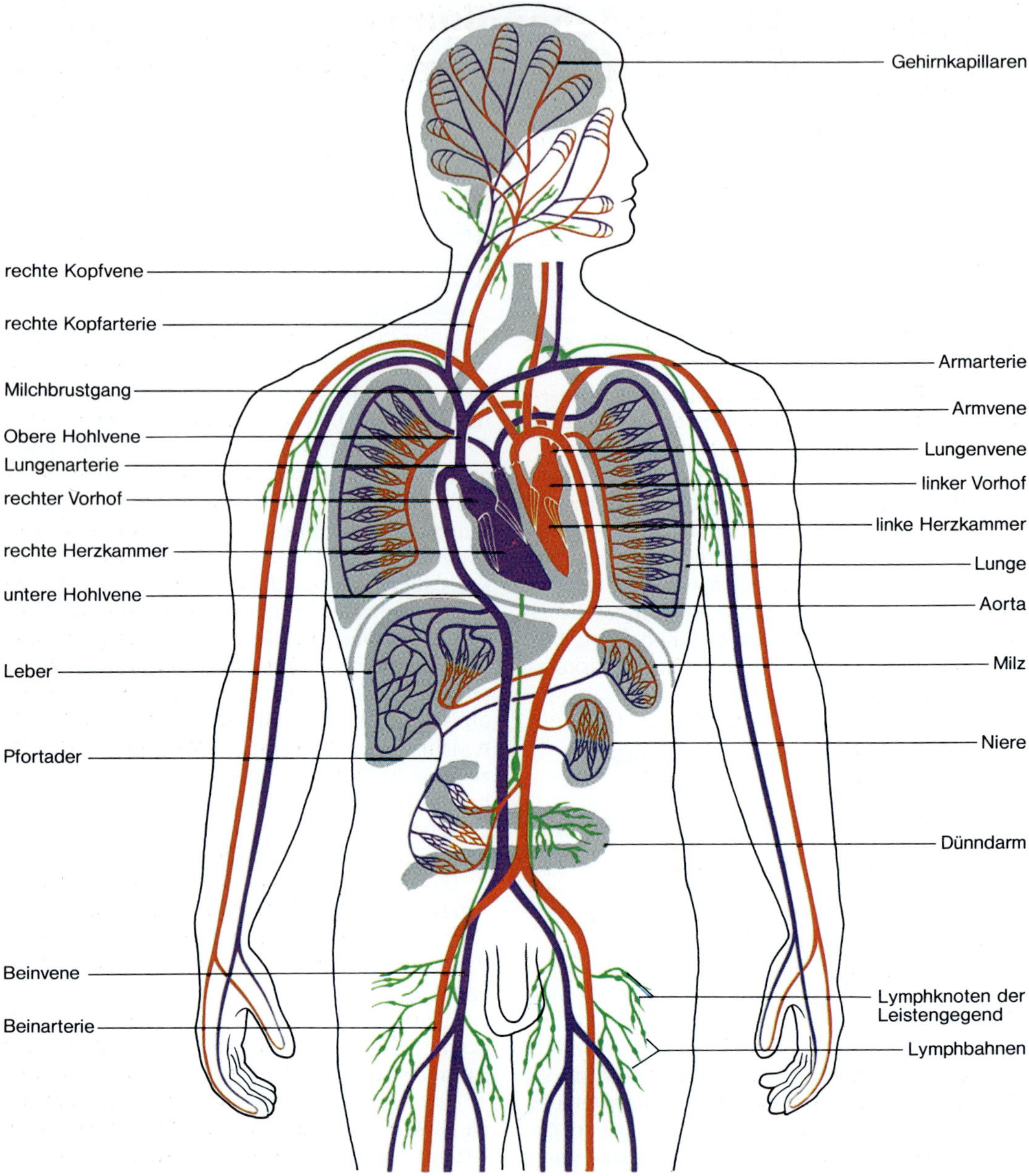

Abb. 9.**1** Blutkreislauf und Lymphgefäßsystem (aus Bauer, E. W., Humanbiologie, Cornelsen-Velhagen & Klasing)

(Abb. 9.**1**). In die Lymphgefäße sind *Lymphknoten* eingeschaltet, die unter anderem die Aufgabe haben, Bakterien zu vernichten (S. 288 f.).

Bau und Funktionen des Herzens

Das *Herz* (Cor) muß das Blut durch das Gefäßsystem „pumpen", damit der Blutkreislauf gewährleistet ist. Durch seinen besonderen Bau kann das Herz diese lebenswichtige Aufgabe erfüllen.

Entwicklungsgeschichtlich ist das Herz aus Gefäßen hervorgegangen. Das Herz liegt im Herzbeutel (Perikardsack) des Brustraumes. Es ist ein kräftiger Hohlmuskel mit den Besonderheiten der quergestreiften *und* der glatten Muskulatur. Der Hohlmuskel besteht aus zwei Hälften, die

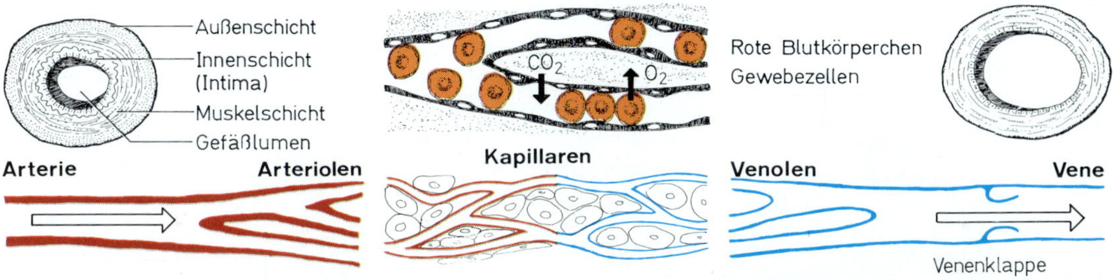

Abb. 9.**2** Gefäße (nach Blume u. Mitarb.)

durch die Herzscheidewand *(Septum)* vollständig voneinander getrennt sind (Abb. 9.**3**).

Jede Hälfte besteht aus zwei Höhlen, einem *Vorhof* (Atrium) und einer *Kammer* (Ventrikel). zwischen Vorhof und Kammer besteht eine Öffnung, die durch die *Segelklappe* (Atrioventrikularklappe) mit Ventilfunktion verschlossen werden kann. Von der linken Kammer geht die Aorta aus, von der rechten Kammer nimmt die Lungenarterie ihren Ausgang. Durch die *Taschenklappen* wird das Blut daran gehindert, aus Aorta und Lungenarterie in die Kammern zurückzufallen. Segelklappen und Taschenklappen werden unter dem Begriff *Herzklappen* zusammengefaßt. Alle Herzklappen befinden sich in einer Ebene *(Ventilebene)*.

Die Herzwand besteht aus drei Schichten:

- der *Herzinnenhaut* (Endokard), die die Herzhöhlen auskleidet,
- dem *Herzmuskel* (Myokard), der für die Kontraktion, d.h. für das Zusammenziehen der Herzhöhlen, verantwortlich ist. Der Herzmuskel der linken Kammer ist doppelt so dick wie der Herzmuskel der rechten Kammer, weil die linke Kammer mehr Arbeit leisten muß,
- der *äußeren Herzhaut* (Epikard).

Man nennt die Kontraktion der Herzwand *Systole* und die Erschlaffung *Diastole*. Kammern bzw. Vorhöfe kontrahieren sich und erschlaffen abwechselnd.

Bei dem rhythmischen Wechsel von Systole und Diastole verbleibt die Herzspitze an der vorderen Brustkorbwand, während sich die Ventilebene rhythmisch hebt und senkt. In der Systole wird beim Auswerfen des Blutes aus den Kammern die Ventilebene rasch der Spitze angenähert. Dadurch wird gleichzeitig Blut aus den Venen in die Vorhöfe gesaugt. Während der Systole sind die Taschenklappen geöffnet, die Segelklappen geschlossen (Abb. 9.**3**).

In der Diastole stülpen sich die Kammern über das in die Vorhöfe gesaugte Blut und füllen sich damit an. Während der Diastole sind die Taschenklappen geschlossen und die Segelklappen geöffnet (Abb. 9.**3**).

Wir spüren den Rhythmus des Herzens als Herzschlag. An den Arterien kann man die Systole als „Puls" wahrnehmen. Der normale Rhythmus des Herzens beträgt beim Erwachsenen 70 bis 80 Herzaktionen pro Minute, man spricht von der *Herzfrequenz* (HF). Das pro Herzaktion ausgeworfene Blutvolumen bezeichnet man als *Schlagvolumen* (SV) (ca. 80 ml im Ruhezustand). Damit errechnet sich das pro Minute von der linken Herzkammer ausgestoßene Blutvolumen, das sogenannte *Herzminutenvolumen* (HMV), von ca. 5–7 l wie folgt:

$$HMV = SV \cdot HF$$

Wie kommt es nun zum Blutdruck?

Durch die Kontraktion des Herzmuskels wird auf die Flüssigkeit *Blut* eine Kraft ausgeübt. Diese Kraft wird als Druck auf die Gefäßwände weitergegeben. Man erhält auf diese Weise den *systolischen Blutdruck*.

In der Diastole müßte der Druck eigentlich stark nachlassen und das Fließen des Blutes zum Stillstand kommen. Da die Arterien aber elastisch sind, werden sie in der Systole gedehnt. In der Diastole ziehen sie sich wieder zusammen, treiben damit das Blut weiter voran und erzeugen *diastolischen Blutdruck*.

Der normale systolische Blutdruck beträgt beim Erwachsenen 120–140 mm Hg, der normale diastolische Blutdruck 70–90 mm Hg.

In den dünnwandigen Venen wird das Blut vor allem durch die Tätigkeit des umliegenden Muskelgewebes vorangetrieben. Die *Venenklappen* sind so ausgerichtet, daß eine Bewegung des Blutes nur in Richtung Herz möglich ist.

Die Bestimmung des Blutdrucks ist eine wich-

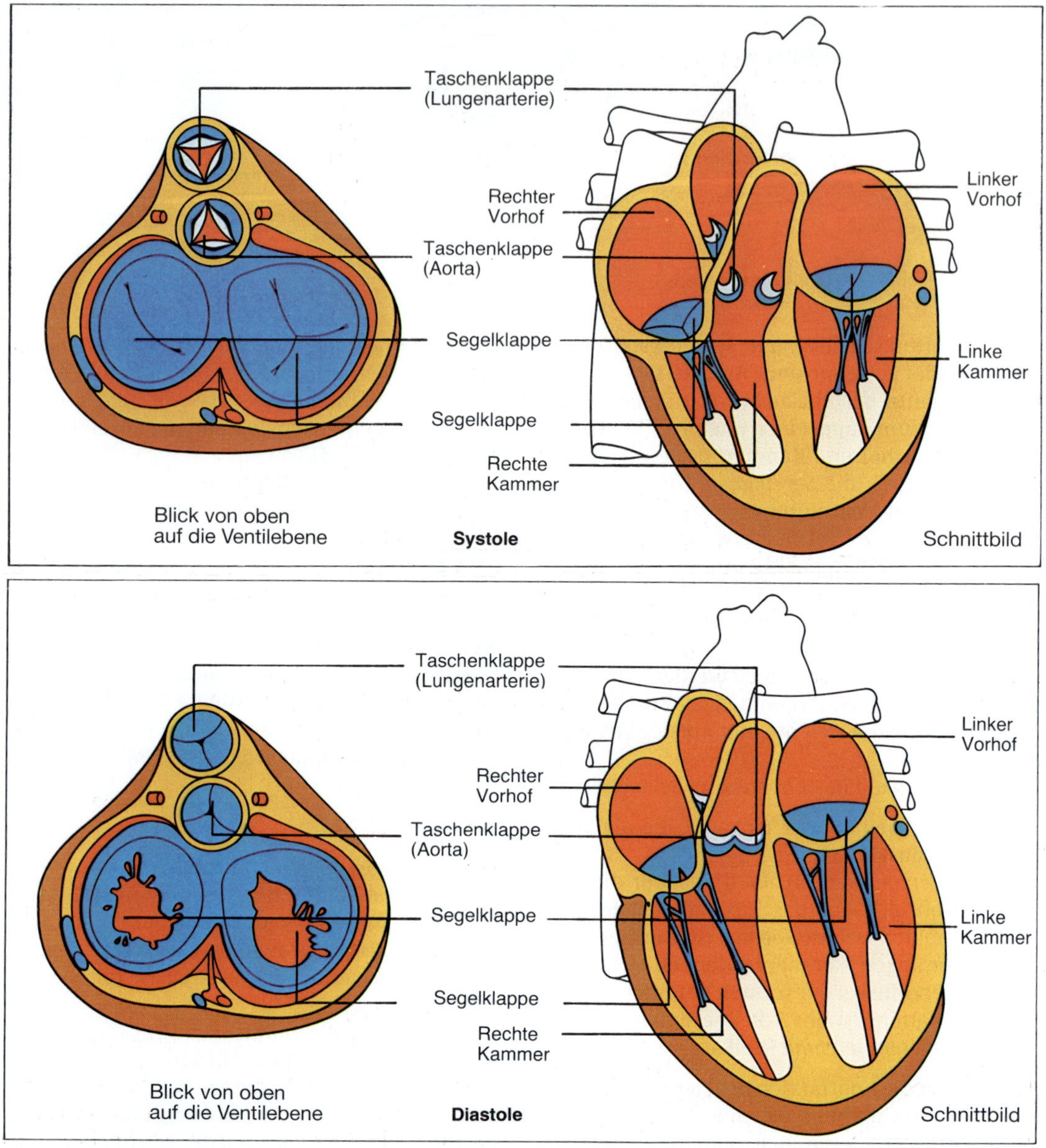

Abb. 9.**3** Herzklappenstellung in Systole und Diastole (nach Hellige u. Spieckermann) (Farbdruck mit freundlicher Unterstützung der Firma Boehringer Mannheim GmbH)

tige Diagnosemethode, die erste Aufschlüsse z. B. über Herz-, Gefäß- und Nierenerkrankungen vermittelt.

Steuerung von Herz und Gefäßsystem

Der Blutkreislauf funktioniert nur dann, wenn das Herz immer arbeitet, d. h., wenn sich der Herzmuskel periodisch kontrahiert. Zur Erfüllung dieser Aufgabe besitzt das Herz ein *eigenes Erregungsbildungs- und Erregungsleitungssystem.* Man spricht von der *Autonomie des Herzrhythmus.*

Die *Erregungsbildung* für die Muskelkontraktion erfolgt im *Sinusknoten* als sogenanntem Schrittmacher. Die Erregung wird über die Vor-

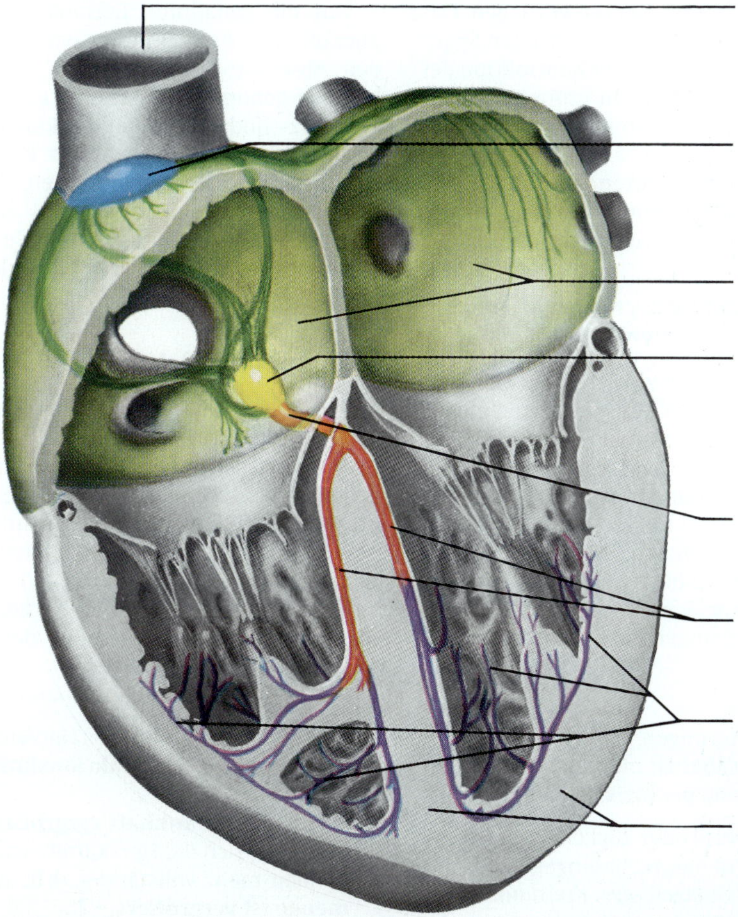

Abb. 9.**4** Erregungsbildungs- und Erregungsleitungssystem des Herzens (aus Netter, F. H.: Farbatlanten der Medizin, Bd. 1: Herz, 2. Aufl. Georg Thieme Verlag, Stuttgart 1983)
(Farbdruck mit freundlicher Unterstützung der Firma Boehringer Mannheim GmbH)

hofmuskulatur zum *Atrioventrikularknoten (AV-Knoten)* geleitet. Bei Ausfall des Sinusknotens kann dieser auch als Zentrum der Erregungsbildung fungieren. Die Erregung folgt dann dem *His-Bündel* und verteilt sich schließlich über die Purkinje-Fasern in der Kammermuskulatur, die zur Kontraktion angeregt wird (Abb. 9.**4**).

Damit sich das Herz den wechselnden Belastungen anpassen kann, verfügt es über zwei Mechanismen.

Die Anpassung der Herzarbeit an körperliche Belastung erfolgt hauptsächlich über das *autonome Nervensystem*. Dieses kann beeinflussend wirken auf die

- Herzfrequenz (chronotrope Wirkung)
- Kontraktionskraft (inotrope Wirkung)
- Erregbarkeit (bathmotrope Wirkung)
- Erregungsleitung (dromotrope Wirkung)

Eine *verstärkte Sympathikustätigkeit* bewirkt eine Beschleunigung der Herzfrequenz **(Tachykardie: Puls über 190/min)** und eine verstärkte Kontraktion des Herzmuskels. Bei *Vagusreizung* (Parasympathikusreizung) beobachtet man u. a. eine Verlangsamung der Herzfrequenz **(Bradykardie: Puls unter 50/min)** und eine verminderte Kontraktion des Herzmuskels. Durch Sympathikus und Vagus wir auch der Blutdruck nach der Arbeitsweise eines Regelkreises in bestimmten Grenzen konstant gehalten.

Das *Elektrokardiogramm (EKG)* ist eine wichtige Diagnosemethode zur Beurteilung, ob krankhafte Veränderungen der Herzmuskulatur oder des Erregungsablaufes im Herzen vorliegen. Das EKG ist die Aufzeichnung von elektrischen Spannungsschwankungen, die bei der Kontraktion der Herzmuskulatur auftreten. In zunehmendem Maße gewinnt die *Nuklearkardiologie* zur Diagnostik von Herzerkrankungen an Bedeutung. Mit Hilfe von radioaktiv markierten Substanzen vermittelt diese Methode Einblick in Funktionen des Herzens, die sonst nur schwierig zugängig sind.

Übersicht der Herz-, Kreislauf- und Gefäßerkrankungen

Es ist nicht schwer zu erkennen, daß Erkrankungen des Herzens und der Gefäße sowie Fehlfunktionen im Blutkreislauf gravierende Folgen für den Gesamtorganismus besitzen müssen. Dies wird uns besonders deutlich, wenn wir uns vergegenwärtigen, daß Krankheiten des Herzens und Kreislaufsystems mit ca. 350 000 Sterbefällen pro Jahr in der Bundesrepublik Deutschland die häufigste Todesursache darstellen.

Zu den Erkrankungen des *Herzens* selbst zählen:

- Herzinsuffizienz,
- Herzrhythmusstörungen,
- Koronare Herzkrankheit mit den Symptomenkomplexen **Angina pectoris** und **Herzinfarkt**.

Auf Herzklappenfehler oder Lücken in den Herzscheidewänden wird hier nicht eingegangen.

Wichtige *Erkrankungen des Kreislaufes* sind ein unter der altersbedingten Norm liegender Blutdruck **(Hypotonie)** und Bluthochdruck **(Hypertonie)**. Beide Erkrankungen können zahlreiche Ursachen haben. Ihre Besprechung erfolgt im Anschluß an die Diuretika (S. 204 ff.).

Zu den häufigsten *Gefäßerkrankungen* gehört die **Arteriosklerose** mit ihren Folgeerkrankungen. Die Arteriosklerose ist durch Verhärtung der *Arterien* bei gleichzeitigem Elastizitätsverlust und Lumenverminderung charakterisiert.

Zu den Krankheiten der *Venen* gehören:

- **Krampfadern** (Varicosis),
- **Venenentzündung** (Thrombophlebitis),
- **venöse Zirkulationsstörungen mit Ödem**.

Bei **Hämorrhoiden** handelt es sich um eine krankhafte Vergrößerung (Hyperplasie) der Schwellkörper im Rektum.

Krankheitsbilder, die durch Gefäßverschlüsse bedingt sind, werden oft unter dem Begriff **Verschlußkrankheiten** zusammengefaßt.

Auf die genannten Erkrankungen und ihre Therapie mit Arzneimitteln wird in den folgenden Abschnitten eingegangen. Dabei darf die hier vorgenommene schematische Einteilung der Herz- und Kreislauferkrankungen uns nicht darüber hinwegtäuschen, daß z. B. zwischen der Pumpleistung des Herzens, den Widerstandsverhältnissen des Gefäßsystems sowie dessen Fassungsvermögen und den Fließeigenschaften des Blutes wechselseitige Abhängigkeiten bestehen.

Herzinsuffizienz

Warum leiden gerade ältere Menschen häufig an einer Herzinsuffizienz?

Die **Herzinsuffizienz** ist ein Syndrom. Im üblichen Sprachgebrauch ist damit meist die **Herzmuskelinsuffizienz** (Myokardinsuffizienz), ein besonders häufiger Sonderfall der Herzinsuffizienz, gemeint.

Die Auswurfleistung des Herzens ist derart verringert, daß die Versorgung der Organe mit Sauerstoff nicht mehr ausreicht.

Bei einer Herzmuskelinsuffizienz:

- sind die Muskelfasern des Herzens überdehnt; damit ist die **Kontraktionskraft herabgesetzt**;
- ist das **Herz krankhaft vergrößert**;
- entleeren sich die Herzkammern in der Systole nicht mehr vollständig, d. h., die **Restblutmenge ist vergrößert**;
- kann es durch venösen Rückstau zur **Erhöhung des Blutdrucks** kommen;
- kann durch erhöhten Druck in den Venen eine Vermehrung der extrazellulären Flüssigkeit und damit **Ödembildung** auftreten.

Eine Herzmuskelinsuffizienz kann bedingt sein durch:

- koronare Herzerkrankungen,
- Hypertonie,
- Entzündung der Herzmuskulatur,
- Herzklappenfehler und
- Störungen des Elektrolythaushaltes.

Der Organismus versucht, eine uneffektive Herzleistung durch **Schutzmechanismen** auszugleichen, damit trotz Abnahme der Herzleistung eine ausreichende Durchblutung der Organe gewährleistet wird. Die Steigerung des Sympathikustonus ist ein derartiger Mechanismus, der eine Erhöhung der Herzfrequenz, des arteriellen und venösen Blutdrucks und der Kontraktionskraft des Herzens bedingt. Ein zusätzlicher Ausgleich erfolgt über eine Zunahme des Plasmavolumens durch eine Aktivierung des Renin-Angiotensin-Aldosteron-Systems (S. 197).

Mit dem *Frank-Starling-Mechanismus* besitzt der Organismus einen weiteren Anpassungsmechanismus der Herzleistung vor allem für das krankhaft vergrößerte Herz. In diesem Zusammenhang bezeichnet man die vermehrte Füllung der rechten Herzkammer mit venösem Blut am Ende der Diastole als *Vorlast* (preload). Die Herzmuskelfasern sind dadurch weiter gedehnt und deswegen zu stärkerer Verkürzung befähigt. Auch in der linken Herzkammer liegt bei Herzmuskelinsuffizienz eine vermehrte Füllung vor, durch die sich in der Systole die Wandspannung vergrößert. Man bezeichnet die Wandspannung, die zur Überwindung des Arteriendrucks in der Systole notwendig ist, *als Nachlast* (afterload).

Es wird deutlich, daß sich die oben erklärten Schutzmechanismen im Verlauf einer Herzmuskelinsuffizienz negativ auswirken, weil sie durch eine Steigerung von Vor- und Nachlast die Herzbelastung erhöhen. Besonders das kranke Herz reagiert auf eine **Erhöhung der Nachlast** (d. h. eine Erhöhung des peripheren Gefäßwiderstandes durch Gefäßverengung) mit einem drastischen Abfall des Schlagvolumens und des Herzminutenvolumens. Umgekehrt führt somit eine Abnahme des peripheren Gefäßwiderstandes beim kranken Herzen zu einer stärkeren Zunahme des Schlagvolumens als beim gesunden Herzen.

In der Arzneimitteltherapie gilt es, durch Senkung von Vorlast und Nachlast die Arbeit des insuffizienten Herzens zu erleichtern (z. B. durch Diuretika und Vasodilatatoren).

Beschwerden einer Herzmuskelinsuffizienz sind u. a.:

- Herzklopfen,
- zerebral bedingte Müdigkeit und Konzentrationsschwäche,
- Atemnot,
- nächtliche Harnflut,
- dicke Beine (Ödeme),
- Lungenödem,
- Stauungsbronchitis,
- rasche Ermüdbarkeit der Skelettmuskulatur.

Aus den dargestellten Folgen einer Herzmuskelinsuffizienz lassen sich die Therapieziele und Angriffspunkte bei der Therapie der Herzmuskelinsuffizienz ableiten.

Tabelle 9.**1** Klassifizierung der Herzinsuffizienz nach der New York Heart Association (NYHA)

Schweregrad	Beschwerdebild
I	Herzkrankheit ohne Insuffizienzzeichen bei körperlicher Tätigkeit
II	Belastungsinsuffizienz, Auftreten von Beschwerden bei stärkerer körperlicher Belastung
III	Beginnende Ruheinsuffizienz, Auftreten von Beschwerden bei leichter körperlicher Tätigkeit, in Ruhe meist beschwerdefrei
IV	Ruheinsuffizienz, Auftreten von Insuffizienzzeichen bei körperlicher Ruhe

Therapieziele sind:

- Besserung der Symptomatik,
- Erhöhlung der Lebensqualität,
- Verbesserung der Prognose (gr. prognosis: Vorauswissen) und dadurch eine Verlängerung der Lebenszeit.

Angriffspunkte durch entsprechende Arzneimittelgruppen sind:

- Vorlast (Einsatz von Diuretika, venösen Dilatatoren, ACE-Hemmern),
- Nachlast (Einsatz von ACE-Hemmern, arteriellen Dilatatoren),
- Kontraktionsfähigkeit (Kontraktilität; Einsatz von Herzglykosiden, Inodilatatoren).

Die Art des zum Einsatz gelangenden Arzneimittels bzw. der Arzneimittelkombination richtet sich außerdem nach dem Schweregrad der Herzinsuffizienz. Eine entsprechende Klassifizierung hat die *New York Heart Association* vorgenommen (Tab. 9.**1**).

Hier wird nur auf die Herzglykoside und Inodilatatoren eingegangen. Die weiteren Stoffgruppen werden später (S. 195 ff. und S. 208 ff.) bei der Therapie der Hypertonie abgehandelt. Es muß aber bereits hier herausgehoben werden, daß die ACE-Hemmer als Zusatzmedikation zu der bisher üblichen Therapie mit Herzglykosiden und Diuretika die Letalität bei Herzinsuffizienz stark gesenkt haben.

Herzglykoside

Die wichtigste Wirkung der Herzglykoside ist ihre *positiv inotrope Wirkung*. Dadurch werden die überdehnten Muskelfasern verkürzt und das krankhaft vergrößerte Herz verkleinert. Die verbesserte Kontraktionsfähigkeit führt zu einer Verringerung der Restblutmenge in der Systole und einer Vergrößerung der Füllung in der Diastole. Letzteres bedingt wiederum eine Senkung des venösen Blutdrucks und damit die Möglichkeit der Ausschwemmung von Ödemen.

Die verbesserte Herzleistung führt dazu, daß die Herzfrequenz gesenkt werden kann. Damit kommen wir zu der zweiten wichtigen Wirkung der Herzglykoside; sie besitzen einen *negativ chronotropen Effekt*. Außerdem haben die Herzglykoside noch eine *negative dromotrope Wirkung*, d. h., sie verlangsamen die Erregungsleitung am Herz.

Der Wirkungsmechanismus der Herzglykoside ist noch nicht vollständig geklärt. Es besteht aber ein Zusammenhang zwischen Herzglykosidwirkung und einem Ansteigen der intrazellulären Calcium-Ionenkonzentration. Außerdem hat man experimentell festgestellt, daß Herzglykoside und Calcium-Ionen *synergistisch* wirken.

Deshalb ist z. B. die gleichzeitige Verabreichung von Herzglykosiden und calciumhaltigen Antiallergika bedenklich.

Wichtige *Indikationen* für den Einsatz von Herzglykosiden sind:

- Herzmuskelinsuffizienz,
- **Angina pectoris**, wenn ein vergrößertes Herz vorliegt,
- bestimmte Formen der Herzrhythmusstörungen (supraventrikuläre Tachykardien),
- Prophylaxe bei arteriellem Hochdruck **(Hypertonie)** besonders bei älteren Patienten.

Die Herzglykoside sind fast ausschließlich pflanzlicher Herkunft (Abb. 9.**5**). Durch Veränderungen am Molekül werden daraus einige halbsynthetische Stoffe hergestellt. Tab. 9.**2** gibt die wichtigsten Herzglykoside mit ihrer Herkunft wieder.

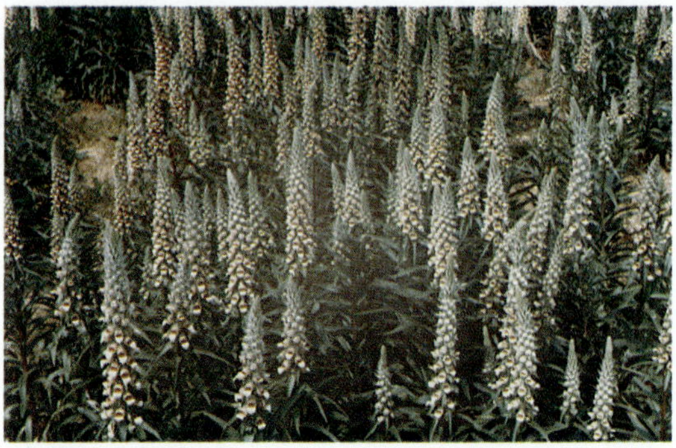

Abb. 9.**5** Wolliger Fingerhut (*Digitalis lanata*) (Foto: Firma Boehringer Mannheim GmbH)

Unter *Glykosiden* versteht man allgemein Pflanzeninhaltsstoffe, die aus einem Nichtzuckeranteil, dem *Aglykon* (bei Herzglykosiden *Genin*), und einem Zuckeranteil bestehen. Der Zuckeranteil kann aus einem oder mehreren Monosacchariden bestehen. Er ist über eine besondere Bindung, die *glykosidische Bindung*, mit dem Nichtzuckeranteil verbunden.

Das in der Frischpflanze vorkommende Herzglykosid bezeichnet man als **genuines Glykosid**. Bei dem Isolierungsprozeß des Glykosids wird meist ein Glucosemolekül abgespalten, es entsteht das **stabile Glykosid**.

Die Herzglykoside besitzen ein Steroidgrundgerüst. Der Zuckerrest besitzt Bedeutung für die Pharmakokinetik, jedoch nicht für die eigentliche Herzwirksamkeit.

Die Struktur eines Herzglykosids ist schematisch am Beispiel des Purpureaglykosids A des Roten Fingerhuts in Abb. 9.**6** wiedergegeben.

Am Beispiel der Herzglykoside sollen jetzt nochmals die wichtigsten Faktoren der Pharmakokinetik wiederholt werden.

Die pharmakokinetischen Eigenschaften werden in starkem Maße von der Polarität des Glykosidmoleküls beeinflußt. Digitoxin ist relativ un-

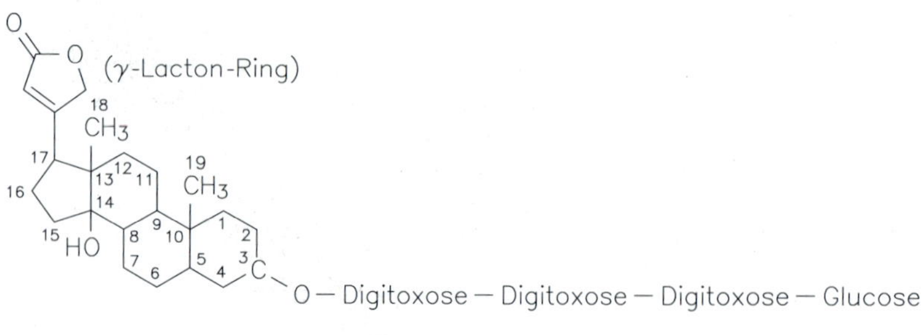

Abb. 9.**6** Purpureaglykosid A

Tabelle 9.2 Herzglykoside (52)

Wirkstoff (INN)	Fertigarzneimittel®	Stammpflanze des Wirkstoffs
Digitoxin	+ Digicor + Digimerck + Tardigal	*Digitalis purpurea* Roter Fingerhut
β-Acetyldigoxin	+ Digostada + Novodigal	*Digitalis lanata* Wolliger Fingerhut
Metildigoxin	+ Lanitop	
Digoxin	+ Digacin + Lanicor	
Meproscillarin	+ Clift	*Urginea maritima*
Proscillaridin	+ Talusin	Meerzwiebel *(Bulbus Scillae)*
k-Strophanthin	+ Kombetin	*Strophanthus kombé* (Samen)
g-Strophanthin	+ Strodival	*Strophanthus gratus* (Samen)

polar, damit gut lipidlöslich und wird zu fast 100 % aus dem Darm *resorbiert*. g-Strophanthin ist wesentlich polarer, damit weniger lipidlöslich und wird deswegen zu weniger als 10 % aus dem Darm resorbiert. Magen-Darm-Erkrankungen können zu einer starken Verminderung der Resorption von Herzglykosiden führen. Tablettenhilfsstoffe sind in der Lage, die Resorptionsquote ebenfalls stark zu beeinflussen.

Für die *Eiweißbindung* gelten ähnliche Voraussetzungen wie für die Resorption. Je unpolarer das Glykosidmolekül ist, desto höher ist der Anteil, der an das Plasmaeiweiß gebunden wird. Die starke Eiweißbindung (ca. 90 %) von Digitoxin z. B. bedingt dessen langsamen Wirkungseintritt.

Herzglykoside verteilen sich innerhalb kurzer Zeit nach der Applikation vor allem in stark durchbluteten Organen wie Herz, Leber und Niere. Ein beträchtlicher Anteil des applizierten Herzglykosids durchläuft einen *enterohepatischen Kreislauf* (S. 13). Dieser Kreislauf ist mit verantwortlich für die lange Wirkungsdauer.

Der *Abbau* der Herzglykoside läuft hauptsächlich in der Leber ab. Die Geschwindigkeit der *Ausscheidung* entspricht der Halbwertzeit des entsprechenden Herzglykosids (z. B. Digitoxin $t^1/_2$ 144 – 192 Std., α-Acetyldigoxin $t^1/_2$ 32 – 34 Std.), d. h. je kürzer die Halbwertzeit, desto rascher die Ausscheidung (Elimination). Die therapeutische Wirkung eines Herzglykosids klingt aber nicht in dem Maß ab, wie die Ausscheidung fortschreitet. Der Arzt ist deswegen meist auf eine empirisch ermittelte *Abklingquote* bei der Therapie angewiesen. Man versteht darunter den Wirkungsverlust innerhalb von 24 Stunden.

Damit ist bereits die *Therapie* mit Herzglykosiden angesprochen. Die Tatsache, daß in Deutschland ca. 3 Millionen Menschen laufend digitalisiert sind, zeigt die Bedeutung dieser Therapie. Sie muß sehr sorgfältig durchgeführt werden, da Herzglykoside nur eine *geringe therapeutische Breite* besitzen. So liegt z. B. die therapeutische Konzentration von Digitoxin bei ca. 23 ng* ± 9 ng/ml Blut und die toxische Konzentration bei ca. 47 ng ± 9 ng/ml Blut. Die Folge ist, daß bereits bei geringer Überdosierung sehr schnell *toxische Nebenwirkungen* auftreten können. Es ist deswegen Ziel der Therapie einer Herzinsuffizienz mit Herzglykosiden, im Blut eine Konzentration zu erreichen, die einen optimalen positiv inotropen Effekt ohne *toxische Nebenwirkungen z. B. auf das Erregungsleitungssystem und das ZNS* gewährleistet. Dazu müssen bestimmte Faktoren beachtet werden:

- *Resorptionsquote.* Prozentsatz der im Magen-Darm-Trakt resorbierten Menge des Herzglykosids, bezogen auf die oral verabreichte Dosis.
- *Latenzzeit.* Zeitraum bis zum Wirkungseintritt. Bei der Therapie mit Herzglykosiden wird oft mit einer geringen Dosis über einen längeren Zeitraum dosiert, wobei die therapeutische Konzentration erst nach mehreren Tagen (z. B. bei Digoxin) oder erst nach mehreren Wochen (z. B. Digitoxin) erreicht wird.

* 1 ng = 10^{-9} g

- *Vollwirkspiegel.* Die Menge des Herzglykosids im Blut, bei der die positiv inotrope Wirkung optimal ist. Der Vollwirkspiegel ist bei jedem Patienten unterschiedlich. Er ist stark vom Körpergewicht abhängig.
- *Erhaltungsdosis.* Dosis, die notwendig ist, um den täglichen, durch Abbau und Ausscheidung verursachten Wirkungsabfall auszugleichen und den Vollwirkspiegel zu erhalten.

Ein Beispiel soll die Bedeutung dieser Faktoren verdeutlichen. Nehmen wir an, der Vollwirkspiegel eines Herzglykosids liegt bei 2,0 mg und die Resorptionsquote liegt bei 100 %. Dann errechnet sich die tägliche Erhaltungsdosis bei einer Abklingquote von 20 % wie folgt:

$$\begin{aligned} \textit{Erhaltungsdosis} &= \textit{Vollwirkspiegel} \cdot \textit{Abklingquote} \\ &= \frac{2{,}0 \cdot 20}{100} \\ &= 0{,}4\,\text{mg} \end{aligned}$$

Es müßten demnach 0,4 mg des Herzglykosids täglich verabreicht werden, damit der Vollwirkspiegel erhalten bleibt. Der Hinweis auf eine korrekte Einhaltung der Dosierungsvorschrift des Arztes spielt damit in der Apotheke eine wichtige Rolle.

Die *Auswahl des Herzglykosids* ist vom Grad der Herzmuskelinsuffizienz und dem Zustand des Patienten abhängig. Wenn ein sofortiger Wirkungseintritt, wie z. B. bei akutem Herzversagen, notwendig ist, wird Strophanthin *i. v.* injiziert und die Therapie dann mit einem gut resorbierbaren, oral applizierten Herzglykosid fortgesetzt. Normalerweise wird jedoch durch langsame Sättigung in einem Zeitraum von mehreren Tagen der Vollwirkspiegel erreicht, wobei die Dosis u. a. von der Herzfrequenz abhängig ist.

Folgendes *Dosierungsschema* zur Aufsättigung ist möglich.

1. bis 3. Tag:
3 – 4mal täglich 0,1 – 0,2 mg β-Acetyldigoxin (z. B. Novodigal®),
4. bis 5. Tag:
2 – 3mal täglich 0,1 – 0,2 mg β-Acetyldigoxin, dann weiter als
Erhaltungsdosis:
täglich 0,05 – 0,3 mg β-Acetyldigoxin.

Es lassen sich verschiedene Gruppen von *toxischen Nebenwirkungen* infolge von Überdosierung der Herzglykoside unterscheiden.

- Toxische Wirkungen *am Herz* sind gekennzeichnet durch *Herzrhythmusstörungen*.
- Störungen im *Magen-Darm-Trakt* äußern sich z. B. in **Übelkeit, Erbrechen** und evtl. in *Durchfällen*.
- Toxische Nebenwirkungen am *ZNS* äußern sich in **Kopfschmerzen, Schlafstörungen** und bei älteren Patienten evtl. in **Verwirrtheit** oder sogar **Halluzinationen**.

Als *Kontraindikationen* für den Einsatz von Herzglykosiden gelten z. B. Rhythmusstörungen der Herzkammern.

Da Herzglykoside besonders bei älteren Patienten sehr oft gleichzeitig mit anderen Arzneimitteln verordnet und appliziert werden, ist hier auf nachteilige *Wechselwirkungen* (Interaktionen) besonders zu achten. Durch Dauergebrauch von *Laxantien* kann es zu einer **Hypokaliämie** kommen. Dies führt zu einer Verstärkung der toxischen Nebenwirkungen am Herz. Weiter ist Vorsicht geboten bei der gleichzeitigen Einnahme z. B. von:

- Antazida
- calciumsalzhaltigen Arzneimitteln
- Corticosteroiden
- nichtsteroidalen Antirheumatika
- Insulin
- Diuretika
- Sympathomimetika
- Thyroxin

Inodilatatoren

Hier handelt es sich um eine neu entwickelte Wirkstoffgruppe zur Behandlung der Herzinsuffizienz. Die Wirkstoffe sind sogenannte selektive **Phosphodiesterase(PDE)-III-Hemmstoffe**. Eingeführt sind bisher drei Stoffe: Amrinon (Wincoram®), Enoximon (Perfan®) und Milrinon (Corotrop®).

Die Phosphodiesterase-III-Hemmstoffe zeigen am Herzen hauptsächlich eine positiv inotrope und positiv *lusitrope* (beschleunigte Erschlaffung der Herzmuskulatur) Wirkung. Ferner besitzen sie einen vasodilatierenden Effekt.

Der Einsatz dieser Wirkstoffe ist nur bei schwerer Herinsuffizienz (NYHA III – IV) zur Kurzzeitbehandlung vorgesehen. Nebenwirkungen treten relativ häufig auf. Zu diesen gehören u. a. Thrombozytopenie, Fieber, gastrointestinale Beschwerden, Herzrhythmusstörungen, Hypotonie.

Kalium-Magnesium-Asparaginate

Das Kalium- und Magnesium-Salz der Asparaginsäure findet man in verschiedenen Herzmitteln wie z. B. Coroverlan®, Movicard® und Tromcardin®. Als *Indikationen* für diese Salze werden vor allem Altersherz, Rhythmusstörungen und Arteriosklerose genannt.

Herzrhythmusstörungen

Unter dem Begriff **Herzrhythmusstörungen** faßt man Störungen der Erregungsbildung, der Erregungsleitung und eine Kombination der beiden genannten Erscheinungen zusammen.

Zu den wichtigsten *Ursachen* von Herzrhythmusstörungen zählen u. a.:

- Koronarinsuffizienz,
- Entzündung des Herzmuskels *(Myokarditis)*,
- Arzneimittel (z. B. Antiarrhythmika!),
- Fehlfunktionen des autonomen Nervensystems, z. B. nervöse Erregung über den Sympathikus,
- Sauerstoffmangel **(Hypoxie)** im Herzgewebe, z. B. nach einem Herzinfarkt,
- Elektrolytstörungen, z. B. krankhafte Veränderungen der Kationenkonzentrationen außerhalb der Zellen.

Die Einteilung der Herzarrhythmien erfolgt in **bradykarde** und **tachykarde Rhythmusstörungen**. Herzrhythmusstörungen äußern sich hauptsächlich in **Vorhofarrhythmien, Kammerarrhythmien** und **atrioventrikulären Leitungsstörungen**. Diese Symptome sind in Tab. 9.**3** zusammengestellt.

Arzneimittel gegen Herzrhythmusstörungen nennt man **Antiarrhythmika**. Die Einteilung in vier Klassen aufgrund ihrer elektrophysiologischen Wirkung am Herzen hat sich als sinnvoll erwiesen (in Klammern jeweils ein Fertigarzneimittelbeispiel):

- Die *Klasse-I-Antiarrhythmika* sind Wirkstoffe vom lokalanästhesierenden, den Na-Kanal blockierenden Typ. Hierher gehören Wirkstoffe wie Procainamid (+ Procainamid Duriles®), Lidocain (+ Xylocain®), Mexiletin (+ Mexitil®) und Flecainid (+ Tambocor®).
- Unter *Klasse-II-Antiarrhythmika* versteht man die β-Rezeptorenblocker, z. B. Propranolol (+ Dociton®), Atenolol (+ Tenormin®), Metoprolol (+ Beloc®) und Oxprenolol (+ Trasicor®).
- Der *Klasse-III-Antiarrhythmika* werden der Wirkstoff Amiodaron (+ Cordarex®) und der β-Rezeptorenblocker Sotalol (+ Sotalex®) zugeordnet.
- Unter die *Klasse-IV-Antiarrhythmika* fallen die Calciumantagonisten vom Typ des Diltiazem (+ Dilzem®) und des Verapamil (+ Isoptin®).

Herzglykoside lassen sich aufgrund ihrer rhythmisierenden und negativ chronotropen Wirkung als Antiarrhythmika bei Vorhofarrhythmien, Vorhofflimmern und -flattern einsetzen.

Neben den oben aufgeführten Stoffgruppen werden β-**Sympathomimetika** (Adrenalin bei Herzstillstand) oder **Parasympatholytika** (Atropin) zur Anhebung der Herzfrequenz bei bradykarden Herzrhythmusstörungen eingesetzt.

Das Anlegen eines elektrischen *Schrittmachers* wird erfolgreich zur Behandlung bradykarder Herzrhythmusstörungen eingesetzt.

Zu den *Nebenwirkungen* bei Anwendung von Antiarrhythmika gehören u. a. Hypotonie, Schwindel, Übelkeit, Tremor, Appetitlosigkeit, Herzarrhythmien, gastrointestinale Störungen, wie z. B. Durchfall.

Tabelle 9.**3** Einteilungsschema der Herzrhythmusstörungen

Vorhofarrhythmien	Kammerarrhythmien	Atrioventrikuläre Leitungsstörung
Sinustachykardie	Kammertachykardie	partieller AV-Block
Sinusbradykardie		totaler AV-Block
Vorhofextrasystole	Kammerextrasystole	
Vorhofflattern		
Vorhofflimmern	Kammerflimmern	
Extrasystole:	unregelmäßige Systolen des Herzens durch Störungen in der Erregungsbildung	
Flimmern:	ungleichzeitiges, ungeordnetes Zusammenziehen einzelner Herzmuskelfasern	
partieller Block:	verzögerte Erregungsleitung	
totaler Block:	ganz unterbrochene Erregungsleitung	

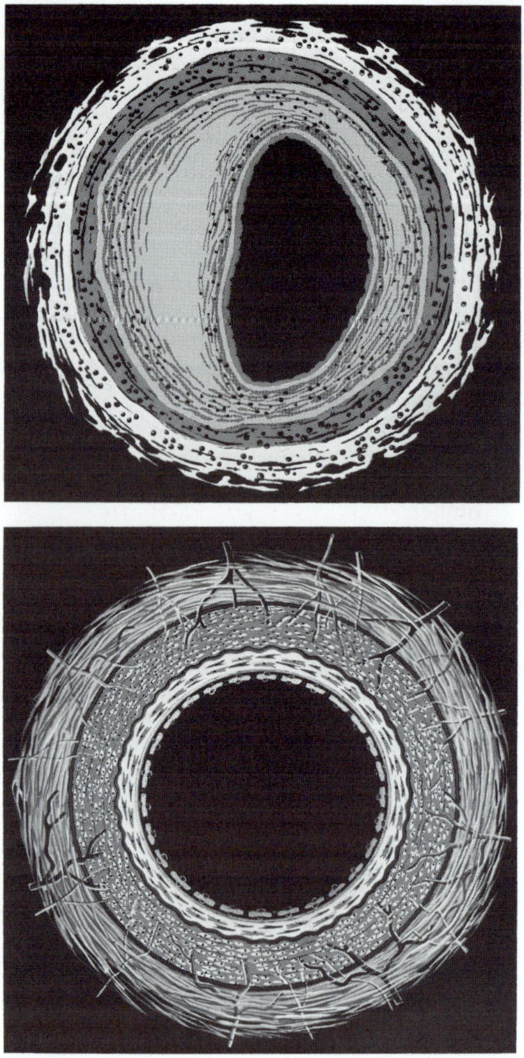

Abb. 9.**7** Sklerotisch verändertes und normales Koronargefäß (nach Mörl)

Die *Kontraindikationen* ergeben sich aus den Nebenwirkungen am Herz. Sie sind vielschichtig und hängen von der Klasse des einzusetzenden Antiarrhythmikums und dem Typ der zu behandelnden Arrhythmie ab.

Im Laufe der vergangenen Jahre ist die Therapie mit Antiarrhythmika zunehmend kritischer beurteilt worden. Das Bundesamt für Arzneimittel und Medizinprodukte kam zu der Auffassung, „daß bisher für kein Antiarrhythmikum nachgewiesen wurde, daß eine Behandlung der Herzrhythmusstörungen eine Lebensverlängerung bewirkt". Für ihren Einsatz bedarf es auf jeden Fall der strengen Indikationsstellung durch einen erfahrenen Arzt.

Koronarinsuffizienz

Als unablässig arbeitender Muskel besitzt das Herz einen hohen Energiebedarf. Zur Deckung dieses Energiebedarfs benötigt das Herz eine stetige Versorgung mit Nährstoffen und Sauerstoff. Versorgungsstörungen treten meist in Form von unzureichender Sauerstoffzufuhr infolge mangelnder Durchblutung auf. Grundphänomen der **Koronarinsuffizienz** ist das Mißverhältnis zwischen Sauerstoffangebot und Sauerstoffbedarf des Herzmuskels (Myocard). Ursache dieses Mißverhältnisses ist hauptsächlich ein verringertes Lumen der **Koronarien** (Abb. 9.**7**), d. h. der größeren arteriellen Kranzgefäße (Gefäße, die den Herzmuskel versorgen) durch

- **Koronarsklerose** (Sklerose = Verhärtung): degenerative Veränderung der Gefäßinnenwand mit Verengung (Koronarstenose) oder Verschluß des Gefäßes,
- **Koronarthrombose:** Auftreten von Blutplättchenaggregation oder Thrombenbildung (Pfropfbildung),
- **Koronarspasmen:** Verengung durch Vasokonstriktion

oder eine verminderte Fließfähigkeit des Blutes.

Alle vier Erscheinungen führen zu Durchblutungsstörungen des Herzmuskels und damit zu einer **Gewebshypoxie**. Die Folge des Sauerstoffmangels im Herzmuskel äußert sich bei dem Patienten meist in Form von zwei Symptomenkomplexen: als **Angina pectoris** oder als **Herzinfarkt**. Beide Symptomenkomplexe faßt man häufig unter dem Begriff **Koronare Herzkrankheit** (KHK) zusammen.

Die Ursachenforschung der Herzdurchblutungsstörungen hat zur Aufdeckung einer ganzen Reihe von *Risikofaktoren* geführt:

- Hypercholesterinämie als eine Form der Hyperlipidämie (mehr als 250 mg% Cholesterin im Blut),
- Rauchen,
- Bluthochdruck (**Hypertonie**),
- Diabetes,
- Bewegungsarmut,
- Streß (vgl. Gesundheitsbegriff, S. 28 f.),
- Übergewicht.

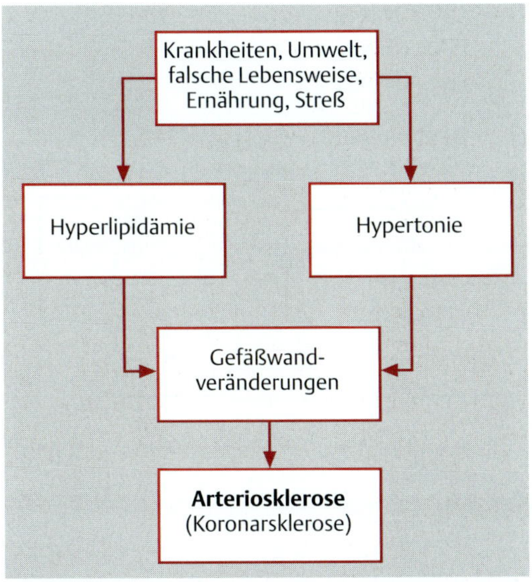

Abb. 9.**8** Arteriosklerose und Risikofaktoren (nach Schettler)

Den Zusammenhang zwischen Arteriosklerose und den Risikofaktoren verdeutlicht Abb. 9.**8**.

Betrachten wir die Lebensgewohnheiten des zivilisierten Menschen, so wird verständlich, warum die Folgen der Koronarinsuffizienz die häufigsten Todesursachen im hochindustrialisierten Teil der Welt darstellen.

Das Ziel der Arzneimitteltherapie bei Herzdurchblutungsstörungen ist die Verhinderung oder Beseitigung des Mißverhältnisses zwischen Sauerstoffbedarf und Sauerstoffangebot im Herzmuskel. Dabei können zwei grundsätzlich verschiedene Wege eingeschlagen werden (Tab. 9.**4**).

Angina pectoris

Angina pectoris, auch Stenokardie oder Brustenge genannt, kann durch folgende Symptome charakterisiert werden:

- anfallsweises Auftreten,
- stechender Schmerz unter dem Brustbein, evtl. Ausstrahlung in den linken Arm,
- Beklemmung, Angst, Atemnot, Schweißausbrüche.

Die Anfälle treten zunächst nach starker Belastung, später auch im Ruhezustand auf. Dem Anfall liegt ein akuter Sauerstoffmangel im Herzmuskel zugrunde; dies ist die Folge einer plötzlichen Sauerstoffverbrauchssteigerung oder einer Drosselung der Sauerstoffzufuhr, z. B. durch Gefäßverengung. Der starke Schmerz kommt durch eine Anhäufung saurer Stoffwechselprodukte in-

Tabelle 9.**4** Prinzipien der Arzneimitteltherapie bei Herzdurchblutungsstörungen

Prinzip	Methode (pharmakodynamischer Effekt)	Wirkstoffgruppe
Steigerung des **Sauerstoff-** und **Nährstoff-angebotes**	Senkung des Koronarwiderstandes	organische Nitrate, Calciumantagonisten, Herzglykoside
	Umverteilung des Blutes von besser- zu minderdurchbluteten Bezirken	β-Rezeptorenblocker
	Thromboseprophylaxe und intrakoronare Fibrinolyse	Thrombozytenaggregationshemmer S. 62 f. Antikoagulantien S. 64 f. Fibrinolytika S. 65 f.
Senkung des **Sauerstoffverbrauchs** im Herzmuskel (bessere Herzleistung bei geringerem Sauerstoffverbrauch)	teilweise Blockade der β-Rezeptoren des Herzens	β-Rezeptorenblocker
	Verringerung des venösen Rückstromes	organische Nitrate
	Verminderung des systolischen Druckes in der Aorta und Verringerung der Kammerfüllung	organische Nitrate Calciumantagonisten
	Änderung der Kontraktionskraft (Abnahme am suffizienten, Steigerung am insuffizienten Herzen)	β-Rezeptorenblocker Calciumantagonisten Herzglykoside

folge verminderter Strömung des Blutes zustande.

Zur *Therapie* der Angina pectoris werden vor allem Nitrate, β-Rezeptorenblocker und Calciumantagonisten eingesetzt. Die drei Wirkstoffgruppen faßt man oft unter dem Begriff *Antianginosa* zusammen.

Nitrate. Die größte Bedeutung kommen dem **Glyceroltrinitrat** („Nitroglycerin"), dem **Isosorbiddinitrat** (ISDN) und dem **Isosorbid-5-Mononitrat** (ISMN) zu (Abb. 9.**9**). Bei allen Nitraten und auch bei dem Wirkstoff Molsidomin (Corraton®) handelt es sich um Prodrugs, die im Körper den gefäßrelaxierenden Faktor Stickstoffmonoxid (NO) freisetzen. Inzwischen ließ sich aus der Gefäßinnenwand ein körpereigener gefäßerschlaffender Faktor nachweisen, bei dem es sich ebenfalls um Stickstoffmonoxid handelt.

Nitrate vermindern den Sauerstoffverbrauch des Herzmuskels um ca. 40 %. Ein großer Vorteil der Nitrate ist der rasche Wirkungseintritt, z. B. bei *sublingualer* Applikation. Dies ist wichtig bei der *Therapie* des Angina-pectoris-Anfalls. Das Glyceroltrinitrat hat sich hier besonders bewährt.

Zur *Prophylaxe* des Angina-pectoris-Anfalls werden Fertigarzneimittel eingesetzt, die Isosorbiddinitrat enthalten (Tab. 9.**5**). Um bei einer Langzeittherapie gleichmäßige Plasmakonzentrationen zu erreichen, versucht man eine transdermale Applikation, z. B. mit glyceroltrinitrathaltigen Spezialpflastern. Als häufigste *Nebenwirkung* der Nitrate treten Kopfschmerzen auf. Auch kommt es bei der Anwendung von Nitraten gelegentlich zur Toleranzentwicklung (*„Nitrattoleranz")*.

β-Rezeptorenblocker. Sie verdrängen Adrenalin von den β-Rezeptoren des Herzmuskels. Dadurch wird die Arbeitsleistung des Herzmuskels verringert und somit auch der Sauerstoffverbrauch gesenkt. Es gelingt deswegen, den Angina-pectoris-Anfall mit β-Rezeptorenblockern zu unterdrücken. Sie werden zur *Prophylaxe* des Anfalls eingesetzt.

Als wichtige *Nebenwirkungen* stehen Verstärkung einer Herzinsuffizienz, Herzrhythmusstörungen und Verkrampfung der Bronchien im Vordergrund.

Calciumantagonisten. *Calcium-Ionen* besitzen bedeutende Funktionen im Bereich der elektrisch erregbaren Membranen des Herzens und der glatten Muskulatur der Blutgefäße. Im Herz besteht eine besondere Abhängigkeit von Cal-

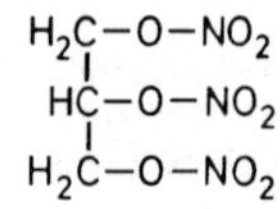

Glyceroltrinitrat
(Nitroglycerin)

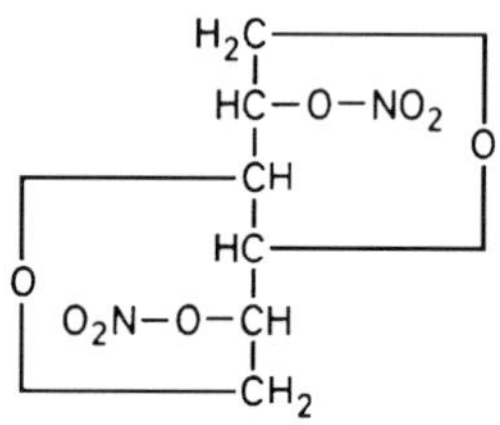

Isosorbiddinitrat

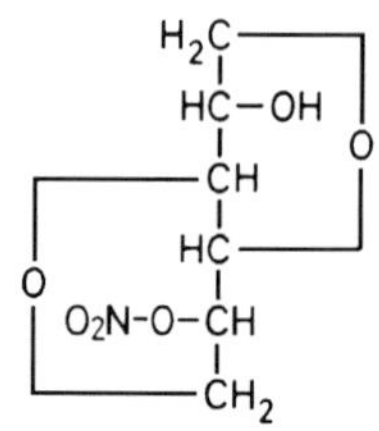

Isosorbid-5-Mononitrat

Abb. 9.**9**

cium-Ionen bei der Erregungsbildung und Erregungsleitung im Bereich des Sinusknotens und des Atrioventrikularknotens. Calcium-Ionen besitzen eine Mittlerrolle bei der Übertragung und Umsetzung einer elektrischen *Erregung* (Reiz) einer Muskelzelle *in eine Kontraktion*. Eine wichtige Wirkung der **Calciumantagonisten** ist die Hemmung des Einstroms von Calcium-Ionen in die Herzmuskelzellen und die Zellen der glatten Muskulatur arterieller Gefäße. Dadurch nimmt die Kontraktionskraft des Herzens ab, und arterielle Blutgefäße in der Körperperipherie erweitern sich. Die Folge ist eine Entlastung des Herzens und ein Absinken des Blutdrucks. Calciumantagonisten haben in die Therapie von Herzrhythmusstörungen, arteriellem Bluthochdruck und Koronarinsuffizienz Eingang gefunden. Ihr Einsatz ermöglicht Einsparung an Digitalisglykosiden.

Wie die β-Rezeptorenblocker werden auch die Calciumantagonisten zur *Prophylaxe* des Angina-pectoris-Anfalls eingesetzt. Ihre Wirkung am Herz ist:

- negativ inotrop,
- negativ chronotrop,
- negativ dromotrop.

Auf die Gefäße im Herz wirken die Calciumantagonisten tonusvermindernd. Die genannten Effekte führen zu einer:

- Aufhebung von Koronarspasmen,
- Verminderung des Sauerstoffverbrauchs im Herzmuskel,

Tabelle 9.**5** Fertigarzneimittel zur Behandlung der Angina pectoris (54) (26)

INN	**Fertigarzneimittel®**	Chemische Struktur
a Nitrate		
Glyceroltrinitrat	+ Nitrolingual + Nitro-Mack + Nitradisc Pflaster + Nitroderm TTS Membranpflaster	
Isosorbiddinitrat	+ ISDN verschiedener Hersteller + Isoket + Corovliss + Maycor	Strukturformeln s. Abb. 9.9
Isosorbid-5-Mononitrat	+ ISMN verschiedener Hersteller + elantan + Ismo + Mono Mack	
Pentaerithrityltetranitrat	+ Dilcoran	
b β-Rezeptorenblocker		
Propranolol	+ Beta-Tablinen + Dociton, Indobloc	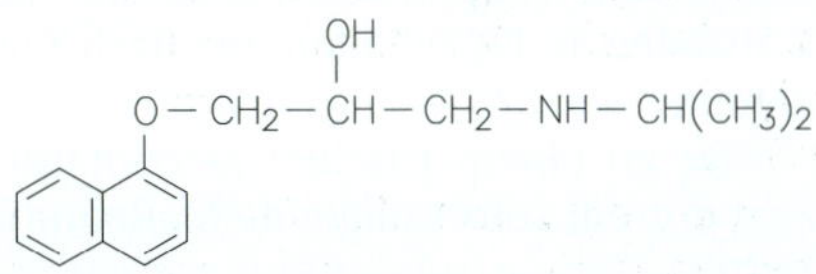
Acebutolol	+ Neptal	
Atenolol	+ Tenormin	
Bisoprolol	+ Concor	
Bupranolol	+ betadrenol	
Metoprolol	+ Lopresor, Beloc, Prelis	
Oxprenolol	+ Trasicor 40	
Pindolol	+ Visken 50	
c spezifische Calciumantagonisten		
Nifedipin	+ Adalat + Nifedipin verschiedener Hersteller	
Nimodipin	+ Nimotop	1,4-Dihydropyridintyp
Nitrendipin	+ Bayotensin	
Nisoldipin	+ Baymycard	
Nicardipin	+ Antagonil	
Gallopamil	+ Procorum	Phenylethylamintyp
Verapamil	+ Isoptin	
Diltiazem	+ Dilzem	Diltiazemtyp

- Vermehrung des Sauerstoffangebots im Herzmuskel.

Die Resorptionsraten liegen bei den Calciumantagonisten zwischen 90 und 95 %. Die *Bioverfügbarkeit* fällt wegen eines teilweise hohen *First-pass-Effektes* (S. 11 f.) sehr unterschiedlich aus, z. B. Nifedipin 65 %, Diltiazem 25 – 35 %, Verapamil 10 – 20 %.

Sie besitzen geringere Nebenwirkungen als die β-Rezeptorenblocker. Zu den *Nebenwirkungen* gehören Kopfschmerzen, Schwindel, Magenbeschwerden, Völlegefühl, Obstipation, Hypotonie u. a. Wichtige Substanzen aus dieser Gruppe sind in Tab. 9.**5 c** aufgeführt.

Tab. 9.**5** gibt eine Übersicht der **Fertigarzneimittel** zur Behandlung der Angina pectoris.

Herzinfarkt

Der Herzinfarkt (Myocardinfarkt; lat. infarcire: hineinstopfen) ist sozusagen die Endstufe der koronaren Durchblutungsstörung, d. h. der akute Verschluß einer Koronararterie.

Der Herzinfarkt kann durch einen Blutpfropf (**Thrombus**) oder durch einen Krampf (**Spasmus**) ausgelöst werden. Im Unterschied zum Angina-pectoris-Anfall ist hier die Sauerstoffversorgung so mangelhaft, daß der vom Infarkt betroffene Herzmuskel häufig nicht wiederbelebt werden kann; das Gewebe stirbt ab, und das Herz kann seine Funktion nicht mehr vollständig erfüllen.

Die *Symptome* eines Herzinfarkts können Kollabieren, sehr starker Schmerz (Vernichtungsschmerz) unter dem Brustbein mit Ausstrahlung in Arme, Schultern und Hals, Todesangst, Schweißausbruch, Blässe und meistens Absinken des Blutdrucks sein. Im EKG und an den Blutwerten ist ein Herzinfarkt meist erst nach 6 bis 8 Stunden, in Einzelfällen erst nach Tagen, zu erkennen.

Der zu einem frischen Herzinfarkt gerufene Arzt ergreift sofort folgende Maßnahmen:

- Schmerzbekämpfung mit einem stark wirksamen Schmerzmittel wie z. B. BTM Dolantin®, BTM Fortral®, Novalgin®,
- Ruhigstellung des Patienten, z. B. mit + Diazepam oder BTM Morphin (letzteres schließt Schmerzbekämpfung mit ein),
- Schock- und Kreislauftherapie,
- Einsatz von Antiarrhythmika, falls **Arrhythmie** auftritt,
- Einweisung des Patienten in die Intensivstation eines Krankenhauses.

Im Krankenhaus sollte möglichst innerhalb der ersten sechs Stunden nach Eintritt des Ereignisses mit der medikamentösen Auflösung des Blutpfropfs begonnen werden. Für diese Thrombolyse stehen, wie bekannt (S. 65), Urokinase, Streptokinase, Plasminogen-Streptokinase-Aktivator-Komplex und Plasminogen human-Aktivator zur Verfügung. Parallel zur Thrombolyse wird oft mit der Einnahme von Acetylsalicylsäure begonnen, um die Thrombozyten-abhängige Gerinnung zu hemmen. Meist wird im Rahmen einer Nachbehandlung eine Antikoagulanstherapie fortgesetzt, um weitere Infarkte zu verhindern. Auch die Sedierung wird häufig beibehalten.

Der Einstieg in die Therapie mit **Antikoagulantien** erfolgt oft mit Heparin und wird dann mit 4-Hydroxycumarin-Derivaten, wie z. B. + Coumadin® oder + Marcumar®, in einer Dauertherapie fortgesetzt. Sind die Risiken für den Einsatz von 4-Hydroxycumarin-Derivaten zu hoch, wird auch Acetylsalicylsäure (z. B. Colfarit®) oder Acetylsalicylsäure mit Dipyridamol (Asasantin®) als Aggregationshemmer eingesetzt. Für Infarktpatienten ist der Einsatz von Nicotinpflastern zur Entwöhnung *kontraindiziert*.

Kardiaka und Koronarmittel

Für eine ganze Reihe von Herz- und Kreislaufbeschwerden kann eine Gruppe von Phytopharmaka eingesetzt werden, die in der Regel unter den nicht streng definierten Begriffen **Kardiaka** oder **Koronarmittel** zusammengefaßt werden. Da diese Arzneimittel meist verschreibungsfrei sind, eignen sie sich für die Selbstmedikation. Die Beratung in der Apotheke spielt hier wieder eine wichtige Rolle.

Als *Indikationen* für Kardiaka und Koronarmittel sind z. B. angegeben:

- leichte bzw. beginnende Herzinsuffizienz,
- leichte stenokardische Beschwerden (S. 171),
- funktionelle Herzbeschwerden,
- nachlassende Leistungsfähigkeit des Herzens,
- Altersherz,
- Kreislaufbeschwerden,
- Herz- und Kreislaufinsuffizienz.

Die Arzneimittel sind in der Regel aus **standardisierten Pflanzenextrakten** zusammengesetzt, die Herzglykoside, Flavonoide, Alkaloide oder/und Terpene als Hauptwirkstoffe enthalten.

Häufig eingesetzte herzglykosidhaltige Drogen sind:

- Maiglöckchenkraut *(Convallariae majalis herba)* mit Convallatoxin als Hauptglykosid,
  z. B. in Convacard®, Cor-Vel N®, Card-Ompin® S, Convallocor SL 100®, Goldtropfen-N DHU®, Miroton®,
- Frühlingsadonisröschenkraut *(Adonis vernalis herba)* mit Cymarin als Hauptglykosid,
  z. B. in Card-Ompin® S, Corguttin®, Miroton®, Oxacant® N,
- Meerzwiebel *(Scillae bulbus)* mit Proscillaridin als Hauptglykosid,
  z. B. in Szillosan forte®, Miroton forte®, Befelka® Herz-Dragees,

- Oleanderblätter *(Oleandri folium)*, z. B. in Miroton®.

Häufig eingesetzte flavonoidhaltige Drogen sind:

- Weißdornblüten und Weißdornblätter *(Crataegi flores* und *Crataegi folium)* z. B. in Crataegutt®, Esbericard®, Asgoviscum® N, Diacard®, Korodin Herz-Kreislauf-Tropfen®,
- Mistelkraut *(Visci herba)*, enthält noch wichtige Triterpene, z. B. in Kneipp Pflanzendragees Mistel, Mistel Curarina®, Asgoviscum® N.

Weitere Drogen sind:

- Besenginsterkraut *(Spartii scopariae herba)* als alkaloidhaltige Droge, z. B. in Gold-Komplex®, Oxacant® N,
- Bischofskrautfrüchte *(Ammeos visnagae fructus)*, die Khellin als Hauptwirkstoff enthalten, z. B. Khellangan N®,
- Baldrianwurzel *(Valerianae radix)* mit beruhigenden Wirkstoffkomponenten, z. B. in Diacard® N, Corguttin®, Baldronit®.

Gefäßerkrankungen

Auf Gefäßerkrankungen wurde mit der Besprechung der Arteriosklerose bereits eingegangen. Wir wollen hier zwischen **Erkrankungen der Arterien** und **Venen** unterscheiden.

Erkrankungen der Arterien

Die häufigste Erkrankung der Arterien ist die Arteriosklerose (Verhärtung und Verengung der Arterien). Bisher wurden nur arteriosklerotisch bedingte Herzerkrankungen besprochen. Weitere wichtige Folgeerkrankungen der **Arteriosklerose** sind die **zentralen** und **peripheren Durchblutungsstörungen**, die eventuell mit Gefäßverschlüssen oder Gefäßbrüchen enden.

Abb. 9.**10** zeigt den Zusammenhang zwischen Arteriosklerose und diesen beiden Folgeerkrankungen mit ihren Symptomen. Arteriosklerose kann im Gehirn zu einem **Schlaganfall** (apoplektischer Insult, Apoplexie, Hirninfarkt) führen. Dabei werden bestimmte Regionen des Gehirns durch eine Massenblutung nach Gefäßbruch zerstört, oder einzelne Hirngebiete werden wegen eines Gefäßverschlusses nicht mehr durchblutet.

Oft wird das Krankheitsbild der **zerebralen Insuffizienz** einer zerebralen Arteriosklerose zugeordnet. Dies ist jedoch nicht der Fall. Zu den leider häufigen Krankheiten, die zu zerebraler Insuffizienz und damit Demenz führen, gehört **Morbus Alzheimer**. Die Ursache dieser Erkrankung konnte noch nicht geklärt werden. Drei weitere Erkrankungen, deren Ursachen weitgehend ungeklärt sind, meist aber einer Mangeldurchblutung zugeschrieben werden, sind:

- **Tinnitus** (Ohrgeräusch, in der Regel mit Hörstörung),
- **Hörsturz** (plötzliche, meist einseitige Taubheit),
- **Ménière-Krankheit** (unterbrochene, Minuten bis Stunden dauernde Tieftonschwerhörigkeit mit Ohrensausen, Drehschwindel und Erbrechen).

Die Therapie der zentralen und peripheren Durchblutungsstörungen zielt darauf ab, die Durchblutung, z. B. durch Gefäßerweiterung, zu verbessern. Dadurch soll im Hirn die Versorgung mit Sauerstoff und Glucose günstig beeinflußt werden. Allerdings ist die Effektivität einer solchen Therapie bisher noch umstritten. Wichtige Stoffe und Fertigarzneimittel, die zur Behandlung peripherer und zentraler Durchblutungsstörungen eingesetzt werden, sind in Tab. 9.**6** zusammengestellt.

Zur Prophylaxe und Therapie arteriosklerotisch bedingter Erkrankungen werden auch *Lipidsenker* eingesetzt. Dies sind Stoffe, die erhöhte Blutfettwerte *(Hyperlipoproteinämie)* senken sollen. Auf diese Therapie wird später (S. 186 ff.) ausführlich eingegangen.

Erkrankungen der Venen

Erkrankungen der Venen findet man häufig in den Beinen. Als Ursachen dieser Erkrankungen kommen z. B. **Bindegewebsschwäche, ungenügendes Schließen der Venenklappen** (S. 159) und mangelnde Bewegung bei vorwiegend sitzender oder stehender Berufstätigkeit in Frage.

Wichtige Formen von Venenerkrankungen sind:

- **Krampfaderbildung** (Varikosis),
- **Venenentzündung** (Thrombophlebitis),

Bei Bindegewebsschwäche tritt leicht eine Erweiterung und Überdehnung der Venenwände ein. Diese besitzen im Vergleich zu den Arterienwän-

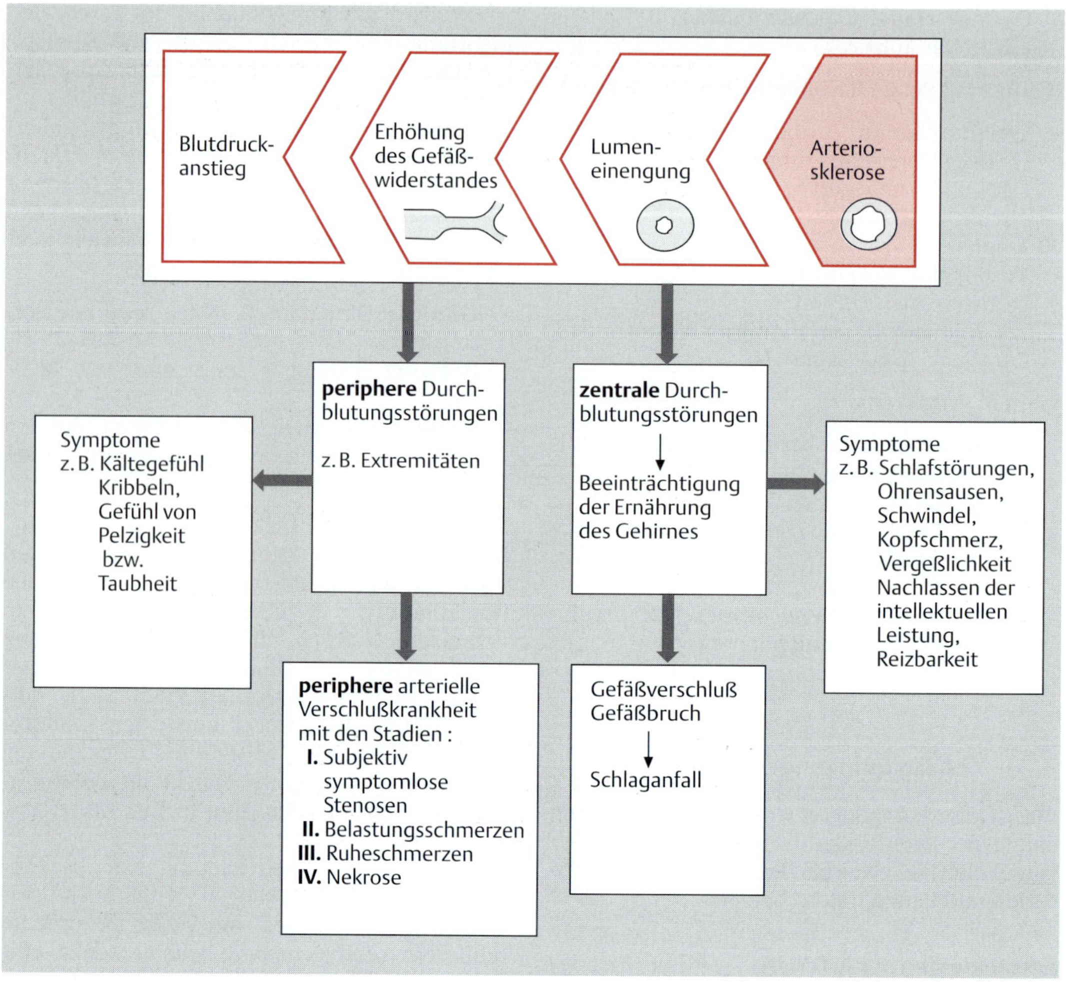

Abb. 9.**10** Arteriosklerose, zentrale und periphere Durchblutungsstörungen mit ihren Folgen

den eine dünne Muskelschicht. Besonders an den Beinen erkennt man solche erweiterten Venen als **Krampfadern** (Varizen). Schließen die Venenklappen in solchen erweiterten Venen nicht mehr richtig, so treten durch Zurückfließen venösen Blutes Stauungen auf. Dadurch werden Gewebshormone wie z. B. Histamin freigesetzt (S. 23), die die Durchlässigkeit der Kapillarwände erhöhen. Die Folge ist **Ödembildung**, d. h. Ansammlung von Flüssigkeit in den Gewebsspalten. Äußerlich kann eine solche Ödembildung als Schwellung wahrgenommen werden. Der gesamte beschriebene Beschwerdenkomplex wird auch unter dem Begriff der **venösen Zirkulationsstörungen** zusammengefaßt.

Der venöse Rückstau behindert die arterielle Blutzufuhr, damit wird die Gewebsdurchblutung verschlechtert. Die Folge sind häufig Geschwüre, wie z. B. das Unterschenkelgeschwür **(Ulcus cruris varicosum)** oder Stauungsekzeme.

Typische *Symptome* für Krampfadern sind „schwere Beine" und Schmerzen.

Für die Therapie der Krampfadern gibt es fünf wichtige Ansatzpunkte:

- orale Antivarikosatherapie mit Ödemprotektiva (Tab. 9.**7**),
- lokale Therapie mit Salben oder Gelen (Tab. 9.**7**),
- allgemeine Maßnahmen, wie z. B. Fuß- und

Tabelle 9.6 Arzneimittel gegen periphere und zentrale Durchblutungsstörungen

INN	Fertigarzneimittel®	Chemisches Grundgerüst
Bencyclan	+ Fludilat	Dimethylpropylaminderivat
Buflomedil	+ Bufedil	Trimethoxybutyrophenonderivat
Cinnarizin	+ Cinnarizin verschiedener Hersteller	Piperazinderivate
Flunarizin	+ Sibelium	
Iloprost	+ Ilomedin	Prostaglandinderivat
Naftidrofuryl	+ Dusodril	Naphthalinderivat
Nicergolin	+ Sermion, duracebrol	Mutterkorn-Alkaloidderivat
Nicotinsäure	Antisklerosin S	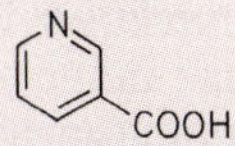 Nicotinsäure
Pentoxifyllin	+ Trental	Xanthinderivat
Piracetam	+ Cerebroforte + Nootrop + Normabraïn	Oxopyrrolidinderivate
Pyridylmethanol	Ronicol retard Pyridylcarbinol-retard-ratiopharm	Nicotinylalkohol
Pyritinol	Encephabol	Pyridin-(Pyridoxin)derivat
Vincamin	+ Cetal + Vincamin-retard-ratiopharm	Alkaloid aus *Vinca minor*

Tabelle 9.7 Venenmittel (Arzneimittel gegen Krampfadern, Venenentzündung, Stauungsödeme etc.) (82)

Fertigarzneimittel®	Aescin/Roßkastanienextrakt	Rutin Rutin-Derivate	Heparin/ Hepainoid	andere Wirkstoffe
a Interna				
+ Endophleban				Dihydroergotamin
Essaven	+			+
Praecivenin	+	+		
Vasotonin	+			+
Venopyronum	+			Herzglykoside
Venoruton		+		
Venosan		+		+
Venostasin	+			
Veno-Tebonin	+			Ginkgoblätterextrakt
b Externa				
Hemeran			+	
Heparin-ratiopharm 180 000			+	
Hirudoid				+
Opino	+			
Thrombophob 60 000			+	
Vasotonin				Arnikablütenextrakt
Venalot				Cumarin
Venoplant	+		+	+
Venostasin	+		+	+

Beingymnastik, Kompression, Gewichtsreduktion, Massagen, regelmäßige Bewegung, Schwimmen (die genannten Maßnahmen eignen sich auch zur Prophylaxe!)
- Verödung der Varizen. Dabei wird durch direkte Injektion, z. B. von Polydocanol (Aethoxysklerol Kreussler®) in eine Vene deren Funktion unterbrochen.
- operative Entfernung der Vene.

Venen- bzw. Krampfadermittel sollten nach heutigem Kenntnisstand Wirkstoffe mit belegter *antiexsudativer* und *ödemprotektiver* Wirkung enthalten. Dabei versteht man unter „ödemprotektiv" eine abdichtende Wirkung an den geschädigten venösen Gefäßen und unter „exsudativ" eine Verhinderung des Flüssigkeitsübertritts aus dem Blut in das benachbarte Gewebe. Ödemprotektiva lagern sich an biologische Membranen, z. B. an die Endothelzellen der Kapillaren, an oder dringen in diese ein.

Gerade für die Selbstmedikation eignen sich die hauptsächlich pflanzlichen Ödemprotektiva, wie z. B. Flavonoidpräparate und Extrakte aus Roßkastaniensamen *(Hippocastani semen)*, Mäusedornwurzelstock *(Rusci aculeati rhizoma)* und Steinkleekraut *(Meliloti herba)*. Die Therapie mit Ödemprotektiva ist nur sinnvoll, wenn sie über einen langen Zeitraum bei oraler Applikation durchgeführt wird. Tabelle 9.**8** gibt eine Übersicht der in Ödemprotektiva pflanzlicher Herkunft enthaltenen Stoffgruppen.

Bei der **Venenentzündung** (Thrombophlebitis) sind die Gefäßwände entzündet. Betroffen sind häufig die Unterschenkelvenen. Durch die Venenentzündung treten oft Veränderungen der innersten Schicht der Gefäßwände *(Intima)* auf. Damit besteht die Gefahr einer Thrombusbildung. Löst sich ein solcher Thrombus, so wandert er und kann ein Gefäß verschließen. Kommt es z. B. zu einem Gefäßverschluß in der Lunge, so spricht man von einer **Lungenembolie**. Eine Thrombophlebitis gehört deswegen in ärztliche Behandlung.

Zu den *Symptomen* einer Thrombophlebitis zählen lokale Schmerzen, Rötung, Ödeme und oft auch Fieber.

Die orale *Therapie* der Venenentzündung ist ähnlich der Therapie von Krampfadern, so daß sich auch hier die **Fertigarzneimittel** aus Tab. 9.**7** einsetzen lassen. Zusätzlich wird der Arzt aber bei Thrombosegefahr eventuell Antikoagulantien verordnen (S. 64 f.).

Tabelle 9.**8** Ödemprotektiva pflanzlicher Herkunft (nach Greeske)

Saponine
Roßkastaniensamen-Extrakt mit standardisiertem Aescin-Gehalt
Mäusedornwurzelstock-Extrakt mit standardisiertem Ruscogenin-Gehalt
Flavonoide
Rutoside (Rutinether), darunter β-Hydroxyethylrutosid (teilsynthestisch) und Troxerutin. Rutosid z. B. aus der Weinraute (*Ruta graveolens*)
Cumarine
Steinkleekraut mit standardisiertem Cumarin-Gehalt

Hämorrhoiden

Bei **Hämorrhoiden** und **Hämorrhoidalleiden** liegt eine *Hyperplasie* des Schwellkörpers im Rektum vor (Abb. 9.**11**). Es handelt sich hier also nicht um eine Venenerkrankung, wie vielfach angenommen wird. Der Schwellkörper *(Corpus cavernosum)* sorgt mit dem äußeren und inneren Schließmuskel für eine vollständige Abdichtung des Analkanals.

Die Einteilung der Hämorrhoiden erfolgt nach folgenden vier Stadien (Abb. 9.**12**):

- Das *I. Stadium* ist durch eine knotige Vergrößerung des Schwellkörpers unter der Rektumschleimhaut charakterisiert. Diese *Hämorrhoidalknoten* sind nur durch *Proktoskopie* (Spiegeluntersuchung des Analkanals und unteren Rektumabschnittes) zu diagnostizieren. Leitsymptom dieses Stadiums ist die Blutung.
- Im *Stadium II* werden Hämorrhoidalpolster beim Pressen am äußeren Analrand sichtbar. Blutung und Schmerzen sind die Leitsymptome dieses Stadiums.
- Im *Stadium III* kommt es zu einem Vorfall *(Prolaps)* der Hämorrhoidalknoten beim Pressen bzw. Stuhlgang. Die Knoten sind manuell zurückpreßbar. Symptome sind Fremdkörpergefühl, Inkontinenz, Nässen und Juckreiz.
- Das *Stadium IV* ist durch Hämorrhoidalknotenvorfall gekennzeichnet, wobei sich die Knoten nicht mehr zurückpressen lassen. Kontinenz kann nur durch einen operativen Eingriff wiederhergestellt werden.

Die *Eigendiagnose* von Hämorrhoiden durch den Laien ist problematisch, weil diese mit anderen

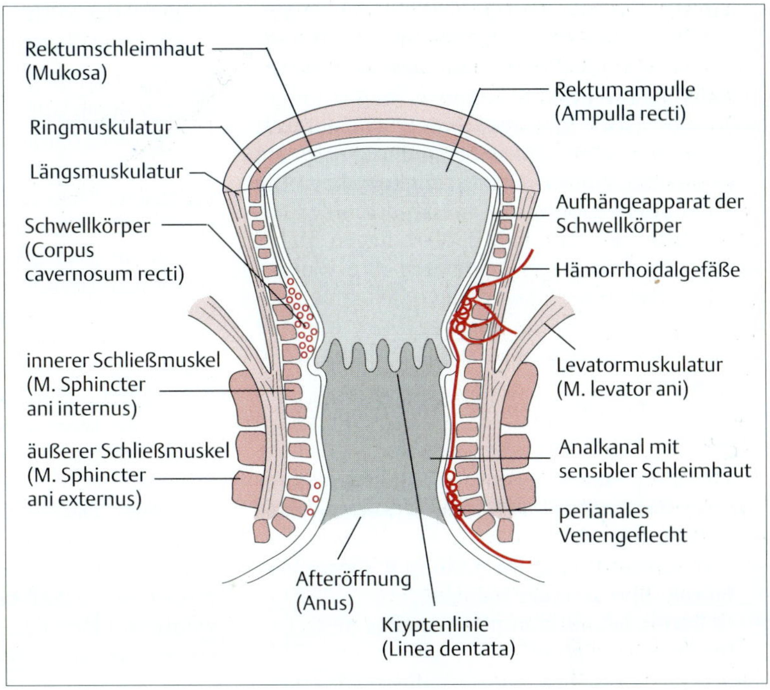

Abb. 9.**11** Anatomischer Aufbau des Enddarms (nach Kurz)

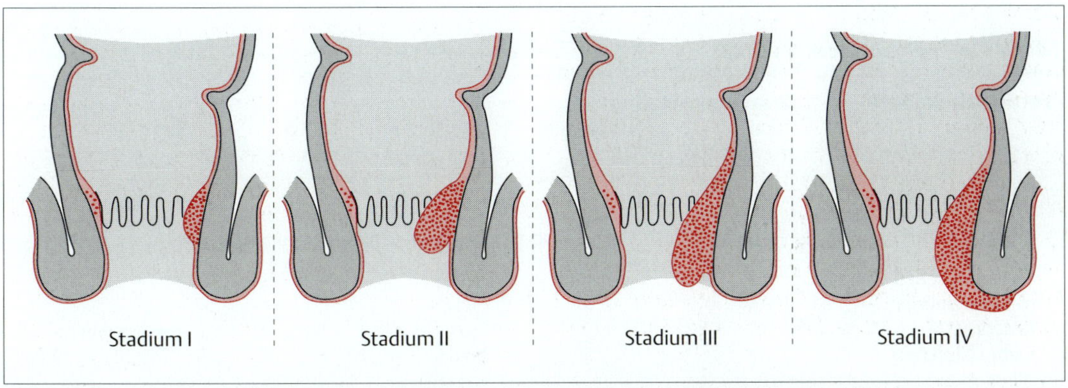

Abb. 9.**12** Anatomisch-pathologische Verhältnisse von Hämorrhoiden Stadium I bis IV (nach Kirsch)

Erkrankungen im Analbereich verwechselt werden können, z. B. mit Analfissur, Analekzem, Analmykose, perianaler Thrombose und Rektumprolaps.

Als *Ursachen* für Hämorrhoidalleiden kommen u. a. in Frage:

- chronische Obstipation, die sehr häufig durch ballaststoffarme Ernährung bedingt ist,
- Bewegungsmangel, der oft mit einer sitzenden Berufstätigkeit einhergeht,
- Bindegewebsschwäche,
- Abführmittelmißbrauch

Wir erkennen, daß zwischen dem Auftreten von Hämorrhoiden und Obstipation ein wichtiger Zusammenhang besteht (S. 46).

Folgende *Symptome* geben u. a. Hinweise auf das Vorliegen einer Hämorrhoidalerkrankung: Blutung, Juckreiz und Kribbeln, Nässen, Fremdkörpergefühl im Analkanal, Schmerzen beim Stuhlgang, Hämorrhoidalknotenvorfall.

Für die *Therapie* der Hämorrhoidalleiden stehen eine ganze Reihe von Verfahren zur Verfügung, die sich im wesentlichen am Stadium der Erkrankung orientieren. Zunächst muß vor einer Selbstmedikation gewarnt werden, weil der Arzt vor einer entsprechenden Behandlung stets ein **Mastdarmkarzinom** auszuschließen hat. Die Zahl der Bundesbürger, die an Hämorrhoiden leiden, dürfte bei über 20 Millionen liegen. Dabei behandeln viele dieser Leidenden ihre Hämorrhoiden über Jahre hinweg durch Selbstmedikation. In der Apotheke kommt dem Hinweis auf die Dringlichkeit einer ärztlichen Konsultation große Bedeutung zu.

Als *nichtmedikamentöse Therapieverfahren* stehen u. a. zur Verfügung:

- Verödung (Sklerosierung) vor allem im Stadium I und II z. B. mit Polidocanol (Aethoxysklerol Kreussler®),
- Gummiring-Ligatur im Stadium II; dieses Verfahren führt zu einer Nekrose,
- Dehnung des verkrampften Analkanales,
- Infrarotkoagulation,
- operative Entfernung der Hämorrhoiden. Dieser Eingriff ist im Stadium IV unvermeidbar.

Parallel zu den genannten Verfahren und Bemühungen sollte durch eine Änderung der Lebensgewohnheiten (mehr Bewegung, ballaststoffreiche Ernährung, Absetzen eines Abführmitteldauergebrauchs und evtl. Umsteigen auf Quellstoffe oder ein ballaststoffreiches Laxans, reichliche Flüssigkeitsaufnahme etc.) versucht werden, die Beschwerden zu bessern oder zu beseitigen.

Es gilt der **Grundsatz**: Ohne geregelten Stuhlgang sind Hämorrhoidalbeschwerden nicht zu vermeiden und nicht zu lindern.

Die *medikamentöse Therapie* beschränkt sich meist auf eine symptomatische Linderung der Beschwerden durch Anwendung topisch einzusetzender Darreichungsformen wie **Zäpfchen, Analtamponaden** – besonders geeignet, da sie den Ort des Krankheitsgeschehens relativ sicher erreichen –, **Salben** und **Cremes**. Besonders während einer derartigen Therapie ist auf eine entsprechende *Analhygiene* zu achten. Dazu

Tabelle 9.**9** Hämorrhoidalmittel (46)

Fertigarzneimittel®	Zusammensetzung Lokalanästhetika	Adstringentien	Emollientien	Glucocorticoide	Sonstige
Hämo-ratiopharm Salbe/Zäpfchen	+	+			Kamillenextrakt
DoloPosterine N Salbe/Zäpfchen mit Analdehner	+				
Ruscorectal Salbe/Zäpfchen					Ruscogenin
Alcos-Anal Salbe/Zäpfchen	+		+		+
Varitan N Salbe/Zäpfchen	+	+			
Masbu S/-forte	+	+			Bufexamac als Antiphlogistikum
Unguentolan Mono Salbe/Zäpfchen			Lebertran		
F99 Sulgan Hämorrhoidal-Zäpfchen	+	+	+		+
+ Doloproct Zäpfchen	+			+	
+ steros-anal heyden Salbe/Zäpfchen	+			+	
+ Ultraproct Salbe/Zäpfchen	+			+	

gehört vor allem sorgfältiger Reinigung des Analbereiches nach der Defäkation. Entsprechende Hilfsmittel können in der Apotheke empfohlen werden: z. B. Syndets (statt Seife), Einmalwaschlappen, alkoholfreie Reinigungstücher, Kamillenextrakt für Sitzbäder.

Als häufige Wirkstoffe bzw. Wirkstoffgruppen von Hämorrhoidalzäpfchen, -tamponaden und -salben finden wir (Tab. 9.**9**):

- **Lokalanästhetika**, z. B. Lidocain, Fomocain, Polidocanol, Cinchocain,
- **Adstringentien**, z. B. Wismutsalze (wie basisches Wismutgallat und Wismutnitrat), Zinkoxid, Gerbstoffe,
- **Emollientien** zur Linderung der Reizung bei Stuhldurchtritt, z. B. Glycerol, Lebertran und Ethyllinolat,
- **Glucocorticoide**, z. B. Triamcinolon, Prednisolon, Hydrocortison. Glucocorticoidhaltige Hämorrhoidalmittel sollten nur kurzfristig angewandt werden, weil bei länger dauerndem Einsatz Hautatrophien, Wundheilungsstörungen und Mykosen auftreten können.

Der Einsatz von Saponinen und Flavonoiden (Tab. 9.**8**) erscheint wenig sinnvoll, da Hämorrhoidalleiden nicht zu den Venenerkrankungen gehören.

Zusammenfassung Arzneimittel zur Behandlung von Herz-, Kreislauf- und Gefäßerkrankungen

Die Versorgung der Organe unseres Körpers mit Sauerstoff und Nährstoffen ist lebenswichtig. Gewährleistet wird diese Versorgung durch die ständige Zirkulation des Blutes in den *Gefäßen*. Das Herz hat dabei die Funktion einer „Pumpe".

Die Beeinträchtigung der Funktionen von Herz und Gefäßsystem kann Auswirkungen auf alle anderen Organe des Körpers haben.

Als wichtige Erkrankungen des Herzens lernten wir **Herzinsuffizienz, Herzrhythmusstörungen** und **Koronarinsuffizienz** kennen.

Ein wichtiges Merkmal der Herz**muskel**insuffizienz ist die Überdehnung der Muskelfasern des Herzens und die dadurch bedingte herabgesetzte Kontraktionskraft. Arzneimittel, die hier eingesetzt werden, sollen die Vorlast senken (Diuretika, venöse Dilatatoren, ACE-Hemmer), die Nachlast senken (ACE-Hemmer, arterielle Dilatatoren) und die Kontraktionskraft des Herzens steigern (Herzglykoside, Inodilatatoren).

Herzrhythmusstörungen, d. h. Störungen der Erregungsbildung und Erregungsleitung, werden mit Antiarrhythmika (lokalanästhesierende, Na-Kanal blockierender Typ; β-Rezeptorenblockern, Amiodaron und Sotalol, Calciumantagonisten), β-Sympathomimetika und Parasympatholytika behandelt.

Die Koronarinsuffizienz ist eine Verhärtung und Verengung der den Herzmuskel versorgenden Arterien (Herzkranzgefäße). An den Veränderungen dieser Arterien sind u. a. Calciumcarbonat und Cholesterin beteiligt. Die sogenannten Risikofaktoren **Rauchen, Hypertonie, erhöhter Lipidgehalt** des Blutes und Bewegungsarmut fördern die Koronarsklerose. Koronare Herzkrankheit, d. h. **Angina pectoris** und **Herzinfarkt** können die Folgen einer Koronarinsuffizienz sein.

Die Therapie der Angina pectoris erfolgt vor allem mit Nitraten, β-Rezeptorenblockern und Calciumantagonisten. Es werden aber auch Sedativa und Tranquilizer eingesetzt.

Die Behandlung des Herzinfarkts gliedert sich in Sofortmaßnahmen und Langzeitmaßnahmen. Zu ersteren gehören z. B. Schmerzbekämpfung und Ruhigstellung des Patienten, zu letzeren die Threapie mit Antikoagulantien.

Bei den **Gefäßerkrankungen** ist zwischen Erkrankungen der Arterien und der Venen zu differenzieren.

Die verbreitetste **Erkrankung der Arterien** ist die **Arteriosklerose** mit zentralen und peripheren Durchblutungsstörungen und entsprechenden Gefäßverschlüssen als Folgeerkrankungen. Der Wert einer Arzneimitteltherapie ist hier umstritten.

Wichtige Formen von **Venenerkrankungen** sind Krampfaderbildung und Venenentzündung. Die wesentlichsten Ursachen liegen in einer Bindegewebsschwäche und einem mangelhaften Verschluß der Venenklappen. Als Folgeerkrankung treten z. B. Ödembildung und Geschwüre auf.

Die Behandlung der Krampfadern kann oral und lokal mit Arzneimitteln oder/und auch durch allgemeine Maßnahmen, wie z. B. Fuß- und Beingymnastik und Kompression, erfolgen. Ferner werden Krampfadern **(Varizen)** verödet oder operativ entfernt. Die Effektivität der oralen Therapie ist umstritten.

Eine Venenentzündung muß wegen der damit verbundenen Thrombosegefahr vom Arzt behandelt werden.

Hämorrhoiden sind Folge einer Hyperplasie des Schwellkörpers im Rektum. Auch hier sollte die Behandlung durch den Arzt erfolgen, da ein Mastdarmkarzinom ausgeschlossen werden muß. Lokal gelangen Zäpfchen, Tamponaden und Salben zur Anwendung. Damit soll eine symptomatische Linderung der Beschwerden erreicht werden. Als Wirkstoffgruppen gelangen Lokalanästhetika, Adstringentien, Emollientien und Glucocorticoide zum Einsatz. Allgemeine Maßnahmen, Verödung und die operative Entfernung der Hämorrhoiden sind wichtige therapeutische Möglichkeiten.

Fragen

1. Welches sind die wichtigsten Aufgaben des großen und kleinen Kreislaufs?
2. Wodurch äußert sich für uns wahrnehmbar die Herztätigkeit?
3. Welche Eigenschaft der Antiarrhythmika macht deren Einsatz oft problematisch?
4. Beantworten Sie die Eingangsfrage zum Kapitel Herzinsuffizienz.
5. Warum ist man bei der Therapie mit Herzglykosiden oft bestrebt, den Vollwirkspiegel erst nach Tagen oder gar nach Wochen zu erreichen?
6. Überlegen Sie sich, welchen Einfluß Antazida auf die Wirkung von Herzglykosiden haben könnten.
7. Welche vorteilhaften Wirkungen, außer der positiv inotropen, sollen Inodilatatoren bei Herzmuskelinsuffizienz noch besitzen?
8. Erklären Sie das Auftreten einer Gewebshypoxie bei Koronarinsuffizienz.
9. Begründen Sie, warum nicht-selektive β-Rezeptorenblocker bei Bronchialasthma kontraindiziert sind.
10. Der Einstieg in die Therapie mit Antikoagulantien nach einem Herzinfarkt erfolgt häufig mit Heparin. Begründen Sie diese Maßnahmen.
11. Nennen Sie Folgeerkrankungen der Varikosis.
12. Geben Sie die Wirkung der häufig in Hämorrhoidalzäpfchen, -tamponaden und -salben vorkommenden Wirkstoffe an.

10 Arzneimittel zur Behandlung von Stoffwechselerkrankungen

Gicht
Fettstoffwechselstörungen
Diabetes mellitus

In diesem Kapitel werden häufig auftretende Stoffwechselerkrankungen erklärt, die neben der Diättherapie einer medikamentösen Behandlung zugängig sind oder deren bedürfen.

Gicht

Bei der Gicht handelt es sich um einen Symptomenkomplex, der durch eine Störung des Purinstoffwechsels bedingt ist.

Purinstoffwechsel

Purin ist ein kondensiertes Ringsystem. Es besteht aus einem *Pyrimidin-* und einem *Imidazolring*. Purin-Derivate sind in zahlreichen Nahrungs- und Genußmitteln enthalten. So sind Coffein, Theobromin und Theophyllin Purin-Derivate. Purin-Derivate wie Adenin und Guanin sind aber auch Bestandteile wichtiger Bausteine unseres Organismus, z. B. der Nucleinsäuren und verschiedener Enzyme (Abb. 10.**2**).

Der größte Teil der mit der Nahrung aufgenommenen Purine wird über die Verbindungen *Hypoxanthin* und *Xanthin* zu *Harnsäure* abgebaut. Nur ein kleiner Teil wird zu körpereigenen Purinverbindungen umgebaut. Der Abbau körpereigener Purinverbindungen endet ebenfalls bei Harnsäure (Abb. 10.**2**).

Harnsäure ist also das Endabbauprodukt des Purinstoffwechsels. Die Harnsäureausscheidung erfolgt zu ca. 75 % über die Nieren mit dem Urin und zu ca. 25 % mit dem Stuhl.

Das Blut enthält auch geringe Mengen an Harnsäure. Die Normalwerte liegen bei 4–6 mg/100 ml Blut.

Wird durch eine Störung des Purinstoffwechsels eine Steigerung der Harnsäureproduktion verursacht, ohne daß die Harnsäureausscheidung steigt, so steigt die Harnsäurekonzentration in den Körperflüssigkeiten an. Bereits bei einer Konzentration von 6,5 mg/100 ml ist die Löslichkeitsgrenze erreicht. Bei höheren Konzentrationen fällt die Harnsäure in Form kleinster Kristalle als Salz aus. Die Salze der Harnsäure nennt man *Urate*.

Die Gicht ist eine Folge der Vermehrung der Gesamtharnsäure im Körper (Harnsäurepool) durch erhöhte Bildung von Harnsäure oder durch zu geringe renale Ausscheidung derselben. Man bezeichnet eine solche Vermehrung des Harnsäurepools als **Hyperurikämie**. Der Zusammenhang zwischen Purinstoffwechsel und Gicht stellt sich also wie folgt dar: (Abb. 10.**1**).

Die zu einer Hyperurikämie führenden Störungen des Purinstoffwechsels haben verschiedene Ursachen.

Die Störungen können *erblich* bedingt sein, wobei Männer zwanzigmal häufiger erkranken wie Frauen.

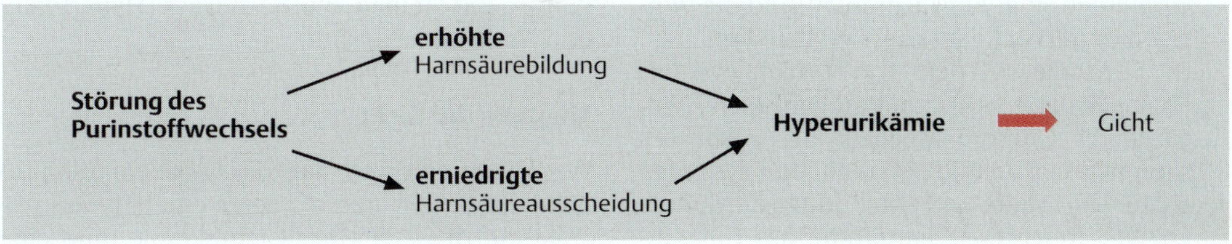

Abb. 10.**1**

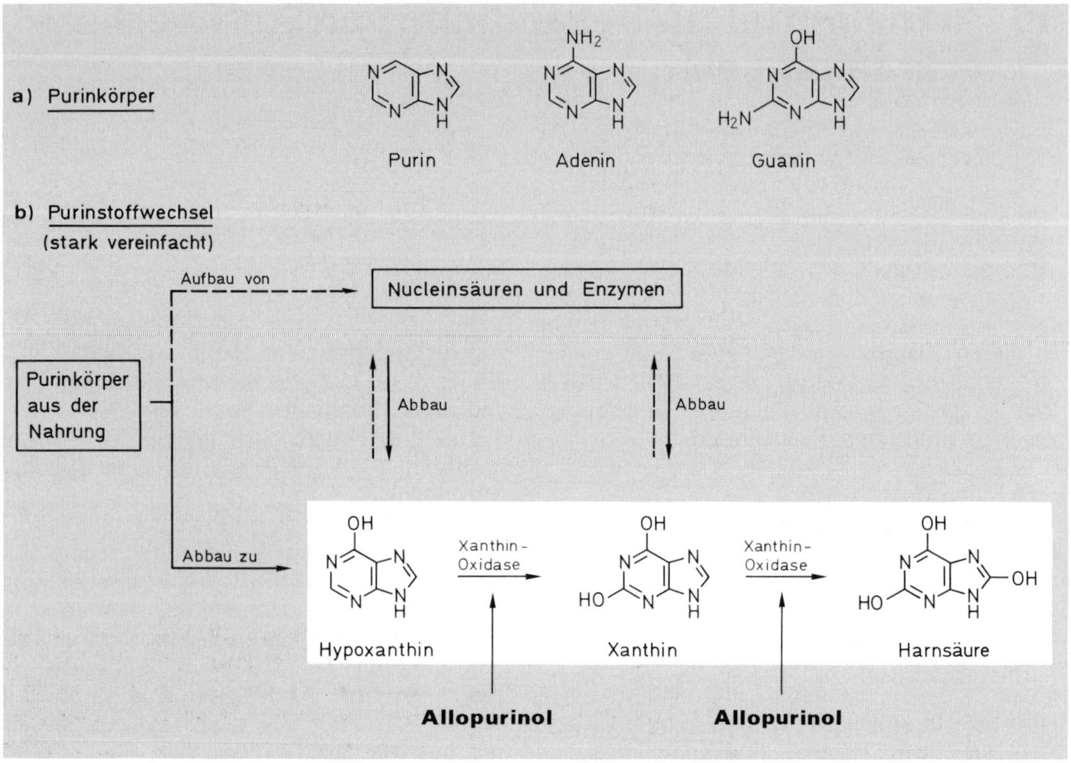

Abb. 10.2 Purinkörper und Purinstoffwechsel

Auslösende Faktoren sind **Alkoholmißbrauch, Übergewicht** und **Zuckerkrankheit** (Diabetes mellitus).

Stadien der Gicht

Die **Hyperurikämie** kann zu drei Krankheitsstadien führen:

- Erhöhung des Harnsäurepools. Dabei treten meist keine besonderen Symptome auf. Gelegentlich bilden sich **Knötchen** (Tophi) im Ohrknorpel. Diese Tophi enthalten Urate.
- Schubweise auftretende **Gichtanfälle**, die mit einer Steigerung der Ablagerung von Uraten verbunden sind. Am Gichtanfall sind die winzigen Uratkristalle maßgeblich beteiligt.
  Die Kristalle werden von Leukozyten als Fremdkörper erkannt und aufgefressen *(phagozytiert)*. Größere Mengen an Leukozyten sammeln sich an und zerfallen. Dabei werden Urate, Milchsäure und entzündungsfördernde Enzyme freigesetzt. Symptome des Gichtanfalls sind u. a. Schwellungen und Rötungen, besonders an Gelenken von Großzehe und Fingern, sowie heftige Schmerzen. Der Gichtanfall dauert einige Tage. Er kann durch starken Alkoholgenuß, Anstrengungen oder Abkühlung ausgelöst werden.
- Die anhaltende Erhöhung des Harnsäurepools führt zur **chronischen Gicht**. Die Ablagerungen von Uraten findet man nicht nur in den Gelenken, sondern auch in den Muskeln und Nieren. Die Ablagerungen führen zu schmerzhaften Entzündungen **(Arthritis urica)**. Die Gelenke können bis zur Versteifung degenerieren.

Als **Folgeerkrankungen** treten oft Nierenerkrankungen mit Steinen, Bluthochdruck (Hypertonie) und Arteriosklerose auf.

Therapie der Gicht

Wir haben erfahren, daß die Gicht ein Symptomenkomplex ist und als Folge einer Hyperurikämie auftritt. Ziel einer Gichttherapie muß eine Normalisierung der Harnsäurekonzentration in den Körperflüssigkeiten sein. Diese läßt sich entweder durch eine erhöhte Harnsäureausscheidung oder durch eine Hemmung der Harnsäurebildung erreichen.

Therapie des Gichtanfalls. Die Behandlung des Gichtanfalls muß *symptomatisch* erfolgen. **Colchicin**, ein giftiger Inhaltsstoff der Herbstzeitlosen, kann die akuten Beschwerden beim Gichtanfall bessern. Es senkt aber nicht den Harnsäurespiegel. Wahrscheinlich hemmt es die Aktivität der Leukozyten. Colchicin muß ziemlich hoch dosiert werden. Es werden Einzeldosen von 0,1 – 1,0 mg verabreicht. Die größte Einzelgabe nach DAB beträgt 2 mg. Fertigarzneimittel sind + Colchicum Dispert® und Colchysat® Bürger. Häufigste Nebenwirkung ist das Auftreten von Durchfällen.

Die weitere symptomatische Therapie des Gichtanfalls erfolgt ähnlich wie die Therapie rheumatischer Erkrankungen mit Analgetika und Antirheumatika (Tab. 8.**10** und 8.**11**). Vorbeugend sollen Zubereitungen der Teufelskralle *(Harpagophytum procumbens)* wirken.

Spezifische Langzeitbehandlung der chronischen Gicht. Mit der Therapie des Gichtanfalles kann das eingangs genannte Ziel nicht erreicht werden.

Das Prinzip der spezifischen Langzeitbehandlung ist die Verringerung des Harnsäurepools im Körper. Es bestehen zwei grundsätzlich verschiedene Wege, dieses Ziel zu erreichen. Einmal kann eine Erhöhung der Harnsäureausscheidung gefördert werden. Dies geschieht mit sogenannten *Urikosurika*. Zum anderen kann die Harnsäurebildung verringert werden. Dieses Ziel erreicht man mit den *Urikostatika*. Zur Unterstützung dient eine *Diät*.

Als **Urikosurika** werden **Benzbromaron** und **Probenencid** eingesetzt (Abb. 10.**3**). Beide Wirkstoffe fördern die renale Harnsäureausscheidung.

Gemeinsame *Nebenwirkungen* der aufgeführten Urikosurika ist die Ausfällung von Urat in der Niere und in den Harnwegen. Dies kann zu schweren Erkrankungen der Niere führen. Der Ausfällung von Urat kann durch hohe Flüssigkeitszufuhr und pH-Verschiebung des Harns in den neutralen Bereich (ph 6,8 – 7) vorgebeugt werden. Eine solche pH-Verschiebung kann z. B. mit Uralyt®-U erreicht werden. Ferner treten Magen-Darm-Störungen auf.

Als **Urikostatikum** wird das **Allopurinol** eingesetzt. Das Allopurinol ist ein Isomeres des Hypoxanthins (Abb. 10.**3**). Es hemmt die *Xanthinoxidase*, das den Abbau von Hypoxanthin und Xanthin katalyiserende Enzym. Dadurch wird die Konzentration von Hypoxanthin und Xanthin in den Körperflüssigkeiten erhöht. Die beiden Stoffe können jedoch mit dem Harn ausgeschieden werden. Die *Harnsäurekonzentration* und die *Harnsäureausscheidung* nehmen durch die unterbrochene Xanthinoxidaseaktivität ab.

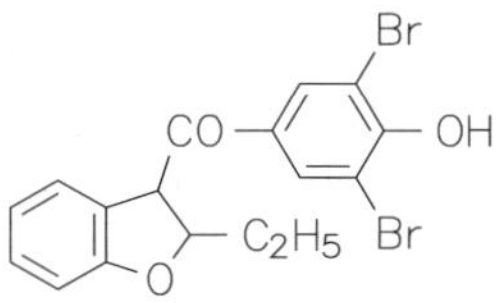

Benzbromaron
(+ Narcaricin®)
(+ Benzbromaron 100 Stada)
Urikosurikum

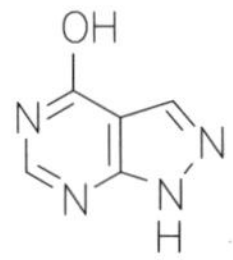

Allopurinol
Urikostatikum

Abb. 10.**3**

U. a. enthalten folgende Arzneimittel Allopurinol:

+ Allopurinol 300 Stada®, + Allpargin®, + Foligan®, + Urosin®, + Zyloric®.

Zur Unterstützung der spezifischen Dauertherapie empfiehlt der Arzt meist eine *purinarme Kost.* Vor allem sollte der Alkoholgenuß vermieden werden.

Zusammenfassung Gicht

Gicht ist die Folgekrankheit einer Störung des Purinstoffwechsels. Diese Störung hat eine Hyperurikämie zur Folge.
Die Hyperurikämie führt zur Ablagerung von Harnsäure und ihren Salzen. Die Ablagerungen bedingen die verschiedenen Formen und Symptome der Gicht.
Die anfängliche Erhöhung des Harnsäurepools verursacht höchstens Tophi, z. B. in den Ohrknorpeln.
Der akute, schubweise auftretende Gichtanfall ist mit starken Schmerzen und Gelenkschwellungen

verbunden. Die Therapie erfolgt mit Colchicin, Analgetika und Antirheumatika.
Die chronische Gicht ist durch eine anhaltende Erhöhung des Harnsäurepools gekennzeichnet. Die schmerzhaften Entzündungen der Gelenke können bis zu einer Versteifung derselben führen. Folgeerkrankungen sind häufig. Die Therapie erfolgt mit Urikostatika sowie einer unterstützenden purinarmen Diät. Die Therapie mit dem Urikostatikum Allopurinol, einem Xanthinoxidasehemmstoff, zeichnet sich durch gute Verträglichkeit aus.

Fettstoffwechselstörungen

Es wurde bereits herausgestellt, daß die koronare Herzkrankheit durch eine Reihe von Risikofaktoren bedingt ist (S. 170). Unter diesen Risikofaktoren besitzen **erhöhte „Blutfettspiegel"** (Hyperlipoproteinämien) einen wichtigen Stellenwert. Die erhöhten „Blutfettspiegel" sind Folge von *Fettstoffwechselstörungen*.

Bei Fettstoffwechselstörungen, auch Hyperlipoproteinämien genannt, liegt ein unphysiologischer Anstieg von *Lipoproteinen* im Blut des Menschen vor. Dieser ist mit einem Anstieg des Arteriosklerose-Risikos verknüpft.

Lipoproteine

Das Blut des Menschen enthält ganz unterschiedliche *Lipide*, z. B. Cholesterin, Cholesterinester, Triglyceride und Phospholipide. Überschreiten deren Konzentrationen individuelle physiologische Grenzen, so werden sie zu Risikofaktoren. Die weder in Wasser noch in Plasma löslichen Lipide werden im Blut meist an Proteine gebunden. Sie sind dadurch als sogenannte *Lipoproteine* transportfähig. Den Proteinanteil eines solchen Lipoproteins bezeichnet man als *Apoprotein*. Man unterscheidet vier Klassen von Lipoproteinen entsprechend ihrem Verhalten bei Elektrophorese und Ultrazentrifugation. Der Unterschied liegt vor allem in der Größe und der Dichte.

- Die *Chylomikronen* sind große runde Lipidteilchen mit einem Triglyceridanteil von ca. 98 %.
- *Very-low-density-Lipoproteine* (VLDL) sind Lipoproteine sehr geringer Dichte. Die Synthese erfolgt in der Leber. Sie transportieren überwiegend Triglyceride und wenig Cholesterin von der Leber zu anderen Organen. Während des Transportes im Blut schrumpfen die VLDL unter Abgabe von Fettsäure zu cholesterinreichen LDL. Das LDL-Cholesterin spielt als kausaler Risikofaktor für die koronare Herzkrankheit eine dominierende Rolle.
- *Low-density-Lipoproteine* (LDL) sind Lipoproteine geringer Dichte, die hauptsächlich Cholesterin transportieren (LDL-Cholesterin). Bei starkem Überangebot von LDL wird Cholesterin in Blutgefäßen abgelagert!
- *High-density-Lipoproteine* (HDL) sind Lipoproteine hoher Dichte, deren Synthese in der Leber erfolgt. Sie transportieren überwiegend Cholesterin. HDL sind in der Lage, Cholesterin u. a. aus den Gefäßwänden zu entfernen und zur Leber zurückzuführen. Von hier aus wird es mit der Galle ausgeschieden.

Eine weiterreichende Unterscheidung der Lipoproteine ist möglich.

Klassifizierung der Hyperlipoproteinämien

Primäre Hyperlipoproteinämien beruhen auf Defekten an einem oder mehreren Genen. Hierher gehört z. B. die familiäre Hyperlipoproteinämie, die u. a. durch einen Defekt der LDL-Rezeptoren bedingt ist.

Sekundäre Hyperlipoproteinämien sind meist Komplikationen als Folge von weiteren Erkrankungen, wie z. B. Diabetes mellitus, Schilddrüsenunterfunktion, Magersucht (Anorexia nervosa), Alkoholismus und Adipositas. Aber auch Arzneimittel, wie Diuretika, Glucocorticoide und Betablocker, können Ursache eines erhöhten Blutlipidspiegels sein.

Die besondere Rolle des Cholesterins

Das *LDL-Cholesterin* wurde oben als bedeutender Risikofaktor herausgestellt. Cholesterin selbst ist eigentlich ein wichtiger Baustein im menschlichen Körper, z. B. von Zellmembranen, als Ausgangsverbindung für die Biosynthese von Steroidhormonen, Vitamin D_3 und Gallensäuren. Bei normaler Ernährung nimmt der Körper 300–500 mg pro Tag auf, weitere 700–900 mg pro Tag werden vom Organismus selbst – hauptsächlich in der Leber – synthetisiert. Der tägliche Bedarf liegt bei nur ca. 300 mg.

Unter physiologischen Bedingungen wird LDL-Cholesterin auf der Zelloberfläche von LDL-Rezeptoren gebunden. Es folgt Einschleusung in die Zelle und Abbau des Cholesterins oder Übernahme desselben durch HDL. Als HDL-Cholesterin gelangt das Cholesterin dann zurück in die Leber.

Bleibt der LDL-Cholesterin-Spiegel infolge einer Hyperlipidämie zu hoch, so wird das Cholesterin, das nicht in die Zellen gelangt, im Blut oxidiert und von Makrophagen aufgenommen. Dadurch bilden sich auf den Gefäßwänden *Plaques* als Ausgangspunkte arteriosklerotischer Gefäßveränderungen. Auch Nicotin fördert die Plaqueentstehung über die Bildung von Radikalen, die ihrerseits das Cholesterin oxidieren.

Für einen physiologischen Cholesterinstoffwechsel müssen genügend LDL-Rezeptoren vorhanden sein.

Zielwerte für Cholesterin. In der Praxis wird immer wieder das Problem des idealen Cholesteringehalts des Blutes auftauchen. Die Frage läßt sich nur sehr differenziert und individuell beantworten. Zur allgemeinen Orientierung gelten Zielwerte. Zur Lösung der Frage, ob eine Hyperlipoproteinämie vorliegt oder nicht und weiter zur Beurteilung der Frage, welche der vielfältigen Formen dieser Stoffwechselerkrankung vorliegt, bedarf es der Ermittlung zahlreicher Blutwerte durch den Arzt. Dies wird deutlich, wenn man sich vergegenwärtigt, daß das Cholesterin in unterschiedlichen Bindungen vorkommt: VDL-, LDL- und HDL-Cholesterin.

Die *European Atherosclerosis Society* und die *American Health Association* haben die folgenden Zielwerte gesetzt:

Gesamtcholesterin	< 200 mg/dl
Triglyceride	< 200 mg/dl
HDL-Cholesterin	> 35 mg/dl

LDL-Cholesterin	
– ohne Begleitrisikofaktoren	< 155 mg/dl
– mit Begleitrisikofaktoren	< 135 mg/dl

Die Berechnung des besonders kritischen LDL-Cholesterins erfolgt nach der *Friedewald-Formel*:

$$\text{LDL-Cholesterin} = \text{Gesamtcholesterin} - \left(\text{HDL-Cholesterin} + \frac{\text{Triglyceride}}{5}\right)$$

Ansatzpunkte für eine lipidsenkende Arzneimitteltherapie mit Lipidsenkern

Gallensäurebindende, nichtresorbierbare Anionen-Austauscherharze. Diese Pharmaka, z. B. Colestyramin (Quantalan®) und Colestipol (Cholestabyl®) bewirken eine Umwandlung von Cholesterin zu Gallensäuren. Der Plasmacholesterinspiegel läßt sich 20 – 30 % senken.

Nicotinsäure und Nicotinsäure-Derivate. Nicotinsäure (z. B. Antisklerosin S®) selbst und Nicotinsäure-Derivate, wie Pyridylmethanol (z. B. Radecol®), bewirken eine Senkung des Plasmacholesterinspiegels um 10 – 20 % durch Hemmung der Mobilisation freier Fettsäuren im Fettgewebe. Diese Stoffe gelten als relativ unverträglich, weil sie Hautgefäße erweitern und dadurch Blutdruckabfall bewirken können.

Fibrate. Fibrate sind Derivate der Clofibrinsäure (Abb. 10.**4**). Sie erhöhen die Ausscheidung von Cholesterin über die Galle durch Aktivitätssteigerung von Lipoprotein-Lipasen (Lipasen = fettspaltende Enzyme). Vertreter dieser Gruppe sind u. a. Clofibrat (z. B. Regelan N®), Bezafibrat (z. B. Cedur®, Bezafibrat Stada®) und Fenofibrat (z. B. Lipidil®, Normalip®). Der LDL-Cholesterin-Spiegel wird durch diese Stoffe im Plasma um 5 – 25 % gesenkt.

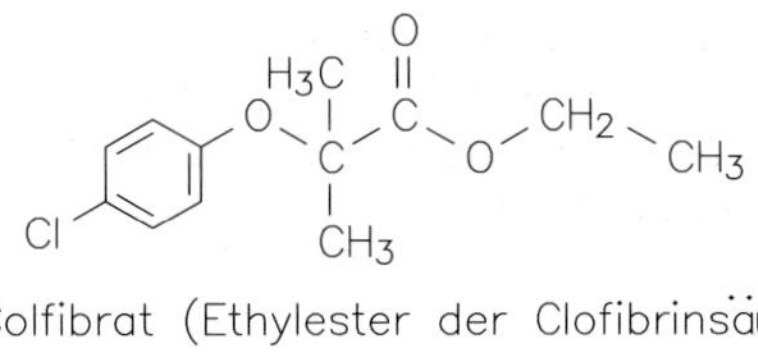

Colfibrat (Ethylester der Clofibrinsäure)

Abb. 10.**4**

Cholesterin-Synthese-Enzym-Hemmer (CSE-Hemmer). Die CSE-Hemmer sind die jüngste Wirkstoffgruppe unter den Lipidsenkern. Ihre Entwicklung war gezielt möglich, weil die einzelnen Stufen der Cholesterinbiosynthese im menschlichen Körper bekannt sind. Ziel der entsprechenden Forschung war es, die Cholesterinbiosynthese auf einer möglichst frühen Stufe zu unterbrechen (Abb. 10.**5**).

Der Wirkungsmechanismus der Stoffe

- Lovastatin (Mevinacor®),
- Simvastatin (Denan®, Zocor®),
- Pravastatin (Liprevil®, Pravasin®) und
- Fluvastatin (Cranoc®, LOCOL®)

beruht auf einer intrazellulären kompetitiven Hemmung des Enzyms *Hydroxymethylglutaryl-Coenzym-A-Reduktase (HMG-CoA-Reduktase).* Dieses Enzym katalysiert die Umsetzung des Hydroxymethylglutaryl-Coenzym-A (HMG-CoA) zu Mevalonsäure, einem wichtigen Schritt der Cholesterinbiosynthese in der Leber (Abb. 10.**5**).

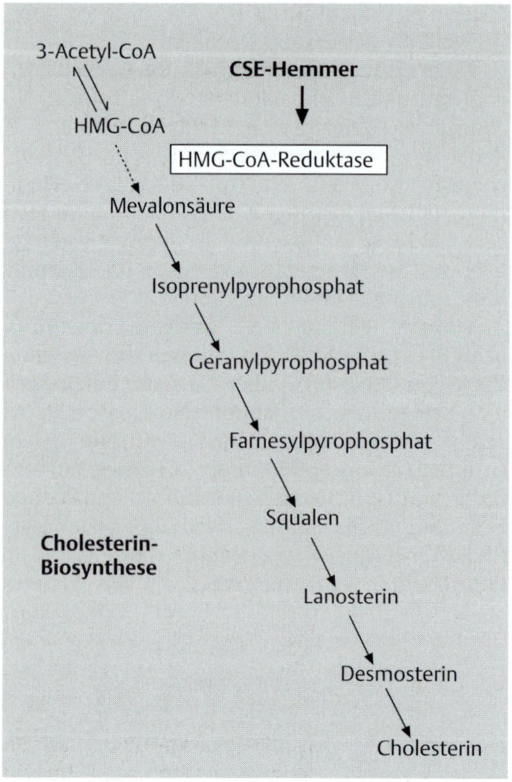

Abb. 10.**5** Hemmung der Cholesterinbiosynthese durch CSE-Hemmer (= HMG-CoA-Reduktase-Hemmer)

Die Wirksamkeit der CSE-Hemmer läßt sich also durch ihre strukturelle Ähnlichkeit mit Hydroxymethylglutaryl-Coenzym-A (HMG-CoA), einem Zwischenprodukt der Cholesterinbiosynthese, erklären (Abb. 10.**6**, S. 189).

Die CSE-Hemmer Lovastatin und Simvastatin sind gute Beispiele für Pharmaka, die als *Prodrugs* vorliegen und in der Leber über einen *First-pass-Effekt* in aktive Metaboliten überführt werden (Abb. 10.**6**).

In Abhängigkeit von der Dosis läßt sich mit den CSE-Hemmern das Gesamtcholesterin um 25–40%, das LDL-Cholesterin um 35–45% senken und das HDL-Cholesterin um 5–10% erhöhen. *Indikationen* für diese Gruppe von Lipidsenkern sind besonders primäre Hyperlipoproteinämien. Bei schweren Hypercholesterinämien ist eine Kombination mit Anionen-Austauschharzen möglich.

Da die Cholesterinbiosynthese einen zirkadianen Rhythmus (S. 20) mit einem Maximum um Mitternacht durchläuft, ist es sinnvoll, die Applikation abends vorzunehmen.

Die Langzeitstudien zur Wirksamkeit und Verträglichkeit sind noch nicht abgeschlossen. Mit *Nebenwirkungen* wie Blähungen, Durchfall, Verstopfung, Hautausschlag, Sodbrennen, Schlafstörungen oder Myopathien muß eventuell gerechnet werden.

Zusammenfassung Fettstoffwechselstörungen

Hyperlipoproteinämien gehören zu den wichtigsten Risikofaktoren der Arteriosklerose und der koronaren Herzkrankheit. Sie sind durch einen unphysiologischen Anstieg von Lipoproteinen im menschlichen Blut gekennzeichnet. Lipoproteine sind die Transportform von Lipiden, wie z. B. Cholesterin oder Triglyceriden, im Blut. Sie werden nach Größe und Dichte in Chylomikronen, VLDL, LDL und HDL eingeteilt.
Bei den Hyperlipoproteinämien unterscheidet man die primären und die sekundären Hyperlipoproteinämien. Letztere sind u. a. durch Erkrankungen, wie Diabetes mellitus oder Schilddrüsenunterfunktion, aber auch durch Fehlverhalten oder Arzneimittel bedingt.
Eine hohe LDL-Cholesterinkonzentration ist für den Organismus am schädlichsten. Das an sich physiologische Cholesterin kann infolge eines Mangels an LDL-Rezeptoren auf der Zelloberfläche nicht mehr in die Zellen gelangen und wird jetzt Ursache arteriosklerotischer Gefäßveränderungen.
Die *European Atherosclerosis Society* und die *American Health Association* haben Zielwerte für die wichtigsten Lipide bzw. Lipoproteine im Blut gesetzt. Neben der Diät hat heute die Arzneimitteltherapie mit spezifisch entwickelten Lipidsenkern – den CSE-Hemmern – eine große Bedeutung bei einer erfolgreichen Behandlung von Hyperlipoproteinämien.

Diabetes mellitus

Bei der Behandlung der Erkrankungen des Magen-Darm-Kanals (S. 40) lernten wir eine wesentliche Funktion der *Bauchspeicheldrüse (Pankreas)* kennen. Es ist dies die Produktion des Pankreassaftes, der verschiedene für die Verdauung wichtige Enzyme enthält. Wir sprechen von der *exokrinen Aktivität* des Pankreas; daneben besitzt das Pankreas auch eine *endokrine* (hormonale) *Funktion*. Es bildet in endokrinen Zellen die Hormone *Insulin* und *Glucagon*. Beide Hormone greifen regulierend in den Kohlenhydratstoffwechsel ein.

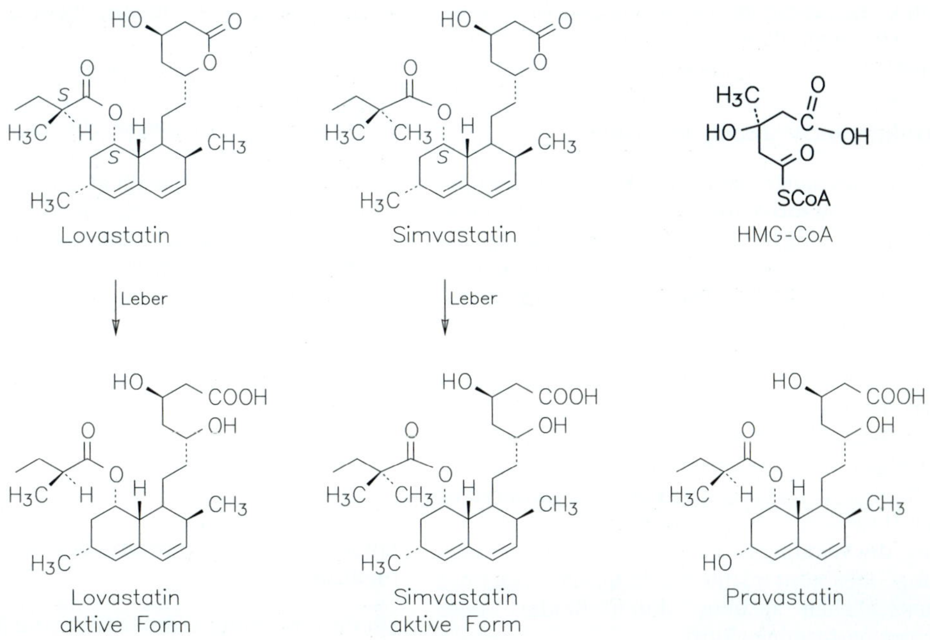

Abb. 10.**6** CSE-Hemmer, ihre aktiven Metaboliten und HMG-CoA

Bau und Funktion des Inselapparates

Der hormonproduzierende Teil des Pankreas ist der Inselapparat, der hauptsächlich aus den *Langerhans-Inseln* besteht (Abb. 10.**7**).

Das Gewebe dieser Inseln bildet in den sogenannten *A-Zellen* das *Glucagon*, ein Peptidhormon, das den *Blutzuckerspiegel erhöht*. In den *B-Zellen* der Langerhans-Inseln wird das *Insulin* gebildet. Das Insulin ist ein Peptidhormon, das den *Blutzuckerspiegel senkt*. Glucagon und Insulin sind also Gegenspieler *(Antagonisten)*; dadurch aber, daß Glucagon die Glukose bereitstellt, die dann von Insulin weiter verwertet werden kann, gibt es auch einen *Synergismus* in der Wirkung dieser beiden Hormone. Schließlich wird in den *D-Zellen* noch das *Somatostatin* gebildet, das u. a. die Schleimsekretion im Magen stimulieren

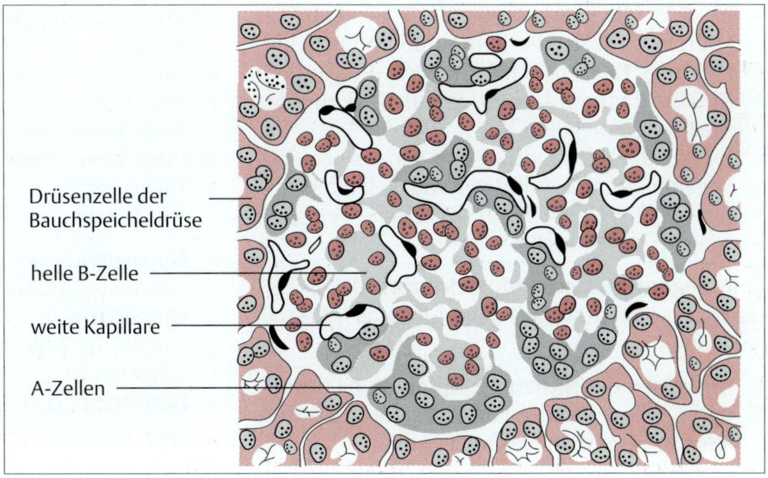

Abb. 10.**7** Inselapparat (nach Faller)

kann. Entsprechende Zubereitungen werden bei Gastritis und Ulkus eingesetzt, z. B. + Stilamin® 3 mg.

Struktur und Wirkung des Insulins

Ein Insulinmangel führt zum Krankheitsbild des **Diabetes mellitus**, der „Zuckerkrankheit". Es ist dies die häufigste Stoffwechselerkrankung. Die erstmalige Isolierung von Insulin durch Banting und Best im Jahr 1921 war von richtungsweisender Bedeutung für die Behandlung dieser Erkrankung.

Insulin besteht aus 51 Aminosäuren. Es gliedert sich in eine *A-Kette* mit 21 Aminosäuren und eine *B-Kette* mit 30 Aminosäuren. Die beiden Ketten sind durch zwei Disulfidbrücken miteinander verknüpft. Bei den verschiedenen Säugetieren ist der Unterschied in der *Aminosäuresequenz* gering, die Wirkung ist gleich. Dies hat in der Vergangenheit zum relativ problemlosen Ersatz des menschlichen Insulins durch Rinder- oder Schweine-Insulin geführt.

Der Insulinbedarf des Menschen liegt bei 30 bis 60 IE pro Tag. Die *IE (= Internationale Einheit)* wird auf ein Standardinsulin bezogen. 1 mg Insulin entspricht 22 IE.

Wenn wir die Symptome des Diabetes mellitus verstehen wollen, müssen wir zunächst die Wirkung des Insulins im Organismus untersuchen.

Der Mensch deckt seinen Energiebedarf zu ca. 45 % aus Kohlenhydraten. Damit kommt dem Insulin als einem den Kohlenhydratstoffwechsel regulierenden Hormon eine zentrale Bedeutung zu.

Insulin hat Einfluß auf das *Muskelgewebe*, auf das *Fettgewebe* und die *Leberzellen*. Insulin

- bewirkt eine Erhöhung der Permeabilität (Durchlässigkeit) der Zellmembran von Muskel- und Fettzellen für Glucose und andere Zucker (dadurch kommt es zur Senkung des Blutzuckerspiegels),
- fördert die Umwandlung von Glucose zu Glykogen in der Leber und den Muskelzellen,
- hemmt die Lipolyse (enzymatische Fettspaltung) in der Fettzelle.

Eine **ungenügende Insulinsekretion** der B-Zellen im Inselapparat muß dann folgende Wirkungen haben:

- **Ansteigen des Blutzuckerspiegels**, da besonders Glucose nicht in vollem Maße in die Zellen aufgenommen werden kann.
- **Steigerung der Gluconeogenese** (z. B. Umwandlung von Eiweiß zu Kohlenhydraten), um zusätzliche Energiereserven heranzuziehen.
- **Steigerung der Lipolyse**, ebenfalls um zusätzliche Energiereserven zu mobilisieren. Die gesteigerte Lipolyse bedingt einen Anstieg der Konzentration von freien Fettsäuren im Blut. Das Endprodukt der Lipolyse ist Essigsäure. Diese kann in dem Umfang nicht mehr im Citronensäurezyklus abgebaut werden. Es resultiert ein Ansteigen der Konzentration an *Ketonkörpern* im Blut und eventuell im Urin. Ketonkörper sind z. B. *Acetacetat, 3-Hydroxybutyrat* und *Aceton*. Man spricht beim Auftreten dieser Verbindungen im Urin auch von **Ketonurie**.

Entstehung und Symptome des Diabetes mellitus

Für die Entstehung eines Diabetes mellitus ist die Krankheitsbereitschaft maßgebend. Diese kann erblich bedingt sein. Seit der Möglichkeit einer Insulinbehandlung kommen zahlreiche Diabetiker in das fortpflanzungsfähige Alter, dadurch ist die Weitergabe der Anlagen und die Zunahme der Diabeteshäufigkeit bedingt. Umweltfaktoren wirken nur auslösend.

Wann liegt nun eigentlich ein Diabetes mellitus vor? Der normale Glucosegehalt des Blutes liegt bei 70 bis 115 mg%. Ein **Diabetes mellitus** liegt bei **Insulinmangel** und **Überschreiten des oberen Blutzuckerwertes** vor. An der *Regulation des Blutzuckerspiegels* sind jedoch weitere Hormone beteiligt. Abb. 10.**8** veranschaulicht die Wechselwirkung zwischen Pankreas, Hypophyse und vegetativem Nervensystem bei der Aufrechterhaltung des normalen Glucosegehaltes des Blutes.

Jene *Symptome*, die einen Diabetes mellitus kennzeichnen, sollen kurz nochmal zusammengestellt werden:

Wir kennen bereits:

- **Hyperglykämie**, d. h. Vermehrung des Glucosegehaltes im Blut,
- **Glucosurie**, d. h. Zuckerausscheidung im Harn sobald die Nierenschwelle für Glucose überschritten ist,
- **Ketonurie**, d. h. Ausscheidung von Ketokörpern im Harn.

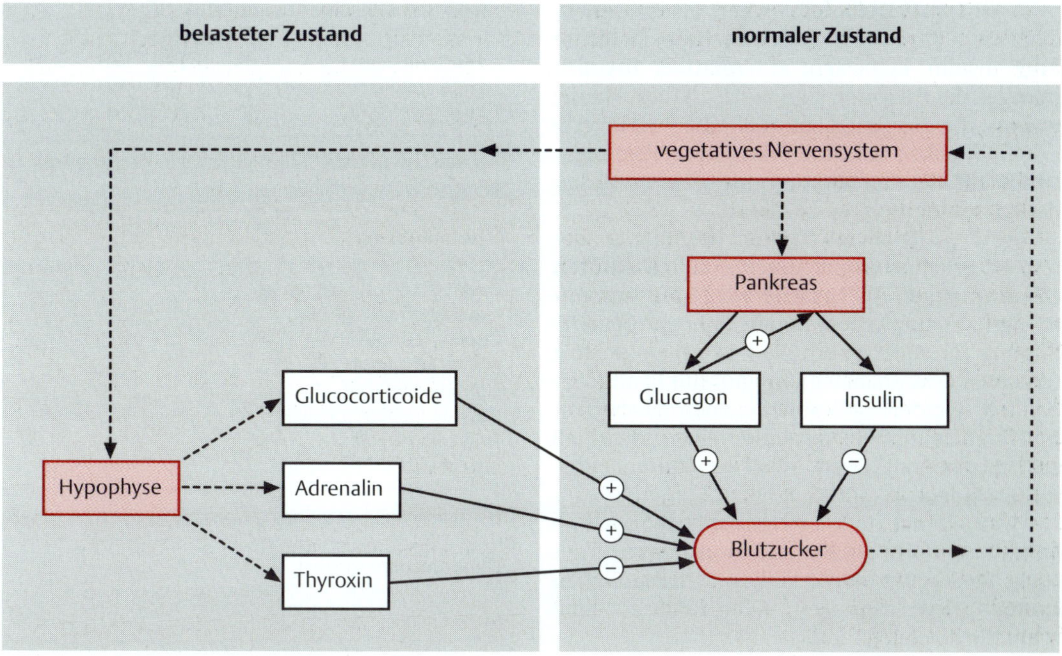

Abb. 10.**8** Regulation des Glucosehaushaltes im Blut

Nun kommen hinzu:

- **Polyurie**, d.h. Erhöhung der Harnmenge, da mit der Glucose auch entsprechende Anteile an Wasser ausgeschieden werden müssen,
- **Polydipsie**, d.h. Durst, die verlorengegangene Flüssigkeit muß wieder ersetzt werden,
- **Hyperlipidämie**, d.h. Vermehrung des Fettgehaltes im Blut durch Mobilisierung der Fettreserven,
- **Azidose**, d.h. der Blut-pH-Wert fällt unter 7,36.

Mit der Hyperglykämie und der Hyperlipidämie sind Stoffwechselstörungen genannt, die ein Indiz sind für die **Gefahren**, die im Gefolge der Zuckerkrankheit auftreten und die den Verlauf der Erkrankung nachhaltig verschlechtern können. Es sind dies vor allem die **Gefäßkomplikationen**, die an den großen **(Makroangiopathien)** und an den kleinen Gefäßen **(Mikroangiopathien)** beobachtet werden. Diese Folgen treten häufig auch trotz bestehender Therapie ein.

Eine bekannte Mikroangiopathie ist die **Netzhautschädigung** (Retinopathie), die zur Verschlechterung des Sehvermögens führt. Ein anderes Organ, das betroffen sein kann, ist die Niere (**Nephropathie**).

Zu den Makroangiopathien zählen die **Arteriosklerose** mit den durch sie begünstigten dramatischen Komplikationen, wie **Herzinfarkt, arterielle Verschlußkrankheiten** oder **Hirnschlag**.

Die *Selbstkontrolle* des Blutzuckerspiegels mit Teststreifen (Glucostix®, Dextrostix®) oder mit Hilfe moderner preisgünstiger Reflexions-Photometer (Reflolux® oder Diatek®) hat eine ähnliche Bedeutung wie die regelmäßige Messung des Blutdrucks durch den Hypertoniker. Das Bewußtsein für die gesundheitliche Störung wird geweckt und die Einsicht in die Notwendigkeit einer Behandlung verbessert (Verbesserung der *Compliance*).

Therapie des Diabetes mellitus

Stellen wir zunächst die Therapiemöglichkeiten zusammen:

- **Diätetische Maßnahmen.** Sie sind die **Basis jeder Diabetes-Therapie**;
- Behandlung mit **Insulin**;
- Behandlung mit **oralen Antidiabetika**.

Die einzuschlagende Therapie wird von der Art des Diabetes abhängig gemacht.

Beim **Typ-II-Diabetes** (früher: Erwachsenendiabetes) produziert die Bauchspeicheldrüse noch Insulin. Es besteht ein **relativer Insulinmangel**, die Patienten sind meist zu dick. Häufig weisen die Insulinrezeptoren eine verringerte Empfindlichkeit auf. Eine Diät alleine oder gegebenenfalls die Kombination mit oralen Antidiabetika ist hier meist ausreichend.

Der **Typ-I-Diabetes** (früher: juveniler Diabetes) ist gekennzeichnet durch einen **absoluten Insulinmangel**. Als Ursache wird eine Autoimmunerkrankung angenommen, bei der durch die Bildung von Antikörpern die Inselzellen zerstört werden. Dieser Diabetes kann nur mit Insulin behandelt werden. Jedem einzelnen Diabetiker muß in bestimmten Abständen eine individuell zu bestimmende Dosis Insulin *subkutan* zugeführt werden.

Wird ein Diabetes mellitus nicht behandelt, so kommt es infolge des Blutzuckeranstiegs und der Nicht-Versorgung der Zellen zum **diabetischen Koma** (Bewußtlosigkeit, Ketoazidose) und schließlich zum Tod.

Da Insulin ein Peptid-Hormon ist, kann es wegen der eiweißspaltenden Enzyme des Magen-Darm-Kanals *nicht oral* eingesetzt werden.

Die Insulinpräparate sind ein fester Bestandteil des Warensortiments einer Apotheke. Sie gehören zu den nach Apothekenbetriebsordnung § 15 vorrätig zu haltenden Arzneimitteln.

Insulin-Präparate

Bei Neueinstellungen von Diabetikern ist das biotechnologisch hergestellte Humaninsulin das Mittel der Wahl. Daneben gibt es Insulin aus Schweine- und Rinderpankreas. Wegen Allergiegefahr muß das tierische Insulin von möglichst allem Fremdeiweiß gereinigt werden. Die Anwendung von solchen hochgereinigten Insulin-Präparaten erlaubt es, eine völlige Resistenz des Diabetikers gegen Insulin zu vermeiden. Sollte es dennoch zu einer Immunisierung gegen einen Insulintyp kommen, so kann auf einen anderen Insulintyp übergewechselt werden.

Bei der Insulinbehandlung müssen der unterschiedliche Wirkungseintritt, das Wirkungsmaximum und die unterschiedliche Wirkungsdauer beachtet werden.

Alt-Insulin. Dabei handelt es sich um reines Insulin. Seine Wirkung setzt nach $^1/_2$ bis 1 Stunde ein. Die Wirkungsdauer beträgt ca. 7 Stunden. Ist eine sofortige Wirkung erwünscht, wie z. B. beim diabetischen Koma, so kann Alt-Insulin auch *intravenös* verabreicht werden (Tab. 10.**1**).

Tabelle 10.**1** Insulinpräparate (11)

K	Kurz wirksam	WE*	0.5–1	WD*	5–7
I	Intermediär wirksam	WE	1–2	WD	9–18
L	Lang wirksam	WE	2.5	WD	24–36

Fertigarzneimittel® (alle Präparate unterliegen der Verschreibungspflicht)
a Humaninsuline
Depot-H15-Insulin Hoechst Insulin Actraphane HM Insulin Actrapid HM Insulin Protaphan HM Huminsulin Profil Basal-H-Insulin Hoechst H-Insulin Hoechst Insulin Mixtard Human
b Rinderinsulin
Depot-Insulin Hoechst
c Schwein
Insulin S.N.C. Berlin-Chemie

* WE: Wirkungseintritt (h)
WD: Wirkungsdauer (h)

Mittellang wirksame Verzögerungsinsuline (oder **intermediärwirksame Insuline**). Präparate mit einer Wirkungsdauer von 10 bis 20 Stunden bezeichnet man als mittellangwirksame Verzögerungsinsuline (Depotinsuline). Die Verzögerung der Wirkung kann durch technologische Maßnahmen erreicht werden. Insulin wird z. B. an Human-Globulin, Zink-Ionen, Protamin (ein Eiweißkörper) oder an Surfen komplex gebunden. Diese Präparate müssen zweimal täglich injiziert werden. Die Mehrzahl der Diabetiker ist auf eines dieser Präparate eingestellt (Tab. 10.**1**).

Lang wirksame Verzögerungsinsuline. Die Wirkung der Präparate dieser Gruppe hält 24 bis 36 Stunden an. Eine einmalige Injektion pro Tag ist ausreichend. Ihre Anwendung ist nur bei Patienten mit konstanter Stoffwechsellage indiziert (Tab. 10.**1**).

Dosierung. Der tägliche Insulinbedarf liegt bei ca. 40 IE. Trotzdem müssen zahlreiche Diabetiker höher dosieren, um ihren Glucosestoffwechsel aufrechtzuerhalten. Die Insulin-Präparate enthalten meist 40 oder 80 IE/ml Injektionslösung.

Als Spritze werden neben 1 ml-Insulin-Spritzen Insulin-Pens angewandt. 1 ml entspricht hier 40 IE. Da der Diabetiker sich die Injektion häufig selbst verabreicht, ist auf peinliche Sauberkeit bei Reinigung, Aufbewahrung und Anwendung des Injektionsgerätes zu achten.

Nebenwirkungen und Kontraindikationen. Die bedeutendste Nebenwirkung ist die **Hypoglykämie** (Unterzuckerung) – durch Diätfehler oder Überdosierung ausgelöst –, die sich u. a. durch Hunger, Bradykardie, Müdigkeit, Krämpfe und Koma äußern kann. Gefährlich ist das Auftreten von irreversiblen Hirnschädigungen bei langanhaltender Hypoglykämie. Eine weitere Nebenwirkung ist die **Insulinallergie**.

Interaktion. Kontraindiziert ist die gleichzeitige Einnahme von Thiazid-Diuretika.

Orale Antidiabetika

Drei Gruppen stehen zur Verfügung: Sulfonylharnstoffe, Biguanide, Acarbose.

Die blutzuckersenkende Wirkung von Sulfonamiden war Ausgangspunkt der Forschung auf dem Gebiet der peroralen Antidiabetika. Alle Wirkstoffe, mit zwei Ausnahmen, gehören heute zur Reihe der **Sulfonylharnstoff-Derivate** (Abb. 10.**9**).

Das ursprüngliche Sulfonamidgrundgerüst ist so abgewandelt, daß die bakteriostatische Wirkung ganz aufgehoben ist. Die Präparate bedeuten einen Fortschritt in der Behandlung des Typ-II-Diabetikers, da sie *peroral* genommen werden können und damit die Belastung der täglichen Insulin-Injektion wegfällt.

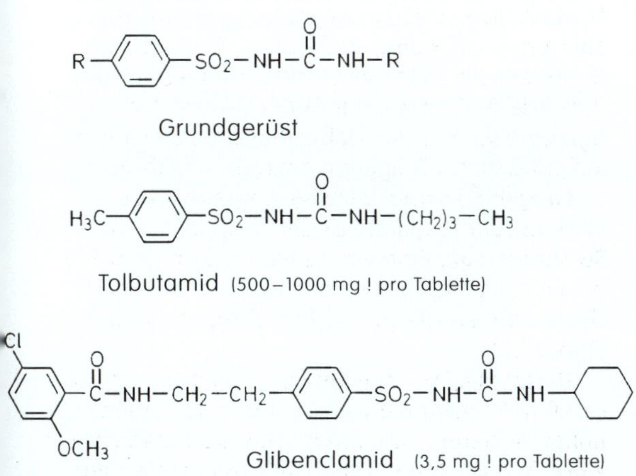

Abb. 10.**9**

Neben den Sulfonylharnstoffderivaten ist z. Zt. noch ein **Biguanid-Derivat** im Handel, das Metformin (+ Glucophage®) (Abb. 10.**10**).

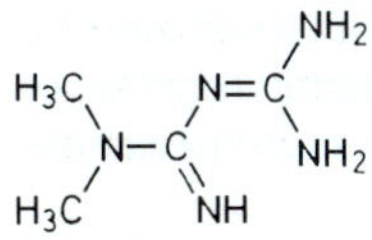

Metformin

Abb. 10.**10**

Die oralen Antidiabetika verbessern die Freisetzung von Insulin aus den B-Zellen und verbessern deren Ansprechbarkeit auf physiologische Glucosereize. Damit ergibt sich eine wichtige Voraussetzung für ihren Einsatz: *die körpereigene Insulinproduktion darf noch nicht ganz ausgefallen sein.* Weitere Voraussetzungen sind:

- Fehlen einer akuten Gefährdung des Patienten durch Hyperglykämie,
- das Alter des Patienten. Es sollte über 35 bis 40 Jahren liegen.
- Versagen der Einstellung befriedigender Blutzuckerwerte durch Diät.

Damit haben wir das Indikationsgebiet wesentlich eingeschränkt. Orale Antidiabetika werden bei Typ-II-Diabetes eingesetzt (Tab. 10.**2**).

Tabelle 10.**2** Orale Antidiabetika (11)

INN	Fertigarzneimittel®
a Sulfonylharnstoff-Derivate	
Glibenclamid	+ duraglucon + Euglucon N + Glibenclamid-ratiopharm + Glibenhexal + Gliben-Puren N + Maninil
Glisoxepid	+ Pro-Diaban
Glibornurid	+ Glutril
Gliquidon	+ Glurenorm
Tolbutamid	+ Orabet + Rastinon
b Biguanide	
Metformin	+ Glucophage + Mediabet
c α-Glykosidase-Hemmer	
Acarbose	+ Glucobay

Als *Nebenwirkungen* können Allergien und langanhaltende Hypoglykämien auftreten. *Interaktionen* mit Alkohol bedingen eine Verstärkung der Hyperglykämie. Verstärkt wird die blutzuckersenkende Wirkung bei gleichzeitiger Einnahme von Propranolol (β-Rezeptorenblocker, wie z. B. Dociton®), Salicylaten oder Sulfonamiden.

Auch während der *Schwangerschaft* sind orale Antidiabetika kontraindiziert, da die Blutzuckerschwankungen zu teratogenen Schäden führen können.

Heute wird **Acarbose** häufig als Mittel der ersten Wahl bei Typ-II-Diabetikern eingesetzt, immer dann, wenn die Diät alleine nicht ausreicht. Acarbose (Glucobay®) ist ein Hemmstoff der α-Glucosidase, die den Abbau von Poly-, Oligo- und Disacchariden katalysiert. Dadurch kommt es zu einer verzögerten Freisetzung und Resorption von Glucose und zu einer Glättung des Blutzuckertagesprofiles. *Nebenwirkungen*, wie z. B. Blähungen und Durchfälle, führen zu einer sehr unterschiedlichen Bewertung dieser Substanz.

Glucagon. Wir haben Glucagon als *Antagonist* und *Synergist* des Insulins kennengelernt. Es fördert den Abbau von Glykogen zu Glucose in der Leber und erhöht den Blutzuckerspiegel.

Glucagon wird zur Behandlung der Hypoglykämie eingesetzt. Als Fertigarzneimittel ist u. a. + Glucagon Novo im Handel. Glucagon besitzt außerdem eine positiv inotrope Wirkung am Herzen.

Zusammenfassung Diabetes mellitus

Das Pankreas ist ein Organ mit zwei großen Aufgabengebieten: Produktion von verdauungsfördernden Enzymen und Produktion von blutzuckerregulierenden Peptidhormonen im Inselapparat. Insulin senkt den Blutzuckerspiegel und Glucagon erhöht denselben. Ein dauernder Mangel an Insulin führt zu Diabetes mellitus.

Eine wesentliche Wirkung des Insulins ist die Erhöhung der Permeabilität der Zellmembranen von Muskel- und Fettzellen für Glucose. Dies erklärt ein Ansteigen des Blutzuckerspiegels bei Insulinmangel über den Normalwert von 70 bis 115 mg%.

Der Diabetes mellitus ist durch Hyperglykämie, Glukosurie, Gewichtsverlust, Hyperlipidämie, Ketonurie und Azidose gekennzeichnet.

Es muß zwischen Typ-II-Diabetes und Typ-I-Diabetes unterschieden werden. Letzterer ist ein echter Insulinmangel-Diabetes. Zur Behandlung des Typ-II-Diabetes reicht oft eine Diät und/oder der Einsatz von oralen Antidiabetika aus. Der juvenile Diabetes muß mit Insulin behandelt werden. Insulin muß injiziert werden.

Insulin-Präparate unterscheiden sich in der Zeitspanne bis zum Wirkungseintritt, dem Wirkungsmaximum und in der unterschiedlichen Wirkungsdauer. Dementsprechend können die insulinhaltigen Fertigarzneimittel in drei Gruppen gegliedert werden:

- Alt-Insulin (rascher Wirkungseintritt, kurze Wirkungsdauer)
- mittellangwirksame Verzögerungsinsuline,
- langwirksame Verzögerungsinsuline.

Die Depotwirkung wird durch Komplexbildung erreicht. Es kommt vor allem Humaninsulin zum Einsatz; in geringem Maße noch Schweine- und Rinderinsulin. Obwohl der Insulinbedarf bei ca. 40 IE pro Tag liegt, muß der Diabetiker meist höher dosieren. Wichtigste Nebenwirkung einer Insulintherapie ist die Hypoglykämie, ein Absinken des Blutzuckerspiegels unter den Normalwert. Die Hypoglykämie muß wegen der Gefahr von Hirnschäden sofort behandelt werden.

Als orale Antidiabetika werden hauptsächlich Sulfonylharnstoff-Derivate eingesetzt. Darüber hinaus haben noch Biguanide und die Acarbose eine gewisse Bedeutung. Orale Antidiabetika werden vor allem bei Typ-II-Diabetes genommen, wenn die körpereigene Insulinproduktion noch nicht ganz ausgefallen ist.

Glucagon, der Gegenspieler des Insulins, dient der Therapie von hypoglykämischen Zuständen.

11 Diuretika

Aufgaben der Nieren
Lage und Bau der Nieren
Funktion der Niere
Bau und Funktion von Harnleiter, Harnblase und Harnröhre
Diuretika – Wirkung und Einteilung

Die Wirkung sowie die Anwendung der **Diuretika** läßt sich nur mit der Kenntnis der Nierenfunktion verständlich erklären. Dazu ist zunächst eine Besprechung der Harnorgane notwendig.

Zu den Harnorganen (Abb. 11.**1**) zählt man

- *die beiden Nieren* (Renes),
- *die beiden Harnleiter* (Ureteren),
- *Harnblase* (Vesica urinaria),
- *Harnröhre* (Urethra).

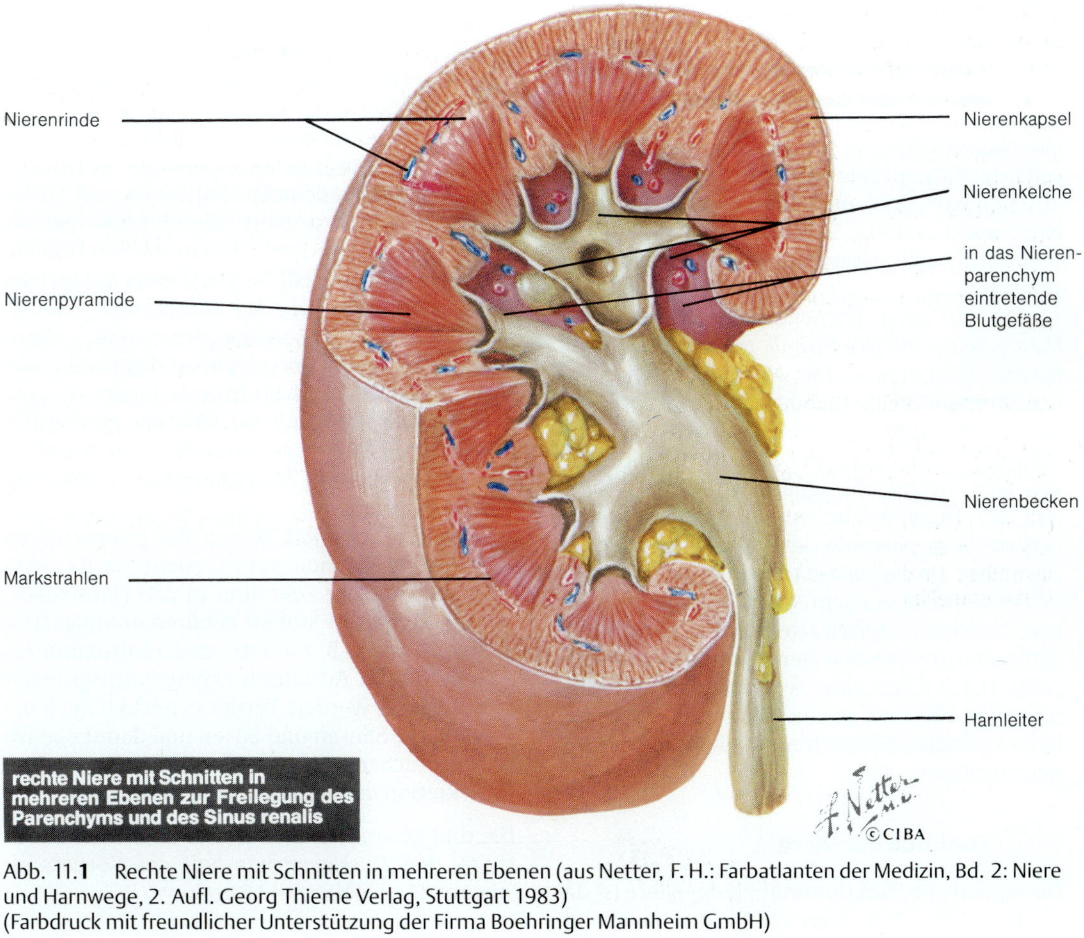

Abb. 11.**1** Rechte Niere mit Schnitten in mehreren Ebenen (aus Netter, F. H.: Farbatlanten der Medizin, Bd. 2: Niere und Harnwege, 2. Aufl. Georg Thieme Verlag, Stuttgart 1983)
(Farbdruck mit freundlicher Unterstützung der Firma Boehringer Mannheim GmbH)

Aufgaben der Nieren

Die Harnorgane leisten einen lebenswichtigen Beitrag zur Stabilität (Homöostase) unserer Körperfunktionen. Zu den wesentlichen Aufgaben gehören die *Regulation* des Flüssigkeitshaushaltes und die *Ausscheidung* (Exkretion). Die Nieren besitzen auch endokrine Funktionen. So werden das Renin (S. 198) und das Erythropoetin (ein Erythropoese stimulierender Faktor) in ihnen gebildet.

Über die Nieren werden *Harnstoff, Harnsäure* und Kreatinin, Abbauprodukte der Eiweiße und Nukleinsäuren, ausgeschieden. Auch andere nicht verwertbare Stoffwechselprodukte, Arzneistoffe oder Arzneistoffmetaboliten werden auf diesem Wege ausgeschieden.

Zum Verständnis der Regulation des Flüssigkeitshaushaltes ist die Kenntnis von Bau und Funktionen der Nieren mit Nierenbecken und Nierenkelchen erforderlich.

Lage und Bau der Nieren mit Nierenbecken und Nierenkelchen

Die Nieren liegen in der Lendengegend beiderseits der Wirbelsäule hinter der Bauchhöhle (s. ausklappbare Tafel am Schluß des Buches). Jede Niere wiegt ca. 150 g. Sie besitzt die charakteristische Form einer Bohne und ist von einer Fettkapsel umgeben.

Abb. 11.**1** zeigt den Schnitt durch eine Niere. Man erkennt die *Nierenrinde* mit den *Nierenkörperchen* (Glomerula). Das *Nierenmark* wird von den *Nierenpyramiden* gebildet. Letztere enthalten die *Sammelrohre* und *Henle-Schleifen*. Die Sammelrohre münden auf der Papille, die ihrerseits von dem *Nierenkelch* umfaßt wird. Die Gesamtheit der Nierenkelche münden in das *Nierenbecken*. Vom Nierenbecken wird der Harn im Harnleiter zur Harnblase transportiert.

Die Niere ist ein sehr stark durchblutetes Organ. Die Nierenarterien ästeln sich auf und bilden Arteriolen, die das Blut den Glomerula zuführen (Abb. 11.**2**). Über eine wegführende Arteriole wird das Blut aus jedem Glomerulum wieder herausgeleitet und durch ein Kapillarnetz den Venen zugeführt.

Funktion der Niere

Die eigentliche Funktionseinheit der Niere ist das *Nephron* (Abb. 11.**2**). Hier erfolgt die Harnbereitung. Beide Nieren des Menschen besitzen zusammen ca. 2 Millionen derartige Nephrone. Jedes Nephron besteht aus einem Glomerulum, d. h. einem Arterienknäuel, das von einer Bowman-Kapsel umgeben ist, und einem *Nierenkanälchen* (Tubulus). Wie Abb. 11.**2** zu entnehmen ist, gliedert sich jedes Nierenkanälchen in einen *proximalen Tubulus*, einen *distalen Tubulus* und die den geraden Teil des proximalen und des distalen Tubulus verbindende *Henle-Schleife*. Der distale Tubulus mündet in ein *Sammelrohr*.

Drei verschiedene Prozesse sind an der Harnbereitung beteiligt:

- *Glomeruläre Filtration.* In 24 Stunden fließen ca. 1500 l Blut durch die Nieren. Aus diesem Blut werden in den Arterienknäueln der Glomerula pro Tag ca. 150 l eines Ultrafiltrates, auch *Primärharn* genannt, abgepreßt. Die Filtrationsleistung ist unter anderem von der Durchblutung der Niere und dem Filtrationsdruck abhängig. Da der Mensch täglich etwa 1 bis 1,5 l Urin bildet, muß ein überwiegender Teil des Primärharns und auch der darin gelösten Stoffe wieder resorbiert werden.
- *Tubuläre Rückresorption.* Zahlreiche glomerulär filtrierte Substanzen werden im Tubulus durch verschiedene Mechanismen (z. B. Diffusion) wieder resorbiert. Magnesium- und Calcium-Ionen werden in einem solchen Umfang rückresorbiert, daß im Harn etwa die gleiche Konzentration wie im Blutplasma erreicht wird. Mit der Resorption dieser und anderer Elektrolyte und entsprechender Anionen, wie z. B. Chlorid- und Bicarbonat-Ionen, ist eine Rückresorption von ca. 99 % des glomerulär filtrierten Wassers verbunden. Glucose wird beim gesunden Menschen fast vollständig rückresorbiert.
- *Tubuläre Sekretion.* Neben der glomerulären Filtration können verschiedene Stoffe auch durch tubuläre Sekretion in den Harn gelangen. Zu diesen Stoffen gehören anorganische Ionen, wie z. B. Kalium- und Hydronium-Ionen, die im Austausch gegen Natrium-Ionen sezerniert werden. Ferner erreichen auch organische Säuren und Basen und damit ebenso entsprechende Arzneimittel durch tubuläre Sekretion den Harn.

Die drei genannten Prozesse ermöglichen es der Niere, den *Flüssigkeitshaushalt* des Körpers zu steuern. Dazu gehört die Regelung

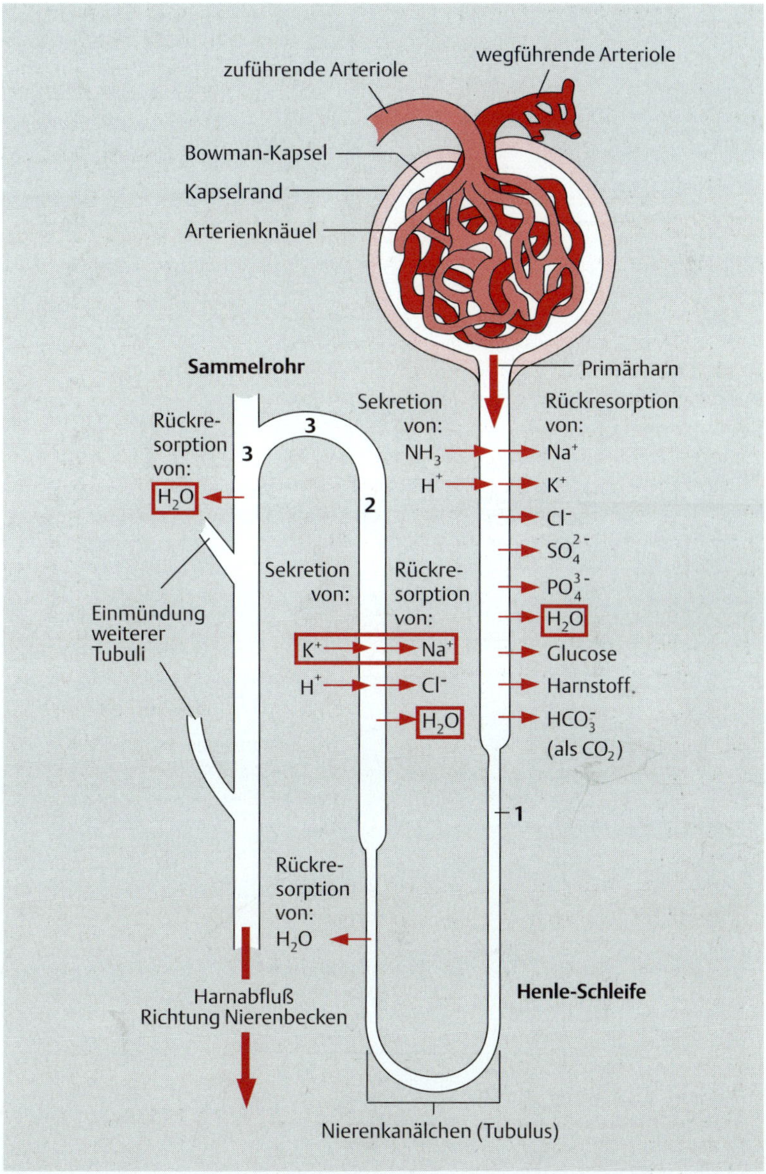

Abb. 11.**2** Nephron als Funktionseinheit der Niere. **1** Angriffsort für Schleifendiuretika, **2** Angriffsort für mäßig stark wirkende Diuretika, **3** Angriffsort für kaliumsparende Diuretika und Aldosteronantagonisten

- des Wasserhaushaltes,
- des Salzhaushaltes (Elektrolythaushaltes). Das Gleichgewicht zwischen Natrium- und Kalium-Ionen ist hier besonders wichtig *(Isoionie)*;
- des Säure-Base-Gleichgewichtes *(Isohydrie)*. Hier ist das Carbonat-Bicarbonat-Gleichgewicht von großer Bedeutung.
  $H_2O + CO_2 \overset{\text{Carboanhydrase}}{\rightleftharpoons} H_2CO_3 \rightleftharpoons HCO_3^- + H^+$
  Das Enzym Carboanhydrase katalysiert die Reaktion von Wasser und Kohlenstoffdioxid zu Kohlensäure;
- des osmotischen Druckes *(Isotonie)*.

Die Kontrolle dieser Regelungsprozesse erfolgt über Hormonsysteme. Eines dieser Hormonsysteme ist das *Renin-Angiotensin-Aldosteron-System*. Fallen z. B. die Na^+-Ionenkonzentration und der Blutdruck ab, so bewirkt dies eine verstärkte

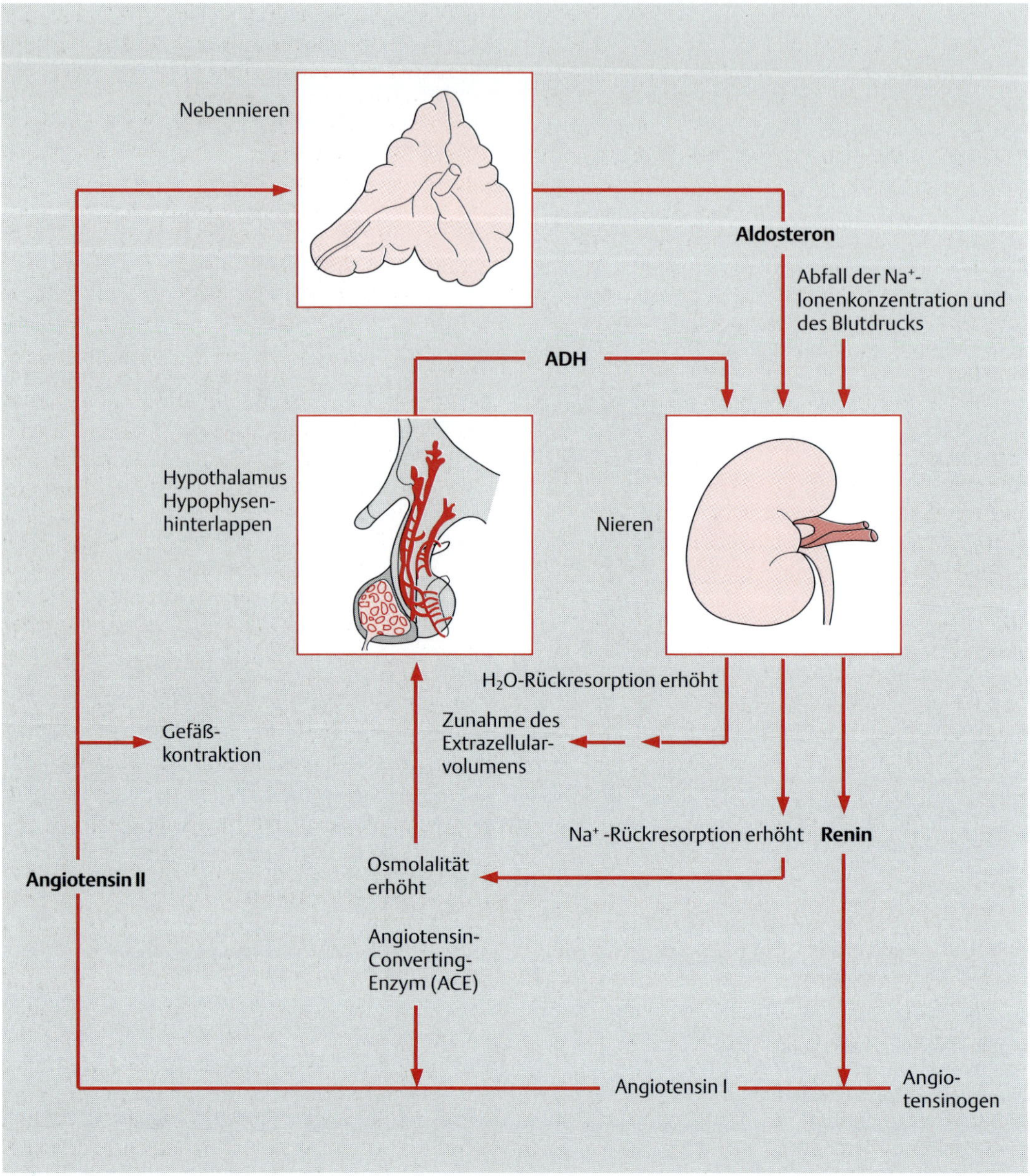

Abb. 11.3 Hormonelle Regelungsprozesse des Flüssigkeitshaushaltes durch das Renin-Angiotensin-Aldosteron-System und ADH (nach Löffler) u. Mitarb.)

Ausschüttung des Renins (eines Enzyms). Renin bewirkt im Blutplasma die Abspaltung von *Angiotensin I* aus Angiotensinogen. Angiotensin I wird durch ein Enzym, das sogenannte **Angiotensin-Converting-Enzym (ACE)**, gespalten, so daß als aktives Petidhormon das *Angiotensin II* entsteht. Angiotensin II seinerseits ruft eine erhöhte *Aldosteron*ausschüttung aus der Nebennierenrinde hervor (S. 222). Aldosteron führt in der Niere zu einer erhöhten Natriumrückresorption und damit auch zu einer *vermehrten Wasserrückresorption.* Angiotensin II besitzt eine sehr ausgeprägte gefäßverengende und dadurch *blutdrucksteigernde* Wirkung.

Ein zweites an der Kontrolle des Flüssigkeitshaushaltes beteiligtes Hormon ist das im Hypophysenhinterlappen gespeicherte *Vasopressin*, auch *a*nti*d*iuretisches *H*ormon *(ADH)* genannt. Steigt der osmotische Druck im Blut über die Norm an, so kommt es zu einer ADH-Ausschüttung. ADH führt über eine Erhöhung der Wasserdurchlässigkeit von Tubuli und Sammelrohren zu einer gesteigerten Wasserrückresorption. Damit ist wieder Homöostase erreicht. Die aufgeführten hormonellen Regelungsprozesse gibt Abb. 11.**3** wieder.

Bei **Funktionsstörungen** der Niere handelt es sich häufig um Störungen des Elektrolyt- und Wasserhaushalts, die sich in Form von **Ödemen** äußern. Bei Ödemen ist die Flüssigkeitsmenge außerhalb der Gefäße und hier besonders in den Zellzwischenräumen stark vermehrt. Wie wir bereits wissen tritt bei Herzinsuffizienz ein erhöhter Venendruck auf, der einen verminderten Rückfluß von interstitieller (= die Zellzwischenräume betreffend) Flüssigkeit zur Folge hat. Wenn durch die verminderte Herzleistung auch der arterielle Blutdruck und die Nierendurchblutung und damit auch die glomeruläre Filtration herabgesetzt sind, ist zusätzlich noch die Ausscheidung von Natrium- und Chlorid-Ionen sowie von Wasser vermindert.

Ödeme lassen sich wie folgt gliedern:

Akute Ödeme
- Hirnödem,
- Lungenödem

Chronische Ödeme
- durch Funktionseinschränkung oder -ausfall von Herz, Leber und Nieren sowie durch Thrombosen bedingte Ödeme,
- durch Vergiftungen oder Allergien bedingte Ödeme,
- Eiweißmangelödeme,
- arzneimittelbedingte Ödeme (z. B. durch Glucocorticoide).

Bau und Funktion von Harnleiter, Harnblase und Harnröhre

Im vergangenen Abschnitt haben wir erfahren, wie aus der großen Menge des auf dem Wege der glomerulären Filtration gebildeten Primärharns durch tubuläre Rückresorption und tubuläre Sekretion Harn (Urin) entsteht. Dieser Harn tritt aus den Sammelrohren in die Nierenkelche und von dort ins Nierenbecken. Von jedem der beiden Nierenbecken führt ein *Harnleiter* zur Blase.

Die Harnleiter sind ca. 25 cm lang. Sie besitzen mehrere Schichten glatter Muskulatur. Die peristaltischen Bewegungen dieser Muskulatur transportieren den Harn in die Blase. Ein ventilartiger Verschlußmechanismus gestattet den Urinfluß nur in einer Richtung, nämlich nur vom Harnleiter in die Blase und nicht umgekehrt.

Die *Harnblase* dient der Aufnahme des Harns. Sie besitzt eine äußere Wandschicht aus glatter Muskulatur und eine innere Wandschicht aus Schleimhaut. Das Fassungsvermögen der Harnblase liegt zwischen 150 und 500 ml. Der Abfluß des Harns wird durch zwei Schließmuskel kontrolliert. Der obere Schließmuskel arbeitet unwillkürlich, der untere willkürlich. Die Harnblase wird über die *Harnröhre* entleert. Die Harnröhre ist bei der Frau 2,5 bis 4 cm und beim Mann 20 bis 25 cm lang. Beim Mann handelt es sich um eine gemeinsame Harn-Samen-Röhre, die im oberen Teil von der *Vorsteherdrüse* (Prostata) umgeben ist. Die Harnröhre ist im Inneren von einer Schleimhaut ausgekleidet.

Bei den infektiösen Erkrankungen der besprochenen Harnorgane steht die Therapie mit Chemotherapeutika im Vordergrund (S. 266 f.).

Diuretika – Wirkung und Einteilung

Mit den Ödemen lernten wir ein Symptom von Erkrankungen kennen, das eine „Entwässerung" des Körpers notwendig macht. Zu diesem Zweck werden Diuretika eingesetzt.

Diuretika sind Arzneimittel, die den Harnfluß vergrößern. Bei ihrer Anwendung wird stets das Ziel verfolgt, vermehrt extrazelluläre Flüssigkeit auszuscheiden. Dies ist nur möglich über eine Ausscheidung entsprechender Mengen körpereigener Salze (Elektrolyte). Da die Mehrzahl der eingesetzten Diuretika über einen derartigen Mechanismus wirken, wird die Arzneimittelgruppe der Diuretika häufig auch **Saluretika** (lat. sal: Salz) genannt.

Überlegen wir uns, welche *Wirkungsorte* es für Diuretika in der Niere gibt, so verfügen wir bereits über ein geeignetes Einteilungskriterium. Ein weiteres Einteilungskriterium soll der *Wirkungsmechanismus* sein.

Xanthinderivate wie Coffein, Theophyllin und Theobromin fördern die Herz-Kreislauftätigkeit. Dies bedingt eine vermehrte Nierendurchblutung und damit auch eine gesteigerte glomeruläre Filtration. Die Xanthin-Derivate hemmen außerdem die Natrium-Ionenrückresorption direkt an den *Nierentubuli*. Insgesamt ist die diuretische Wirkung dieser Stoffgruppe jedoch gering.

Osmotisch wirkende Diuretika. Stoffe wie z. B. **Mannit** werden in den Glomerula ungehindert filtriert. Sie gelangen in die Tubuli und werden von hier aus nicht rückresorbiert und halten deswegen Wasser in den Tubuli fest. Salze werden kaum vermehrt ausgeschieden. Mannit wird zur Entwässerung von Hirnödemen und zur *forcierten Diurese* z. B. bei Schlafmittelvergiftung eingesetzt.

Stark und meist kurz wirkende Diuretika hemmen im aufsteigenden Teil der *Henle-Schleife* die Rückresorption von Natriumchlorid. Diese Gruppe wird deswegen auch **Schleifendiuretika** genannt. Wichtige Vertreter dieser Gruppe sind Furosemid, Torasemid, Etacrynsäure und Etozolin (Tab. 11.**1**).

Die Strukturformel des Furosemids (Abb. 11.**4**) läßt die Verwandschaft zu den Sulfonamiden deutlich werden. Indikationen und Nebenwirkungen sind in Tab. 11.**1** zusammengestellt. Der Wirkungseintritt der Diuretika dieser Gruppe erfolgt relativ rasch, für Furosemid bei oraler Gabe nach 20 bis 30 min.

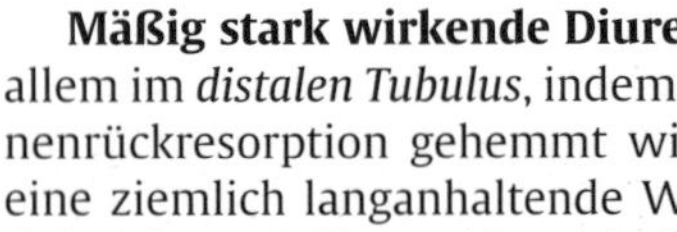

Furosemid

Abb. 11.**4**

Mäßig stark wirkende Diuretika wirken vor allem im *distalen Tubulus*, indem die Natrium-Ionenrückresorption gehemmt wird. Sie besitzen eine ziemlich langanhaltende Wirkung. Es handelt sich um Sulfonamide, wobei die Sulfonamidgruppe bei den einzelnen Untergruppen an unterschiedlichen heterocyclischen Ringsystemen sitzt, z. B. an einem *Benzothiadiazin-Grundgerüst (Thiazid-Grundgerüst)*, wie Polythiazid, oder an einem *Oxachinazolin-Grundgerüst*, wie Metolazon (Abb. 11.**5**; Beispiele, Indikationen und Nebenwirkungen Tab. 11.**1**).

Der Wirkungseintritt der mäßig stark wirkenden Diuretika liegt bei oraler Applikation nach 1 bis 4 Stunden.

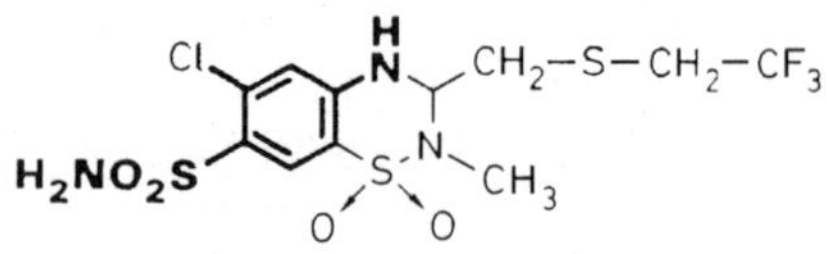

Polythiazid

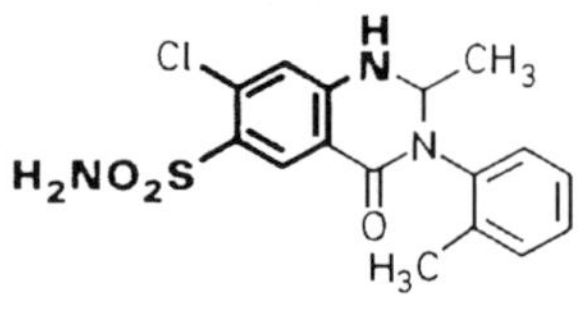

Metolazon

Abb. 11.**5**

Den stark und mäßig stark wirkenden Diuretika ist eine Hemmung der Na^+-Rückresorption aus den Nierentubuli gemeinsam. Dadurch wird die Natriumchlorid- und Bicarbonatausscheidung und als Folge davon die Wasserausscheidung erhöht. Nachteil dieser Stoffe ist ein durch sie verursachter erhöhter Kaliumverlust (bedingt **Hypokaliämie**) und Magnesiumverlust **(Hypomagnesiämie)**. Der Kaliumverlust beruht sehr wahrscheinlich auf

- einer verstärkten Kaliumsekretion im distalen Tubulus, weil durch das Diuretikum mehr Natrium-Ionen diesen Ort des Na^+/K^+-Austauschs erreichen;
- einer Anregung der Aldosteronsekretion durch das Diuretikum, wodurch ebenfalls der Na^+/K^+-Austausch gesteigert wird.

Eine Therapie mit den stark und mäßig stark wirkenden Diuretika macht deswegen die Kontrolle des Kaliumspiegels im Blutplasma erforderlich.

Kaliumsparende Diuretika greifen im letzten Abschnitt des *distalen Tubulus* und in den Sammelrohren an. Ihre die Natrium-Ionen*resorption* und Kalium-Ionen*sekretion* hemmende Wirkung macht den Namen der Gruppe verständlich. Amilorid und Triamteren sind die charakteristischen Vertreter dieser Gruppe (Abb. 11.**6**).

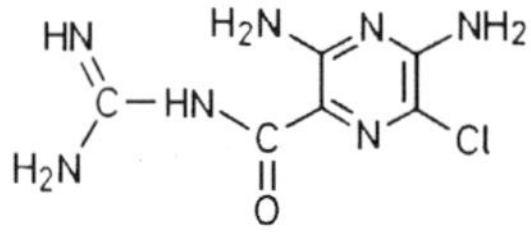

Amilorid

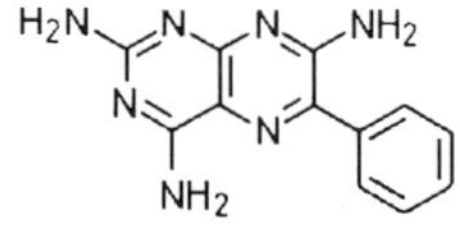

Triamteren

Abb. 11.**6**

Tabelle 11.1 Diuretika (35) (fast alle Präparate unterliegen der Verschreibungspflicht)

Gruppe mit Wirkungsort	**INN/ Substanz**	**Fertigarzneimittel®**	Grundgerüst	Indikationen	Nebenwirkungen
Osmotisch wirkende Diuretika	Mannitol	Mannitol versch. Hersteller Osmofundin	D(–)Mannit D(–)Mannit	Hirnödem, Vergiftungen	
Stark und meist **kurz** wirkende Diuretika (Henle-Schleife)	Etacrynsäure Etozolin Furosemid Piretanid Torasemid	+ Hydromedin + Elkapin + Lasix + Furosemid (verschiedener Hersteller) + Arelix + Unat	Phenoxyessigsäure Thiazolidin Sulfamoylanthranilsäure 5-Sulfamoylbenzoesäure Sulfonylharnstoff-Derivat	– Hypertonie – Ausschwemmung von Ödemen – Vergiftungen – Anfangsphase des akuten Nierenversagens – renal bedingte Azidose	– Hyperurikämie (Gicht) – Hypovolämie (Verminderung der zirkulierenden Blutmenge) – Verschlechterung einer diabetischen Stoffwechsellage – Hypokaliämie
Mäßig stark wirkende Diuretika (distaler Tubulus)	Bendroflumethiazid Butizid Chlorazanil Chlortalidon Clopamid Hydrochlorothiazid Mefrusid Metolazon Polythiazid	+ Sinesalin + Saltucin Orpidan + Hygroton + Brinaldix + Esidrix + Baycaron + Zaroxolyn + Polypress	Benzothiadiazin Benzothiadiazin Triazinderivat Benzosulfonamid Benzosulfonamid Benzothiadiazin Benzoldisulfonamid Oxochinazolin Benzothiadiazin	– Diabetes insipidus (vermehrte Harnausscheidung bei Mangel an Vasopressin oder fehlende Ansprechbarkeit der Nierentubuli auf Vasopressin) – renales Ödem – Hypertonie – kardiales Ödem – Schwangerschaftsödem – Hyperkalzurie – renal bedingte Azidose	– Verschlechterung einer diabetischen Stoffwechsellage – Hypokaliämie – Hyperurikämie (Gicht)
Kaliumsparende Diuretika (letzter Abschnitt des distalen Tubulus und Sammelrohre)	Triamteren	+ Jatropur	Pteridin	– Kaliummangel bei Herzinsuffizienz, – Hypertonie – Unterstützung einer Saluretikatherapie – kaliumsparende Begleittherapie bei Behandlung mit anderen Diuretika	– gastrointestinale Störungen – Hyperkaliämie bei Langzeittherapie – Amenorrhoe
Aldosteronantagonist (letzter Abschnitt des distalen Tubulus und Sammelrohre)	Spironolacton	+ Aldactone + Osyrol + Spironolacton 50 Heumann	Androsten	– hepatogenes Ödem – renales Ödem – schwere Hypertonie	– Hyperkaliämie bei Langzeittherapie – Vergrößerung der männlichen Brustdrüse – Stimmveränderungen – Amenorrhoe

Indikationen und Nebenwirkungen dieser Stoffe sind in Tab. 11.**1** angeführt. Der Wirkungseintritt erfolgt nach 1 bis 2 Stunden.

Der **Aldosteron-Antagonist Spironolacton** besitzt die gleichen Wirkungsorte wie die Kaliumsparenden Diuretika, damit ist seine Wirkung ebenfalls „kaliumsparend“. Die strukturelle Ähnlichkeit von Aldosteron und Spironolacton macht den antagonistischen Effekt des Spironolactons, d. h. die Konkurrenz um die Rezeptoren in den Tubuluszellen, verständlich (Abb. 11.**7**).

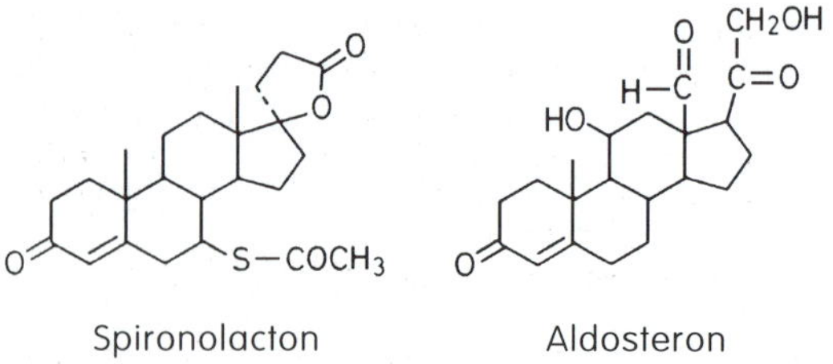

Abb. 11.**7**

Bei einer Therapie mit Aldosteron-Antagonisten ist zu beachten, daß ein Wirkungsmaximum erst 2 bis 3 Tage nach Therapiebeginn erreicht wird. Indikationen und Nebenwirkungen Tab. 11.**1**.

Kaliumsparende Diuretika und Spironolacton verfügen über eine relativ schwache diuretische Wirkung im Vergleich zu den beiden zuvor besprochenen Gruppen.

Als *Kontraindikationen* für die *Schleifendiuretika* gelten **Coma hepaticum** (Leberkoma), Niereninsuffizienz bei Vergiftungen mit nieren- und leberschädigenden Stoffen, schwere Hypokaliämie und Hyponatriämie. Für die *mäßig stark wirkenden Diuretika* (Thiazide und wirkungsverwandte Stoffe) werden **Coma hepaticum**, therapieresistente Hypokaliämie und Niereninsuffizienz mit Anurie (stark eingeschränkte Harnproduktion) als Kontraindikationen angeführt.

Pflanzliche Drogen mit diuretischer Wirkung, die eine positive Monographie der Kommission E (Bundesamt für Arzneimittel und Medizinprodukte) erhielten, sind u. a.:

- Birkenblätter *(Betulae folium)*
- Goldrutenkraut *(Solidaginis virgaureae herba)*
- Hauhechelwurzel *(Ononidis radix)*
- Brennesselkraut *(Urticae herba)*
- Schachtelhalmkraut *(Equiseti herba)*
- Orthosiphonblätter *(Orthosiphonis folium)*

Eine Auswahl von Fertigarzneimittel, die derartige Drogen enthalten, bringt Tab. 11.**2**.

Zusammenfassung

Die Nieren erfüllen mit der Regulation des Flüssigkeitshaushaltes und der Ausscheidung zwei äußerst wichtige Aufgaben im Körper.
Die Funktionseinheiten der Niere sind die Nephrone. Hier finden die drei für die Harnbereitung wesentlichen Prozesse statt: *glomeruläre Filtration, tubuläre Rückresorption* und *tubuläre Sekretion.* Über diese Prozesse wird der Flüssigkeitshaushalt des Körpers gesteuert. Die Regelung erfolgt hormonell durch das Renin-Angiotensin-Aldosteron-System und das Vasopressin (ADH).
Funktionsstörungen der Niere, wie sie bei Entzündung derselben (Nephritis, Glomerulonephritis, Pyelonephritis) auftreten können, führen zu einer Störung des Elektrolyt- und Wasserhaushaltes. Eine häufige Folge von Nierenfunktionsstörungen sind die Ödeme. Die Ursachen derartiger Funktionsstörungen liegen oft außerhalb der Niere (z. B. Herzinsuffizienz).
Diuretika sollen den Harnfluß und dadurch auch die Ausscheidung der extrazellulären Flüssigkeit vergrößern. Entsprechend dem Mechanismus der

Tabelle 11.**2** Pflanzliche Diuretika (35)

Teezubereitungen®	Pflanzliche Kombinationspräparate®	Additiva®
Heumann Blasen- und Nierentee Solubitrat N	Asparagus- P Tabletten Solidagoren N Tropfen	Kneipp-Birkenblätter-Pflanzensaft Kneipp-Brennessel-Pflanzensaft
Harntee Steiner Nierentee 2000 Nieron-Blasen- und Nieren-Tee	Nieron S Liquidum/Kapseln Solidagoren N Tropfen	
Standardzugelassene Blasen- und Nierentees		

Mehrzahl der Diuretika werden diese auch als Saluretika bezeichnet.
Xanthinderivate wirken über eine verstärkte Nierendurchblutung. Die diuretische Wirkung ist gering. Auch die diuretische Wirkung der osmotisch wirkenden Stoffe Mannit und Harnstoff ist nicht sehr stark.
Eine Gliederung der Diuretika ist nach dem Wirkungsort möglich (Tab. 11.**1**).
Die Mehrzahl der heute eingesetzten Diuretika gehört zur Stoffgruppe der Sulfonamide. Entsprechend dem chemischen Grundgerüst wird eine wichtige Gruppe auch Thiazide und wirkungsverwandte Stoffe genannt. Allen gemeinsam ist die Wirkung über eine Hemmung der Rückresorption von Natrium-Ionen und eine damit verbundene erhöhte Wasserausscheidung. Wichtigste Nebenwirkung ist ein verstärkter Kaliumverlust.
Zu den kaliumsparenden Diuretika gehören z. B. Triamteren und Amilorid. Auch der Aldosteron-Antagonist Spironolacton besitzt aufgrund seines Wirkungsortes eine kaliumsparende Wirkung. Diese Stoffe werden mit Thiaziden und wirkungsverwandten Stoffen kombiniert, um die kaliuretische Wirkung letzterer auszugleichen.
Wichtige Indikationen für Diuretika sind Hypertonie, Ödeme, drohende Anurie bei Nierenversagen und bestimmte Vergiftungsfälle.
Bei den Nebenwirkungen stehen die Folgen einer Hypokaliämie im Vordergrund (z. B. Funktionsstörungen des Herz-Kreislaufsystems).

Fragen

1. Erklären Sie die menschliche Harnmenge von nur ca. 1,5 l bei einer glomerulären Filtrationsleistung von ca. 150 l Primärharn.
2. Geben Sie ein Beispiel für einen Steuerungsprozeß, bei dem Kalium- und Natrium-Ionen eine entscheidende Rolle spielen.
3. Erklären Sie, wie es der Niere möglich ist, den osmotischen Druck im Körper zu regeln.
4. Als Folge einer Herzinsuffizienz kommt es zu verminderter Nierendurchblutung und erhöhter Aldosteronsekretion. Erläutern Sie die Folgen dieser Erscheinung.
5. Warum wirken auch Herzglykoside indirekt diuretisch?
6. Erklären Sie die erhöhte Wasserausscheidung bei gesteigerter NaCl-Ausscheidung als Folge einer Diuretikawirkung.
7. Versuchen Sie, das Auftreten eines Eiweißmangelödems zu erklären.

12 Hypotonie und Hypertonie

Hypotonie
Hypertonie

Die Krankheitsbilder von Hypotonie und Hypertonie mit ihrer Therapie bieten eine geeignete Möglichkeit, die Kenntnisse vom *autonomen Teil* des *peripheren Nervensystems* (S. 92 ff.), von Herz- und Kreislauferkrankungen (S. 159 ff.) und Diuretika zu vertiefen und zu festigen.

Wir wollen uns hier zunächst nochmals die den Blutdruck beeinflussenden Faktoren im Zusammenhang mit dem autonomen Teil des peripheren Nervensystems vergegenwärtigen:

- direkte Sympathomimetika steigern über eine Erregung adrenerger α-Rezeptoren und damit eine Gefäßverengung den Blutdruck,
- α-Rezeptorenblocker, wie z. B. Doxazosin, verringern den Blutdruck über eine Gefäßerweiterung,
- β-Rezeptorenblocker (Betablocker) wirken ebenfalls blutdrucksenkend,
- Antisympathotonika stören die Synthese, Freisetzung oder Speicherung von Noradrenalin. Der Sympathikustonus wird vermindert. Dadurch kann einmal peripher der Gefäßwiderstand vermindert werden (z. B. Blutdrucksenkung durch Reserpin) oder zentral bedingt eine Blutdrucksenkung erreicht werden (z. B. mit Clonidin, Guanfacin und Methyldopa).

Bei der Besprechung der **Herzmuskelinsuffizienz** erfuhren wir, daß diese u. a. durch **Hypertonie** bedingt sein kann. Desgleichen zählt die Hypertonie zu den Risikofaktoren der Koronarinsuffizienz. Der Einsatz von β-Rezeptorenblockern und Calciumantagonisten als blutdrucksenkende Arzneimittel wurde hier mehrmals erwähnt.

Im Rahmen der **Diuretika** trat die Hypertonie nochmals als wichtiges Indikationsgebiet auf.

Hypotonie und Antihypotonika

Von einer **Hypotonie** oder hypotonen Kreislaufregulationsstörungen spricht man, wenn der systolische Blutdruck unter der Norm von 100 – 110 mmHg und der diastolische Blutdruck unter 50 – 60 mmHg liegt. Krankheitswert hat niedriger Blutdruck nur, wenn objektive Symptome auf mangelnde Organdurchblutung hinweisen. Leitsymptome dafür sind Müdigkeit und eingeschränkte Leistungsfähigkeit in den Morgenstunden mit Besserung im Laufe des Tages.

Eine sehr häufige Form der Hypotonie ist die orthostatische Fehlregulation, kurz **Orthostase** genannt. Wechselt der Mensch seine Lage vom Liegen zum Stehen, so kommt es zu einem Blutandrang in der unteren Körperhälfte, dadurch nimmt die venöse Blutzufuhr zum Herz ab. Zum Ausgleich werden durch Erhöhung des Sympathikustonus Adrenalin und Noradrenalin freigesetzt, damit wieder genügend Blut in die rechte Herzhälfte strömt. Kommt es nicht sofort zu diesem Ausgleich, so treten die Symptome der Orthostase auf. Diese sind:

- Abfall des systolischen Blutdrucks im Stehen um mehr als 20 – 30 mmHg,
- Schwindel,
- Augenflimmern,
- Schweißausbruch,
- Kopfschmerzen,
- Herzklopfen,
- Ohrensausen,
- Ermüdbarkeit,
- übermäßige Steigerung der Atmung **(Hyperventilation)**,
- eventuell Kollaps.

Den Zusammenhang dieser Symptome stellt Abb. 12.**1** dar.

Da es bei der oben genannten **Form der Hypotonie** trotz einer *Steigerung* des Sympathikustonus zu einer Abnahme des systolischen Blutdrucks, einem Anstieg des diastolischen Blutdrucks und einer starken Zunahme der Herzfrequenz kommt, spricht man von einer **hypersympathotonen Form** (ca. 70 % aller Hypotonien). Zu

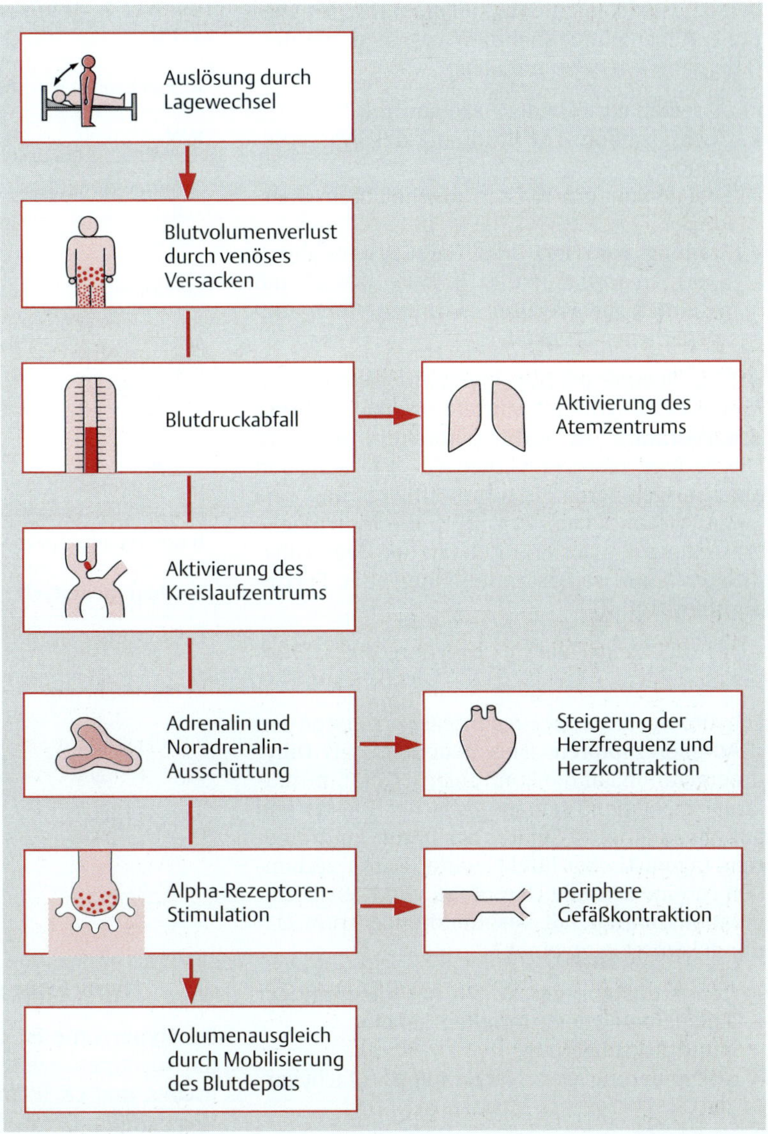

Abb. 12.**1** Die orthostatische Kettenreaktion

dieser Form gehört auch die Hypotonie in der Schwangerschaft.

Von einer **hyposympathotonen Form** der Hypotonie spricht man, wenn die Herzfrequenz nur schwach ansteigt, während der systolische und der diastolische Blutdruck erniedrigt sind. Eine schwere Hypotonie entsteht auch infolge Nebenniereninsuffizienz (S. 219 f.).

Damit wenden wir uns bereits den *Ursachen* einer Hypotonie zu:

- Gefäßregulationsstörungen; hier spielt häufig Veranlagung eine Rolle,
- Blut-, Plasma- oder starke Flüssigkeitsverluste,
- Infektionskrankheiten,
- Herzinsuffizienz,
- Arzneimittel (z. B. Antidepressiva und Neuroleptika).

Eine Hypotonie ist *kausal* meist nicht zu behandeln. Es ist deswegen sinnvoll, wenn vor und neben der medikamentösen *symptomatischen* Therapie Allgemeinmaßnahmen ergriffen werden. Dazu zählen gegebenenfalls:

- Absetzen auslösender Arzneimittel,
- Kochsalzzufuhr zur Erhöhung des Wasserbestandes,
- Schlafen mit um 20 Grad angehobenem Oberkörper,
- Training von Herz und Gefäßsystem durch Sport, Hydrotherapie (z. B. kalte Güsse) und regelmäßiger Wechsel zwischen Ruhe und körperlicher Tätigkeit.

Bei der *Therapie* der hypersympathotonen Hypotonie ist das hydrierte Mutterkornalkaloid **Dihydroergotamin** als Antihypotonikum indiziert. Die geringe Bioverfügbarkeit (2–4%) aufgrund eines ausgeprägten First-pass-Effektes und eine lange Wirkungsdauer erfordern die individuelle Einstellung der Dosierung durch den Arzt. Dihydroergotamin ist Bestandteil folgender **Fertigarzneimittel**:

+ DET MS Rentschler®, + Dihydergot®, + Tonopres®.

Dihydroergotamin ist ein *partieller Agonist* an den α-Adrenorezeptoren. Dies bedeutet, daß Dihydroergotamin auf die kontrahierte Gefäßmuskulatur erschlaffend (antagonistischer Effekt) und auf die dilatierte Gefäßmuskulatur kontrahierend (agonistischer Effekt) wirkt. Damit verbunden ist eine zentrale Dämpfung von Kreislaufregulationszentren, z. B. Vasomotorenzentrum. Dadurch kommt es zu einer

- Tonuszunahme der Venen bei gleichzeitiger Entspannung der arteriellen Gefäße,
- Blutdrucksteigerung,
- Verhinderung des Herzklopfens (Tachykardie).

Die Symptome der Orthostase verschwinden.

Die hyposympathotone Hypotonie ist ein Indikationsgebiet für α-Sympathomimetika (Tab. 7.**2**, S. 98). Eine Zusammenstellung dieser Gruppe von Fertigarzneimitteln gibt Tab. 12.**1**.

Die schwere Hypotonie infolge von Nebenniereninsuffizienz wird mit Mineralocorticoiden, wie z. B. Fludrocortison (+ Astonin®-H), behandelt.

Tabelle 12.**1** α-Sympathomimetika als Antihypotonika (18)

a Einzelstoffpräparate

INN	Fertigarzneimittel®
Ameziniummetilsulfat	+ Regulton
Dopamin	+ Dopamin verschiedener Hersteller
Etilefrin HCl	Effortil Effortil-Depot
Gepefrin	+ Pressionorm
Midodrin	Gutron
Norfenefrin	Novadral Norfenefrin verschiedener Hersteller
Oxedrin	Sympatol
Prolintan	Katovit N

b Kombinationspräparate

Fertigarzneimittel®	Zusammensetzung
Amphodyn	Etilefrin, Aescin (aus Roßkastanienextrakt)
+ Dihydergot plus	Etilefrin, Dihydroergotaminmesilat
Ordinal-retard	Norfenefrin, Octodrin-camphersulfonat, Adenosin
+ Effortil plus	Dihydroergotaminmesilat, Etilefrin

Hypertonie und Antihypertonika

Bei **Hypertonie ist der** *arterielle Blutdruck* über die Normgrenze von ca. 160 mmHg für den systolischen und ca. 90 mm Hg für den diastolischen Wert *erhöht*. Die Normgrenze ist altersabhängig, d. h. sie liegt im Alter höher als in der Jugend.

Die wichtigsten Formen der Hypertonie sind die **essentielle Hypertonie** (primäre oder genuine Hypertonie) und die renale Hypertonie. Die essentielle Hypertonie ist mit ca. 80% die häufigste Form. Ihre Ursache ist noch nicht geklärt, daher ist nur eine symptomatische Therapie möglich.

Die renale Hypertonie macht ca. 18% der Hypertonieerkrankungen aus. Ihre Ursachen können verschiedene Nierenerkrankungen sein.

Als *Symptome* einer Hypertonie treten unter anderem Kopfschmerzen, Ohrensausen und Gesichtsröte auf. Ferner ist der Augenhintergrund durch Verengung und Verhärtung der Gefäße verändert. Die Hypertonie gehört zu den wichtigsten Risikofaktoren für eine Arteriosklerose und damit auch für einen Herzinfarkt oder einen Schlaganfall (**Apoplexie, apoplektischer Insult** S. 175).

Der Blutdruck unterliegt erheblichen Tagesschwankungen (vgl. Biorhythmus S. 20 f.). Beim Hochdruckkranken mit essentieller Hypertonie liegen die Spitzenwerte gegen 10 Uhr morgens, die Tiefstwerte gegen 3 Uhr nachts. Die Einnahme von Antihypertonika hat deswegen – und auch entsprechend den Therapieempfehlungen der Arzneimittelkommission der deutschen Ärzteschaft – in den Morgenstunden zu erfolgen.

Bei einer leichten Hypertonie und als Begleittherapie sollten allgemeine Maßnahmen zur Anwendung gelangen:

- diätetisch verstärkte Zufuhr von Kalium und Magnesium (antihypertensive Wirkung durch Erhöhung der Kalium- und Magnesiumkonzentration im Organismus),
- diätetisch verstärkte Zufuhr von Eicosapentaensäure – einer mehrfach ungesättigten Fettsäure – z. B. durch Makrelendiät,
- kochsalz- und kalorienarme Diät,
- Rauchverbot,
- gleichmäßige, häufige körperliche Betätigung.

Der *Arzneimitteltherapie* sollen die Empfehlungen der *Deutschen Liga zur Bekämpfung des hohen Blutdrucks e. V.* zugrunde gelegt werden. Diese Empfehlungen stellen einen Stufenplan dar, der je nach Schweregrad der Hypertonie eine Mono- oder Kombinationstherapie empfiehlt. Er gilt für Patienten, die außer Hypertonie keine weiteren Erkrankungen oder Risikofaktoren aufweisen.

Bei der Hochdruckbehandlung muß der Arzt eine ganze Reihe von Besonderheiten beachten. Dafür seien hier nur drei Beispiele angeführt. Patienten über 65 Jahre sollten bevorzugt mit Calciumantagonisten und Diuretika therapiert werden. Liegt eine therapierefraktäre Hypertonie vor, d. h. eine Hypertonie, die auf die angeführte Therapie nicht anspricht, so wird die Kombination von ACE-Hemmer, Schleifendiuretikum und Calciumantagonist oder Minoxidil, Schleifendiuretikum und Betablocker empfohlen. Eine dritte Besonderheit ist das Vorliegen von Begleiterkrankungen, wie z. B. Herzmuskelinsuffizienz, Diabetes mellitus oder Hyperlipidämie.

Entsprechend dem in Tab. 12.**2** aufgeführten Stufenplan werden nun die einzelnen Wirkstoffe

Tabelle 12.**2** Stufenplan zur Hypertonie-Behandlung. Jede Zeile stellt eine Behandlungsalternative dar

	Diuretika	β-Blocker	Ca-Antagonist	ACE-Hemmer	α_1-Rezeptorenblocker	α_2-Stimulatoren	Vasodilatoren
Stufe 1	+						
		+					
			+				
				+			
					+		
Stufe 2	+	+					
	+		+				
	+			+			
	+				+		
		+	+				
				+	+		
Stufe 3	+	+					+
	+		+	+			
	+					+	+

bzw. Wirkstoffgruppen erklärt. Beispiele für Fertigarzneimittel sind dann in weiteren Tabellen zusammengefaßt (Tab. 12.**3** Einzelstoffe, 12.**4** Kombinationspräparate).

Diuretika (Saluretika) *fördern eine vermehrte Natriumchloridausscheidung* über die Niere. Dadurch tritt eine Abnahme des Plasma- und des extrazellulären Flüssigkeitsvolumens ein. In den Gefäßwänden erfolgt eine Abnahme der Natriumionenkonzentration. Die Folge ist eine Verringerung der Spannung der peripheren Gefäße und damit eine Blutdrucksenkung. Man spricht auch von einer Abnahme des peripheren Gefäßwiderstandes. Wichtige Stoffe, die hier eingesetzt werden, sind Clopamid, Furosemid, Hydrochlorothiazid, Mefrusid u. a.

β-Blocker ist die Kurzbezeichnung für β-Rezeptorenblocker. Ihre blutdrucksenkende Wirkung ist noch nicht vollständig geklärt. Zunächst setzen sie das Herzzeitvolumen und die Reninabgabe in der Niere herab. Schließlich kommt es infolge einer Senkung des peripheren Gefäßwiderstandes zur Blutdrucksenkung (vgl. auch Angina-pectoris-Therapie S. 171 f.). Beim Einsatz von β-Blockern ist zu beachten, daß diese eine Schuppenflechte (Psoriasis vulgaris) auslösen, die Sym-

Tabelle 12.**3** Fertigarzneimittel zur Behandlung des Bluthochdruckes

INN	**Fertigarzneimittel®**	Wirkstoffgruppe
Clopamid Furosemid Hydrochlorothiazid Mefrusid	+ Brinaldix + Lasix + Esidrix + Baycaron	**Diuretika**
Atenolol Bisoprolol Bupranolol Propranolol	+ Tenormin + Concor + betadrenol + Beta-Tablinen + Dociton	**β-Rezeptorenblocker** (β-Blocker) vgl. Tab. 9.**5**, S. 173
Nifedipin Nitrendipin	+ Adalat + Aprical + Nifedipin verschiedener Hersteller + Bayotensin	**Calciumantagonisten** vgl. Tab. 9.**5**, S. 173
Benazepril Captopril Cilazapril Enalapril Fosinopril Lisinopril Ramipril Trandolapril	+ Cibazen + Lopirin + tensobon + Dynorm + Pres + Xanef + Dynacil + Fosinorm + Acerbon + Delix + Vesdil + Gopten + Udrik	**ACE-Hemmer**
Bunazosin Doxazosin Prazosin	+ Andante + Cardular + Diblocin + Minipress	**Selektive α_1-Rezeptorenblocker**
Clonidin Dihydralazin Guanethidin Guanfacin Methyldopa Minoxidil Urapidil	+ Catapressan, Clonidin verschiedener Hersteller + Nepresol + Esimil + Estulic + Presinol + Sembrina + Lonolox + Ebrantil	**Sonstige**

ptome dieser Erkrankung verschlechtern oder zu schuppenflechteähnlichen Hautausschlägen führen können.

Die Wirkung der **Calciumantagonisten** auf den arteriellen Bluthochdruck lernten wir bereits bei der Therapie der Koronarinsuffizienz (S. 172 f.) kennen.

Als vierte Säule des Stufenplanes zur Hypertoniebehandlung dienen die **ACE-Hemmer**. Diese Stoffe hemmen die Funktion des **A**ngiotensin-**C**onverting-**E**nzyms (vgl. S. 198), d. h. verhindern die Umwandlung von Angiotensin I zum gefäßaktiven Angiotensin II. Folge ist eine Blutdrucksenkung. Die ACE-Hemmer sind eine gezielte Entwicklung von Wirkstoffen in Kenntnis des „Rezeptormoleküls" im Organismus, d. h. in diesem Fall bei bekannter Struktur des Angiotensin-Converting-Enzyms. Die ACE-Hemmer blockieren als falsche Substrate (S. 41) das aktive Zentrum dieses Enzyms. ACE-Hemmer unter-

Tabelle 12.**4** Kombinationspräparate zur Behandlung des Bluthochdruckes (16)

Fertigarzneimittel®	**Zusammensetzung** Blutdrucksenkende Wirkstoffe	Saluretika	Sonstige
+ Briserin	Reserpin	Clopamid	Dihydroergocristinmethansulfonat
+ Combipresan	Clonidin	Chlorthalidon	
+ Darebon	Reserpin	Chlorthalidon	
+ Modenol	Reserpin	Butizid	
+ Polypress	Prazosin	Polythiazid	

scheiden sich deutlich von anderen Vasodilatatoren. Über ihren Effekt auf das Renin-Angiotensin-Aldosteronsystem hinaus vermindern sie die Herzgröße des insuffizienten Herzens, beeinflussen sie die Magnesium- und Kaliumbilanz günstig, dämpfen sie das sympathische Nervensystem und verringern sie die Gefahr ventrikulärer Arrhythmien bei Herzmuskelinsuffizienz. Damit wird auch der Einsatz dieser Wirkstoffgruppe bei Herzmuskelinsuffizienz (S. 164 f.) verständlich. Captopril, der erste ACE-Hemmer (Abb. 12.**2**) ist ein Dipeptid-Analoges, das die Aminosäure Prolin als Baustein enthält. Als Gegenanzeigen gelten vor allem Nierenfunktionsstörungen und Autoimmunkrankheiten.

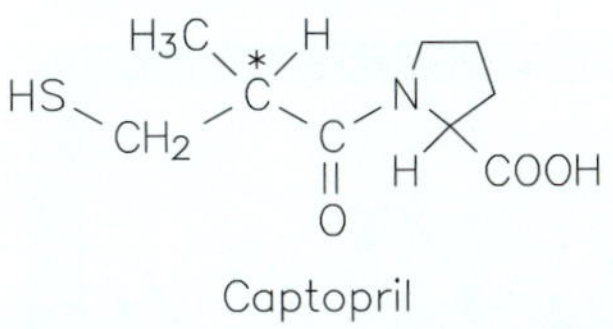

Abb. 12.**2**

Als einzigen selektiven *α_1-Rezeptorenblocker* hat die Deutsche Liga zur Bekämpfung des hohen Blutdrucks Doxazosin zur Monotherapie der Hypertonie in ihre Empfehlungen mit einbezogen. Neben seiner blutdrucksenkenden Wirkung hat Doxazosin positive Auswirkungen auf gleichzeitig bestehende Risikofaktoren der koronaren Herzkrankheit (z.B. Triglyceride, Gesamtcholesterin).

In Tab. 12.**3** und 12.**4** sind Fertigarzneimittel zur Hypertoniebehandlung zusammengestellt.

Zusammenfassung

Hypotonie und **Hypertonie** zählen zu den bedeutenden Erkrankungen des Kreislaufs. Ihre Besprechung baut auf den Kenntnissen vom autonomen Teil des peripheren Nervensystems, Herz- und Kreislauferkrankungen und Diuretika auf.
Zur Therapie der Hypotonie werden das hydrierte Mutterkornalkaloid **Dihydroergotamin** und α-Sympathomimetika eingesetzt. Auch allgemeine Maßnahmen, wie z. B. regelmäßiger Sport und Hydrotherapie, spielen hier eine Rolle.
Die wichtigsten Formen der Hypertonie sind die essentielle und die renale Hypertonie. Der Arzneimitteltherapie liegt als Empfehlung der Stufenplan der *Deutschen Liga zur Bekämpfung des hohen Blutdrucks* zugrunde. Arzneimittel aus den Stoffgruppen der Diuretika, Betablocker, Claciumantagonisten, ACE-Hemmer und selektive α_1-Rezeptorenblocker gelangen hier in einer Mono- oder Kombinationstherapie zur Anwendung.

Fragen

1. Erklären Sie das Herzklopfen bei Orthostase.
2. Begründen Sie den Sinn von Allgemeinmaßnahmen bei Hypotonie.
3. Begründen Sie die Bedeutung von Blutdruckkontrollen für das frühzeitige Erkennen einer Hypertonie.
4. Calciumantagonisten werden als Antiaarhythmika eingesetzt. Warum können sie auch bei Hypertonie genommen werden?
5. Erklären Sie den blutdrucksenkenden Effekt der ACE-Hemmer.

13 Arzneimittel zur Behandlung und Beeinflussung endokriner Vorgänge und Störungen

Grundlagen

Einem Patienten mit Schilddrüsen*über*funktion wird neben einem Arzneimittel, das die Schilddrüsenhormonproduktion *blockiert* (Thyreostatikum), zusätzlich ein Schilddrüsenhormonpräparat verordnet. Diese Verordnung scheint zunächst einen Widerspruch zu beinhalten. Das Thyreostatikum soll die Überfunktion der Schilddrüse herabsetzen. Von dem Schilddrüsenhormon aber müssen wir annehmen, daß es die Symptome der Schilddrüsenüberfunktion verstärkt.

Dieser Widerspruch läßt sich ausräumen, wenn man sich das Prinzip der hormonalen Regulation klarmacht. Wir lernten bereits die Regulation der Herztätigkeit und der Atmung durch das vegetative Nervensystem kennen. Mit der *hormonalen Regulation* erarbeiten wir eine weitere Möglichkeit der Steuerung, besonders des inneren Milieus des menschlichen Organismus.

Wirkungsweise und Definition der Hormone

Wenn ein **Hormon** als Arzneimittel eingesetzt werden soll, ist es vorteilhaft, seine Wirkungsweise zu kennen. Nebenwirkungen und eventuelle Kontraindikationen werden dadurch verständlicher.

Zwei Wirkungsmechanismen können heute als gesichert gelten. Hier soll nur der Mechanismus der *hormongesteuerten Enzyminduktion* beschrieben werden (Abb. 13.**1**).

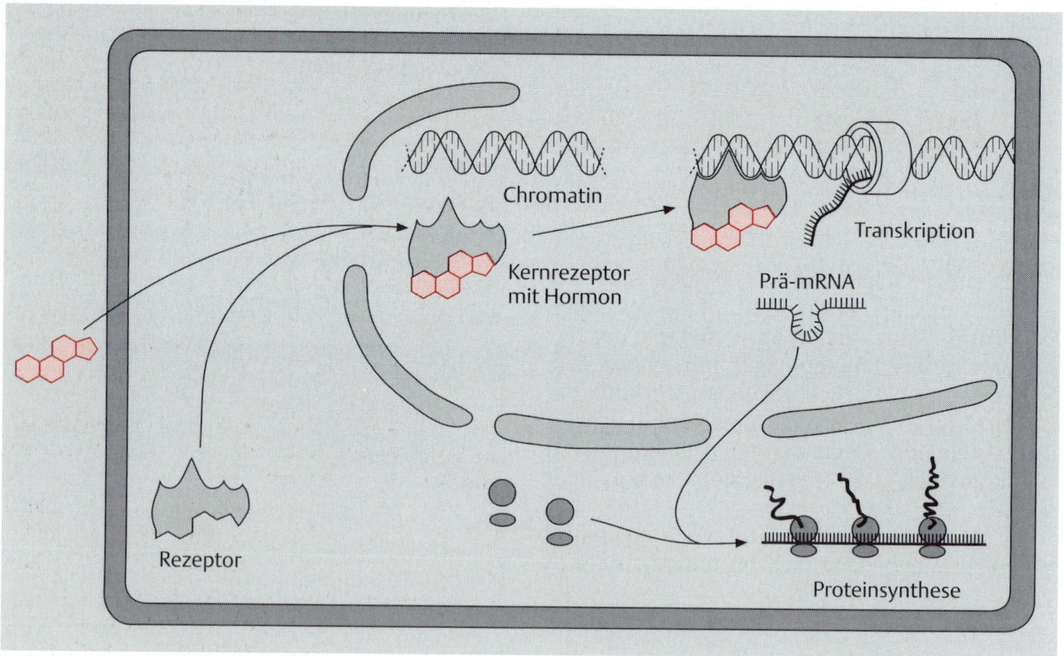

Abb. 13.**1** Schema der Hormonwirkung durch Enzyminduktion (nach Karlson)

Das Hormon wird im Erfolgsorgan von einem im Zytoplasma der Zelle lokalisierten *Rezeptor* aufgenommen und von diesem an seinen Wirkungsort, den Zellkern, transportiert. Das Hormon erfährt dabei eine Konformationsänderung. Dadurch kann es an *Desoxyribonucleinsäure* (DNA) binden. Die Synthese von *m-Ribonucleinsäure* (m-RNA) kann stattfinden. *Enzymprotein* wird gebildet. Dieses ist für die spezifische Hormonwirkung verantwortlich. Der beschriebene Wirkungsmechanismus gilt z. B. für die Sexualhormone als gesichert.

Eine weitere Möglichkeit der Hormonwirkung ist die Aktivierung eines zweiten Boten *(second messenger)*, z. B. c-AMP, über das *Adenylatcyclase-System* in der Zellmembran.

Bevor das Prinzip hormonaler Regulation besprochen und eine Einteilung der Hormone vorgenommen wird, wollen wir eine Definition geben, die verschiedene bereits erarbeitete Gesichtspunkte zusammenfaßt:

Hormone sind spezifische, physiologisch hochwirksame Stoffe, die von bestimmten, dazu spezialisierten Drüsen oder Geweben gebildet und in die Blutbahn sezerniert werden. Man spricht auch von Drüsen innerer Sekretion (*endokrinen* Drüsen).

Die Hormone werden also im Gegensatz zu den Vitaminen vom Organismus selbst produziert. Manche Drüsen, wie z. B. die Schilddrüse, können Hormone speichern, andere, wie z. B. die Nebennierenrinde, geben das Hormon sofort nach der Bildung an die Blutbahn ab. Der Abbau der Hormone erfolgt dann größtenteils in der Leber.

Die *Endokrinologie*, d. h. die Lehre von der Funktion endokriner Drüsen und der Hormone, ist eine Teildisziplin der medizinischen Wissenschaft, die sich mit den Hormonen in Forschung und Therapie befaßt.

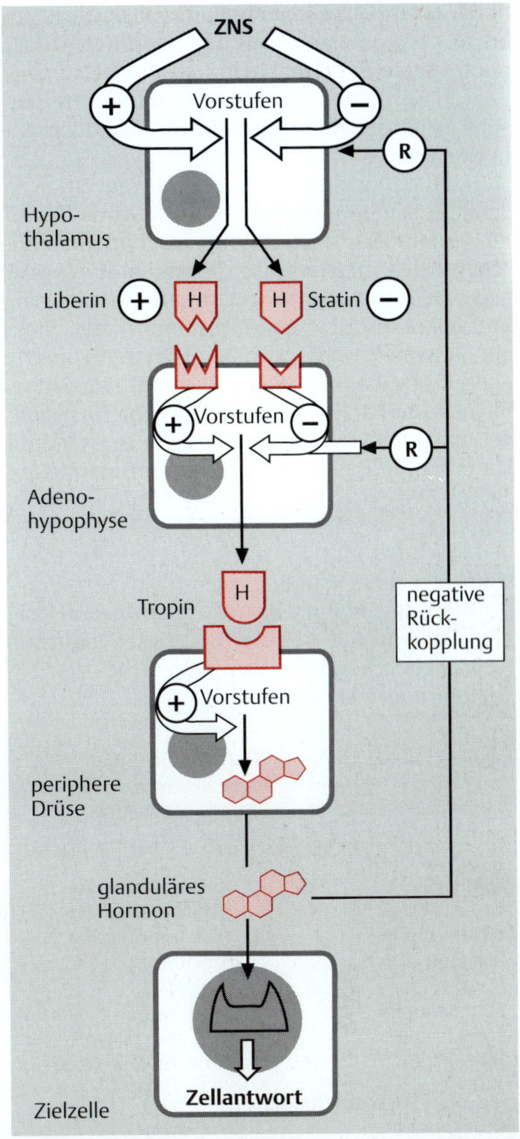

Abb. 13.**2** Prinzip der Rückkopplung mit negativer Wirkung (nach Koolmann u. Röhm)

Prinzip hormonaler Regulation

Betrachten wir Abb. 13.**2**.

Der *Hypothalamus* produziert ein sogenanntes *Releasing-* (d. h. Freisetzungs-)*Hormon*, z. B. das TRH *(thyrotropine releasing hormone)* oder *Thyroliberin* (Tab. 13.**1**).

Dieses Hormon gelangt zum *Hypophysenvorderlappen* (HVL) und stimuliert diesen zur Sekretion des *Thyrotropins* (TSH = schilddrüsenstimulierendes Hormon). Das TSH gelangt über die Blutbahn zur *Schilddrüse* und regt hier die Synthese und Sekretion der *Schilddrüsenhormone* an. Diese Hormone entfalten ihre charakteristische Wirkung auf den Stoffwechsel. So fördern sie z. B. das normale Wachstum.

Eine fortgesetzte Produktion und Freisetzung des hypothalamischen Releasing-Hormons müßte katastrophale Folgen für unseren Organismus haben, da hierdurch die Produktion der Schilddrüsenhormone kein Ende nehmen würde. Der Organismus löst das Problem mit Hilfe eines *Regelkreises*. Produktion und Sekretion werden durch einen *Rückkopplungsmechanismus* gesteuert. Der Hypothalamus, als übergeordnete Drüse, richtet seine Aktivität nach dem Gehalt an peripheren Hormonen im Blut, also in unserem Beispiel nach der Konzentration an Schilddrüsenhormonen.

Hat das Blut eine bestimmte Konzentration an Schilddrüsenhormonen erreicht, so wird über eine verminderte Freisetzung des hypothalamischen Releasing-Hormons die Aktivität des HVL gedrosselt und damit wiederum die Neubildung und Sekretion der Schilddrüsenhormone. Sinkt der Blutspiegel ab, dann steigt über vermehrte Freisetzung des Releasing-Hormons die Hypophysenaktivität. Es wird wieder mehr TSH gebildet und die Schilddrüse dadurch zu stärkerer Hormonproduktion und Hormonfreisetzung angeregt. Wir sprechen von einer *negativen Rückkopplung (= negatives Feedback).*

Manchmal gibt es auch eine *positive Rückkopplung*, dann nämlich, wenn ein peripheres Hormon die Bildung des übergeordneten Hormons anregt. Ein Beispiel für diesen *positiven Feedback-Mechanismus* werden wir bei den Sexualhormonen kennenlernen.

Die Konzentration der Hormone im Blut kann sich periodisch (Tag, Monat) oder episodisch (pulsatil, d. h. stoßweise in kurzen Abständen) ändern oder, wie z. B. beim Insulin, ereignisabhängig (von der Nahrungsaufnahme abhängig) sein.

Mit Hilfe der jetzt erlangten Kenntnisse können wir auch die eingangs gestellte Frage beantworten. Bei einer Schilddrüsenüberfunktion wird zur Drosselung der übermäßigen Produktion und Sekretion von Schilddrüsenhormonen ein Thyreostatikum eingesetzt. Dadurch sinkt der Blutspiegel der Schilddrüsenhormone stark ab. Über eine Rückkopplung kommt es zu einer Steigerung der TRH- und TSH-Sekretion, die eine verstärkte Produktion an Schilddrüsenhormonen und dabei eine Vergrößerung der Schilddrüse bewirken könnte. Die gleichzeitige Gabe von Schilddrüsenhormonen verhindert eine zu starke Rückkopplung, da künstlich ein normaler Hormonblutspiegel aufrecht erhalten wird.

Der für die Funktion der Schilddrüse entwickelte Regelkreis kann auch auf die meisten anderen hormonal gesteuerten Organe des menschlichen Organismus angewendet werden.

Tabelle 13.**1** Hormone und ihre Abkürzungen

Kurznamen*	andere Namen	Abkürzungen
Hypothalamus		
Kortikoliberin	Kortikotropin-RH	CRF, CRH
Gonadoliberin**	RH des FSH und des LH (ICSH)	Gn-RH, FSH/LH-RH
Melanoliberin	Melanotropin-RH	MRF, MRH
Melanostatin	Melanotropin-IH	MIF, MIH
Prolaktostatin	Prolaktin-IH	PIF, PIH
Somatoliberin	RH d. somatotropen Hormons	SRF, SRH, GH-RH
Somatostatin***	IH d. somatotropen Hormons	SIH, GH-IH
Thyroliberin	RH d. thyreotropen Hormons	TRF, TRH
Hypophysenvorderlappen		
Kortikotropin	Adrenokortikotropes Hormon	ACTH
Follitropin	Follikelstimulierendes Hormon	FSH
Lutropin	Luteinisierendes (interstitialzellen-stimulierendes) Hormon	LH, ICSH
Melanotropin	Melanozytenstimulierendes Hormon	MSH
Somatotropin	Wachstumshormon	STH, GH
Thyrotropin	Schilddrüsenstimulierendes Hormon	TSH
Prolaktin	Mammotropes (laktotropes) Hormon	PRL, LTH, PROL
Hypophysenhinterlappen		
Oxytozin		
Adiuretin	Vasopressin, antidiuretisches Hormon	ADH, AVP

* Großteils empfohlen durch IUPAC-IUB-Kommission für Biochemische Nomenklatur (1974).
** Die früher getrennt benannten RH Folliberin (FSH-RH) und Lutiliberin (LH-RH) sind identisch.
*** Wird auch im Pankreas u. a. Organen des Magen-Darm-Traktes gebildet.

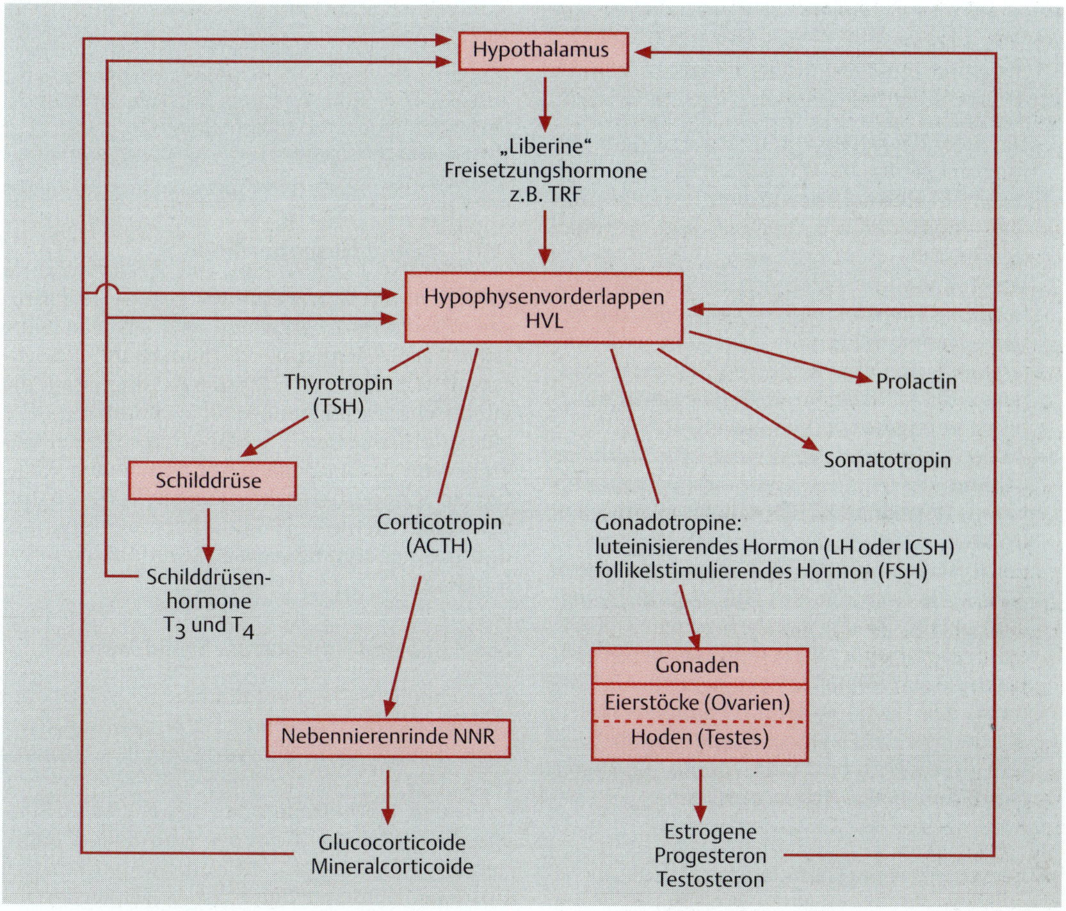

Abb. 13.**3** Regelkreise der Hormonproduktion

Regelkreis der Hormonproduktion. In Abb. 13.**3** sind die wichtigsten hormonalen Regelkreise zusammengefaßt.

Wir erkennen, daß der *Hypothalamus* im *Hypophysenvorderlappen* mit Hilfe verschiedener *Releasing-Hormone* die Produktion und Sekretion der *glandotropen* (= auf die Drüse gerichteten) Hormone stimuliert, aber auch hemmt. Diese regulieren die Funktion *peripherer Hormondrüsen*, z. B. der Nebennierenrinden (NNR). Die peripheren Hormondrüsen können über die Sekretion der *glandulären* (= von der Drüse produzierten) *Hormone*, z. B. des Cortisons, zu den spezifischen Stoffwechselwirkungen führen, im Falle des Cortisons, z. B. zur Neubildung von Glucose aus Aminosäuren. Hormone, die direkt am Erfolgsorgan wirken, werden auch *effektorische* Hormone genannt. Durch den negativen Rückkopplungsmechanismus wird jede Abweichung vom Sollwert der Hormonkonzentration nach oben oder unten im Blut sofort korrigiert.

Der dargestellte Regelkreis kann durch Stoffwechselprodukte des Organismus und durch Arzneistoffe beeinflußt werden.

Einteilung der Hormone

Zur Einteilung der Hormone bieten sich, wie Abb. 13.**3** zeigt, verschiedene Möglichkeiten an. Man kann z. B. einteilen nach:

- dem Bildungsort, z. B. HVL-Hormone oder NNR-Hormone,
- der Funktion, d. h. z. B. Freisetzungshormone, trope Hormone oder effektorische Hormone,
- der chemischen Struktur,
- der Bedeutung, z. B. lebenserhaltende und arterhaltende Hormone.

Die erste und die zweite Möglichkeit gehen aus Abb. 13.**3** hervor.

Aufgrund ihrer chemischen Struktur können die Hormone in drei Gruppen eingeteilt werden:

1. Die *Steoridhormone* leiten sich von dem *Sterangrundgerüst* ab. Dieses Grundgerüst liegt den NNR-Hormonen und den Sexualhormonen zugrunde, z.B. *Cortisol* und *Estradiol* (S. 220, 227).
2. Von *Aminosäuren* leiten sich die Schilddrüsenhormone *Thyroxin* und *Triiodthyronin*, die Nebennierenmarkhormone *Adrenalin* und *Noradrenalin* und eine Reihe von Gewebshormonen, z. B. das *Histamin*, ab. Auf die Gewebshormone wird gesondert eingegangen (S. 237).
3. Zu der Gruppe der *Peptid- und Proteohormone* gehören die hypophysären und hypothalamischen Hormone. Zu den hypothalamischen Hormonen zählen das *Gonadoliberin* (GnRH), *Corticoliberin* (CRH) und das *Thyroliberin* (TRH). Als Hormone des HVL sind die *Gonadotropine* (LH, FSH), das *Corticotropin* (ACTH), das *Somatotropin* (STH), und das bereits erwähnte *Thyrotropin* (TSH) zu nennen. Als Hormon des Hypophysenhinterlappens (HHL werden wir das Oxytocin kennenlernen. Weitere Proteohormone sind *Insulin, Glucagon, Parathormon* und *Thyreocalcitonin.*

Zusammenfassung Grundlagen

Neben der Regulation durch das vegetative Nervensystem, das mehr für eine schnelle Rektionsbereitschaft verantwortlich ist, besteht im Organismus die hormonale Regulation. Diese arbeitet nach dem Prinzip der negativen Rückkopplung. Das Prinzip kann mit Hilfe hormonaler Regelkreise veranschaulicht werden. Der hormonale Regelkreis beginnt mit dem Hypothalamus, einem Teil des Zwischenhirns. Von hier werden Informationen in Form von *Freisetzungshormonen* (Liberine und Statine) an die Hypophyse weitergegeben. Die Hypophyse ihrerseits reagiert mit Synthese und Freisetzung spezifischer *hypophysärer Freisetzungshormone* (troper Hormone). Diese wiederum veranlassen die peripheren Drüsen aktiv zu werden. Die *glandulären Hormone* der peripheren Drüsen entfalten ihre Wirkung am entsprechenden Zielorgan.

Für die Wirkung der Hormone kommen verschiedene Mechanismen in Frage. Ein wichtiger Wirkungsmechanismus läuft über die Enzyminduktion.

Hormone wirken in kleinsten Mengen. Sie sind physiologisch hochwirksam und gelangen über die Blutbahn zum Wirkungsort. Die Einteilung der Hormone ist nach verschiedenen Kriterien möglich. Näher ausgeführt wurde die Gliederung nach der chemischen Struktur. Man kann unterscheiden zwischen Steroidhormonen, von Aminosäuren abgeleiteten Hormonen und Peptid- und Proteohormonen.

Fast alle hormonhaltigen Fertigarzneimittel unterliegen der Verschreibungspflicht.

Schilddrüsenhormone

Zahlreiche Fertigarzneimittel gegen Schilddrüsenerkrankungen erkennen wir an der Silbe „thyr“, z. B. + Euthyrox®, + Thyreostat®, + Novothyral®, + L-Thyroxin®. Diese Silbe deutet auf die lateinische Bezeichnung für Schilddrüse hin: *glandula thyreoidea* = schildförmige Drüse. Wir wollen uns hauptsächlich mit den beiden wichtigsten Schilddrüsenerkrankungen befassen, mit der **Hyperthyreose** (Schilddrüsenüberfunktion) und mit der **Hypothyreose** (Schilddrüsenunterfunktion).

Lage, Bau und Funktion der Schilddrüse

Die Schilddrüse liegt vor dem Kehlkopf und dem oberen Teil der Luftröhre. Sie besteht aus zwei *Lappen* und dem sie verbindenden *Isthmus* (Abb. 13.**4**).

In den Epithelzellen des aus *Follikeln* (Bläschen) bestehenden Gewebes wird *Kolloid* gebildet, das die Schilddrüsenhormone enthält. Die Hormone werden in den *Follikeln* gespeichert.

Die Schilddrüse hat die Aufgabe, Stoffwechselvorgänge zu regulieren. Damit hat sie einen *großen Einfluß* auf die normale *Entwicklung* und das *Wachstum*.

Bildung und Wirkungsweise der Schilddrüsenhormone

Die Schilddrüsenhormone leiten sich von der Aminosäure *Tyrosin* ab. In den Epithelzellen der Follikel werden mit Hilfe von Enzymen *Iodid-Ionen* angereichert und zu *Iod* oxidiert. Aus der Aminosäure Tyrosin und dem Iod erfolgt die Synthese der Schilddrüsenhormone *Triiodthyronin* (T_3) und *Tretraiodthyronin* (T_4) oder *L-Thyroxin.* Die beiden Hormone werden in den Follikeln – im Kolloid an *Thyreoglobulin* gebunden – deponiert. Biosynthese und Sekretion der Schilddrüsenhormone werden durch das hypothalamische Hormon *Thyroliberin* (TRH) und das hypophysäre Hormon *Thyrotropin* (TSH) gesteuert (S. 211).

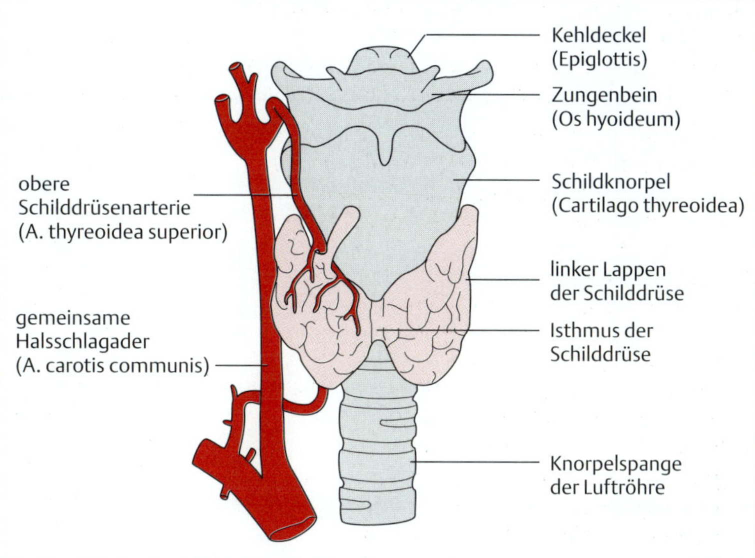

Abb. 13.**4** Schilddrüse (nach Faller)

Das Thyrotropin aktiviert den Transport von Iodidionen in die Epithelzellen, die Oxidation derselben zu Iod und die Enzyme, die eine Freisetzung der Hormone katalysieren (Abb. 13.**5**). Auf der Abbildung können wir die verschiedenen Angriffspunkte des TSH erkennen und zugleich feststellen, wo Möglichkeiten bestehen, durch Fertigarzneimittel in die Regulation einzugreifen.

T_3 und T_4 stimulieren über die Synthese von Ribonukleinsäure die Proteinsynthese. In einigen Organen bewirken die Hormone eine Erhöhung des Sauerstoffverbrauchs, d. h. sie beeinflussen den Energiestoffwechsel. Es wird verständlich, warum die Höhe des **Grundumsatzes** von den Schilddrüsenhormonen abhängt. Unter dem Grundumsatz versteht man den Energieumsatz in kJ eines absolut ruhenden und nüchternen Patienten.

Entscheidenden Einfluß haben die Schilddrüsenhormone auf das normale Wachstum, die Reifung des menschlichen Organismus und die Funktion des Zentralnervensystems. Ein Fehlen der Hormone bewirkt einen Stillstand der körperlichen und geistigen Entwicklung.

Von den genannten Funktionen der Schilddrüsenhormone lassen sich die Symptome der beiden wesentlichen Schilddrüsenerkrankungen ableiten.

Bei der **Hypothyreose** (Schilddrüsenunterfunktion) können wir zwischen zwei Krankheitsbildern unterscheiden. Ist die Funktion der Schilddrüse bereits in der Fetalzeit ungenügend, so tritt **Kretinismus** auf. Es handelt sich um eine angeborene Idiotie bei gleichzeitigem Zwergwuchs, bedingt durch Entwicklungsstörungen des Organismus.

Das **Myxödem** ist durch eine Unterfunktion nach der Geburt bedingt. Symptome sind hier herabgesetzter Grundumsatz, Antriebsarmut, Störung der Denkfähigkeit, Wachstumsstörungen bei Kindern und eine unregelmäßige Vergrößerung der Schilddrüse, der **Kropf** (= Struma) (Abb. 13.**6**).

Die **Hyperthyreose** (Schilddrüsenüberfunktion) ist gekennzeichnet durch erhöhten Energieverbrauch bei gleicher Arbeit, erhöhte Herzfrequenz und gesteigerte Erregbarkeit. Ein Patient mit Hyperthyreose leidet an Nervosität, Schlaflosigkeit, Tachykardie, Verdauungsstörungen, Abnahme des Körpergewichts. Bei voll ausgeprägtem Krankheitsbild ist das Hervortreten der Augäpfel mit weiter Pupille charakteristisch. Die stark ausgebildeten Symptome werden unter dem Begriff **Basedow-Erkrankung** zusammengefaßt (Abb. 13.**7**). Möglich wird diese Hyperthyreose dadurch, daß der Rückkopplungsmechanismus, der ja die ohnehin schon zu viel produzierende Schilddrüse bremsen müßte, unterlaufen wird, die Schilddrüse also auf anderem als dem oben dargestellten Wege stimuliert wird.

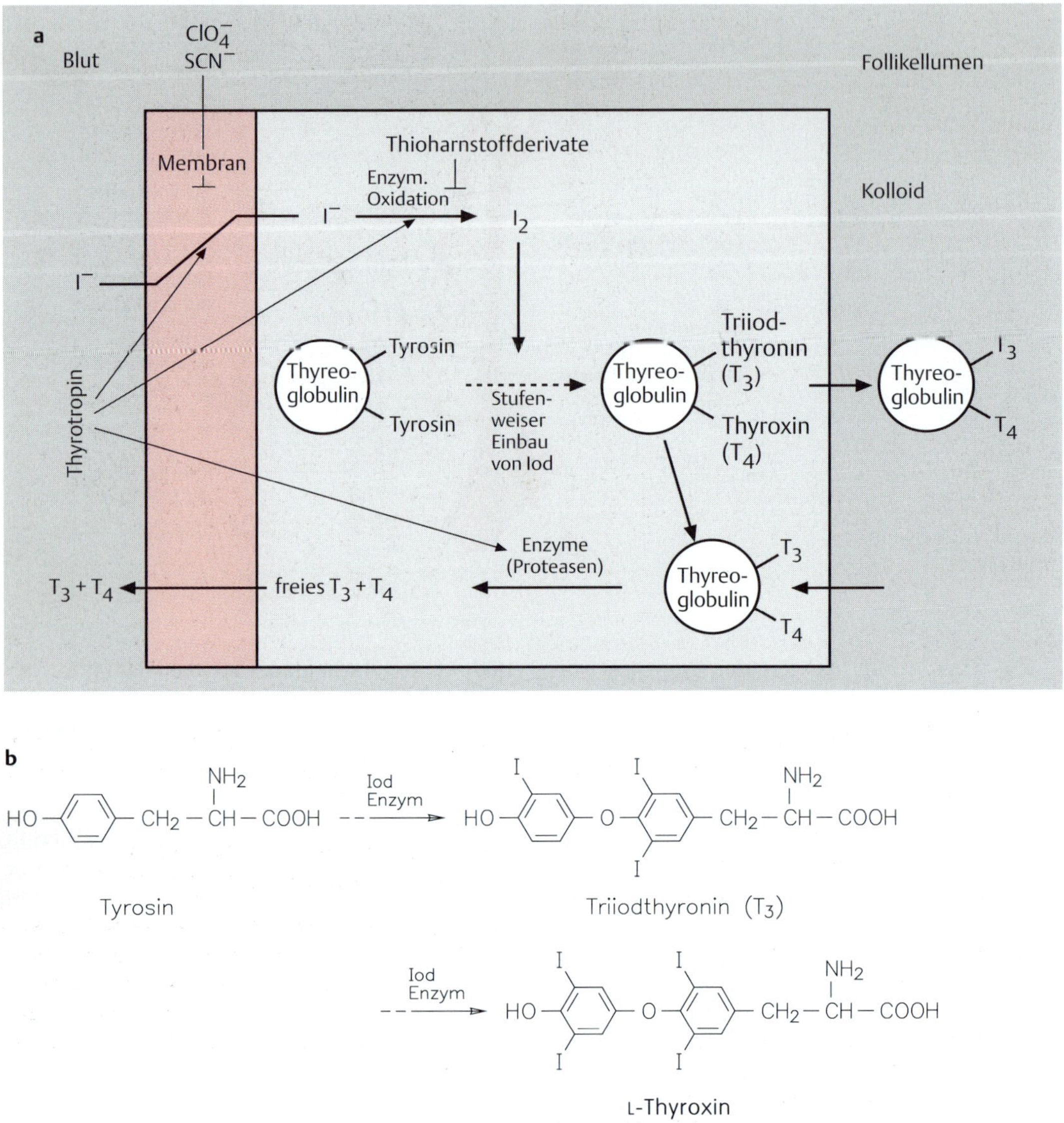

Abb. 13.**5 a** Schematische Darstellung einer Epithelzelle des Schilddrüsenfollikel.
b Bildung von Triiodthyronin (T_3) und L-Thyroxin (T_4) aus Thyrosin

Therapie der Hypothyreose

Bei dem Auftreten des endemischen Kretinismus spielt der Iodmangel eine große Rolle. Eine Iodprophylaxe bei werdenden Müttern und Säuglingen in gefährdeten Gebieten verhindert das Auftreten des Kretinismus. Der tägliche Iodbedarf liegt bei ca. 200 µg pro Tag. Durch Zusatz von Kaliumiodid zu Kochsalz gelang es in der Schweiz, das Auftreten des endemischen Kretinismus von 50 % auf wenige Prozente zu senken. Warenzeichen für Iodtabletten zur Prophylaxe: Jodetten®, Jodid 100®.

Indikationen für Schilddrüsenhormone sind:

- alle Formen der Hypothyreose,
- Substitution nach Totalexstirpation (operative Entfernung) der Schilddrüse,

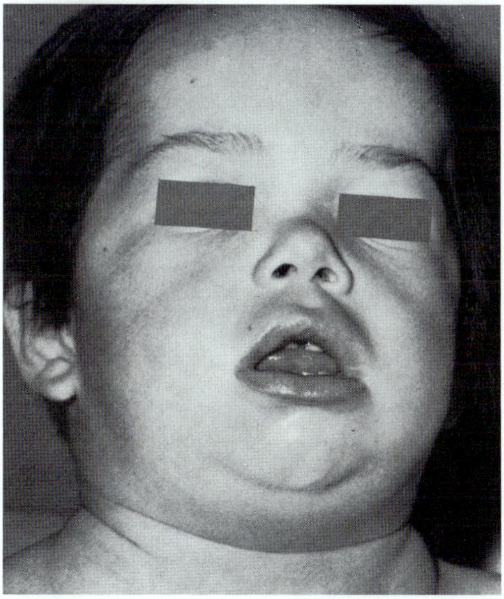

Abb. 13.**6** Kretinismus (aus Oberdisse, K., Klein, E., Reinwein, D.: Die Krankheiten der Schilddrüse, 2. Aufl. Georg Thieme Verlag, Stuttgart 1980)

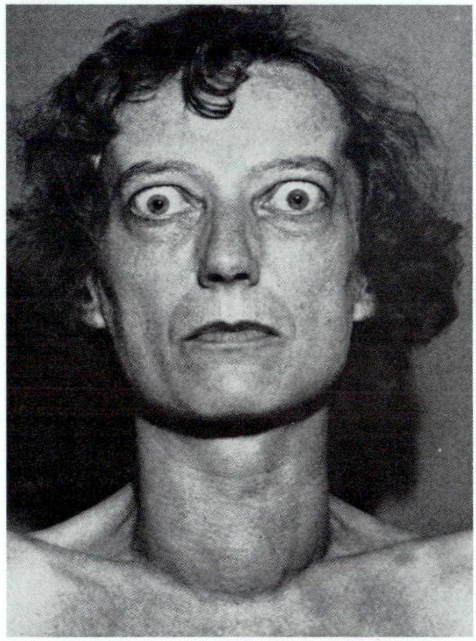

Abb. 13.**7** Ausgeprägter Basedow (aus Oberdisse, K., Klein, E., Reinwein, D.: Die Krankheiten der Schilddrüse, 2. Aufl. Georg Thieme Verlag, Stuttgart 1980)

- Begleittherapie bei Hyperthyreose zur Vermeidung der Kropfbildung beim Einsatz von Thyreostatika (S. 218),
- Schilddrüsenentzündungen,
- Schilddrüsenfunktionstests, z. B. T_3-Test.

Nebenwirkungen treten bei richtiger Dosierung nicht auf.

Kontraindikationen sind Angina pectoris und Nebenniereninsuffizienz. Digitalisglykoside wirken am Herz synergistisch, daher schlechte Verträglichkeit bei Patienten, die mit Schilddrüsenhormonen behandelt werden.

Für die Therapie stehen die reinen Schilddrüsenhormone zur Verfügung. Schilddrüsen-Organpräparate gelten als obsolet. Bei der Therapie ist zu beachten, daß die Wirkung von L-Thyroxin erst nach drei bis fünf Tagen eintritt, dann aber sieben bis zehn Tage anhält. Der Wirkungseintritt von Triiodthyronin erfolgt nach 12 bis 48 Stunden. Die Wirkung hält aber nur 3 bis 5 Tage an.

Für die Substitutionstherapie wird hauptsächlich *L-Thyroxin*, gelegentlich eine Kombination aus *L-Thyroxin* und *Triiodthyronin* eingesetzt.

Betrachten wir Tab. 13.**2**, so fällt die niedrige Dosierung der Hormone auf. Dies entspricht unserer Definition der Hormone von S. 211. Die täglichen Erhaltungsdosen für T_4 liegen bei 150–500 µg, für T_3 bei 25–70 µg. Die Tabletten sind 30 Minuten vor der Mahlzeit einzunehmen.

Fertigarzneimittel zur Behandlung der Hyperthyreose (Thyreostatika)

Wie kann eine **Hyperthyreose** behandelt werden? Hier bieten sich drei grundsätzliche Möglichkeiten an. Einmal die operative Entfernung von Schilddrüsengewebe, zum anderen der Einsatz von Thyreostatika und dann noch die Radioiodtherapie.

Tabelle 13.**2** Schilddrüsenhormonhaltige Fertigarzneimittel® (73)

T_4-Präparate	µg T_3 bzw. T_4/Dosis
+ Euthyrox	25–300 µg
+ Jodthyrox (enthält Zusatz von Kaliumiodid)	100 µg
+ L-Thyroxin Henning	25–200 µg
T_3 + T_4-Kombinationspräparat	
+ Novothyral	20/100 µg

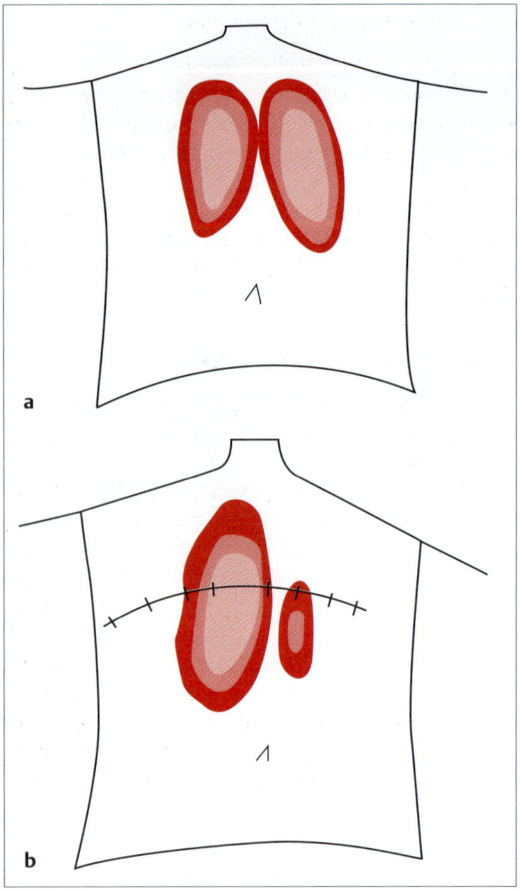

Abb. 13.**8** Schilddrüsenzintigramme. a) Schilddrüsen mit Normalfunktion, b) der rechte Schilddrüsenlappen wurde operativ entfernt. Der gesamte linke Schilddrüsenlappen ist stark vergrößert

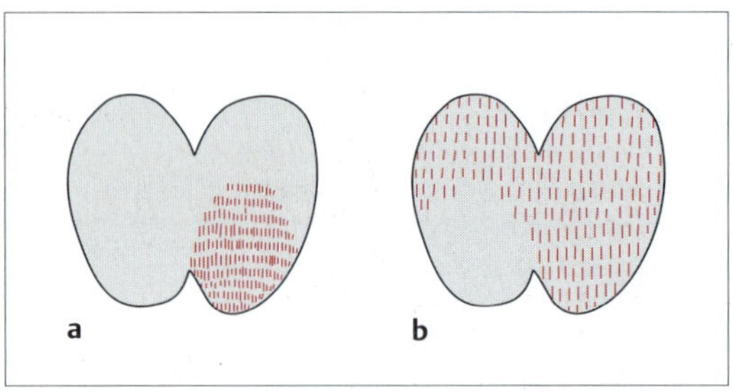

Abb. 13.**9** Schematische Darstellung der Szinitgramme eines „heißen Knotens" (a) und eines „kalten Knotens" (b). Die Dichte der Striche ist proportional der Strahlungsaktivität, diese wiederum der Hormonproduktion

Thyreostatika sollen die Bildung der Schilddrüsenhormone oder deren Vorstufen hemmen. Ein Blick auf Abb. 13.**5** läßt uns zwei Angriffspunkte erkennen. So besitzen verschiedene chemische Stoffgruppen eine thyreostatische Wirkung:

Thioharnstoff-Derivate hemmen die Oxidation von Iodid zu Iod, während **Perchlorat**-Ionen die Aufnahme von Iodid in die Schilddrüse hemmen. Nur die **Mercaptoimidazole** aus der Gruppe der Thioharnstoff-Derivate spielen in der Praxis eine Rolle, so z. B.: + Carbimazol Henning®, + Favistan®, + neo-morphazole®, + Thyreostat® II.

Bei der **Radioiodtherapie** wird der Schilddrüse, zu deren Gewebe Iod eine hohe Affinität hat, ein radioaktives Iodisotop (^{131}I) angeboten. Dieses Isotop sendet Betastrahlen aus, die eine geringe Eindringtiefe besitzen und im Umkreis des Isotops wucherndes Schilddrüsengewebe zerstören können.

Radioiod wird auch als **Diagnostikum** verwendet. Die Aktivität des in die Schilddrüse eingelagerten Iodisotops wird gemessen und graphisch dargestellt (*Szintigramm*, Abb. 13.**8**). Daraus werden Rückschlüsse gezogen auf aktives, d. h. hormonproduzierendes Gewebe oder auf **kalte Knoten**, das sind nichthormonproduzierende Areale (Vgl. Abb. 13.**9**).

Eine Hyperthyreose wird nicht immer mit Thyreostatika behandelt. Häufig versucht der Arzt auch die vegetative Symptomatik mit Tranquillantien oder teilweise mit β-Rezeptorenblockern zu beherrschen.

Parathormon und Calcitonin

Die Schilddrüse hat auch eine Bedeutung für die Regulation des Calcium- und des Phosphatstoffwechsels. Zwei Polypeptidhormone sind für die Regulation mitverantwortlich: *Parathormon* und *Calcitonin*. Daneben ist noch das *Vitamin D* beteiligt.

Parathormon. Das Parathormon wird in den Nebenschilddrüsen *(= Glandula parathyreoidea)*, auch *Epithelkörper* genannt, gebildet. Dies sind vier linsenförmige, kleine Organe an den Polen der Schilddrüse.

Bei der Entfernung der Epithelkörperchen kommt es zu einer **Hypokalzämie** und damit zu einer Übererregbarkeit des Nervensystems mit tetanischen Krämpfen und Spasmen der glatten Muskulatur. Wir sprechen von **Tetanie** (S. 63).

Das Parathormon erhöht also den Blut-Calcium-Spiegel.

Wegen seines späten Wirkungseintritts und seiner kurzen Wirkungsdauer spielt das Parathormon als Arzneimittel kaum eine Rolle.

Eine symptomatische Behandlung der Tetanie erfolgt durch intravenöse Injektion von Calciumsalzen. Die Dauerbehandlung nach Entfernung der Epithelkörperchen wird mit Vitamin-D_3 und Dihydrotachysterol (+ A. T. 10® Perlen) durchgeführt.

Calcitonin. Steigt der Calciumspiegel im Blut zu stark an, so bedeutet dies für bestimmte Zellen der Schilddrüse einen Reiz zur Sekretion von Calcitonin. Das Calcitonin senkt bei **Hyperkalzämie** die Calcium- und die Phosphationenkonzentration im Serum. Es ist damit der Gegenspieler zum Parathormon. Die Anwendung von Calcitonin in der Therapie, z. B. von Hyperkalzämie, steht erst am Anfang. Es wird aber z. B. in der Behandlung der Osteoporose oder des Morbus Sudeck, einer schmerzhaften Komplikation nach Knochenbrüchen, mit einigem Erfolg eingesetzt (z. B. + Karil®, + Calcitonin ratiopharm®).

Zusammenfassung Schilddrüsenhormone

Die Schilddrüse ist ein aus Follikeln bestehendes Gewebe. Dieses bildet das Kolloid, in dem die beiden Schilddrüsenhormone Triiodthyronin (T_3) und L-Thyroxin (T_4) enthalten sind. Beide Hormone werden aus der Aminosäure Tyrosin und Iod aufgebaut. Die Schilddrüse reguliert Stoffwechselvorgänge, indem T_3 und T_4 den Energiestoffwechsel in den Zellen beeinflussen. Die Hormone haben entscheidenden Einfluß auf Wachstum, Reifung und die normale Funktion des Zentralnervensystems im menschlichen Organismus.
Eine Schilddrüsenüberfunktion **(Hyperthyreose)** führt zu **Basedow-Erkrankung**. Die Schilddrüsenunterfunktion **(Hypothyreose)** führt je nach zeitlichem Auftreten zum **Kretinismus** oder zum **Myxödem**.
Eine Prophylaxe der **Hypothyreose** in Gebieten mit Iodmangel wird z. B. durch Zusatz von Kaliumiodid zum Kochsalz erreicht. Zur Therapie dienen vor allem Fertigarzneimittel, die die reinen Schilddrüsenhormone enthalten. Zu beachten ist, daß es bei Angina pectoris, Nebenniereninsuffizienz und gleichzeitiger Anwendung von Digitalisglykosiden zu Unverträglichkeiten kommen kann.
Die **Hyperthyreose** wird mit Thyreostatika und **Radioiod** behandelt. Zu den Thyreostatika zählen **Thioharnstoff-Derivate** und **Perchlorat-Ionen**. Wegen möglicher negativer Rückkopplung werden Thyreostatika mit kleinen Dosen von T_3 und T_4 kombiniert.

Nebennierenhormone

Die Hormone der Nebennieren, vor allem jene der Nebennierenrinde spielen eine wichtige Rolle als Bestandteile von Fertigarzneimitteln für die unterschiedlichsten Indikationsgebiete. Wir finden diese Hormone u. a. als Antiasthmatika, als Rheumatherapeutika und als Wirkstoffe in Dermatika. Es soll nun eine Begründung für die vielseitigen Einsatzmöglichkeiten gesucht werden.

Lage und Bau der Nebennieren

Die Nebennieren sind paarige Organe. Sie sind ca. 10 g schwer und liegen am oberen Pol der Nieren (Abb. 13.**10**).

Die Nebenniere ist von einer Kapsel umschlossen. Unter der Kapsel liegt die Nebennierenrinde, die einen geschichteten Bau aufweist. Diese Rinde macht 80 bis 90 % des Organgewichts aus. Das Innere der Nebenniere bildet das Nebennierenmark.

Die *Nebennierenrinde* (NNR) bildet die *Nebennierenrindenhormone, Corticosteroide* genannt (lat.: *cortex*, die Rinde). In geringer Menge werden in der Rinde geschlechtsunspezifisch auch *Androgene* (männliche Sexualhormone) gebildet.

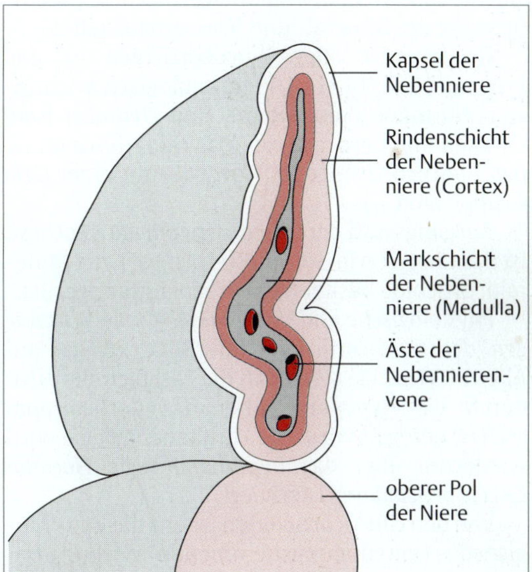

Abb. 13.**10** Schnitt durch eine Nebenniere (nach Faller)

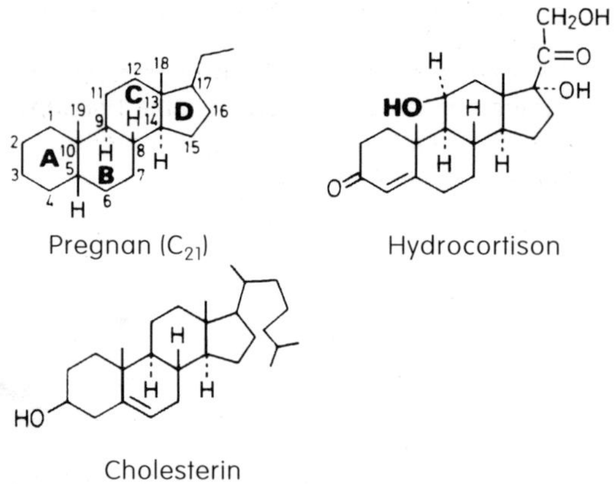

Abb. 13.**11** Corticoide

Das *Nebennierenmark* (NNM) bildet die *Nebennierenmarkhormone.* Es sind dies die zur Gruppe der *Catecholamine* gehörenden Hormone *Adrenalin, Noradrenalin* und *Dopamin* (vgl. S. 95).

Glucocorticoide

Mit den NNR-Hormonen kommen wir zu den Molekülen mit einem *Sterangrundgerüst.* Entsprechend ihrer Stoffwechselfunktion unterscheidet man zwischen *Glucocorticoiden* (Beeinflussung des Kohlenhydrat-, Fett- und Eiweißstoffwechsels) und *Mineralocorticoiden* (Beeinflussung des Mineral- und Wasserhaushaltes).

Grundgerüst aller Glucocorticoide ist das Pregnan (Abb. 13.**11**). Die physiologisch wichtigsten Hormone dieser Reihe sind *Hydrocortison, Cortison* und *Corticosteron.* Das Haupthormon ist das Hydrocortison, oder Cortisol (mit einer OH-Gruppe am C_{11}).

Ausgangsstoff der Glucocorticoid-Biosynthese ist das Cholesterin (= Cholesterol). Auch die Mineralocorticoide besitzen ein Pregnangrundgerüst.

Physiologische und pharmakologische Wirkungen der Glucocorticoide. Ein Blick zurück auf Abb. 13.**3** (S. 213) zeigt, daß die Tätigkeit der NNR durch die *Hypophyse* über das *Corticotropin* (ACTH) geregelt wird. Die Hirnanhangdrüse wird wiederum über das *hypothalamische Hormon* CRH *(Corticoliberin)* aktiviert.

Von den Glucocorticoiden ist uns die antiphlogistische (entzündungshemmende) Wirkung bekannt. Es handelt sich hier *nicht* um eine *physiologische* Wirkung, sondern um eine *dosisabhängige pharmakologische Wirkung.* Es muß also zwischen diesen beiden Wirkungen unterschieden werden. Zunächst sollen einige wichtige *physiologische Wirkungen* genannt werden:

- *Katabole* Wirkung durch Förderung des Proteinabbaus,
- *Erhöhung des Blutzuckerspiegels* durch Förderung der Gluconeogenese (Neubildung von Glucose) aus Aminosäuren (vgl. Abb. 10.**8**, S. 191).
- Hemmung des Wachstums der Fibroblasten (Zellen des Bindegewebes) (= *antiproliferativ*),
- Verminderung der Kapillarpermeabilität,
- *Hemmung der Lymphozytenbildung* (Wirkung auf das Immunsystem),
- Steigerung der Erregbarkeit des ZNS,
- im *Streß* vermehrte Glucocorticoidsekretion, dadurch Bereitstellung von schnell verfügbarer Energie über Gluconeogenese.

Einige der aufgeführten physiologischen Wirkungen können bei entsprechender Dosierung der Glucocorticoide pharmakologisch genutzt werden. Es ist dies u. a. die immunsuppressive Wirkung.

Bei **Hydrocortisonmangel** kommt es zur **Addison-Krankheit (Morbus Addison)**. Sie ist begleitet von Symptomen wie Muskelschwäche, Hypoglykämie, Abmagerung und Appetitverlust.

Eine **Überfunktion** der NNR führt zum **Cushing-Syndrom**. Symptome sind hier Fettsucht, Vollmondgesicht, Hyperglykämie (Steroid-Diabetes), Hypertonie, geschwächte Genitalfunktion.

Indikationsgebiete für Glucocorticoide und ihre synthetischen Abwandlungsprodukte. Durch eine synthetische Veränderung des Cortisolmoleküls wurde versucht, erwünschte pharmakologische Wirkungen zu verstärken. Dazu gehören die **antiphlogistische, antirheumatische, antiallergische und die immunsuppressive Wirkung**. Der Kohlenhydrat-, Eiweiß-, Fettstoffwechsel und der Mineralhaushalt sollten dabei möglichst nicht beeinflußt werden. Mit der Synthese des Betamethasons (+ Betnesol®, + Celestan®) z. B. konnte die antirheumatische Wirkung des Cortisols um das Dreißigfache gesteigert werden (Abb. 13.**12**).

Weitere Abwandlungsprodukte mit gesteigerter pharmakologischer Wirkung (die Wirkung von Hydrocortison wird dabei als 1 gesetzt) sind:

Prednison (4 ×),
Prednisolon (4 ×),

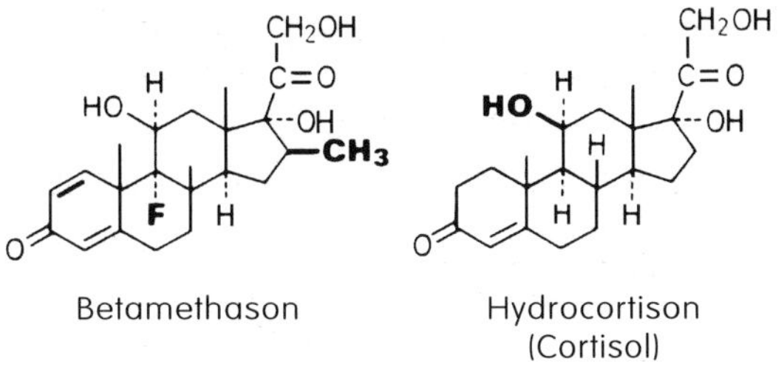

Abb. 13.**12**

Triamcinolon (5 ×),
Paramethason (10 ×),
Dexamethason (30 ×).

Eine wichtige Rolle spielen topisch anzuwendende, synthetische Glucucorticoide, die nur geringe systemische Nebenwirkungen entfalten, so z. B. die Ester des Hydrocortisons und des Prednisons, wie *Hydrocortisonaceponat, Hydrocortisonbutyrat oder Prednicarbat* bei der Behandlung von Hautkrankheiten.

Einige wichtige Indikationsgebiete werden hier aufgeführt. Dabei ist zu berücksichtigen, daß bei vielen Erkrankungen Glucocorticoide nicht das einzige Mittel in der Therapie sind. Sie wirken auch immer nur **symptomatisch**, es sei denn sie würden einer Substitution, wie z. B. bei der Therapie des M. Addison, dienen.

Der Arzt unterscheidet zwischen einer systemischen und einer lokalen Anwendug.

Systemische Anwendung bei:
- rheumatischen und anderen entzündlichen Gewebserkrankungen, z. B. **chronische Polyarthritis**,
- allergischen Erkrankungen, z. B. anaphylaktischer Schock, **Asthma bronchiale** und Urticaria,
- Infektionskrankheiten, z. B. tuberkulöse Meningitis (immer in Kombination mit Antibiotika,
- **Tumoren**, z. B. Mammakarzinom, Prostatakarzinom,
- **Lebererkrankungen**, z. B. akute schwere Hepatitiden,
- Nierenerkrankungen, z. B. nephrotisches Syndrom,
- Augenerkrankungen, z. B. Entzündungen der Aderhaut (S. 325).

Lokale Anwendung bei:
- Hauterkrankungen, z. B. **Ekzeme**, Psoriasis vulgaris (Schuppenflechte), Verätzungen, Hautschädigungen durch Strahleneinwirkung,
- Augenerkrankungen, z. B. Keratitis, Konjunktivitis (S. 327),
- Gelenkerkrankungen, z. B. intraartikuläre Injektion bei degenerativen Gelenkerkrankungen im entzündlichen Schub **(Arthrosen)**,
- **Asthma**, inhalative Therapie.

Nebenwirkungen und Kontraindikationen. Als Nebenwirkungen können besonders bei Langzeittherapie folgende Erscheinungen auftreten:

- Symptome des Cushing-Syndroms,
- Entwicklung eines manifesten Diabetes,
- Entwicklung einer Osteoporose (unzureichende Bildung von Knochensubstanz),
- leichtes Ausbreiten von akuten bakteriellen Entzündungen und Virusinfektionen (wegen Immunsuppression),
- Begünstigung der Entstehung von Magen- und Duodenalulzera,
- erhöhte Thromboseneigung,
- bei längerer Behandlung Atrophie der NNR (hormonale Rückkopplung!), daher langsames Absetzen erforderlich.

Die *Kontraindikationen* lassen sich teilweise aus den Nebenwirkungen ableiten:

- Diabetes mellitus,
- Osteoporose,
- Virusinfektionen und bakterielle Infektionen,
- Ulcus ventriculi und Ulcus duodeni,
- Thrombophlebitis (Entzündung der Gefäßwände).

Klinisch relevante *Interaktionen* gibt es mit oralen Antidiabetika (Wirkung der Antidiabetika wird vermindert) und oralen Antikoagulantien (Wirkung der Antikoagulantien wird vermindert).

Indikationskriterien und Durchführung der Therapie. Die aufgeführten Nebenwirkungen lassen erkennen, daß der Einsatz der Glucocorticoide einer strengen Indikationsstellung unter Berücksichtigung möglicher Nebenwirkungen bedarf, wobei folgendes zu beachten ist:

- Die Dosis ist individuell zu ermitteln.
- Eine einmalige, noch so hohe Dosis ruft normalerweise keine gefährlichen Nebenwirkungen hervor (z. B. einmalige Injektion bei Heuschnupfen).
- Bei länger andauernder Therapie ist die Gesamtdosis für den Tag am Morgen zwischen 6 und 8 Uhr (S. 20) zu applizieren (*circadiane* Dosierung), ggf. ist zu prüfen, ob nicht die Gesamtdosis für zwei Tage am Morgen jedes

zweiten Tages gegeben werden kann *(alternierende Dosierung).*

- Bei einer länger andauernden Therapie sollte die Gesamtdosis an Glucocorticoid eine Hormondosis, die einer Prednisolonmenge von 7,5 mg entspricht, nicht überschreiten *(Prednisolonäquivalent).*
- Die Beendigung der Therapie ist durch langsames Reduzieren der Dosis („ausschleichend") durchzuführen, um die NNR wieder langsam zur Aktivität zu veranlassen.

Die Tab. 13.**3** gibt eine Übersicht glucocorticoidhaltiger Fertigarzneimittel. Es handelt sich dabei wiederum um eine Auswahl.

Mineralcorticoide

Die natürlichen Mineralocorticoide sind *Aldosteron* und *11-Desoxycorticosteron* (Desoxycorton). Das wichtigste physiologische Mineralocorticoid, das Aldosteron (Abb. 13.**13**), erhöht die Rückresorption von Natrium-Ionen und Wasser in der Niere und fördert die Kalium-Ionen-Ausscheidung. Damit besitzt es eine antidiuretische Wirkung. Die Ausschüttung von Aldosteron wird stimuliert durch ACTH, Angiotensin II und durch einen Anstieg der Kalium-Ionen bzw. einen Abfall der Natrium-Ionenkonzentration im Blut.

Die antidiuretische Wirkung des Aldosterons kann pharmakologisch genutzt werden. Aus dem Magen-Darm-Kanal wird es schlecht resorbiert und ist deswegen für die perorale Therapie nicht geeignet. Die Mineralocorticoide haben im Vergleich mit den Glucocorticoiden eine geringe therapeutische Bedeutung.

Therapie mit Aldosteron und chemisch verwandten Substanzen. Indikationen für den Einsatz von Aldosteron und Desoxycorton sind z. B. Nebennierenrindeninsuffizienz **(M. Addison)**, Hypotonie und Schockzustände. Als Fertigarzneimittel wird u. a. + Astonin® H eingesetzt.

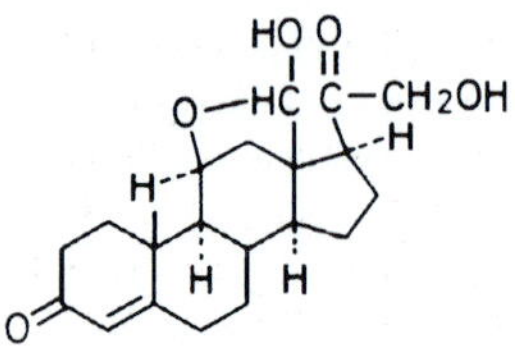

Aldosteron

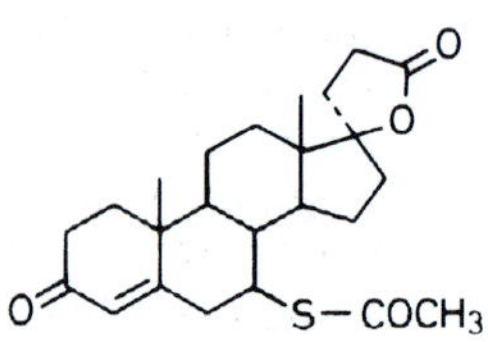

Spironolacton

Abb. 13.**13**

Tabelle 13.**3** Glucocorticoide als Fertigarzneimittel (30)

INN	Fertigarzneimittel®
I systemisch	
a nicht halogeniert	
Hydrocortison	+ Hydrocortison Hoechst
Cortison	+ Cortison CIBA
Prednison	+ Decortin + Rectodelt
Prednisolon	+ Decortin H, + duraprednisolon + Prednisolon Jenapharm + Prednisolon-ratiopharm
Methylprednisolon	+ Urbason
Deflazacort	+ Calcort
Budesonid	+ Pulmicort
b halogeniert	
Betamethason	+ Celestamine N
Dexamethason	+ Dexabene + Dexamethason Jenapharm + Dexa-Phlogont L + Supertendin-Depot N
Flunisolid	+ Inhacort, Syntaris
Fluocortolon	+ Ultralan-oral
Triamcinolon	+ Berlicort, Triamhexal, + Triam-Injekt, + Volon A
II topisch	
a nicht halogeniert	
Hydrocortison	+ Hydrocortison-Wolff
Hydrocortisonaceponat	+ Retef
Hydrocortisonbuteprat	+ Pandel
Hydrocortisonbutyrat	+ Alfason
Prednicarbat	+ Dermatop
Prednisolon	+ Prednisolon-Salbe LAW + Linola HN
b halogeniert	
Amcinonid	+ Amciderm
Betamethason	+ Betnesol-V, Celestan-V + Cordes Beta
Clobetasol	+ Dermoxin, + Dermoxinale
Clocortolon	+ Kaban
Desoximetason	+ Topisolon
Diflucortolon	+ Nerisona
Fluocinolonacetonid	+ Jellin
Fluocinonid	+ Topsym
Fluocortinbutyl	+ Vaspit
Fluocortolon	+ Ultralan
Mometason	+ Ecural
Triamcinolon	+ Volon A antibiotikafrei

Die Wirkung des Aldosteronantagonisten **Spironolacton** zeigt sehr eindrucksvoll, wie durch Molekülabwandlung eine Wirkungsumkehr erfolgen kann (Abb. 13.**13**). Spironolacton hemmt das Aldosteron kompetitiv und wird als **Diuretikum** eingesetzt (S. 202).

Hormone des Nebennierenmarks

Das *Nebennierenmark* (NNM) bildet die Hormone *Adrenalin, Noradrenalin* und *Dopamin*. Noradrenalin ist uns bereits als Überträgersubstanz des vegetativen Nervensystems bekannt. Es wird dort in den Neuronen gebildet. Mit dem Nebennierenmark lernen wir einen zweiten Bildungsort für Noradrenalin kennen. Auch hier ist der adäquate Reiz für die Bildung die Acetylcholinausschüttung.

Die physiologische Wirkung von Noradrenalin und Adrenalin wurde bereits (S. 95) ausführlich erörtert. Beide Hormone fördern u. a. einen Umbau von Glykogen in Glucose. Dadurch steigt der Blutzuckerspiegel (Abb. 10.**8**, S. 191).

Zusammenfassung Nebennierenrindenhormone

Zu Beginn dieses Kapitels haben wir uns die Frage gestellt, warum die Hormone der Nebennieren einen so breiten Einsatz bei den verschiedensten Indikationsgebieten finden. Die Antwort können wir jetzt geben. Wegen ihrer starken entzündungshemmenden Wirkung werden Hydrocortison und seine Derivate u. a. als Antirheumatika eingesetzt.
Es wurde unterschieden zwischen NNR-Hormonen mit einem Sterangrundgerüst und NNM-Hormonen, die zur Gruppe der Katecholamine gehören.
Nach der Stoffwechselfunktion unterscheidet man bei den NNR-Hormonen zwischen Glucocorticoiden und Mineralocorticoiden. Therapeutisch spielen die Glucocorticoide die bei weitem größere Rolle. Das wichtigste Glukcocorticoid ist das Hydrocortison (Cortisol).
Aus der physiologischen und pharmakologischen Wirkung des Hydrocortison können wichtige Indikationsgebiete abgeleitet werden. Hierher gehört z. B. die systemische Anwendung bei entzündlichen und rheumatischen Erkrankungen, bei Lebererkrankungen und allergischen Krankheitsbildern. Die lokale Anwendung erfolgt u. a. bei Haut-, Augen- und Gelenkerkrankungen. Zu beachten sind zahlreiche Nebenwirkungen, die durch eine regelgerechte Therapie weitgehend beherrscht werden können sowie die Kontraindikationen.
Durch die Synthese von Abwandlungsprodukten der natürlichen Glucucorticoide konnten die erwünschten pharmakologischen Wirkungen erheblich gesteigert werden.
Das physiologisch wichtigste Mineralocorticoid, das Aldosteron, besitzt eine antidiuretische Wirkung. Aldosteron und chemisch verwandte Substanzen finden Anwendung in Fertigarzneimitteln gegen Nebenniereninsuffizienz, Hypotonie und Schockzustände.
Spironolacton ist in seiner Struktur dem Aldosteron verwandt, besitzt jedoch eine diuretische Wirkung.
Wichtige Hormone des NNM sind Adrenalin und Noradrenalin. Beide bedingen eine Erhöhung des Blutdrucks und fördern den Umbau von Glykogen in Glucose. Sie wirken damit antagonistisch zum Insulin.
Für Fertigarzneimittel, die NNR- oder NNM-Hormone enthalten, gilt die Verschreibungspflicht.

Sexualhormone

Die Wirkung und Anwendung von Gonadotropinen und Sexualhormonen als Arzneimittel kann nur deutlich werden, wenn man sie als Bestandteile hormonaler Regelkreise versteht.

Unter dem Begriff *Gonaden* faßt man die *Ovarien* (Eierstöcke) und die *Testes* (Hoden) zusammen.

Gonadotropine

Die *Gonadotropine* werden im Hypophysenvorderlappen gebildet. Der entsprechende Reiz erfolgt über den Hypothalamus, der GnRH (Gonadoliberin) ausschüttet (S. 224). Chemisch sind sie der Gruppe der Glykoproteide zuzuordnen. Die Gonadotropine steuern die weiblichen bzw. männlichen Sexualfunktionen. Sie sind artspezifisch, aber wie Abb. 13.**14** zeigt geschlechtsunspezifisch:

- *FSH (follikelstimulierendes Hormon = Follitropin)* fördert die Follikelreifung bei der Frau und die Spermiogenese beim Mann.
- *LH (luteinisierendes Hormon oder insterstitialzellenstimulierendes Hormon = Lutropin)* löst bei der Frau Estrogenproduktion, Ovulation (Eisprung) und Gelbkörperbildung aus; beim Mann wird die Testosteronsynthese in den Leydig-Zwischenzellen der Hoden angeregt.

Während der Schwangerschaft kann das von der *Plazenta* (Mutterkuchen) gebildete *HCG* (*Choriongonadotropin*, engl. Human Chorionic Gona-

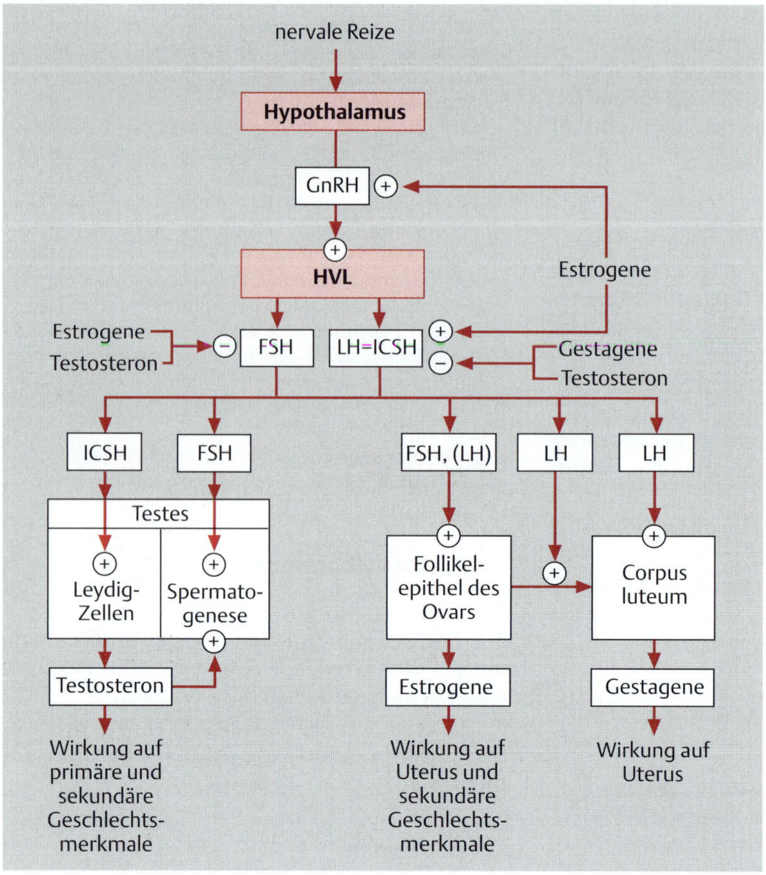

Abb. 13.**14** Regelkreis der Sexualhormone (nach Keidel). LH/JCSH = luteinisierendes Hormon bzw. interstitialzellenstimulierendes Hormon, FSH = follikelstimulierendes Hormon, FRH = FSH-Release-Hormon, LRH = LH-Release-Hormon

dotrophin) teilweise die Funktion des LH übernehmen.

Gonadotropine lassen sich aus dem Serum trächtiger Stuten und aus Schwangerenurin gewinnen.

Weibliche Sexualhormone

Abb. 13.**14** können wir entnehmen, daß die Ovarien Bildungsort der weiblichen Sexualhormone, der Estrogene und Gestagene, sind. Betrachten wir zunächst den Bau der weiblichen Geschlechtsorgane.

Hierher gehören die beiden *Eierstöcke* (Ovarien) als Geschlechtsdrüsen der Frau, die paarig angelegten *Eileiter* (Tuben), die *Gebärmutter* (Uterus) und die *Scheide* (Vagina). Eine schematische Darstellung der Organe gibt Abb. 13.**15**.

Jedes Ovar enthält bei der Geburt ca. 200 000 Primärfollikel. Davon gelangen im Leben einer Frau ca. 200 zur Reife, d. h. es kommt zur Reifung von Eizellen in den Primärfollikeln.

In Abb. 13.**16** läßt sich die Reifung eines Follikels mit Ei verfolgen. In den Epithelzellen des Follikels wird das *Estrogen* gebildet. Beim Platzen eines reifen Follikels wird das *reife Ei* herausgeschleudert und vom *Fransentrichter* des Eileiters aufgenommen. Das Ei kann jetzt über den Eileiter in den Uterus herabwandern. Der geplatzte Follikel wird unter dem Einfluß des LH zum *Gelbkörper (Corpus luteum)* umgewandelt. Der Gelbkörper ist die Bildungsstätte für das *Progesteron.*

Welche Vorgänge laufen in den beschriebenen Organen im Falle einer Befruchtung des Eis und im Falle des Ausbleibens der Befruchtung ab?

Hormonale Steuerung des weiblichen Zyklus

Gesteuert durch die Hormone FSH und LH reift vom 3. bis 14. Zyklustag ein Follikel. Gleichzeitig

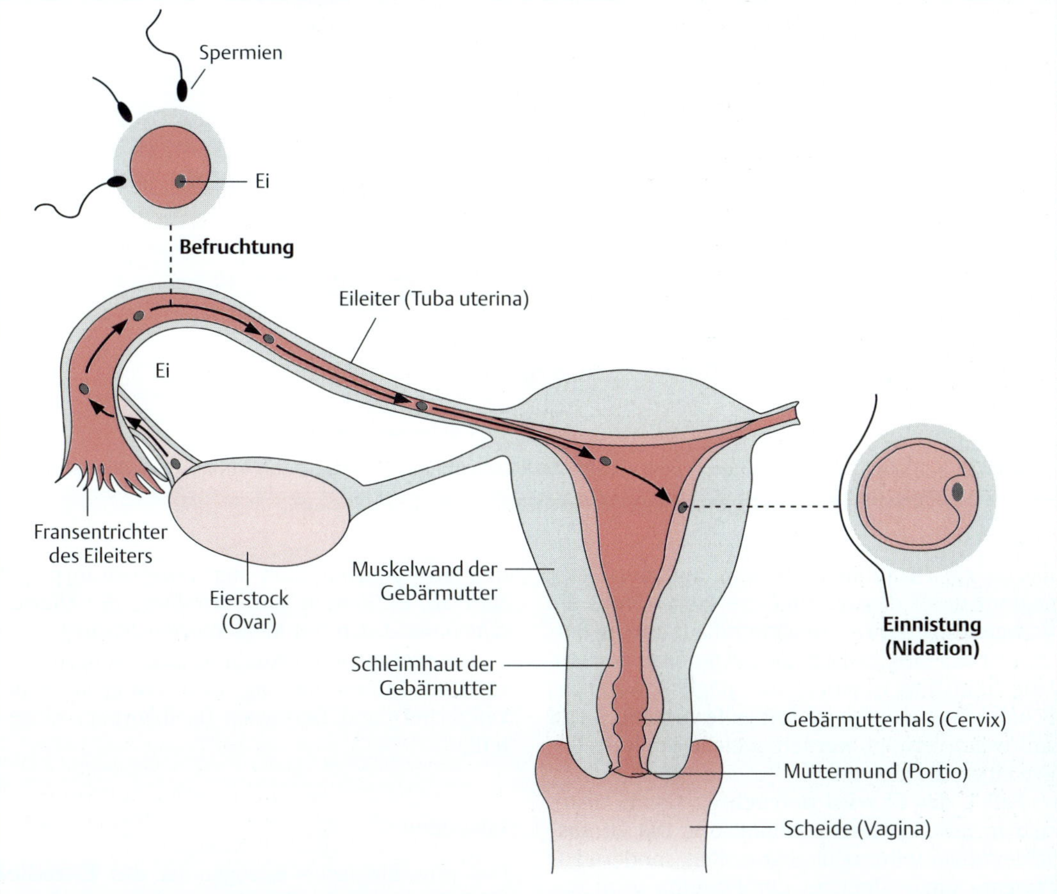

Abb. 13.**15** Die weiblichen Geschlechtsorgane

werden die Epithelzellen des Follikels zur Bildung und Ausschüttung von *Estrogenen* angeregt.

Zwischen dem 13. und 16. Zyklustag erfolgt aufgrund der besonderen hormonellen Situation die Ovulation (Eisprung = Follikelsprung). Das Ei wird in die Bauchhöhle geschwemmt und vom Fransentrichter des Eileiters aufgenommen. Kurz nach dem Eisprung steigt die Morgentemperatur um ca. 0,5° C an. Daraus leitet man eine Methode zur Empfängnisverhütung durch Messung der *Basaltemperatur* ab.

Das LH steuert die Umwandlung des geplatzten Follikels zum Gelbkörper und veranlaßt den Gelbkörper zur Aufnahme der Progesteronproduktion.

Durch die Wirkung des Estrogens wird das *Endometrium* (Uterusschleimhaut) aufgebaut. Man spricht von der *Proliferationsphase* (Abb. 13.**17**),

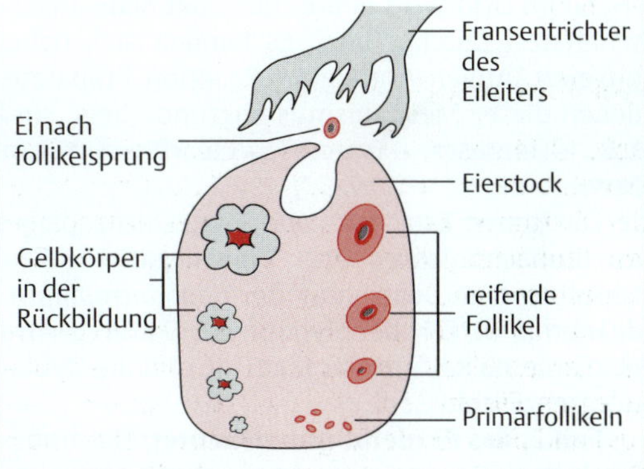

Abb. 13.**16** Schematische Darstellung eines Eierstocks

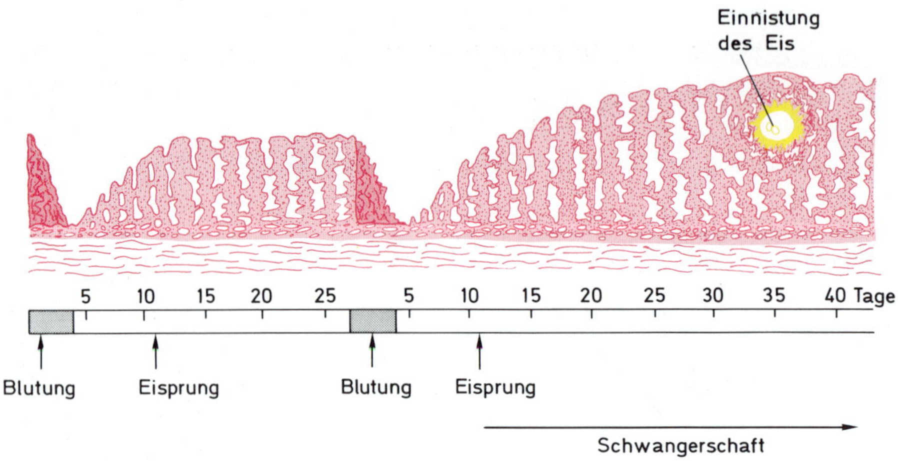

Abb. 13.**17** Zyklische Veränderungen in der Gebärmutterschleimhaut (Farbdruck mit freundlicher Unterstützung der Firma Hageda, Köln)

die bis zur *Ovulation* (Eisprung) andauert. Jetzt beginnt unter dem Einfluß des *Progesterons* die Vorbereitung der Uterusschleimhaut auf die *Einnistung* des Eies. Es liegt die *Sekretionsphase* vor. Eine Einnistung ist jedoch nur möglich, wenn das Ei befruchtet worden ist. Mit Hilfe von Abb. 13.**18** soll weiterverfolgt werden, welche Veränderungen eintreten können.

Fall 1, das Ei wird befruchtet: Das Ei nistet sich in die Uterusschleimhaut ein. Die Uterusschleimhaut wird nicht abgestoßen, sondern zur *Plazenta* umgebildet. In der Plazenta wird das *Choriongonadotropin* gebildet, das eine Vergrößerung des Gelbkörpers und eine weiterhin hohe Produktion von Progesteron und auch Estrogen bewirkt.

Über den Nachweis von *Choriongonadotropin (HCG)* im Urin wird heute meist der Schwangerschaftstest durchgeführt. Es handelt sich dabei um eine Antigen-Antikörper-Reaktion. Präparate, denen dieser Mechanismus zugrunde liegt, sind z. B.: + Femtest®, + Evatest®, + Clearblue®, Yes or No®.

Die hohen Estrogen- und Progesteronspiegel im Blut veranlassen über eine negative Rückkopplung eine Drosselung der *Gonadotropinproduktion* (FSH, LH) der Hypophyse. Dadurch wird eine erneute Reifung der Eianlage und die Ovulation ausgeschlossen.

Fall 2, das Ei bleibt unbefruchtet: Das unbefruchtete Ei kann sich nicht einnisten und stirbt ab. Der *Gelbkörper wird zurückgebildet*, und stellt seine Tätigkeit gegen Ende des Zyklus ein. Um den 28. Zyklustag fällt der Progesteronspiegel steil ab. Es kommt zur *Abstoßung der Uterusschleimhaut*, d. h. zur *Menstruationsblutung*.

Die weiblichen Sexualhormone werden entsprechend ihrem Bildungsort in *Estrogene* (Follikelepithel) und *Gestagene* (Gelbkörper) eingeteilt.

Estrogene

Das physiologische Estrogen ist das **Estradiol** (Abb. 13.**19**). Als Stoffwechselprodukte des Estradiols treten noch die weniger wirksamen Hormone Estron und Estriol auf. Wir erkennen, daß das Estradiol wie die Gluco- und Mineralcortcoide ein *Sterangrundgerüst* besitzt. Beim Estradiol ist jedoch im Gegensatz zu den genannten Hormonen der Ring A *aromatisch*.

Wir wollen einige wichtige *physiologische* und *pharmakologische* Wirkungen des Estradiols festhalten:

- Förderung des Wachstums und der Entwicklung der weiblichen *Sexualorgane* und der *sekundären Geschlechtsmerkmale*,
- Verbesserung der Durchblutung von Genitalorganen und Extremitäten,
- Beeinflussung des *psychischen Verhaltens* der Frau,
- *anaboler* Effekt,
- *Hemmung der Gonadotropinausschüttung*,
- Estrogene (und auch Gestagene) können die Ausschüttung von LH anregen und damit die

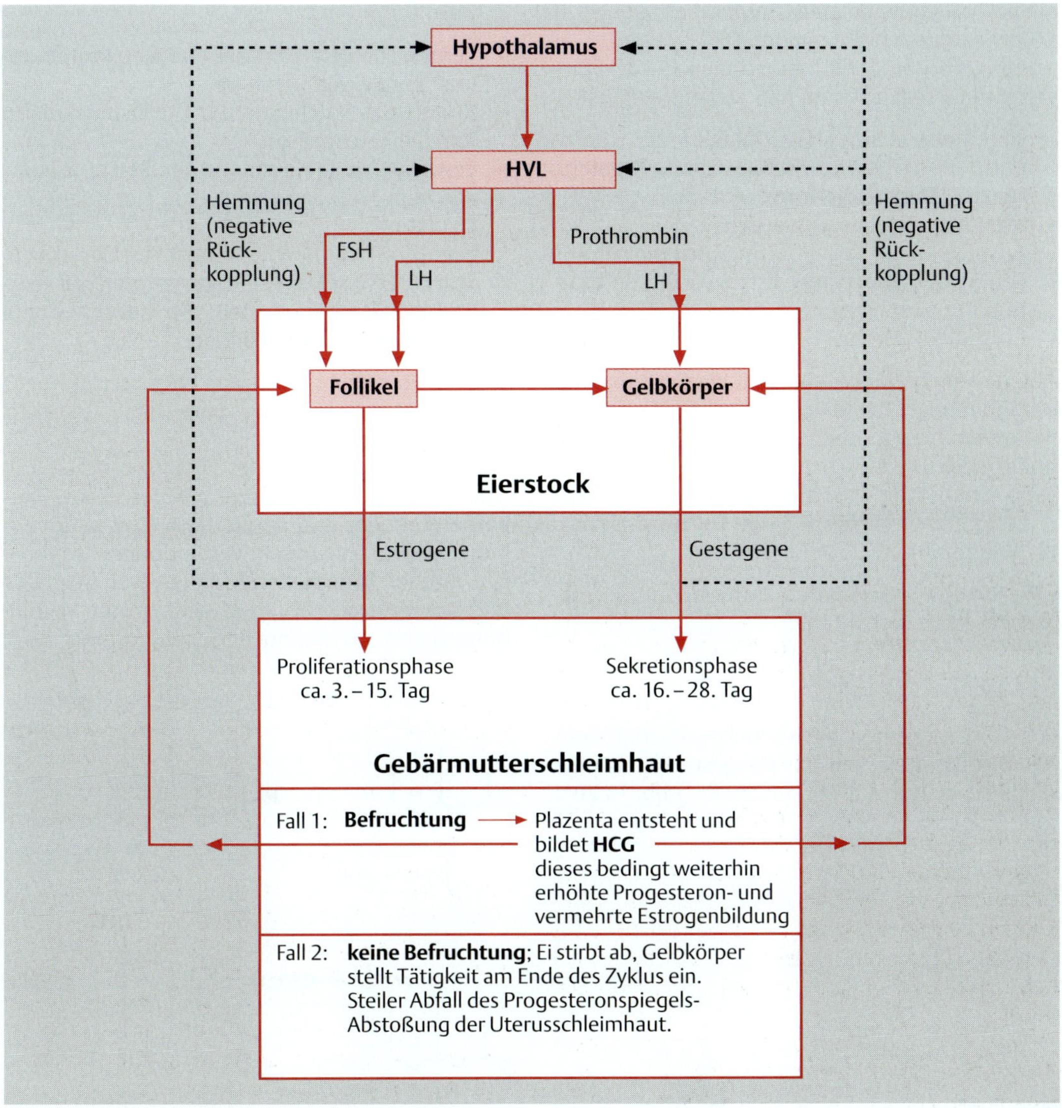

Abb. 13.**18** Hormonelle Steuerung der Menstruation

Ovulationsauslösung fördern. In diesem Fall liegt eine positive Rückkopplung vor (S. 212).

Wegen des raschen Abbaus in der Leber ist Estradiol sowohl parenteral als auch peroral kaum wirksam. Durch Veresterung mit verschiedenen organischen Säuren können Abbau und Resorption des Moleküls verlangsamt werden, z. B. Estradiol-17-valerianat (+ Progynova®). Auch durch Einführen einer Ethinylgruppe in C_{17} wird die Inaktivierung in der Leber stark verlangsamt und

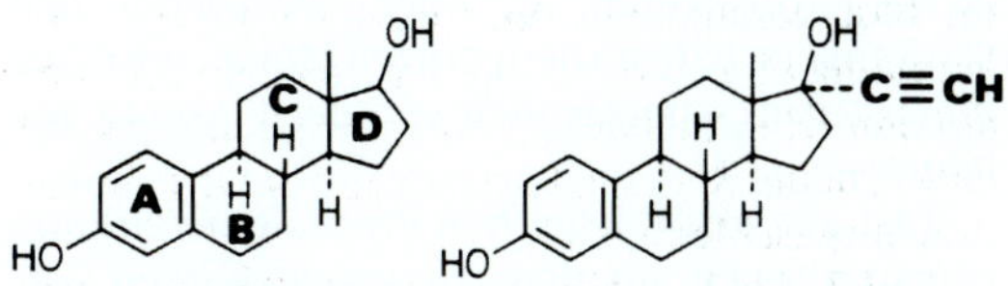

Estradiol   17α-Ethinylestradiol

Abb. 13.**19**

ein peroral gut wirksames Präparat erhalten, z. B. Ethinylestradiol (+ Progynon® C).

Einige bedeutende Indikationen für den Einsatz von Estrogenen sind hier zusammengefaßt:

- Unterentwicklung **(Hypoplasie)** des Uterus und dadurch bedingte schmerzhafte Regelblutungen **(Dysmenorrhoe)**,
- Klimakterische Beschwerden,
- Ausbleiben der Regelblutung **(Amenorrhoe)**,
- Drohender **Abort** (hier Estrogen in Kombination mit Gestagen),
- Prostatakarzinom.

Als *Nebenwirkung* können Gewichtszunahme, Ödembildung, Atrophie der Ovarien auftreten. Besonders hervorzuheben ist das **Thromboembolierisiko**. Die Dosierung sollte wegen der Nebenwirkung möglichst niedrig gehalten werden.

Fertigarzneimittel, die ein Estrogen-Derivat enthalten, sind z. B.:

+ Presomen®, + Ovestin®, + Transannon®, + Synapause®, + Estraderm TTS®.

Gestagene

Von den Gestagenen, auch Schwangerschaftshormone genannt, ist nur das **Progesteron** als physiologisches Hormon von Interesse (Abb. 13.**20**).

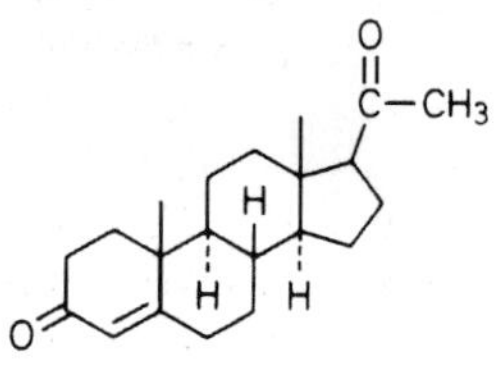

Progesteron

Abb. 13.**20**

Das Molekül zeigt ein ähnliches Grundgerüst wie die Glucocorticoide.

Ab dem 16. Zyklustag werden täglich ca. 20 mg Progesteron gebildet. Während der Schwangerschaft, ab dem dritten Monat, wird das Progesteron hauptsächlich von der Plazenta gebildet.

Fast alle physiologischen Progesteronwirkungen resultieren aus dem Zusammenwirken von Progesteron und Estrogen. Oft ist nur das Verhältnis von Estrogen zu Progesteron ausschlaggebend für die Wirkung, die eintritt.

Das Progesteron:

- verursacht den Wechsel von der Proliferations- zur Sekretionsphase,
- fördert das Wachstum der Uterusmuskulatur und der Brustdrüsen,
- verursacht eine Hemmung der LH-Freisetzung aus dem HVL und damit eine Hemmung der Ovulation,
- beeinflußt die Beschaffenheit des Zervikalsekrets (*Zervixschleim*, lat.: *cervix uteri* = Gebärmutterhals) derart, daß die Spermien nur schwer penetrieren können.

Wie das Estradiol ist auch das Progesteron wegen rascher Metabolisierung parenteral und oral kaum wirksam.

Durch Abwandlung des Testosteronmoleküls ist es gelungen, Moleküle zu synthetisieren, die – parenteral oder oral appliziert – eine gute Wirkung zeigen. Zu diesen Verbindungen gehören Lynestrenol, Norethisteron, Norgestrel, Gestoden und Desogestrel. Abb. 13.**21** zeigt solche Verbindungen und das männliche Sexualhormon.

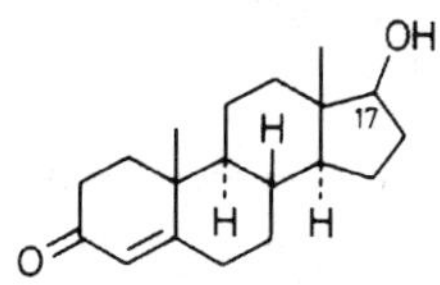

Testosteron

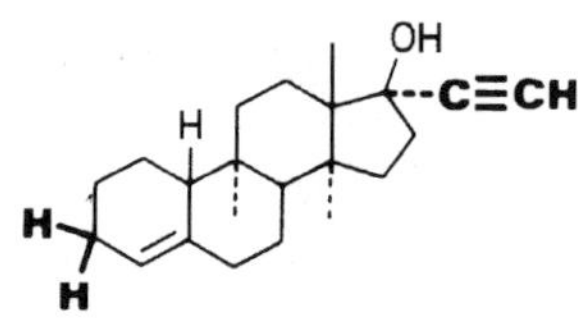

Lynestrenol

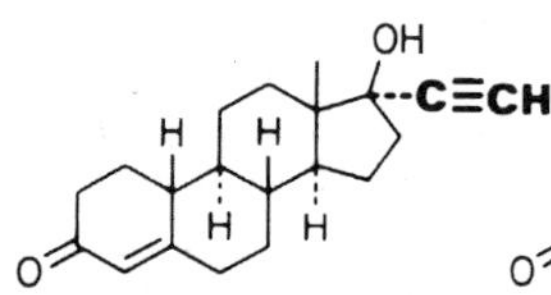

Norethisteron

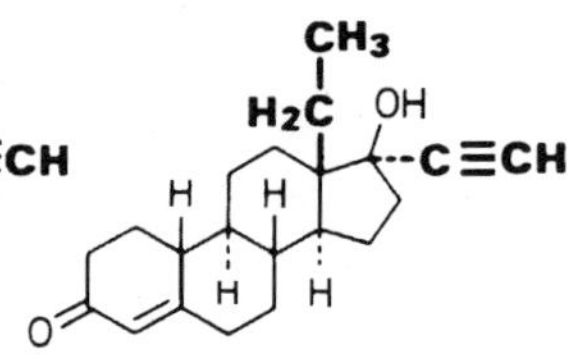

Norgestrel

Abb. 13.**21**

Das Progesteron und die Abwandlungsprodukte mit Progesteronwirkung werden als **Gestagene** bezeichnet.

Indikationen für Gestagene sind u. a.:

- **dysfunktionelle Blutungen** (langandauernde Blutungen),
- **Polymenorrhoe**,
- **Dysmenorrhoe und prämenstruelles Syndrom**,

- fortgeschrittenes Uterus- und Mammakarzinom,
- Endometriose,
- klimakterische Beschwerden, hier als zyklischer Kombinationspartner für das wirksame Estrogen.

Meist in Kombination mit Estrogenen werden die Gestagene als **Kontrazeptiva** (Arzneimittel zur Empfängnisverhütung) eingesetzt.

Als *Nebenwirkungen* vor allem bei längerer Anwendung können auftreten:

- Gewichtszunahme,
- Ovulationshemmung,
- Libidoverlust (Verlust des Geschlechtstriebes),
- Kopfschmerzen und Übelkeit.

Als *Kontraindikationen* gelten Leberschäden, Thromboseneigung und Zyklusinstabilität bei Jugendlichen. Wegen der Maskulinisierungsgefahr des Feten sollen während der Schwangerschaft keine C_{17}-alkylierten Testosteronabkömmlinge eingesetzt werden.

Mifepriston (RU 486, + Mifegyne® F/UK) ist ein Abwandlungsprodukt des Progesterons. Es blockiert die Gestagenrezeptoren in der Gebärmutter und gilt als sichere und derzeit schonendste Methode der **Schwangerschaftsunterbrechung**.

Die orale Kontrazeption

Bei der peroralen Konzeptionsverhütung verhindert die Frau durch Einnahme von weiblichen Sexualhormonen eine *Empfängnis*. Meist wird diese Methode mit Gestagen-Estrogen-Kombinationspräparaten durchgeführt. Entsprechend den bereits genannten physiologischen und pharmakologischen Wirkungen von Estradiol und Progesteron kann die Kontrazeption nach verschiedenen Methoden erfolgen:

- über eine negative Rückkopplung – bewirkt durch Estrogen und/oder Gestagen – wird die Ausschüttung der Gonadotropine gedrosselt und damit die Ovulation unterdrückt *(Ovulationshemmung)*,
- falls doch eine Ovulation stattgefunden haben sollte, ist eine Einnistung des Eis nicht möglich, da – bewirkt durch Gestagen – keine Sekretionsphase stattfinden konnte *(Nidationshemmung)*,
- die Viskosität des Zervixsekretes wird – bewirkt durch Gestagene – erhöht, so daß die Penetration der Spermien gehemmt wird *(Migrationshemmung)*.

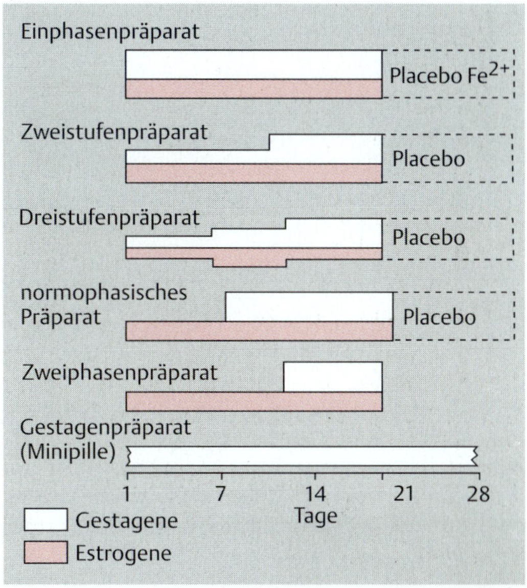

Abb. 13.**22** Zusammensetzung der verschiedenen oralen Kontrazeptiva (nach Taubert u. Kuhl)

Bei dem klassischen **Kombinations-** oder **Ein-Phasen-Präparat** wird die Frau an allen 21 Einnahmetagen die gleiche Kombination von Estrogen und Gestagen schlucken, wobei die Einnahme vom 5. bis zum 25. Zyklustag erfolgt. Drei bis vier Tage nach der letzten Einnahme tritt dann die sogenannte Abbruchblutung ein. Als erster Zyklustag gilt der erste Tag der Menstruationsblutung. Diese Ein-Phasen-Präparate enthalten in der Regel maximal 50 µg Estrogenanteil (Tab. 13.**4** Gruppe I und Abb. 13.**22**). Dieser Pillentyp wird aber auch als hormonarme Ein-Phasen-Pille, auch **Mikropille** genannt, angeboten; hier liegt der Estrogenanteil bei 30, teilweise bei 20 µg. Ein Vorteil scheint die geringere Hemmung der hypothalamisch-hypophysären Funktion zu sein und die vielleicht bessere Verträglichkeit (Tab. 13.**4**, Gruppe II).

Beim **Zwei-Stufen-Präparat** erfolgt der Einsatz von Estrogen und Gestagen nacheinander in unterschiedlichen Konzentrationen, in zwei zeitlich aufeinanderfolgenden Phasen. In einer ersten Phase (10 Tage) wird zur konstant durchlaufenden Estrogendosis wenig (bei manchen Präparaten kein = *normophasische* oder Zwei-Phasen-Präparate) Gestagen gegeben, das dann in der

Tabelle 13.4 Übersicht oraler Kontrazeptiva (75)

Fertigarzneimittel®	Ethinylestradiol mg	Mestranol mg	Lynestrenol mg	Norethisteron mg	L-Norgestrel mg	Sonstige mg
Gruppe I	Kombinationspräparate					
+ Anacyclin	0,05		1,0			
+ Etalontin	0,05			2,5		
+ Gravistat 125	0,05				0,125	
+ Lyndiol	0,05		2,5			
+ Lyn-ratiopharm	0,05		2,5			
+ Neo-Stediril	0,05				0,125	
+ Neogynon	0,05				0,25	
+ Non-Ovlon	0,05			1,0		
+ Orlest	0,05			1,0		
+ Ortho-Novum 1/50		0,05		1,0		
+ Ovoresta	0,05		1,0			
+ Ovosiston		0,08				Chlormadinonacetat 2,0
+ Stediril	0,05				0,5	
+ Stediril-d	0,05				0,25	
+ Yermonil	0,04		2,0			
Gruppe II	Kombinationspräparate mit niederdosiertem Estrogen					
+ Cilest	0,035					Norgestimat 0,25
+ Conceplan M	0,03			0,5		
+ Femigoa	0,03				0,15	
+ Femodene	0,03					Gestoden 0,075
+ Femovan	0,03					Gestoden 0,075
+ Femranette Mikro	0,03				0,15	
+ Lovelle	0,02					Desogestrel 0,15
+ Marvelon	0,03					Desogestrel 0,15
+ Mercilon	0,02					Desogestrel 0,15
+ Microgynon	0,03				0,15	
+ Minisiston	0,03				0,125	
+ Minulet	0,03					Gestoden 0,075
+ MonoStep	0,03				0,125	
+ Neorlest	0,03			0,6		

Tabelle 13.**4** Fortsetzung

Fertigarzneimittel®	Ethinylestradiol mg	Mestranol mg	Lynestrenol mg	Norethisteron mg	L-Norgestrel mg	Sonstige mg
+ Ovoresta M	0,0375		0,75			
+ Ovysmen 0,5/35	0,035			0,5		
+ Ovysmen 1/35	0,035			1,0		
+ Pregnon L	0,0375		0,75			
+ Sinovula mikro	0,03			0,5		
+ Stediril 30	0,03				0,15	
+ Valette	0,03					Dienogest 2,0
Gruppe III	Zwei-Stufen-Präparate					
+ Lyn-ratiopharm-Sequenz	0,05/0,05		–/2,5			
+ Neo-Eunomin	0,05/0,05					Chlormadinonacetat 1,0/2,0
+ Ovanon, Ovanon 28	0,05/0,05		–/2,5			
+ Ovidol	0,05/0,05					Desogestrel –/0,125
+ Oviol 22, Oviol 28	0,05/0,05					Desogestrel –/0,125
+ Perikursal 21	0,05/0,05				0,05/0,125	
+ Sequilar 21, Sequilar 28	0,05/0,05				0,05/0,125	
+ Sequostat	0,05/0,05			–/1,0		
Gruppe IV	Dreistufen-Präparate					
+ Synphasec	0,035/0,035/0,035			0,5/1,0/0,5		
+ Triette	0,03/0,04/0,03				0,05/0,075/0,125	
+ Trinordiol 21, Trinordiol 28	0,03/0,04/0,03				0,05/0,075/0,125	
+ Tri-Novum	0,035/0,035/0,035			0,5/0,75/1,0		
+ Triquilar, Triquilar 28	0,03/0,04/0,03				0,05/0,075/0,125	
+ Trisiston	0,03/0,04/0,03				0,05/0,075/0,125	
+ Tristep	0,03/0,05/0,04				0,05/0,05/0,125	
Gruppe V	Minipillen					
+ Exlutona			0,5			
+ Microlut					0,03	
+ Micronovum				0,35		
+ Mikro-30 Wyeth					0,03	

zweiten Phase (11 Tage) erhöht wird (Tab. 13.**4**, Gruppe III und Abb. 13.**22**).

Bei den **Drei-Stufen-Präparaten** wird über sechs Tage eine niedrige Estrogen- und Gestagenmenge gegeben, die dann beide über weitere fünf Tage leicht erhöht werden, worauf dann an den folgenden zehn Tagen der Estrogenanteil wieder verringert, der Gestagenanteil aber weiter erhöht wird. Sinn dieser Kombination ist, bei gleich sicherer Kontrazeption, das Risiko von Nebenwirkungen zu verringern (Tab. 13.**4**, Gruppe IV und Abb. 13.**22**).

Von Interesse ist dabei auch immer die Gestagenkomponente, die ebenfalls für die *Nebenwirkungen* Verantwortung trägt.

Eine hormonelle Kontrazeption ohne Ovulationshemmung läßt sich auch mit einem nur gestagenhaltigen Präparat **(Minipille)** erzielen. Hier wird täglich, ohne Einnahmepause, eine niedrige Dosis eines Gestagens eingenommen. Die Einnahme muß pünktlich erfolgen und sollte nicht mehr als drei Stunden differieren. Indiziert sind diese Präparate bei Unverträglichkeit oder Thrombosegefahr durch Estrogene (Tab. 13.**4**, Gruppe V).

Außer der täglichen Einnahme von Gestagenen, lassen sich diese als *Injektion* in Form eines Depot-Präparates als einmalige Spritze über eine Wirkungsdauer von drei Monaten verabfolgen, z. B. + Depot Clinovir®.

In diesem Zusammenhang kann auch die **Postkoital-Pille** erwähnt werden. Hier handelt es sich um eine normaldosierte Estrogen/Gestagen-Kombination, z. B. + Tetragynon®. Die Einnahme wird innerhalb von 48 Stunden postkoital (d. h. nach dem Geschlechtsverkehr) begonnen (2 Tabletten), weitere zwei Tabletten werden nach zwölf Stunden gegeben. Als Nebenwirkung werden leichte Übelkeit, selten Erbrechen angegeben. Die Sicherheit liegt bei 99 %. Der erwünschte Effekt wird über die Verhinderung der Einnistung des Eies *(Nidationshemmung)* erreicht.

Die Sicherheit kontrazeptiver Maßnahmen wird häufig durch den *Pearl-Index* dargestellt. Er gibt an, wieviele Versager bei der jeweiligen Methode, bezogen auf 100 Frauenjahre (= 1200 Zyklen) auftreten. Methoden mit einem Pearl-Index bis maximal 1 gelten gemeinhin als sehr sicher. Kombinationspräparate haben z. B. einen Pearl-Index von ca. 0,2, Kondome einen Pearl-Index – je nach Benutzergruppe – von ca. 2 – 6.

Nach Absetzen von Kontrazeptiva kann wieder volle Konzeptionsfähigkeit erlangt werden.

Über *Nebenwirkungen* und *Verträglichkeit* gehen die Meinungen stark auseinander. Das Auftreten von Nebenwirkungen ist hier vor allem unter dem Aspekt zu sehen, daß die Anwenderinnen keine Patientinnen, sondern gesunde Frauen sind, die zunächst – außer einer möglichen Schwangerschaft und der daraus resultierenden gesundheitlichen Gefährdung – keine gesundheitlichen Risiken tragen.

Mit folgenden Nebenwirkungen ist zu rechnen:

- erhöhtes Risiko **thromboembolischer Erkrankungen** (estrogenbedingt),
- Neigung zu **Ödemen**, Übelkeit und Erbrechen, Brustspannung, zu starke Regelblutung (Hypermenorrhoe), zervikale Hypersekretion (alle wahrscheinlich estrogenbedingt),
- Dysmenorrhoen, trockene Scheide, Soor-Kolpitis (von Candida verursachte Scheidenentzündung) (alle wahrscheinlich estrogenbedingt),
- **Gewichtszunahme**,
- Libidoverlust (Verlust des Geschlechtstriebes),
- Das **Risiko** an einem **Zervix- oder Mammakarzinom** zu erkranken **ist erhöht**,
- das **Risiko** an einem **Ovarial- oder Endometriumkarzinom** zu erkranken **ist geringer**.

Als *Kontraindikationen* gelten Leberschäden, Thromboseneigung, hormonabhängige Tumoren des Uterus oder der Mammae und die Schwangerschaft. Wegen der Virilisierungsgefahr des Feten sollen während der Schwangerschaft keine C_{17}-alkylierten Testosteronabkömmlinge eingesetzt werden.

Interaktionen. Bei der gleichzeitigen Einnahme von Kontrazeptiva und einigen anderen Arzneimittelgruppen ist das Versagen der Kontrazeptiva, vor allem der niedrig dosierten Präparate möglich. Zu diesen Arzneimittelgruppen gehören das Tuberkulostatikum Rifampicin, einige Antiepileptika und einige Antibiotika. Bei Raucherinnen potenziert sich das Thromboembolierisiko.

Gestagen-Estrogen-Kombinationen können auch zur Therapie verschiedener Formen der Amenorrhoe, der Dysmenorrhoe, der Hypomenorrhoe und frühklimakterischer Beschwerden eingesetzt werden oder zur Verschiebung der Menstruationsblutung. Folgende Arzneimittel sollen als Beispiel dienen:

+ Cyclo-Progynova®, + Trisequens®, + Cyclo-Menorette®, + Primosiston®.

Prolactin und Oxytocin

Prolactin ist ein Peptidhormon aus dem Hypophysenvorderlappen (HVL), dem früher eine Wirkung auf die sexualhormonproduzierenden Drüsen der Frau nachgesagt wurde (alter Name: LTH = *luteotropes Hormon*, heute Lactotropin). Die Ausschüttung erfolgt aufgrund eines entsprechenden hypothalamischen Hormons, des *Prolactoliberins (PRH)*. Prolactin stimuliert die Milchproduktion der Brustdrüse. Erhöhte Spiegel treten demzufolge während der *Schwangerschaft* auf.

Oxytocin gehört ebenfalls zur Gruppe der Peptidhormone. Es stammt aus dem Hypophysenhinterlappen (HHL). In physiologischen Dosen bewirkt Oxytocin eine rhythmische Kontraktion des Uterus und fördert die Milchentleerung aus den Milchdrüsen der Brust.

Oxytocin kann zur **Einleitung der Geburt**, z. B. bei vorzeitigem Fruchtblasensprung eingesetzt werden. Während der Geburt wird Oxytocin bei Wehenschwäche genommen. Nach der Geburt kann es zu einer Verringerung des Blutverlustes, zur Lösung der Plazenta und zur Kontraktion des Uterus dienen. Oxytocin wird parenteral appliziert.

Oxytocinhaltige Fertigarzneimittel sind z. B.:

+ Orasthin® stark, + Syntocinon®.

Mutterkornalkaloide und deren Derivate, z. B. Ergometrin und Methylergometrin, rufen ebenfalls eine rhythmische Uteruskontraktion hervor. Da bei diesen Stoffen eine Gefahr der Dauerkontraktion besteht, dürfen sie nicht vor der Geburt angewandt werden, sondern werden in der Nachgeburtsphase zur Lösung der Plazenta und zur Rückbildung des Uterus eingesetzt (z. B. + Methergin®).

Die männlichen Sexualhormone

Wir sahen, daß bei der Frau die Bildungsorte für die Eizellen und die weiblichen Sexualhormone in den Ovarien eng beieinanderliegen. Eine Parallele finden wir im männlichen Organismus. Hier liegen die Bildungsorte für die Spermien und das männliche Sexualhormon Testosteron in den Hoden.

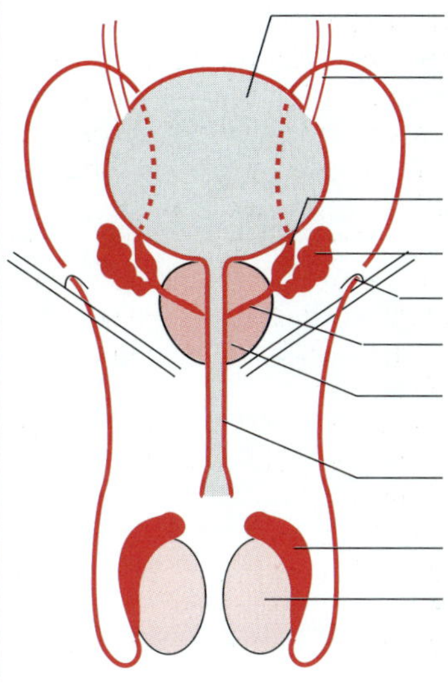

Abb. 13.**23** Schematische Darstellung des männlichen Geschlechtsapparates (nach Faller)

Die *männlichen Geschlechtsorgane* (Abb. 13.**23**). Dazu gehören die Hoden mit ihrer Doppelfunktion:

- als *exokrine Funktion* bezeichnet man die Bildung der Samenzellen *(Spermien)* in den gewundenen Hodenkanälchen (Abb. 13.**24**).
- Als endokrine Funktion bezeichnet man die Bildung der männlichen Geschlechtshormone, hauptsächlich des *Testosterons*, in den *Leydig-Zwischenzellen* (Abb. 13.**24**).

Unter dem Begriff der ableitenden Geschlechtswege werden Nebenhoden, Samenleiter, Spritzgänge und Harn-Samen-Röhre zusammengefaßt. *Vorsteherdrüse (Prostata)* und Bläschendrüsen bilden Sekrete, die den zuvor unbeweglichen Spermien Beweglichkeit verleihen. Dadurch können sie nach dem Geschlechtsverkehr durch den Uterus und die Eileiter wandern, bis sie einer Eizelle begegnen (Abb. 13.**15**, S. 225).

Eine **Prostatahyperplasie**, wie sie bei Männern im fortgeschrittenen Alter vorkommt, führt zur Einengung der Harnröhre und zu Schwierigkeiten beim Harnlassen **(Miktionsbeschwerden)**. Für die Wucherung dieses Gewebes wird *Dihydrotestosteron* verantwortlich gemacht, das mit Hilfe des Enzyms *5 α-Reduktase* aus *Testosteron* entsteht. Zur Behandlung der **benignen Prostatahyperplasie** (BPH) sind Arzneimittel im

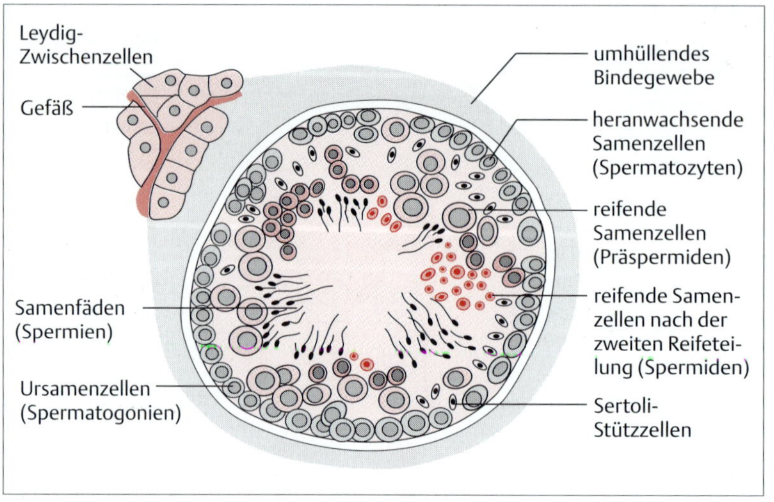

Abb. 13.**24** Schnitt durch ein samenbildendes gewundenes Hodenkanälchen und das Zwischengewebe (nach Faller)

Handel, die die *5 α-Reduktase* hemmen, z. B. Finasterid (+ Proscar®) oder Sägepalmenfruchtextrakte (Talso®).

Hodensack (Scrotum) und *Glied* (Penis) sind die äußeren männlichen Geschlechtsorgane.

Androgene

Die männlichen Sexualhormone werden unter dem Begriff *Androgene* zusammengefaßt. Als wichtigstes Hormon soll hier nur das **Testosteron** besprochen werden. Die Biosynthse verläuft ähnlich wie beim Estradiol und Progesteron über Squalen, Cholesterin und Pregnenolon unter Beteiligung zahlreicher Enzymsysteme (Abb. 13.**25**).

Es läßt sich zwischen geschlechtsspezifischen und geschlechtsunspezifischen Wirkungen des Testosterons unterscheiden.

Geschlechtsspezifische Wirkungen:
- Ausbildung der männlichen Geschlechtsorgane,
- Ausbildung der *sekundären männlichen Geschlechtmerkmale*, wie Bartwuchs, Stimmbruch,
- Reifung der Spermien,
- Aufrechterhaltung der Funktion der Geschlechtsdrüsen Prostata und Samenblase,
- Erhöhung der Libido.

Geschlechtsunspezifische Wirkungen
- *anabole* Stoffwechselbeeinflussung (anabol = aufbauend),
- Förderung der Knochenreifung und des Längenwachstums,
- Beschaffenheit der Haut, Talgdrüsen

Indikationen für Testosteron und das gut oral wirksame Methyltestosteron sind:

- Androgenmangel, z. B. nach **Kastration** und bei Hypogonadismus,
- verminderte Spermienzahl **(Oligospermie)**,
- klimakterische Beschwerden der Frau. Hier wird Testosteron in Kombination mit Estrogenen gegeben.

Eine Steigerung der Potenz über das normale Maß hinaus ist mit Testosteron nicht möglich.

Testosteron oder Testosteron-Derivate sind in folgenden Fertigarzneimitteln enthalten:

+ Proviron®-Tabletten, + Testoviron®-Depot-Ampullen.

Testosteron und testosteronhaltige Organpräparate sind auch häufig Bestandteile von Fertigarzneimitteln gegen Altersbeschwerden des Mannes, wie z. B. **Klimakterium virile**, Libido- und Potenzstörungen.

Einige Fertigarzneimittel seien hier als Beispiele angeführt:

+ Repursan®, + Pluriviron®.

Wichtige *Kontraindikationen* für Androgene sind das Prostatakarzinom und die Schwangerschaft.

Antiandrogene. Uns ist bereits der kompetitive Antagonismus bekannt (S. 18). Für spezielle In-

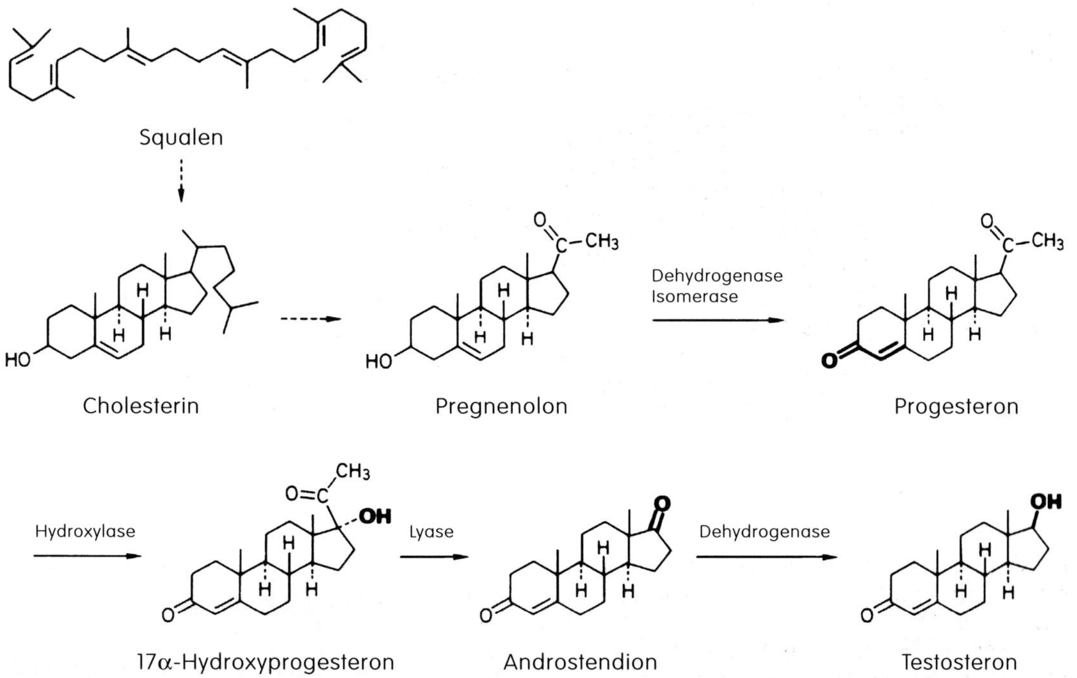

Abb. 13.**25** Ein möglicher Biosyntheseweg des Testosterons

dikationsgebiete hat man versucht, durch gezielte Synthese zu Substanzen zu gelangen, die eine antiandrogene Wirkung besitzen. Mit dem Cyproteronacetat, z. B. + Androcur®, wurde eine Substanz gefunden, die durch kompetitiven Antagonismus die Wirkung der Androgene weitgehend aufhebt. Allerdings besitzt dieses Präparat eine ausgeprägte Gestagenwirkung. Indiziert ist das Cyproteronacetat bei Hirsutismus (Androgenisierungserscheinung bei der Frau), inoperables Prostatakarzinom, Hypersexualität und Sexualdeviationen (krankhafte Abweichung vom normalen Geschlechtsempfinden).

Anabolika

Zu den seuxalunspezifischen Wirkungen des Testosterons gehört der anabole Effekt. Dieser Effekt bezieht sich im wesentlichen auf eine eiweißaufbauende Wirkung. Einem therapeutischen Einsatz als Anabolikum stehen jedoch die anderen Hormonwirkungen entgegen. So würden bei der Frau unter dem Einfluß von Testosteron sekundäre männliche Geschlechtsmerkmale ausgeprägt werden (Bartwuchs, Veränderung der Stimmlage u. ä.).

Durch eine Molekülabwandlung wurde versucht, den eiweißanabolen Effekt weitgehend von der androgenen Wirkung zu trennen und die anabole Wirkung zu steigern. Abb. 13.**26** zeigt das Testosteron neben zwei Derivaten mit signifikanter anaboler Wirkung.

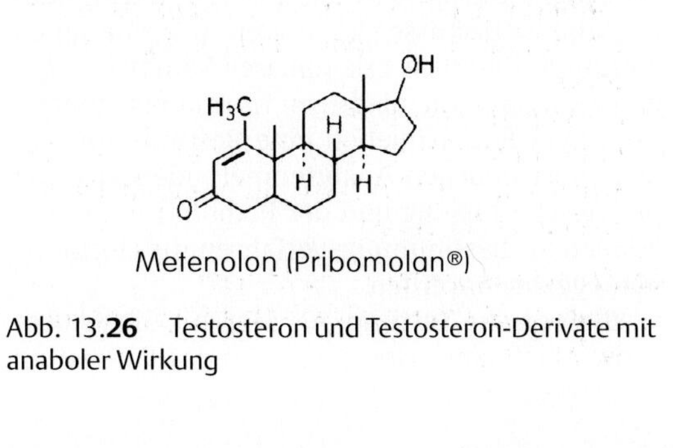

Abb. 13.**26** Testosteron und Testosteron-Derivate mit anaboler Wirkung

Die wichtigsten Eigenschaften der Anabolika sollen kurz zusammengefaßt werden, um daraus einige Indikationsgebiete ableiten zu können:

- Durch eine Positivierung der Stickstoffbilanz im Körper wird das Längenwachstum beschleunigt und das Körpergewicht gesteigert (vermehrte Eiweißneubildung).
- In der Knochengrundsubstanz kommt es zu einer Vermehrung der Mucopolysaccharide.
- Es kommt zu einer Zurückhaltung von Calcium-, Kalium- und Phosphationen und Kreatinin.

Indikationen für Anabolika sind alle Formen des akuten Eiweißmangels, die durch diätetische Maßnahmen nicht behoben werden können, dazu gehören Untergewicht, u. a. bei bösartigen Tumoren oder chronischen Infektionskrankheiten, Appetitlosigkeit in der Rekonvaleszenz, reduzierter Allgemeinzustand im Alter und schlechtes Gedeihen bei Säuglingen.

Die *Nebenwirkungen* lassen sich von der androgenen Komponente der Anabolika ableiten. Bei Frauen besteht die Gefahr der Varilisierung, bei Männern die Gefahr einer Störung der Spermienreifung.

Als *Kontraindikationen* gelten wie bei den Androgenen Prostatakarzinom und Schwangerschaft.

Anabolika gehören zu den vom Internationalen Olympischen Komitee (IOC) verbotenen Doping-Mitteln.

Fertigarzneimittel aus der Gruppe der Anabolika sind z. B.:

+ Deca-Durabolin®, + Primobolan® Depot, + Testoviron Depot®.

Die Präparate werden häufig in einer Depotform injiziert.

Nachweismethoden für Hormone

Die sichere Diagnose eines Hormonmangels oder Hormonüberschusses kann vom Arzt nur selten aufgrund äußerlich erkennbarer Symptome gegeben werden. Die niedrigen Hormonkonzentrationen im Blut schließen eine Bestimmung mit den sonst üblichen Analysenmethoden aus. Die biologische Testung und der Radioimmunoassay können als Bestimmungsverfahren für Hormone herangezogen werden.

Biologische Testung. Als Maß für die Androgenwirkung eines Hormons wird das Wachstum eines Kapaunenkamms (Kapaun = kastrierter Hahn) herangezogen.

Bei dem klassischen Allen-Doisy-Test auf Estrogenwirkung wird bei kastrierten weiblichen Mäusen oder Ratten die estrogenbedingte Veränderung des Vaginalepithels gemessen.

Radioimmunoassay. Dabei handelt es sich um ein Kombinationsverfahren, das die hohe Nachweisempfindlichkeit radioaktiv markierter Substanzen mit der Spezifität immunologischer Reaktionen verbindet. Das Verfahren erlaubt den Nachweis und gegebenenfalls die quantitative Bestimmung verschiedener Substanzen in biologischen Flüssigkeiten, wie z. B. Urin, Serum und Plasma. Hormone, Enzyme, Vitamine, Arzneimittel u. a. können noch im Pikogrammbereich nachgewiesen werden (1 Pikogramm = 10^{-12} Gramm).

Das Prinzip der Methode beruht auf der uns bekannten Antigen-Antikörper-Reaktion.

Zusammenfassung Sexualhormone

Die Gonadotropine FSH und LH werden vom HVL gebildet und erweisen sich als geschlechtsunspezifisch. Während der Schwangerschaft bildet auch die Plazenta ein Gonadotropin, das HCG. Dieses kann teilweise die Funktion von LH übernehmen. Ein Schwangerschaftstest über den Nachweis von HCG ist möglich.
Die Funktionen der weiblichen Geschlechtsorgane werden durch die Gonadotropine gesteuert.
Die weiblichen Geschlechtsorgane bestehen aus den Ovarien, den Eileitern, dem Uterus und der Vagina. In den Ovarien gelangen Follikel zur Reifung, in diesen befindet sich die Eizelle.
Der weibliche Zyklus ist durch den periodischen Aufbau und eine darauffolgende Abstoßung der Uterusschleimhaut unter dem Einfluß der Gonadotropine FSH und LH sowie der Sexualhormone Estradiol und Progesteron gekennzeichnet. Kommt es zu einer Befruchtung des Eis, so unterbleibt die Abstoßung der Schleimhaut. Sie erfährt eine Umwandlung zur Plazenta.
Das wichtigste Estrogen ist das Estradiol. Diesem kommt eine Bedeutung in der Therapie, z. B. der Hypoplasie des Uterus, der Ovarialinsuffizienz, des Prostatakarzinoms, und in Kombination mit den Gestagenen als Kontrazeptivum zu.
Von den Gestagenen, den Gelbkörperhormonen ist nur das Progesteron von Bedeutung. Es wird während der Schwangerschaft hauptsächlich von der Plazenta gebildet.
Estradiol und Progesteron sind oral kaum wirksam. Synthetische Abwandlungsprodukte der beiden Moleküle zeigen gute orale bzw. parenterale Wirkung.

Orale Kontrazeptiva sind meist Estrogen-Gestagen-Kombinationen. Über eine negative Rückkopplung drosseln sie die Ausschüttung der Gonadotropine in der Hypophyse. Dadurch wird die Ovulation unterdrückt. Bei der oralen Kontrazeption unterscheidet man Ein-Phasen-, Zwei- und Dreistufen-Präparate sowie die Minipille.
Estrogen-Gestagen-Kombinationen können auch therapeutisch eingesetzt werden, z. B. zur Behandlung der Amenorrhoe oder zur Verschiebung der Menstruationsblutung.
Das Hypothalamus/Hypophysenhinterlappenhormon Oxytocin wird als uteruskontrahierende Substanz eingesetzt. Indiziert ist dieses Hormon zur Einleitung der Geburt oder zur Kontraktion des Uterus nach der Geburt.
Zu den männlichen Geschlechtsorganen gehören Hoden, Nebenhoden, Samenleiter, Spritzgänge, Harn-Samen-Röhre, Prostata und Bläschendrüse, Hodensack und Penis.
Die Bildung der Spermien erfolgt in den Hodenkanälchen. Die Androgene werden von den Leydig-Zwischenzellen der Hoden gebildet. Von den Androgenen, den männlichen Sexualhormonen, ist nur das Testosteron von Bedeutung. Wie beim Estradiol und beim Progesteron liegt hier ein Steroidhormon vor. Beim Testosteron kann zwischen geschlechtsspezifischen und geschlechtsunspezifischen Wirkungen unterschieden werden. Die wichtigste geschlechtsunspezifische Wirkung ist der anabole Effekt. Durch Abwandlung des Testosterons wurde versucht, die anabole von der androgenen Wirkung abzutrennen. Man erhält Anabolika, die auch oral wirksam sind und die bei akutem Eiweißmangel eingesetzt werden.

Gewebshormone

Im Zusammenhang mit *Histamin* und *Bradykinin* (S. 22) wurde schon mehrfach der Begriff Gewebshormon erwähnt. Im Gegensatz zu Hormonen sind Gewebshormone – auch *Mediatoren* genannt – stark wirksame Stoffe, deren Bildung nicht auf bestimmte Organe beschränkt ist. Bei verschiedenen Erkrankungen können sie aus sehr unterschiedlichen Geweben freigesetzt werden. Histamin z. B. findet man u. a. in der Lunge, im Magen und in der Leber.

Eine ganze Reihe von Gewebshormonen spielt z. B. bei Entzündungen, Schmerzentstehung und Allergien eine Rolle. Ihre Wirkungen sind jedoch noch nicht vollständig aufgeklärt. Tab. 13.**5** gibt Informationen über einige wichtige Gewebshormone.

Tabelle 13.**5** Gewebshormone

Name	Struktur	Wirkung
Histamin	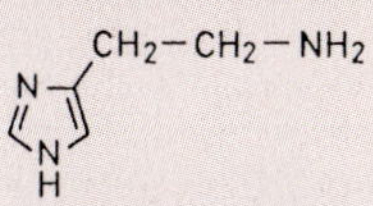	Erweiterung arterieller Gefäße Frequenzsteigerung am Herzen Kontraktion glatter Muskulatur Verstärkung der Magensaftsekretion
Bradykinin	ein Nonapeptid	ähnlich Histamin
Serotonin	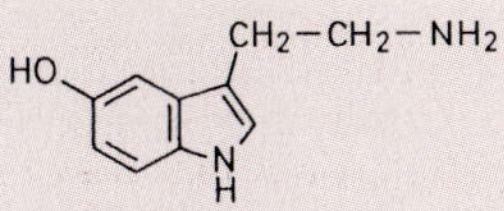 5-Hydroxytryptamin	Transmitter im Neuronensystem
Angiotensin II	ein Octapeptid	wirkt gefäßkontrahierend, stimuliert die Aldosteronausschüttung
Prostaglandine z. B. + Cytotec®	Derivate der Prostansäure: 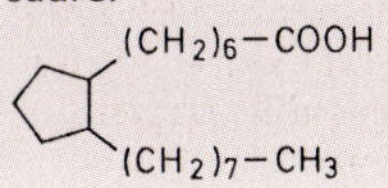	Die physiologischen Wirkungen sind abhängig von der Art des Prostaglandin-Derivats, Prostaglandine werden eingesetzt, z. B. zur oralen Geburtseinleitung und Aborteinleitung (kontrahierende Wirkung auf den schwangeren Uterus) und bei Ulkus

Fragen zum Hormonkapitel

1. Warum führt eine Unterfunktion des Nebennierenmarks zu Hypoglykämie und Hypotonie?
2. Begründen Sie die Kontraindikation einer Therapie mit Androgenen während der Schwangerschaft.
3. Warum regt das TSH nur die Schilddrüse zu einer Tätigkeit an, obwohl das Hormon auf dem Blutweg überall hingelangt?
4. Ist die antiphlogistische Wirkung der Glucocorticoide eine physiologische Wirkung? (Begründung)
5. Erklären Sie das mögliche Auftreten von akuten bakteriellen Entzündungen bei einer Langzeittherapie mit Glucocorticoiden.
6. Wie kommt die kontrazeptive Wirkung von Estradiol-Gestagen-Kombinationspräparaten zustande?
7. Begründen Sie den Einsatz von Anabolika als sogenannte Doping-Mittel.
8. Im Hormonsystem und im vegetativen Nervensystem beobachtet man eine Hemmung durch Gegenspieler oder durch negative Rückkopplung. Nennen Sie jeweils zwei Beispiele und deren Aufgabe.

14 Arzneimittel zur Behandlung von Tumoren – Immunsuppressiva

Definition neuer Begriffe
Theorie zur Ursache der Tumorentstehung
Merkmale eines bösartigen Tumors
Häufige Tumorerkrankungen
Therapiemöglichkeiten
Apotheke und Krebsprophylaxe
Immunsuppressiva

Krebs ist in der Bundesrepublik mit ca. 20 % die zweithäufigste Todesursache. An erster Stelle liegen die Kreislauferkrankungen. Dieses Kapitel soll verdeutlichen, warum Arzneimittel gegen Krebs nur beschränkt wirksam sind.

Definition neuer Begriffe

Krebs ist ein anderer Name für eine bösartige Geschwulst, für Gewebsneubildung (Neoplasie) oder **Tumor**. Wir wollen hauptsächlich den zuletzt genannten Begriff verwenden. Tumor bedeutet eigentlich Schwellung. Man unterscheidet zwei Haupttypen von Tumoren:

- **Gutartige** *(benigne)* Tumoren sind verdrängend wachsende Geschwülste, die auf ihren Ursprungsort begrenzt bleiben.
- **Bösartige** *(maligne)* Tumoren sind Geschwülste mit entarteten Zellen, deren Differenzierung verlorengegangen ist und deren Wachstum dem Steuerungsmechanismus entzogen ist.

Zytostatika (= zellvermehrungshemmende Mittel) oder Antineoplastika sind Arzneimittel, die das Wachstum der Zellen eines bereits vorhandenen Tumors hemmen oder diese vernichten.

Alle Faktoren, die eine Veränderung der Zelle zu einer Tumorzelle auslösen können, nennt man *karzinogene* Faktoren.

Folgende Gruppen von karzinogenen Faktoren lassen sich unterscheiden:

- Chemikalien,
- ionisierende Strahlen (z. B. UV-Strahlen),
- langeinwirkende mechanische oder thermische Reize,
- Viren.

Teilweise sind diese Stoffe selbst wirksam, teilweise entsteht erst aus ihnen (wir nennen sie dann *Präkarzinogene)* der kanzerogene Stoff.

Mit der Kenntnis dieser Faktoren ist aber die Entartung der Zelle noch nicht geklärt. Bei der Erforschung der Ursachen der Tumorentstehung bewegt sich die Wissenschaft meist noch im Bereich der Theorie.

Theorie zur Ursache der Tumorentstehung

Durch alle genannten karzinogenen Faktoren kommt es im Falle der Tumorentstehung zu einer nicht rückgängig zu machenden *(irreversiblen)* Umwandlung der zellulären DNA, im Sinne einer Genmutation. Dabei werden Proto-Onkogene, das sind Stoffe, die in der gesunden Zelle für das Wachstum verantwortlich sind, in Onkogene umgewandelt. Es gelang, bei verschiedenen Tiertumoren Viren nachzuweisen. Ebenso gelang der Nachweis der Virusbeteiligung bei der Entstehung menschlicher Leukämie. Als Erklärung wird vermutet, daß RNA-Viren mit Hilfe eines Enzyms die „bösartige" Information – unkontrollierte Vermehrung – in das Erbgut, d. h. die DNA, der Wirtszelle „schmuggeln". Diese „bösartige" Information kann *lange Zeit verborgen* bleiben und erst durch bestimmte Auslöser zur Tumorbildung angeregt werden.

Es gilt heute als gesichert, daß Tumoren bereits vor der Geburt erzeugt werden können. Auch die Beteiligung psychischer Faktoren an der Tumorentstehung wird nicht bestritten.

Neben zahlreichen Stoffen unserer Umwelt, wie aromatischen Kohlenwasserstoffen (Teerprodukte) und aromatischen Aminen (Abb. 14.**1**) wirken auch einige Arzneimittel unter bestimmten Bedingungen *karzinogen*. Man sollte jedoch bei den häufigen diesbezüglichen Pressemeldun-

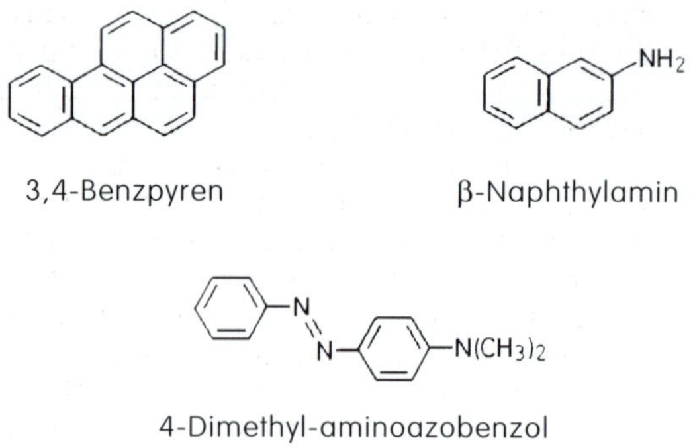

Abb. 14.**1** Karzinogene aromatische Kohlenwasserstoffe und Amine

gen kritisch sein und wissenschaftlich gesicherte Ergebnisse in der Fachpresse abwarten.

Hier soll nur ein Beispiel angeführt werden:

Eine ganze Reihe von Arzneimitteln bildet mit Nitrit in saurem Milieu sogenannte N-Nitroso-Verbindungen. Zahlreiche *N-Nitroso-Verbindungen* wirken karzinogen. Zur Bildung derartiger Verbindungen neigen Arzneimittel, die *sekundäre aromatische Amine* sind, wie z.B. Methadon und die Phenothiazine. Aber auch aus Verbindungen wie Aminophenazon – unser Beispiel – konnten unter den genannten Bedingungen N-Nitrosamine freigesetzt werden. Es ist aus diesem Grund nicht mehr im Handel. Abb. 14.**2** zeigt die Freisetzung des karzinogenen Dimethylnitrosamin aus Aminophenazon unter Einwirkung salpetriger Säure. Derartige Arzneimittel sollten deswegen nur mit nitrit- und nitratfreier Kost, sowie einige Zeit nach dem Essen eingenommen werden.

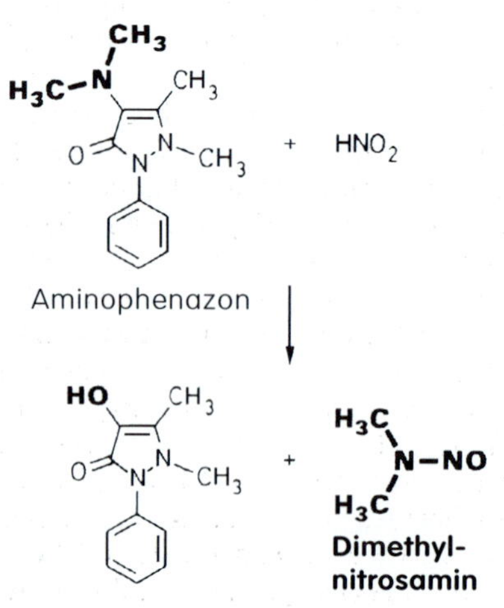

Abb. 14.**2**

Merkmale eines bösartigen Tumors

Drei Merkmale sind charkateristisch für die Bösartigkeit eines Tumors und führen meist zum Untergang des befallenen Organismus. Es sind dies:

- **infiltrierendes Wachstum**, d.h. der Tumor hält sich nicht an die Gewebsgrenzen, sondern bricht in benachbarte Organe und Gefäße ein,
- **destruierendes Wachstum**, d.h. der Tumor zerstört das ursprüngliche Gewebe,
- **metastasierendes Wachstum**, d.h. der Tumor bildet an anderen Stellen des Organismus **Tochtergeschwülste** (Metastasen).

Darüber hinaus produzieren einige Tumorzellen Antigene, die im Gewebe, aber auch im Serum nachgewiesen werden können: sogenannte Tumormarker. Diese, derzeit bekannten, tumor-assoziierten Proteine (z.B. CEA = carcino-embryonales Antigen oder AFP = Alpha-Fötoprotein) sind allerdings nicht spezifisch und kommen auch beim gesunden Menschen – allerdings in viel geringeren Konzentrationen – vor. Man versucht, mit diesen Substanzen ein Instrumentarium zu schaffen, das einerseits der Frühdiagnostik, andererseits der Verlaufskontrolle der Therapie – Vermeidung von Metastasen – dient.

Häufige Tumorerkrankungen

Tumoren können fast alle Gewebe bzw. Organe befallen. Ihr Name deutet häufig auf das betroffene Organ hin.

Mit ungefähr 50% der Tumorerkrankungen stehen Genital- und Brusttumoren an vorderster Stelle. Man kennt u.a. Tumoren der:

- Brust (**Mammakarzinom**),
- Gebärmutter (**Endometrium-** und **Zervixkarzinom**),
- Eierstöcke (**Ovarialkarzinom**),
- Vorsteherdrüse (**Prostatakarzinom**).

Relativ häufig sind auch:

- Dickdarm-Mastdarmkarzinom (Kolonkarzinom),
- **Bronchialkarzinom**,
- Magenkarzinom.

Ein breites Anwendungsgebiet für Zytostatika sind die Systemtumoren. Dazu gehört u.a.:

- **Leukämie**, charakterisiert durch überschießendes, bösartiges Wachstum der Leukozyten; man unterscheidet zum Zwecke der Therapie zwischen lymphatischer – vermehrtes Auftreten von Lymphozyten – und Myeloblasten (Vorstufen der Granulozyten) – Leukämie.
- **Polyzythämie** (= Polycythaemia vera), krankhafte Vermehrung der roten Blutkörperchen und evtl. der Thrombozyten.
- **Morbus Hodgkin** oder **Lymphogranulomatose**, bösartige Erkrankung des retikulären und lymphatischen Systems.
- **Lymphosarkom**, bösartiger Tumor von lymphdrüsenartigem Bau.

Wie kann der Arzt der Bösartigkeit eines Tumors begegnen? Diese Frage führt uns zu den Therapiemöglichkeiten.

Therapiemöglichkeiten

Die Tumortherapie kann operativ, durch Bestrahlung, mit Zytostatika, Immunsuppressiva oder durch eine Kombination der genannten Methoden erfolgen. Die Erfolgsrate einer Therapie wird wesentlich von der Art des malignen Geschehens und dem Zeitpunkt der Erkennung des Tumors bestimmt. Je früher die Diagnose, desto größer sind die Heilungschancen. Bei einem Mammakarzinom von 10 mm Durchmesser rechnet man mit einer Metastaserate von 10 bis 15 %. Bei einem Durchmesser von 20 bis 30 mm liegt die Metastaserate bereits bei ca. 30 bis 45 %. Dementsprechend ungünstig sind dann die Überlebenschancen. Die Bedeutung der Frühdiagnose wird dadurch sehr deutlich.

Es gibt keine allgemeingültigen Richtlinien, in welchen Fällen eine bestimmte Therapieart einzusetzen ist. Es gilt, daß ein Tumor chirurgisch entfernt oder durch Bestrahlung zerstört werden sollte, solange er noch auf den Ursprungsort begrenzt ist. Wenn eine Geschwulst bereits in benachbartes Gewebe eingebrochen ist, nicht ortsgebunden ist (z. B. Systemtumoren) oder metastasiert, wird der Einsatz von **Zytostatika** (= Antineoplastika) erforderlich. Oft wird aber auch im Anschluß an chirurgische Eingriffe mit Zytostatika nachbehandelt.

Auch Zytostatika können nur zu einer Zerstörung, nicht aber zu einer Wiedergenesung der Tumorzellen führen. Da ihre Wirkung nur in ganz wenigen Fällen spezifisch ist, werden auch gesunde Zellen geschädigt, hier besonders solche mit einer hohen Zellteilungsrate, wie sie z. B. im Knochenmark, den Keimdrüsen oder auch in Haut und Haaren vorliegen.

Es ist das Ziel der Krebsforschung, Arzneimittel zu entwickeln, die möglichst *selektiv* die entarteten Zellen vernichten und dabei das gesunde Gewebe nur wenig schädigen. Von diesem Ziele ist man noch weit entfernt. Die Eigenschaft der Zytostatika, auch gesundes Gewebe in seiner Funktion zu beeinträchtigen, bedingt die häufigen schwerwiegenden *Nebenwirkungen*, die gelegentlich zum Absetzen des Arzneimittels zwingen.

Die *Nebenwirkungen* der Zytostatika sind bei allen Substanzgruppen weitgehend ähnlich. Hier können nur relativ häufige Nebenwirkungen aufgeführt werden. Dies sind z. B.:

- Appetitlosigkeit, **Übelkeit, Erbrechen**, Fieber, Diarrhoe,
- **Leukopenie** (krankhafte Verminderung der weißen Blutkörperchen),
- **Haarausfall**,
- Schwächung der Immunabwehr,
- Leberschäden,
- Nierenschäden.

Eine der wichtigsten Nebenwirkungen ist die zu den Leukopenien gehörende **Neutropenie**. Sie macht einerseits häufig eine Dosisreduktion, ja sogar eine Unterbrechung der Therapie notwendig, andererseits kommt es durch die Reduktion der Leukozytenzahl zu einer erhöhten Infektanfälligkeit des Krebspatienten. Durch Einsatz der zu den Zytokinen gehörenden hämatopoetischen Wachstumsfaktoren *Filgrastim* (+ Neupogen®), *Lenograstim* (+ Granocyte®) u. a. gelingt es, im therapiefreien Intervall die Zahl der Neutrophilen zu normalisieren.

Die Therapie mit Zytostatika zielt darauf ab, die Zellen des besonders schnell wachsenden Tumorgewebes während des empfindlichen *Teilungsmechanismus* zu schädigen. Zellen, die sich im Ruhezustand befinden, können von Zytostatika kaum angegriffen werden, da hier weder Synthese- noch Wachstums- oder Teilungsvorgänge ablaufen. In der Entwicklung der Antineoplastika wurde deshalb versucht, durch Gabe sogenannter **Mitosegifte** (z. B. Colchicin oder Paclitaxel) Tumorzellen in ihrem Teilungsverhalten gleichsam zu synchronisieren, um sie dann anschließend durch Gabe von **Interphasengiften** (z. B. Alkylantien, s. u.) in möglichst großer Anzahl zu zerstören.

Die *Einteilung* der Zytostatika in Mitosegifte und Interphasengifte ist allerdings einer Gliederung gewichen, die sich zunächst an den *chemischen Stoffklassen*, dem chemischen Verhalten und der Herkunft der Substanzen orientiert.

Alkylantien

Alkylantien sind reaktionsfähige organische Verbindungen, die durch *Alkylierung* hauptsächlich die *DNA* in der Zelle angreifen und dadurch schädigen. Bei den eingesetzten Alkylantien handelt es sich um Weiterentwicklungen des *Stickstofflost*, wie z. B. Cyclophosphamid, Chlorambucil, Carmustin oder Lomustin (Abb. 14.**3**). Eine vergleichbare Wirkung weisen die **Platinverbindungen** auf, z. B. Cisplatin oder Carboplatin.

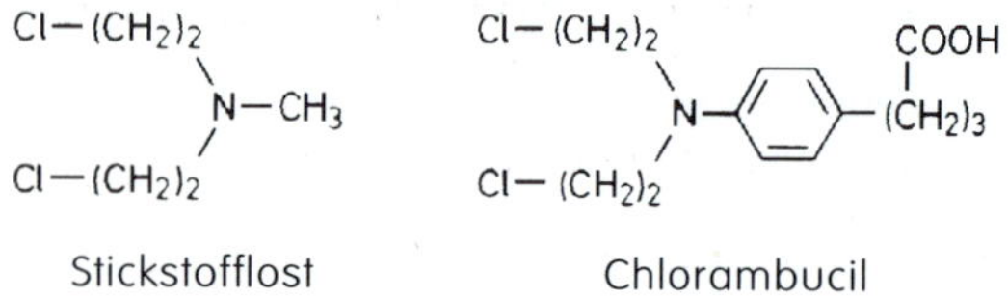

Abb. 14.**3**

Antimetabolite

Antimetabolite besitzen sehr unterschiedliche Angriffspunkte. Sie können durch *Enzymblockade* die *Synthese* der DNA-Bausteine (z. B. *Purinbasen*) verhindern oder auch die RNA-Synthese beeinträchtigen. In die Reihe der Antimetaboliten gehören Methotrexat (Folsäureanaloga), 5-Fluorouracil (Pyrimidinanaloga) und 6-Mercaptopurin (Purinanaloga, Abb. 14.**4**).

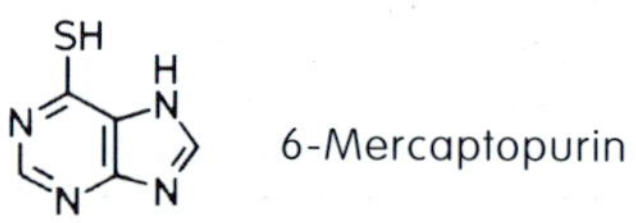

Abb. 14.**4**

Naturstoffe oder naturstoffverwandte Verbindungen

Hierher gehören die **Chemotherapeutika** wie Adriamycin, Bleomycin, Daunomycin, Zorubicin oder Mitomycin, die durch Einlagerung in die DNA-Doppelhelix u. a. zu einer Hemmung der DNA-Replikation führen.

Die **Vinca-Alkaloide** (*Vinca minor*, Kleines Immergrün) Vincristin, Vinblastin und Vindesin hemmen wie Colchicin als Mitosegifte die Zellteilung.

Paclitaxel, ein Terpen aus *Taxus brevifolia*, hemmt ebenfalls die Zellteilung und wird derzeit beim metastasierenden Ovarialkarzinom eingesetzt.

Dem Wirkungsmechanismus der **Hormone** als Zytostatika ist man mit dem Auffinden spezifischer Hormonrezeptoren im Gewebe näher gekommen. Bei den Prostatakarzinomen werden z. B. Estrogene, Estramustin und das Diethylstilbestrol eingesetzt.

In bestimmten Fällen ist beim Mammakarzinom der Einsatz von Antiöstrogen indiziert. Hierher gehört das Tamoxifen.

GnRH-Analoga (S. 223) Buserelin, Leuprorelin und Goserelin stellen das jüngste Verfahren dar, mit Hormonen bei Krebs zu therapieren. Sie werden bei Prostata- und Mammakarzinomen eingesetzt.

Interferone werden derzeit nur zur Behandlung der Haarzellenleukämie, einer seltenen Leukämieform, eingesetzt. Verwendet wird Interferon alfa. Neuere Indikationsgebiete werden erprobt.

Radioaktive Isotope

Der Einsatz von **radioaktiven Isotopen** zur Tumortherapie stellt eine Variante der üblichen Strahlentherapie dar. Mit dem radioaktiven Isotop (S. 218 ff.) wird die Strahlungsquelle direkt in den Organismus eingebracht. Dies ermöglicht in manchen Fällen eine gezielte Bestrahlung (z. B. der Schilddrüse mit Iod-131). Andererseits dient der Einsatz von radioaktiven Isotopen (z. B. radioaktives Gold) bei Tumormetastasen einer lindernden (palliativen) Behandlung.

Fertigarzneimittel aus der Gruppe der Zytostatika sind mit den wichtigsten Indikationen in Tab. 14.**1** dargestellt.

Apotheke und Krebsprophylaxe

Die Beratung in der Apotheke kann einen wichtigen Beitrag zur Krebsprophylaxe leisten. Es ist möglich, auf die **Vorsorgemaßnahmen** hinzuweisen. Die Kosten für diese Vorsorge tragen die Krankenkassen. Folgende Untersuchungen können in Anspruch genommen werden:

Tabelle 14.**1** Zytostatika (85)

INN	**Fertigarzneimittel®**	Indikation
a Alkylantien		
Busulfan	+ Myleran	chronisch myeloische Leukämie, Polycythaemia vera
Carboplatin	+ Carboplat	Ovarial-, Bronchialkarzinom
Carmustin	+ Carmubris, + Nitrumon	primäre Hirntumoren, multiples Myelom, maligne Lymphome, Melanom
Chlorambucil	+ Leukeran	chronisch lymphatische Leukämie
Cisplatin	+ Platiblastin, + Cisplatin	Hoden-, Ovarial-, Bronchialkarzinom
Cyclophosphamid	+ Endoxan	Leukämie, maligne Lymphome, Ovarial-, Hoden-, Mammakarzinom
Ifosfamid	+ Holoxan	Bronchial-, Ovarial-, Hodenkarzinom
Lomustin	+ Cecenu	Morbus Hodgkin, Bronchialkarzinom
b Antimetaboliten		
Cytarabin	+ Alexan, + Udicil	akute myeloische und lymphoblastische Leukämie
5-Fluorouracil	+ 5-FU Lederle, + 5-Fluorouracil-biosyn, + 5-Fluorouracil Roche	Mamma-, Rektum-, Kolonkarzinom
Methotrexat	+ Lantarel, + Methotrexat-biosyn, + MTX-Hexal	akute lymphatische Leukämie, Non-Hodgkin-Lymphom
c Antibiotika		
Bleomycin	+ Bleomycinum Mack	Hodentumoren, maligne Lymphome
Dactinomycin	+ Lyovac-Cosmegen	Wilms-Tumor, Rhabdomyosarkom
Daunorubicin	+ Daunorubicin R.P.	akute Leukämie
Doxorubicin	+ Adriblastin, + Doxorubicin R.P.	Mamma-, Ovarial-, Prostata-, Leberzell-, Magen-, Harnblasen-, Hodentumoren, Leukämie
Mitomycin	+ Mito-medac	Blasen-, Magen-, Bronchial-, Pankreaskarzinom
Mitoxantron	+ Mitoxantron AWD, + Novantron	Mammakarzinom
d Hormone und ihre Hemmstoffe		
Estramustin	+ Estracyt	Prostatakarzinom
Goserelin	+ Zoladex	fortgeschrittenes Prostatakarzinom, Mammakarzinom
Leuprorelin	+ Carcinil, + Enantone	fortgeschrittenes Prostatakarzinom
Medroxyprogesteron	+ Clinovir, + Farlutal	Mamma-, Endometriumkarzinom
Octreotid	+ Sandostatin	Symptome der hormonbildenden Tumoren des Gastrointestinaltraktes
Tamoxifen	+ Nolvadex, + duratamoxifen	Mammakarzinom
e Mitosehemmstoffe		
Etoposid	+ Vepesid	Bronchialkarzinom, Morbus Hodgkin, Non-Hodgkin-Lymphome
Vinblastin	+ Velbe	zur Kombinationsbehandlung: Morbus Hodgkin, Non-Hodgkin-Lymphom, metastasierendes Hodenkarzinom
Vincristin	+ Vincristin Lilly	zur Kombinationsbehandlung: akute Leukämie, Morbus Hodgkin, Non-Hodgkin-Lymphom
Vindesin	+ Eldisine	akute lymphatische Leukämie

Tabelle 14.1 Fortsetzung

INN	Fertigarzneimittel®	Indikation
f Sonstige		
Aldesleukin	+ Proleukin	metastasierendes Nierenkarzinom
Asparaginase	+ Crasnitin, + Asparaginase medac	akute lymphatische Leukämie
Hydroxycarbamid	+ Litalir, + Syrea	Polycythaemia vera
Interferon alfa	+ Intron A, + Roferon	Haarzellenleukämie
Miltefosin	+ Miltex	bösartige Hautveränderungen bei Mammakarzinom
Paclitaxel	+ Taxol	metastasierendes Ovarial- und Mammakarzinom

- *Für Frauen:*
- jährliche Untersuchung zur Früherkennung des Genitalkrebses ab dem 20. Lebensjahr,
- jährliche Untersuchung zur Früherkennung des Brust- und Hautkrebses ab dem 30. Lebensjahr,
- jährliche Untersuchung zur Früherkennung des Rektumkrebses ab dem 45. Lebensjahr.

Für Männer:

- jährliche Untersuchung zur Früherkennung des Prostata-, Rektum-, äußere Genitalien- und Hautkrebses ab dem 45. Lebensjahr.

Für Frauen und Männer:

- jährliche Stuhluntersuchung auf Blut ab dem 45. Lebensjahr.

In der Apotheke können z. B. die Gefahren durch Rauchen oder durch den Schimmelpilzbefall von Lebensmitteln aufgezeigt werden (bereits 10 µg des *Aflatoxins* aus *Aspergillus flavus* können Krebs hervorrufen). Ferner kann darauf hingewiesen werden, daß auch Hautveränderungen beobachtet werden müssen.

Es ist wichtig, den Kunden die Gefahren von Tumorerkrankungen klarzumachen und sie gegebenenfalls von der Notwendigkeit eines Arztbesuches zu überzeugen.

Immunsuppressiva

Bei den Nebenwirkungen der Zytostatika begegneten wir auf S. 241 der Schwächung der Immunabwehr. Man kennt eine ganze Reihe von Erkrankungen bzw. Indikationen, wo eine solche Unterdrückung der körpereigenen Abwehr erwünscht ist. Arzneimittel, mit denen Immunreaktionen unterdrückt werden können, nennt man **Immunsuppressiva**. Häufig werden Antineoplastika, aber auch Glucocorticoide, als Immunsuppressiva eingesetzt, d. h. eine Nebenwirkung wird als Hauptwirkung genutzt.

Wichtige Indikationen für Immunsuppressiva sind **Autoaggressionskrankheiten** (z. B. bestimmte Formen rheumatischer Erkrankungen) und die **Abstoßungsreaktionen** nach *Organverpflanzungen* (Transplantationen).

Autoaggressionserkrankungen bzw. Autoimmunerkrankungen (S. 136) sind Erkrankungen, bei denen das auslösende Moment eine Immunreaktion gegen körpereigene Strukturen ist. Durch Strahlen, Infektionserreger, Arzneimittel und andere Faktoren können einzelne Körperbestandteile derart verändert werden, daß der Organismus sie nicht mehr als körpereigen, sondern als fremd, d. h. als Antigene, erkennt. Folglich bildet der Organismus Antikörper zur Abwehr. Man spricht hier von *Autoantikörpern*, die zur Autoimmunreaktion führen.

Bestimmte Formen der chronischen Polyarthritis, chronischen Hepatitis, Psoriasis, perniziösen Anämie, Diabetes mellitus Typ I und andere mehr lassen sich auf derartige Autoimmunreaktionen zurückführen und sind damit als Autoaggressionskrankheiten gegebenenfalls Indikationsgebiete für Immunsuppressiva.

Die Autoimmunreaktion stellt in einigen Fällen (z. B. bei Tumoren) aber auch eine physiologische, d. h. erwünschte Schutzmaßnahme des Körpers gegenüber entarteten Zellen dar. Der Einsatz von Immunsuppressiva erfordert vom Arzt sehr viel Erfahrung, da die Immunsuppressiva wie die Antibiotika auf alle Gewebe in unterschiedlichem Ausmaß funktions- und wachstumshemmend wirken. Infolge der knochenmarkschädigenden Nebenwirkung können, z. B. nach Gaben von Methotrexat oder Cyclophosphamid, schwere Infektionen eintreten.

Das wichtigste Immunsuppressivum ist *Ciclosporin*, das aus einem Pilz gewonnen wird. Es handelt sich dabei um ein zyklisches Polypeptid (+ Sandimmun®), das auch bei Knochenmarktransplantationen eingesetzt werden kann.

Weitere Immunsuppressiva aus der Reihe der **Antineoplastika** sind:

- Cyclophosphamid (+ Endoxan®),
- Azathioprin, ein Derivat des 6-Mercaptopurin (+ Imurek®), bei Transplantationen,
- Methotrexat (+ Methotrexat-Lederle®) bei Psoriasis.

Auch Glucocorticoide werden als Immunsuppressiva angewandt. Man nimmt an, daß diese Antigenaufnahme, Antigenerkennung sowie die zellulären Reaktionen nach der Antigen-Antikörper-Reaktion beeinflussen.

Zusammenfassung

Tumoren können in gutartiger und in bösartiger Form auftreten. Die bösartige Form ist durch entartete Zellen mit ungehemmtem Wachstum charakterisiert.
Karzinogene Faktoren, wie z. B. Viren, können die Veränderung der gesunden Zelle zur Tumorzelle auslösen. Die Kenntnisse der Ursachen der Tumorentstehung liegen großenteils noch im Bereich der Theorie. Die wichtigsten Merkmale eines bösartigen Tumors sind infiltrierendes, destruierendes und metastasierendes Wachstum.
Zu den zahlreichen Stoffen unserer Umwelt, die karzinogen wirken können, gehören unter bestimmten Bedingungen auch einige Arzneimittel (z. B. Stoffe, die N-Nitrosoverbindungen bilden).
Die häufigsten **Tumorerkrankungen** sind die **Genital-** und **Brusttumoren** sowie **Leukämien.**
Da die Ursachen der Tumorerkrankungen weitgehend unbekannt sind, ist die Therapie erschwert und eine Heilung häufig nicht möglich. Die Tumortherapie kann operativ, durch Bestrahlung, mit Zytostatika oder kombiniert erfolgen. Der Einsatz von Zytostatika wird immer dann erforderlich, wenn ein Tumor bereits in benachbarte Gewebe eingebrochen ist, metastasiert oder nicht ortsgebunden ist.
Alle Zytostatika sind mit meist schweren Nebenwirkungen behaftet, da sie auch das gesunde Gewebe in seiner Funktion beeinträchtigen und schädigen. Eine Erleichterung bringt hier der Einsatz von Zytokinen, die die Störungen der Blutbildung teilweise aufheben.
Wichtige Gruppen von Zytostatika sind alkylierende Substanzen (Alkylantien), Antimetabolite und Naturstoffe (Alkaloide, Terpene und Hormone).
Die Wirkung der Immunsuppressiva ergibt sich bereits aus den Nebenwirkungen der Zytostatika. Wichtige Indikationen für die Immunsuppressiva sind Autoaggressionskrankheiten und Organverpflanzungen. Als Immunsuppressivum wird Ciclosporin eingesetzt.

15 Arzneimittel zur Therapie und zur Prophylaxe von Infektionskrankheiten

Erreger von Infektionskrankheiten
Chemotherapie
Chemotherapie von bakteriellen Infektionen
Chemotherapie von Protozoeninfektionen
Chemotherapie von Pilzinfektionen mit Antimykotika
Chemotherapie von Wurminfektionen mit Anthelminthika
Chemotherapie von Viruserkrankungen
Infektionsabwehr durch Impfstoffe und Sera
Desinfektionsmittel
Infektionsübertragung
Prophylaxe von Reisekrankheiten

Im Jahr 1920 starben in der Bundesrepublik von 100 000 Menschen ca. 113 an Tuberkulose. 1993 waren es nur noch 1,3 von 100 000, die dieser Erkrankung erlagen. Bei der Tuberkulose handelt es sich um eine von zahlreichen Infektionskrankheiten. Wie läßt sich dieser am Beispiel der Tbc gezeigte enorme Rückgang von Infektionskrankheiten erklären?

Die **Infektionskrankheiten** sind das Haupteinsatzgebiet für **Chemotherapeutika**. Der langjährigen Entwicklung dieser Arzneimittelgruppe ist es zu verdanken, daß die meisten Infektionskrankheiten heute wirkungsvoll bekämpft werden können.

Unter einer **Infektion** versteht man das Eindringen von Krankheitserregern in den menschlichen Körper und ihre Vermehrung. Die Erreger können dabei sehr giftige Stoffe zur Wirkung bringen, so daß es zur Krankheit und eventuell zur Bedrohung des Lebens kommt. Es ist hauptsächlich Louis Pasteur (1822 – 1895) und Robert Koch (1843 – 1910) zu verdanken, daß man Mi-

Tabelle 15.**1** Erregergruppen und die von ihnen hervorgerufenen Infektionskrankheiten

Viren	Bakterien	Protozoen	Pilze	Würmer
Grippe (Influenza) Herpes	Tuberkulose Abszeß Cholera	Amöbenruhr Kala-Azar Malaria	Aspergillose Candidiasis (Soor)	Erkrankung durch Bandwürmer (Taeniasis, Echinokokkose)
Masern Mumps Pocken*	Diphtherie Gonorrhoe Harnwegsinfektion	Orientbeule Schlafkrankheit Toxoplasmose	Dermatomykosen	Erkrankung durch Spulwürmer (Askariasis)
Poliomyelitis (Kinderlähmung) AIDS	Meningitis Pest Pneumonie (Lungenentzündung)	Trichomoniasis (Kolpitis)		Erkrankung durch Madenwürmer (Oxyuriasis)
Röteln Gelbfieber Virus-Hepatitis FSME	Ruhr Tetanus (Wundstarrkrampf) Typhus Sepsis (Blutvergiftung) Syphilis Lepra (Aussatz) Keuchhusten Borreliose			Erkrankung durch Saugwürmer (Bilharziose)

* Am 8. Mai 1980 erklärte die WHO die Pocken weltweit für ausgerottet, eine Pockenschutzimpfung ist damit nicht mehr erforderlich.

kroorganismen als die Erreger von Infektionskrankheiten erkannte. Allerdings gibt es eine ganze Reihe von Beispielen, die zeigen, wie sich der Mensch auch mit Mikroorganismen arrangieren kann. So leben im Darm u. a. Coli-Bakterien in einer Symbiose mit dem Menschen.

Erreger von Infektionskrankheiten

Die Erreger von Infektionskrankheiten gehören zu den

- Viren
- **Bakterien**,
- Protozoen,
- Pilzen,
- Würmern.

Mit Ausnahme der Würmer werden die genannten Erregergruppen unter dem Begriff *Mikroorganismen* zusammengefaßt. Dieser Begriff sagt nur aus, daß die Erreger sehr klein sind. Die Bakterien nehmen unter den Infektionserregern den ersten Platz ein.

In diesem Kapitel werden zwei grundsätzlich verschiedene Wege der *Infektionsabwehr* behandelt:

- Infektionsabwehr durch *Chemotherapie* (S. 251 ff.),
- Infektionsabwehr durch *Immunisierung* (S. 287 ff.).

Chemotherapie

Die **Chemotherapie** ist die Therapie von Infektionskrankheiten und Tumoren mit Arzneimitteln.

Chemotherapeutika sind nach E. Mutschler *„Stoffe, die im Körper (Blutbahn und Gewebe) Mikroorganismen zu schädigen oder zu töten vermögen und deren Wirkung bereits in Konzentrationen einsetzt, die für den Menschen untoxisch sind"*.

Für Arzneimittel, die gegen Infektionskrankheiten eingesetzt werden, wird oft der Begriff **Antibiotika** gebraucht. **Antibiotika** sind **Chemotherapeutika**, die als Stoffwechselprodukte von Bakterien, niederen oder höheren Pflanzen gewonnen werden. Da die Antibiotika heute teilweise bereits synthetisch oder halbsynthetisch gewonnen werden, ist es sinnvoller, *nur* von Chemotherapeutika zu sprechen.

Die Entwicklung der Chemotherapie nahm ihren Anfang mit der Entdeckung, daß tierisches Gewebe eine unterschiedliche Affinität zu verschiedenen Farbstoffen besitzt *(Paul Ehrlich, 1870)*. Es begann die Suche nach organischen Verbindungen und vor allem nach Farbstoffen, die Mikroorganismen schädigen, für den menschlichen Organismus aber unschädlich sind. Mit dem **Salvarsan** fand man das erste wirksame Arzneimittel gegen Syphilis. Es handelte sich hier um eine organische Arsenverbindung. Ein weiterer Durchbruch gelang *G. Domagk 1932* mit der Entdeckung, daß Azofarbstoffe mit der SO_2-NH_2-Gruppe gegen krankheitserregende Bakterien wirksam sind. Damit begann die Entwicklung der **Sulfonamide** (Abb. 15.**1**).

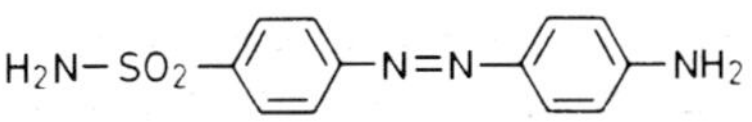

Abb. 15.**1** Prontosil, das erste in der Therapie eingesetzte Sulfonamid

Mit A. Flemings Beobachtung, daß Stoffwechselprodukte des Schimmelpilzes *Penicillium notatum* Staphylokokken (eine Bakterienart) im Wachstum hemmen, war die Grundlage für die Entwicklung von **Antibiotika** (1928) geschaffen.

Die Chemotherapie zeichnet sich im Vergleich zur bisher besprochenen sonstigen Arzneimitteltherapie durch eine ganze Reihe von *Besonderheiten* aus. Zu der Wechselwirkung zwischen *Arzneimittel und Organismus* kommt bei der Chemotherapie noch die Wechselwirkung zwischen *Organismus und Mikroorganismus* und zwischen *Arzneimittel und Mikroorganismus*. Diese Wechselwirkungen charakterisieren das Chemotherapeutikum und müssen bei der Therapie berücksichtigt werden.

Chemotherapeutika

Entscheidend sind generell folgende vier Eigenschaften:

- Wirkungsspektrum,
- Wirkungstyp,
- Wirkungsmechanismus,
- Wirkungsintensität.

Das *Wirkungsspektrum* sagt aus, gegen welche Erregerarten ein Chemotherapeutikum wirksam ist. Ein sogenanntes **Breitbandantibiotikum** ist sowohl gegen grampositive Bakterien (z. B. Pneumokokken) als auch gegen gramnegative Bakte-

Tabelle 15.**2** Gliederung der Chemotherapeutika gegen bakterielle Infektionen nach dem **Wirkungstyp**

bakterizid wirksame Chemotherapeutika		**bakteriostatisch** wirksame Chemotherapeutika	
Aminoglykoside	S. 255 f.	Chloramphenicol	S. 260 f.
Lactamoide	S. 251 ff.	Lincomycine	S. 261 f.
Polypeptide	S. 256 f.	Makrolide	S. 261
Gyrasehemmer (Fluorochinolone)	S. 257 f.	Sulfonamide	S. 262 f.
Glykopeptide	S. 258 f.	Tetracycline	S. 259 f.

rien (S. 252 f., z. B. Meningokokken) wirksam; es besitzt also ein breites Wirkungsspektrum.

Ein Chemotherapeutikum kann Bakterien auf zweierlei Art schädigen: man spricht von unterschiedlichen *Wirkungstypen*. Eine *bakterizide Wirkung* (z. B. Penicillin) liegt vor, wenn die Bakterien abgetötet werden. Die *bakteriostatische Wirkung* ist dadurch gekennzeichnet, daß die Erreger nur in ihrer Vermehrung gehemmt werden. Eine Einteilung der Chemotherapeutika nach ihrem Wirkungstyp gibt Tab. 15.**2** wieder.

Der *Wirkungsmechanismus* eines Chemotherapeutikums richtet sich nach dem Angriffspunkt am Mikroorganismus. Wird die *Biosynthese der Zellwand* gehemmt oder die Zytoplasmamembran geschädigt, herrscht meist die bakterizide Wirkung vor. Ein weiterer Wirkungsmechanismus ist die *Hemmung von Stoffwechselreaktionen* (z. B. Proteinbiosynthese). Dadurch ist meist der bakteriostatische Wirkungstyp bedingt (Tab. 15.**3**).

Besonders bei der Suche nach neuen Chemotherapeutika ist es wichtig herauszufinden, ab welcher Konzentration die gewünschte Wirkung eintritt. Es muß die *Wirkungsintensität* bestimmt werden. Dies geschieht u. a. im *Verdünnungsreihentest*:

Eine Auswahl von Bakterienarten wird in einer Nährflüssigkeit gezüchtet, die ideale Lebensbedingungen für diese Bakterien bietet. Man versetzt nun eine *Verdünnungsreihe* dieser bakterienhaltigen Nährflüssigkeit mit verschiedenen Konzentrationen des zu prüfenden Chemotherapeutikums (z. B. 32 µg/ml, 16 µg/ml, 8 µg/ml, 4 µg/ml, 2 µg/ml). Die Verdünnungsreihe wird bebrütet. In allen Lösungen, in denen die Konzentration des Chemotherapeutikums nicht ausreicht, das Bakterienwachstum zu verhindern, vermehren sich die Bakterien sichtbar, d. h., die Lösung wird trüb. Auf diese Weise läßt sich die *minimale Hemmkonzentration (MHK)* bestimmen. Man versteht darunter *die Konzentration des Chemotherapeutikums, die gerade noch eine völlige Hemmung der Bakterienvermehrung bewirkt* (Abb. 15.**2**).

Resistenz

Man beobachtet häufig, daß die Empfindlichkeit von Erregern, die zunächst gut auf Chemotherapeutika ansprechen, nach einiger Zeit nachläßt, d. h. die MHK steigt deutlich an. Hier liegt *Resistenzbildung* vor. Diese Resistenzbildung wird auch *erworbene Resistenz* genannt. Sie ist genetisch bedingt, wenn bei einer an sich empfindlichen Bakterienart durch *Mutation* einige unempfindliche *(resistente)* Bakterien entstehen, die

Tabelle 15.**3** Gliederung der Chemotherapeutika nach dem **Wirkungsmechanismus**

Hemmung der Zellwandbiosynthese	Schädigung der Zytoplasmamembran	Hemmung von Stoffwechselreaktionen		
		Nucleinsäurebiosynthese	Proteinbiosynthese	Intermediäre Stoffwechselreaktionen
Bacitracin Cephalosporine Penicilline Glykopeptide	Colistin Polymyxin B	Nalidixinsäure Rifampicin Gyrasehemmer (Fluorochinolone)	Aminoglykoside Chloramphenicol Makrolide Fusidinsäure Tetracycline	PAS Sulfonamide Trimethoprim

sich ungehindert vermehren können. In diesem Fall ist die Resistenz *chromosomal* verankert und kann weitervererbt werden.

Von erworbener *plasmidvermittelter* Resistenz spricht man, wenn außerchromosomale Gene die Faktoren für die Resistenzbildung tragen. Diese Gene nennt man *Plasmide*. Durch sie kann die Resistenz von einem Bakterium auf ein anderes (auch anderer Keimart) übertragen werden.

Eine Erregerart kann auch von vornherein *unempfindlich* gegen ein bestimmtes Chemotherapeutikum sein. Diese Erscheinung nennt man *natürliche Resistenz*.

Eine *Kreuzresistenz* (Parallelresistenz) liegt vor, wenn eine Erregerart dadurch, daß sie Resistenz gegen ein Chemotherapeutikum entwickelt hat, nunmehr auch resistent gegen andere Chemotherapeutika (meist ähnlicher Struktur und mit gleichem Wirkungsmechanismus) ist. So gibt es z. B. eine Kreuzresistenz von Penicillinen mit Cephalosporinen bei Staphylokokken.

Die Ursachen für eine Resistenzentwicklung können ganz unterschiedlich sein. Verschiedene Erreger produzieren Enzyme, die das eingesetzte Chemotherapeutikum spalten und damit unwirksam machen. Zu diesen Enzymen gehört die *Penicillinase*. Diese spaltet den β-Lactamring des Penicillins (Abb. 15.**4**, S. 251). Eine weitere Ursache der Resistenzbildung liegt in einer Verringerung der Zellpermeabilität der Erreger für das Chemotherapeutikum (z. B. bei Tetracyclinen). Auch dadurch verliert das Chemotherapeutikum an Wirkung.

Bei nahezu allen Antibiotika ist mit einer Resistenzentwicklung zu rechnen. Tritt während einer Therapie mit Chemotherapeutika Resistenz auf, so kommt es in etwa 50 % dieser Fälle auch zum Versagen der Therapie.

Zum Teil läßt sich eine Resistenzbildung durch *Dosiserhöhung* oder durch eine *Kombinationstherapie* (gleichzeitige Gabe verschiedener Chemotherapeutika) herauszögern.

Virulenz

Nicht jede Erregerart wirkt gleich stark *„krankmachend"*. In diesem Zusammenhang charakterisiert die *Virulenz* das Maß krankmachender Wirkung. Die Virulenz der Erreger ist durch ihre LD_{50}, d. h. die Anzahl von Keimen, die 50 % der Versuchstiere töten, meßbar.

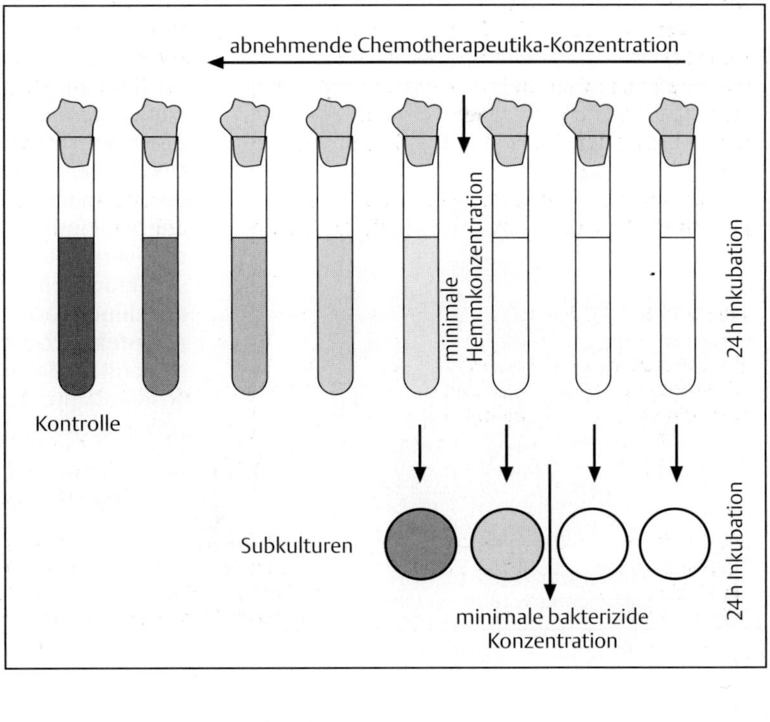

Abb. 15.**2** Verdünnungsreihentest (nach Reiner)

Kriterien für den Einsatz und die Eignung eines Chemotherapeutikums

Die wichtigsten Kriterien für den Einsatz eines geeigneten Chemotherapeutikums sind folgende:

- Die Verordnung eines Chemotherapeutikums sollte nur nach *strenger Indikationsstellung* erfolgen. So sind z. B. banale grippale Infekte keine Indikation. Grippale Infekte werden häufig durch Viren verursacht. Gegen Viren sind die meisten Chemotherapeutika wirkungslos.
- Sinnvoll ist eine *Identifizierung* des Erregers und die Bestimmung seiner *Empfindlichkeit*, damit eine gezielte Therapie möglich wird. Die Empfindlichkeit wird mit dem *Antibiogramm* ermittelt. Dabei wird getestet, gegen welche Chemotherapeutika der Erreger besonders empfindlich ist. Der bereits in Abb. 15.**2** vorgestellte Verdünnungsreihentest stellt z. B. ein solches Verfahren dar.
  Ein weiteres Testverfahren ist der *Diffusionstest*. Hier wird diejenige Chemotherapeutikamenge bestimmt, die nach Hineindiffundieren in einen festen Nährboden die zuvor aufgeimpften Testerreger nach Bebrütung in einem bestimmten Umkreis hemmt (Bildung von sogenannten Hemmhöfen). Abb. 15.**3** verdeutlicht diese Testmethode.

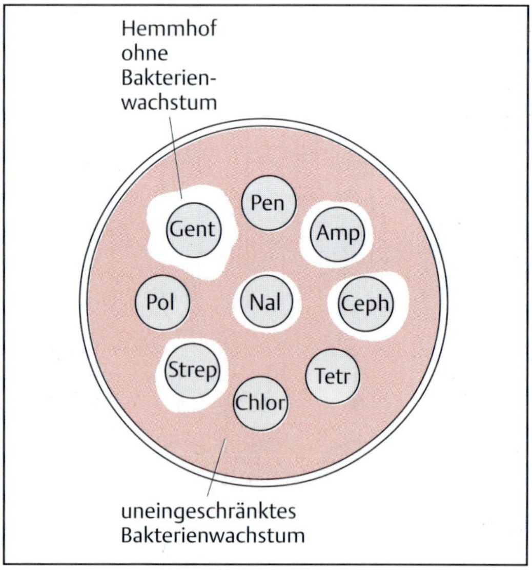

Abb. 15.**3** Diffusionstest (nach Reiner)

- Die *Pharmakokinetik* des Chemotherapeutikums muß bekannt sein. Der Arzt muß z. B. wissen, welcher Serumspiegel erreicht werden kann. Der *Serumspiegel* muß mindestens die minimale Hemmkonzentration erreichen.
- Die *Abwehrlage des Organismus* ist von entscheidender Bedeutung für den Erfolg einer Chemotherapie. Ein großer Teil der Chemotherapeutika wirkt nur mikrobiostatisch, dies bedeutet, daß die Erreger am Leben bleiben und durch die körpereigene Infektionsabwehr vernichtet werden müssen. Auch bei mikrobiozid wirkenden Chemotherapeutika bleibt es dem Körper überlassen, die „Erregerleichen" zu entfernen. Man kann soweit gehen und die Chemotherapie nur als eine die körpereigene Infektionsabwehr unterstützende Maßnahme bezeichnen. Eine Förderung dieser körpereigenen Infektionsabwehr kommt demnach eine große Bedeutung zu. Zur Förderung der Abwehrleistung werden neben dem bekannten Vitamin C verschiedene Immunstimulantien (Echinacea-Zubereitungen, Mistelpräparate, Lymphotoxine, Polysaccharide usw.) eingesetzt.
- Wie bei anderen Arzneimitteln spielt auch bei den Chemotherapeutika die durch das entsprechende Nebenwirkungsspektrum charakterisierte *Verträglichkeit* eine wichtige Rolle. Als Nebenwirkungen können Allergien, Leberschäden, Nierenschäden, Störungen des Hör- und Gleichgewichtsorgans u. a. auftreten. Auch Schädigungen der Gene (mutagene Wirkung) werden als Nebenwirkungen einiger Chemotherapeutika diskutiert.
- Durch Chemotherapeutika kann die körpereigene physiologische Bakterienflora, z. B. auf der Schleimhaut des Darmes oder des Mundes, vernichtet werden. Dadurch vermehren sich krankheitserregende Bakterien und Pilze ungehindert. Man spricht hier von einer **Superinfektion**, die eine schwere Komplikation darstellt. (Beispiele: Soorinfektionen der Schleimhäute, pseudomembranöse Darmentzündung (Kolitis) durch *Clostridium difficile*.)

Es muß allerdings hervorgehoben werden, daß einige Chemotherapeutika, wie z. B. das Penicillin, eine im Vergleich zu anderen Arzneimitteln sehr geringe Toxizität besitzen.

Chemotherapie von bakteriellen Infektionen

Die *Bakterien* gehören zu den Prokaryonten, da sie keinen echten Zellkern besitzen. Deshalb stellt man sie als *Prokaryonten* den *Eukaryonten* gegenüber. Die Eukaryonten besitzen einen echten Zellkern.

Bakterien sind sehr klein. Der Durchmesser liegt zwischen 0,2 und 80 µm. Bakterien sind meist einzellig. Man unterscheidet:

- kugelige Bakterien = Kokken (z. B. Stayphylokokken, Streptokokken, Pneumokokken),
- stäbchenförmige Bakterien (z. B. *Escherichia coli*),
- schraubig gedrehte Bakterien = Spirillen,
- kommaförmige Bakterien (z. B. *Vibrio cholerae*),
- Bakterien mit verzweigten Zellen, z. B. *Streptomyces griseus*.

Für die *Identifizierung* und *Klassifizierung* von Bakterien hat sich das Anfärben mit unterschiedlichen Farbstoffen bewährt. Eine der häufigsten Färbemethoden ist die *Färbung nach Gram*. Das fixierte Bakterienpräparat wird nacheinander mit Karbongentianaviolettlösung, Alkohol und Karbolfuchsinlösung behandelt. Als *grampositiv* bezeichnet man solche Bakterien, die sich nach dieser Methode *dunkelblau* färben lassen (z. B. *Mycobacterium tuberculosis*). *Gramnegativ* sind solche Bakterien, die nach dieser Methode *rot* gefärbt werden (z. B. *Salmonella typhi*).

Es werden nun die wichtigsten Chemotherapeutika besprochen, die gegen bakterielle Infektionen eingesetzt werden.

Lactamoide

Zu den Lactamoiden zählen die **Penicilline** und **Cephalosporine**. Sie besitzen folgende chemische Gemeinsamkeiten:

- sie bestehen aus zwei kondensierten Heterozyklen,
- sie besitzen einen β-Lactamring (Abb. 15.**4**).

Mit der Entdeckung Alexander Flemings (1928), daß Stoffwechselprodukte des Schimmelpilzes *penicillium notatum* das Wachstum von Staphylokokken hemmen, begann die Entwicklung der **Penicilline**.

Die ersten Vertreter dieser Stoffgruppe, wie z. B. das Benzylpenicillin (Penicillin G), wurden aus Kulturmedien verschiedener Schimmelpilze isoliert. Die meisten der heute eingesetzten Penicilline werden halbsynthetisch gewonnen. Aus-

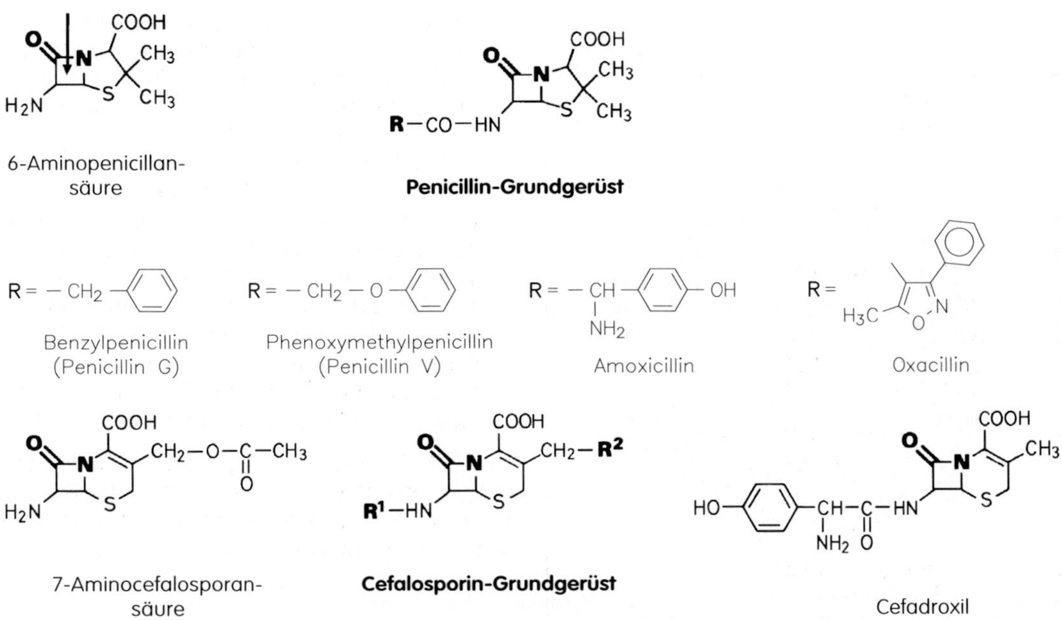

Abb. 15.**4** Grundgerüst der Penicilline und Cephalosporine mit Beispielen

Tabelle 15.4 Penicilline als Chemotherapeutika (10)

INN	Fertigarzneimittel®	wichtige Indikationen	Applikationsart	Nebenwirkung
a Benzylpenicillin (säure**in**stabil)				
Benzylpenicillin	+ Penicillin-G-Na/K-Salz verschiedener Hersteller, z. B. Hoechst, Heyl, Grünenthal + Megacillin	Infektionen durch Pneumokommen, Gonokokken, Streptokokken, Aktinomyceten	parenteral (i. v./ i. m.)	Allergie; neurotoxische Symptome wie Krämpfe und Koma
b Oralpenicilline (säurestabil)				
Phenoxymethyl-penicillin	+ Isocillin, + Infectocillin, + Megacillin oral, + Penicillin Stada	leichtere Infektionen durch Streptokokken, Pneumokokken, wie z. B. Angina tonsillaris	oral	Allergie (seltener als bei Penicillin G)
Propicillin	+ Baycillin	Erysipel	oral	Magen-Darm-Beschwerden
c Breitspektrum-Penicilline (Amino-, Acylamino- und Carboxypenicilline)				
Amoxicillin	+ Amoxicillin verschiedener Hersteller + Amoxypen + Clamoxyl	Infektionen innerer Organe Harnwegsinfektionen, Atemwegsinfektionen, Otitis media	oral	Allergie gastrointestinale Störungen (seltener)
Ampicillin	+ Amblosin + Binotal	Typhus, Paratyphus, Otitis media, Pertussis, Gallen- und Harnwegsinfekte, Atemwegsinfektionen, Endokarditis	oral oral	Allergie gastrointestinale Störungen
Azlozillin	+ Securopen	Systeminfektionen bei Patienten mit geschwächter Abwehr, nach Operationen, Wundinfektionen, Sepsis (Anwendung in Krankenhäusern) Pseudomonas-Infektionen	parenteral	Allergien
Mezlocillin	+ Baypen	Infektionen mit gramnegativen Erregern	parenteral	Allergien
d Depot-Penicilline				
Benzathin-Benzyl-penicillin	+ Tardocillin 1200		parenteral (i. m.)	
Clemizol-Benzyl-penicillin	+ Clemizol-Penicillin „Grünenthal"	wie Benzylpenicillin	parenteral (i. m.)	wie Penicillin G

Tabelle 15.**4** Fortsetzung

INN	Fertigarzneimittel®	wichtige Indikationen	Applikationsart	Nebenwirkung
e Penicillinasefeste Penicilline				
Oxacillin Flucloxacillin	+ Stapenor + Staphylex	Infektionen durch β-Lactamase-bildende Staphylokokken	parenteral oder oral	wie Penicillin G; nach oraler Gabe gastrointestinale Beschwerden; pseudomembranöse Kolitis
f Kombination mit β-Lactamase-Hemmstoffen				
Clavulansäure plus Amoxicillin	+ Augmentan	Otitis media, Sinusitis, Bronchitis durch β-Lactamase-bildende Erreger	parenteral oder oral	Allergie; gastrointestinale Beschwerden
Clavulansäure plus Ticarcillin	+ Betabactyl	*Hämophilus-influenzae*-Infektionen	parenteral	Allergie; gastrointestinale Beschwerden
Sulbactam plus Ampicillin	+ Unacid	Mischinfektion mit Problemkeimen	parenteral	Allergie; gastrointestinale Beschwerden
Sultamicillin	+ Unacid PD	Otitis media, Pneumonie, Bronchitis, Infektionen der Niere, der Harnwege und der Haut- und Weichteilgewebe, unkomplizierte Gonorrhoe	oral	gastrointestinale Beschwerden, besonders Diarrhoe, Allergie

gangsstoff ist die auf biosynthetischem Wege erhaltene **6-Aminopenicillansäure** (Abb. 15.**4**). Durch Substitutionen an dieser Säure ist man zu einer Reihe von wirkungsvollen Penicillinen gelangt (Tab. 15.**4**).

Penicilline wirken bakterizid, indem sie die Synthese des *Mureins* stören. Das Murein besteht aus Peptiden und Zuckern. Es bildet das Grundgerüst der prokaryonten Bakterienzellwand. Eukaryonte Zellen besitzen kein Murein. Damit kann die geringe Toxizität der Penicilline erklärt werden.

Der β-Lactamring der Penicilline spaltet sich in saurem Medium, z. B. im Magensaft, leicht auf (Abb. 15.**4**). Dadurch geht die Wirksamkeit bei oraler Applikation verloren (säureinstabile Penicilline können nur parenteral appliziert werden). Die Entwicklung **säurestabiler Oralpenicilline** konnte diesen Nachteil ausgleichen (Tab. 15.**4 b**).

Das zuerst eingesetzte **Benzylpenicillin** wirkt hauptsächlich im grampositiven Bereich (Gramfärbung S. 251). Mit der Entwicklung sogenannter **Breitspektrum-Penicilline** konnte das Wirkungsspektrum sowohl gegen grampositive als auch gegen gramnegative Bakterien erweitert werden (Tab. 15.**4 c**).

Ein weiterer Nachteil des Benzylpenicillins ist die rasche Elimination aus dem Körper. **Depot-Penicilline** zeigen diesen Nachteil nicht und ermöglichen es, hohe Serumspiegel über längere Zeit aufrechtzuerhalten (Tab. 15.**4 d**).

Verschiedene Bakterienstämme, wie z. B. Staphylokokken, bilden ein Enzym, die sogenannte *Penicillinase* (eine β-Lactamase), das den β-Lactamring spaltet (s. Pfeil in Abb. 15.**4**). Dadurch verlieren die Penicilline ihre antibiotische Wirksamkeit; der Erreger ist resistent. Durch Partialsynthese **penicillinasefester Penicilline** (z. B. Oxacillin, Flucloxacillin) konnten hier Erfolge erzielt werden, jedoch stets auf Kosten des Wirkungsspektrums und der Wirkungsintensität (Tab. 15.**4 e**).

Bemühungen, bei gleichbleibendem Wirkungsspektrum eine Penicillinasestabilität zu erreichen, haben zu einer neuen Therapiemöglichkeit geführt: Man kombiniert ein Penicillin mit einem *Penicillinase-Hemmstoff.*

So kann die Penicillinase resistenter Bakterien durch den Inhibitor blockiert werden, während das Penicillin ungespalten bleibt.

Zur Zeit stehen zwei β-Lactamase-Inhibitoren zur Verfügung:

- Clavulansäure
- Sulbactam (Tab. 15.**4 f**).

Diese Inhibitoren der Penicillinase stehen als fixe Kombinationen mit Penicillinen und teilweise als *Prodrug* zur Verfügung. Sultamicillin stellt z. B. ein Prodrug dar, in dem Ampicillin mit Sulbactam verestert vorliegt. Bei der Resorption in der Darmwand werden β-Lactamase-Inhibitor und das Penicillin freigesetzt.

Auch zur *Resorptionsverbesserung* werden Penicillin-Prodrugs eingesetzt. So läßt sich z. B. die Resorption des im Darm in ionisierter Form vorliegenden Ampicillins durch Applikation der veresterten Substanz deutlich verbessern. Präparate sind Bacampicillin (+ Ambacamp®) und Pirampicillin (+ Miraxid®).

Wichtige *Indikationsgebiete* für Penicilline können hier nur exemplarisch aufgeführt werden; es sind dies u. a.:

- Lungenentzündung (Pneumonie),
- bakterielle Allgemeininfektionen = Blutvergiftung (Sepsis),
- Hirnhautentzündung (Meningitis),
- Wundinfektionen,
- Geschlechtskrankheiten wie Gonorrhoe und Lues,
- Atemwegsinfektionen,
- Harnwegsinfektionen.

Die *Applikation* der Penicilline erfolgt *oral* oder *parenteral.* Für den Therapieerfolg ist die genaue Einhaltung der vorgeschriebenen Dosierung (im allgemeinen 3 Tagesgaben) von entscheidender Bedeutung.

Allgemein sind die Penicilline gut verträglich. Es können jedoch auch hier *Nebenwirkungen* auftreten, wobei die **allergischen Reaktionen** im Vordergrund stehen. Zu den milden Verlaufsformen einer Penicillinallergie gehören das Exanthem und das Nesselfieber. Bei der *schweren Verlaufsform* kann es bis zum **anaphylaktischen Schock** mit tödlichem Ausgang kommen.

Beratungshinweise

Penicilline

1. Wichtig für den Therapieerfolg ist die Einhaltung der vorgeschriebenen Dosierung, im allgemeinen 3mal täglich (Einnahmeintervall: 8 Stunden).
2. Ermutigen, daß der Patient die Einnahme lange genug fortsetzt (üblicherweise 10 Tage).
3. Auf die Penicillintherapie unterstützende Maßnahmen hinweisen, wie z. B. Bettruhe, viel trinken, kein Alkohol.
4. Auf eventuelle Nebenwirkungen, wie gastrointestinale Beschwerden, Mundtrockenheit und Allergien, aufmerksam machen. Anhaltende Durchfälle gehören in ärztliche Behandlung.

Cephalosporine besitzen anstatt des Thiazolidinringes einen sechsgliedrigen Dihydrothiazinring im Grundgerüst (Abb. 15.**4**). Analog den Penicillinen wurden die ersten Cephalosporine als Stoffwechselprodukte eines Pilzes *(Cephalosporium)* gewonnen. Die Mehrzahl der Cephalosporine wird heute halbsynthetisch aus der 7-Aminocephalosporansäure hergestellt. Eine Ausnahme bilden die *Cephamycine*, die als 7 α-Methoxy-Cephalosporine von Streptomyces-Arten gebildet werden. Eine Zusammenstellung gibt Tab. 15.**5**.

Auch die **Cephalosporine** wirken *bakterizid*, indem sie die Biosynthese der Bakterienzellwand hemmen. Gegen penicillinasebildende Erregerstämme sind sie beständig (penicillinaseresistent). Gegenüber sonstigen β-Lactamasen zeigen sie unterschiedliche Beständigkeit. Das Wirkungsspektrum entspricht etwa dem der Breitspektrum-Penicilline.

Da bei der Anwendung von Cephalosporinen allergische Reaktionen seltener sind als bei den Penicillinen, werden sie oft in Fällen eingesetzt, wo Penicilline wegen Allergiegefahr nicht genommen werden können.

Weitere Indikationen sind Infektionen mit penicillinasebildenden Kokken, Pseudomonas-, Hämophilus- und **Klebsiellen-Infektionen**. *Klebsiella* ist eine Bakteriengattung, die u. a. bösartige Pneumonien verursachen kann.

Die sogenannten Breitspektrum-Cephalosporine werden bei lebensbedrohlichen Infektionen (Infektionen im Bauchraum, Meningitiden) mit z. T. multiresistenten Erregern parenteral eingesetzt. Eine exakte Keimidentifizierung und eine strenge Indikationsstellung erfordert der Einsatz von „Schmalspektrum-Cephalosporinen“, wie

Tabelle 15.**5** Cephalosporine als Chemotherapeutika

INN	**Fertigarzneimittel®**	wichtige Indikationen	Applikationsart	Nebenwirkungen Kontraindikationen
Cefazolin Cefazedon	+ Elzogram + Refosporin	Infektionen mit Penicillase bildenden Staphylokokken, Infektionen der Atem-, Harn- und Gallenwege, Otitis media, perioperative Prophylaxe	parenteral	gastrointestinale Beschwerden, Allergien
Cefuroxim Cefuroximaxetil Cefpodoximproxetil	+ Zinacef + Elobact, + Zinnat + Orelox	Infektionen im HNO-Bereich, Infektionen der Atemwege incl. Pneumonie, Infektionen mit *Hämophilus influenzae* *schwere Infektionen nicht* mit Oralcephalosporinen behandeln	parenteral oral (als Prodrug) oral (als Prodrug)	gastrointestinale Beschwerden, Allergien
Cefoxitin	+ Mefoxitin	Anaerobier-Infektionen	parenteral	gastrointestinale Beschwerden, Allergien
Ceftazidim Cefmenoxim	+ Fortum + Tacef	Mischinfektionen, schwere Infektionen mit Problemkeimen	parenteral parenteral	gastrointestinale Beschwerden, Nierenschädigung, Allergien
Cefaclor Cefadroxil Cefalexin Cefixim	+ Panoral + Bidocef + Oracef + Cephoral	Atemwegsinfektionen, Infektionen im HNO-Bereich (Otitis, Tonsillitis, Pharyngitis, Laryngitis), Infektionen der Niere und ableitenden Harnwege, der Gallenwege, gonorrhoische Urethritis *schwere Infektionen nicht* mit Oralcephalosporinen behandeln	oral oral oral oral	gastrointestinale Beschwerden, Allergien

z. B. Cefsulodin (+ Pseudocef), das als potentes Antibiotikum nur gegen *Pseudomonas aeruginosa* wirksam ist.

Als *Nebenwirkungen* können Nierenschädigungen und gastrointestinale Beschwerden auftreten. Allergien sind seltener.

Nach Gaben von Cephalosporinen können Harnzuckerbestimmungen auf Reduktionsbasis positiv ausfallen.

Zu den **Carbapenemen** zählt das Imipenem, ein weiteres β-Lactamantibiotikum. Es weist ein sehr breites Wirkungsspektrum auf und ist β-Lactamasenstabil. Durch eine renale Dipeptidase wird es jedoch schnell inaktiviert, so daß es als fixe Kombination mit dem Dipeptidase-Hemmstoff Cilastatin eingesetzt wird: *Imipenem plus Cilastatin* in + *Zienam*®.

Aminoglykoside

Die **Aminoglykoside** sind *basische Oligosaccharide*. Die basische Wirkung beruht auf den enthaltenen Amino- und/oder Iminogruppen. Wichtige Vertreter dieser Gruppe sind Gentamicin, Kanamycin, Neomycin, Sisomicin, Streptomycin und Tobramycin. Als Beispiel für die chemische Struktur sei hier nur das Kanamycin A angeführt (Abb. 15.**5**).

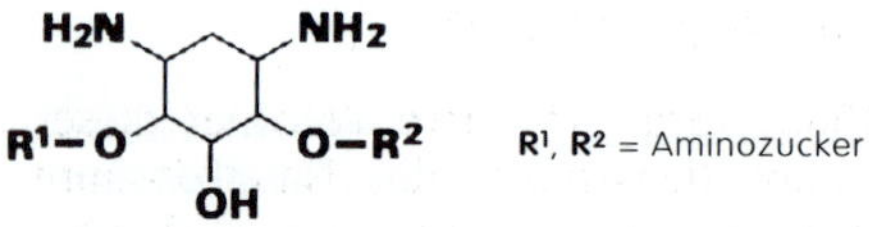

Kanamycin A

Abb. 15.5

Wie zahlreiche andere Chemotherapeutika werden auch die meisten Aminoglykoside als Stoffwechselprodukte von Bakterien (hier *Streptomyces*-Arten) oder Pilzen gewonnen. Tab. 15.6 gibt einen Überblick der Gruppe und ihrer Einsatzmöglichkeiten.

Der *Wirkungstyp* ist bei der Mehrzahl der Aminoglykoside *bakterizid*. Diese Wirkung wird durch eine Störung der Proteinsynthese in der Bakterienzelle verursacht.

Die Aminoglykoside zeichnen sich durch ein *breites Wirkungsspektrum* vor allem im gramnegativen Bereich aus. Die Resistenzbildung ist besonders beim Streptomycin ausgeprägt. Wegen dieses Nachteils und der relativ hohen Toxizität wird das Streptomycin fast nur noch bei Tuberkulose eingesetzt.

Wichtige Indikationen für den systemischen Einsatz von Aminoglykosiden sind septische Erkrankungen, Atemwegsinfektionen, Verbrennungen, Hirnhautentzündung, Bauchfellentzündung **(Peritonitis)**. Als **Lokalantibiotika** werden die Aminoglykoside bei Haut-, Schleimhaut- und Augeninfektionen angewandt.

Die *therapeutische Breite* der Aminoglykoside ist nach parenteraler Gabe recht gering (bei oraler Applikation werden die Substanzen aus dem Gastrointestinaltrakt nicht resorbiert). Die häufigsten Nebenwirkungen sind die nephro-, oto- und neurotoxischen Wirkungen. Durch die selektive Anreicherung der Aminoglykoside im Innenohr und in der Nierenrinde werden die *Oto- und Neprhotoxizität* bedingt. *Neurotoxisch* wirken sie auf den *8. Hirnnerv*, wodurch es zu **Gleichgewichts- und Hörstörungen** kommen kann.

Polypeptide

Verschiedene Stoffwechselprodukte einiger Bakterienarten besitzen *Peptidstruktur* und zeigen bakterizide Wirkung. Vertreter dieser Gruppe sind nach ihrem Einsatzbereich gegliedert in Tab. 15.7 zusammengefaßt.

Die Tabelle zeigt bereits, daß die Polypeptidchemotherapeutika starke Nebenwirkungen hauptsächlich auf Nieren (Nephrotoxizität) und Nerven (Neurotoxizität) haben. Polymyxin B und Colistin gelten als sogenannte Reservemittel, d. h. sie werden nur dann bei lebensbedrohlichen Infektionen eingesetzt, wenn andere Chemotherapeutika, z. B. wegen Resistenz, nicht genommen werden können. Die beiden Stoffe werden enteral

Tabelle 15.6 Aminoglykoside (10)

INN	Fertigarzneimittel®	wichtigste Indikationen	Applikationsart	Nebenwirkung
Gentamicin	+ Refobacin + Sulmycin	Pseudomonas-Pyelonephritis Sepsis, Endokarditis Osteomyelitis Meningitiden schwere Verbrennungen und Pyodermien (am besten in Kombination mit β-Lactamantibiotika)	parenteral oral (selten, da Resorption unzureichend) lokal	Neuro-, Oto- und Nephrotoxizität, Allergien
Kanamycin	+ Kanamytrex	bei bakteriellen, intraokularen Infektionen	lokal	keine Nebenwirkung bei lokaler Anwendung
Neomycin	z. B. Bestandteil des + Nebacetins (Tab. 15.7) + Bykomycin	Haut- und Schleimhautinfektionen, zur Darmdekontamination	lokal	
Streptomycin	+ Streptomycin-Heyl + Streptothenat	Tuberkulose Tularämie (Hasenpest)	parenteral	wie Gentamicin

kaum resorbiert und werden deswegen bei Enteritiden (S. 45) angewandt. Capreomycin und Biomycin sind ihrer hohen Toxizität wegen nur als Reservemittel zur Behandlung der Tuberkulose einzusetzen.

HV-Empfehlung

Polypeptid Antibiotika
INN: Tyrothricin

Handelspräparate: z. B. Tyrosur® Puder, Tyrosur® Gel (plus Cetylpyridiniumchlorid), Trachisan® Lutschtabletten, Dorithricin® Halstabletten.

Anwendung: Gegen grampositive Mikroorganismen als Lokalantibiotikum bei oberflächlichen Infektionen.

Nebenwirkungen: Wegen seiner hämolytischen Eigenschaften ist Thyrothricin sehr toxisch und kann daher nicht systemisch angewandt werden. Bei lokaler Anwendung kann es zu allergischen Erscheinungen kommen.

Dosierung: In Salben oder Pudern 2mal täglich auf die Wundfläche geben. In Lutschpastillen zur Halsschmerztherapie alle 2 Stunden verabreichen.

Beachte: Beim Lutschen verschlucktes Tyrothricin wird nicht aus dem Magen-Darm-Trakt resorbiert, so daß keine systemischen Nebenwirkungen zu erwarten sind.

Gyrasehemmer (Chinolone)

Bereits 1962 wurde der erste Vertreter dieser Chemotherapeutikagruppe, die Nalidixinsäure (+Nogram®), eingeführt. Nach ihrem Wirkungsmechanismus nannte man sie Gyrase-Hemmstoff.

Ebenso wie ihre direkten Folgepräparate verfügt die Nalidixinsäure bei hoher Resistenzbildungsgefahr nur über ein schmales Wirkungsspektrum und eine unbefriedigende Gewebegängigkeit. Daher erhielt die Nalidixingruppe der Gyrasehemmer nur eine geringe Bedeutung als Mittel der ferneren Wahl bei Harnwegsinfekten.

Die erst 1984 eingeführten *bakterizid* wirkenden neuen Gyrasehemmstoffe, die **Fluorochinolone** (Abb. 15.**6**), zeichnen sich dagegen durch ein stark erweitertes Wirkungsspektrum und gute Gewebegängigkeit aus. Die Gefahr der Resistenzentwicklung ist bei den Fluorochinolonen etwas geringer einzustufen als bei den älteren Gyrasehemmern.

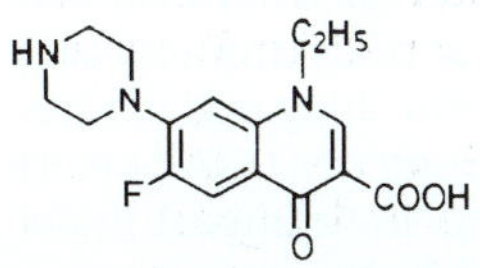

Fluorochinolon

Abb. 15.**6**

Tabelle 15.**7** Polypeptide als Chemotherapeutika (10)

INN	Fertigarzneimittel®	wichtige Indikationen	Applikationsart	Nebenwirkung
Bacitracin	z. B. Bestandteil des +Nebacetin	Infektionen der Haut und Schleimhäute	lokal	wegen hoher Toxizität keine systemische Anwendung
Colistin Polymyxin B	+Colistin +Polymyxin B-Tabl. (Pfizer)	Reservemittel bei Infektionen durch Pseudomonas und Enterobakterien, z. B. Meningitis Pneumonie Endokarditis Harnwegsinfekte	enteral/parenteral besser nur als Lokalantibiotikum	Nephrotoxizität; evtl. allergische Reaktion
Framycetin	+Sofra-Tüll		lokal	
Tyrothricin	Tyrosur	Infektionen der Haut und Schleimhaut	lokal	wegen hoher Toxizität keine systemische Anwendung

Die wichtigsten *Indikationsgebiete* umfassen:

- Nieren- und Harnwegsinfektionen,
- Infektionen der Geschlechtsorgane,
- Atemwegsinfektionen,
- Infektionen des Bauchraumes und der Weichteile,
- Typhus und bakterielle Enteritiden,
- Chlamydien- und Mykoplasmeninfektionen,
- durch *Helicobacter pylori* bedingte chronische Gastritis,
- Pseudomonas-Infektionen (in Kombination mit Aminoglykosiden).

Ein Großteil grampositiver und gramnegativer Erreger reagiert empfindlich (z. T. auch Problemkeime wie *Pseudomonas aeruginosa*). Nicht empfindlich sind dagegen Anaerobier *(Bacteroides spp., Clostridium spp.)*. Tab. 15.**8** gibt einen Überblick über die Fluorochinolone.

Die bakterizide Wirkung kommt durch *Hemmung des Bakterienenzyms Gyrase* zustande. Dieses Enzym besitzt eine entscheidende Funktion bei der Unterbringung des vergleichsweise langen Bakterienchromosoms in der extrem kleinen Bakterienzelle. Nur nach Verdrillung und gyrasevermittelter Überspiralisierung der DNA (das ist eine spezielle Faltung des DNA-Stranges) findet das Chromosom in der Zelle Platz.

Durch die Fluorochinolone wird die gyrasevermittelte Überspiralisierung unterbunden, und der Raumbedarf der DNA wird größer als das Raumangebot der Bakterienzelle. Das Bakterium stirbt ab.

Die häufigsten *Nebenwirkungen* sind zentralnervöse Störungen. Daher sollten Epileptiker, alte Menschen und Patienten mit erniedrigter Krampfschwelle keine Gyrasehemmer erhalten.

Aufgrund möglicher irreversibler Knorpelschädigungen werden Kinder in der Wachstumsphase und Frauen während der Schwangerschaft und der Stillperiode mit anderen Antibiotika therapiert.

Trotz der angenehmen oralen Applikation und des überzeugenden breiten Wirkungsspektrums ist der Einsatz dieser recht jungen Chemotherapeutika als „Allerweltsantibiotikum" für jede Art banaler Infekte zu vermeiden. Vielmehr sind sie als *wichtiges Mittel der Reserve* bei Versagen bewährter Chemotherapeutika anzusehen.

Andere Chemotherapeutika mit bakterizider Wirkung

Weitere Chemotherapeutika mit bakterizider Wirkung sind Isoniazid, Rifampicin, Vancomycin, Teicoplanin und Nitrofurantoin. Die beiden ersten dienen hauptsächlich einer Therapie der Tuberkulose (S. 263).

Vancomycin und **Teicoplanin** sind chemisch **Glykopeptide**, die die bakterielle Zellwand schä-

Tabelle 15.**8** Gyrasehemmer (Fluorochinolone) als Chemotherapeutika

INN	**Fertigarzneimittel®**	wichtige Indikationen	Applikation	Nebenwirkung	Kontraindikation
Ciprofloxazin	+ Ciprobay	Infektionen der Atemwege; Problemkeime	oral parenteral	Zentralnervöse Störungen mit Herabsetzung der Krampfschwelle, Halluzinationen, Nephropathien; irreversible Knorpelschädigung; Linsentrübung, allergische Reaktion	Patienten mit epileptischen Erkrankungen; Patienten in hohem Alter; Gravidität, Stillzeit; Kinder und Jugendliche in der Wachstumsphase
Enoxazin	+ Gyramid	Infektionen der Atemwege, Harnwege, Hals, Nase, Ohren	oral		
Norfloxazin	+ Barazan	Infektionen der Harnwege; Problemkeime	oral		
Ofloxazin	+ Tarivid + UroTarivid	Infektionen der Niere, Harnwege, Atemwege, Hals, Ohren; Problemkeime	oral		
Pefloxazin	+ Peflacin	Zystitis	orale Einmalgabe		

digen. Beide sind gegen nahezu alle aeroben wie anaeroben *grampositiven* Bakterien gut wirksam. Gramnegative Erreger sind nicht empfindlich.

Neben der Bedeutung als Alternative zur β-Lactamoid-Therapie (bei resistenten Keimen, bei schweren Staphylokokken- und Enterokokken-Infektionen, bei Allergie) gilt Vancomycin als Mittel der Wahl bei der durch *Clostridium difficile* verursachten pseudomembranösen Kolitis (einer Superinfektion; S. 250). Bei dieser Indikation wird es oral verabreicht.

Teicoplanin (+ Targocid®) wird wie Vancomycin als Reservechemotherapeutikum bei schweren Infektionen mit Staphylo- und Enterokokken eingesetzt. Beide Glykopeptide werden nach oraler Gabe nicht resorbiert und müssen parenteral verabreicht werden.

Nitrofurantoin wird bei Harnwegsinfektionen eingesetzt.

Die nun folgenden Chemotherapeutika wirken überwiegend *bakteriostatisch.*

Tetracycline

Allen Vertretern aus der Gruppe der **Tetracycline** liegt ein Grundgerüst mit vier kondensierten Sechsringen zugrunde. Die erste dieser Substanzen wurde aus *Streptomyces aureofaciens* isoliert und + Aureomycin® genannt. Es ist das 7-Chlortetracyclin (Abb. 15.**7**). Damit begann die erfolgreiche Entwicklung einer weiteren Gruppe von Chemotherapeutika. Fertigarzneimittel finden sich in Tab. 15.**9**.

Die Tetracycline wirken *bakteriostatisch*, indem sie die Proteinsynthese des Erregers hemmen.

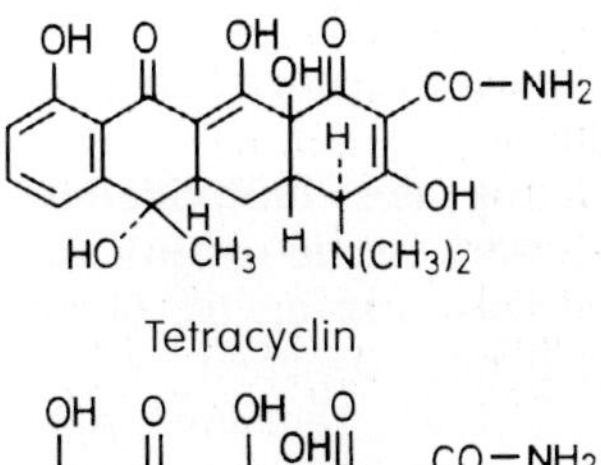

Tetracyclin

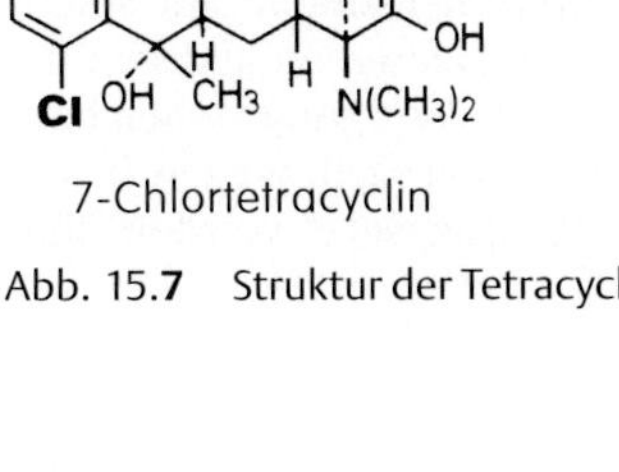

7-Chlortetracyclin

Abb. 15.**7** Struktur der Tetracycline

Man bezeichnet die **Tetracycline** wegen ihres *umfassenden Wirkungsspektrums* als Breitspektrum-Chemotherapeutika. Das Wirkungsspektrum erstreckt sich auf zahlreiche grampositive und gramnegative Erreger, aber auch auf Rickettsien (u. a. Erreger des Fleckfiebers) und Spirochäten (u. a. Erreger der **Syphilis = Lues**). Da die Wirkungsintensität gegenüber den beiden letztgenannten Erregern nur gering ist, gilt hier nur ein begrenzter Einsatzbereich. Auch sind eine ganze Reihe von Bakterienstämmen gegen Tetracycline *resistent*. Charakteristisch ist, daß zwischen allen Vertretern dieser Gruppe *Kreuzresistenz* besteht (S. 249).

Die wichtigsten Indikationen für Tetracycline sind:

- Infektionen der Atemwege
- nicht gonorrhoische Urethritis
- Hautinfektionen (Akne, Rosacea)

Bei der Therapie sollte das Dosierungsintervall nicht mehr als 12 Stunden überschreiten, um einen ausreichenden Blutspiegel (MHK) zu erhalten.

Nicht indiziert sind Tetracycline bei Infektionen wie Sepsis, Endokarditis oder Meningitis. Hier sind bakterizid wirkende Antibiotika erforderlich.

Die Mehrzahl der Tetracycline wird hauptsächlich oral appliziert. Es ist für die Abgabe in der Apotheke wichtig zu wissen, daß die *Resorption* der Tetracycline durch metallionenhaltige Nahrungs- und Arzneimittel nachteilig beeinflußt wird. Mit Calcium-, Magnesium-, Aluminium- und Eisen-Ionen bilden sich schwerlösliche Komplexe, die nicht resorbiert werden können. Daher dürfen Tetracycline nicht gleichzeitig mit Milch oder Milchprodukten (enthalten Calcium) eingenommen werden. Zur Einnahme eignen sich Tee oder Wasser. Einige Tetracycline können auch intravenös appliziert werden (Tab. 15.**9**). Äußerlich werden sie nur in Augensalben angewandt.

Tetracycline sind wenig toxisch (relativ zu den Lactamoiden allerdings toxischer). Die häufigsten Nebenwirkungen sind gastrointestinale Störungen, Leberschädigungen, *Photosensibilisierung* und bei Kindern irreversible *Zahnverfärbung*. Wegen der Photosensibilisierung muß während einer Tetracyclin-Therapie eine intensive Sonnenbestrahlung unbedingt vermieden werden. Ansonsten können schwere Photodermatosen auftreten.

Tabelle 15.**9** Tetracycline (10)

INN	**Fertigarzneimittel®**	wichtige Indikationen	Applikation	Nebenwirkungen/Gegenanzeigen bei oraler und parenteraler Anwendung
Chlortetracyclin	+ Aureomycin	Infektion von Haut und Augen	lokal	
Doxycyclin	+ Doxycyclin verschiedener Hersteller + Supracyclin + Vibramycin + Vibravenös	Infektion der Atemwege, HNO-Bereich, innere Organe, Augen- und Hauterkrankungen, Akne	oral oral oral parenteral i. v.	gastrointestinale Störung Photosensibilisierung Nicht anwenden bei Leberfunktionsstörungen Niereninsuffizienz in der Schwangerschaft, bei Kindern unter 8 Jahren!
Minocyclin	+ Klinomycin + Minocyclin Stada + Akne-Puren	Akne, eitrige pustulöse Form Infektionen mit minocyclinempfindlichen Erregern	oral	
Oxytetracyclin	+ Macocyn	wie Doxycyclin	oral	
Rolitetracyclin	+ Reverin	Pest	i. v.	
Tetracyclin	+ Achromycin + Hostacyclin + Supramycin + Tetracyclin verschiedener Hersteller	grampositive und gramnegative tetracyclinempfindliche Keime im Bereich von Atemwegen und Urogenitaltrakt; Akne, Gürtelrose, seltene Infektionen	oral/lokal oral oral/ parenteral oral	

Kontraindikationen für Tetracycline sind Gravidität, Stillperiode, Kinder unter 8 Jahren und Niereninsuffizienz. Nur Doxycyclin kann auch bei Niereninsuffizienz gegeben werden.

Chloramphenicol

Chloramphenicol wurde ursprünglich aus *Streptomyces venezuelae* isoliert. Heute gewinnt man das Phenylpropylamin-Derivat vollsynthetisch (Abb. 15.**8**).

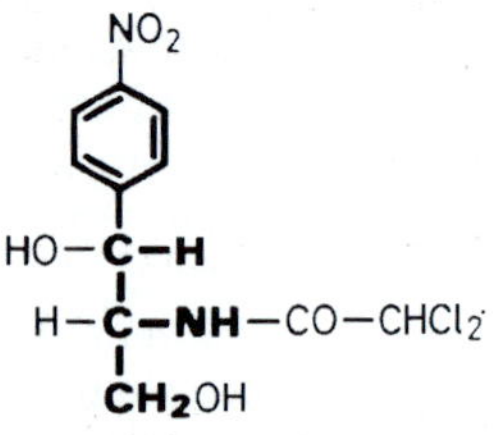

Chloramphenicol (+ Paraxin®)

Abb. 15.**8**

Chloramphenicol ist ein *bakteriostatisch* wirkendes Chemotherapeutikum, dessen Wirkungsspektrum dem des Tetracyclins weitgehend gleicht. Der bakteriostatische Effekt kommt durch eine Hemmung der Proteinbiosynthese zustande. Die frühere breite Anwendung von Chloramphenicol wird heute einerseits durch ausgeprägte Resistenzentwicklung und andererseits durch die teilweise schwerwiegenden Nebenwirkungen eingeschränkt.

Die **Beeinträchtigung des blutbildenden Systems im Knochenmark** ist die gefährlichste Nebenwirkung, deren Folge irreversible Blutarmut (Anämie) sein kann. Daneben können andere Bluterkrankungen, wie Leukämie, Agranulozytose und Leukopenie auftreten. Daher sollte die Chloramphenicol-Therapie auf solche Fälle beschränkt bleiben, bei denen andere Chemotherapeutika nicht zur Verfügung stehen bzw. aus Verträglichkeitsgründen (z. B. wegen bestehender Allergie) nicht eingesetzt werden können.

Indikationsgebiete sind u. a.:

- Salmonelleninfektionen (z. B. Typhus und Paratyphus),
- eitrige Hirnhautentzündung (Meningitis), hervorgerufen durch *Haemophilus influenzae*, Listerien, Klebsiellen oder *Escherichia coli*,
- Lokalbehandlung von Hautinfektionen.

Chloramphenicol wird aus dem Magen-Darm-Kanal sehr gut resorbiert. Die orale Anwendung steht deswegen im Vordergrund. Ein Vorteil des Chloramphenicols ist seine Fähigkeit, zu einem hohen Prozentsatz in die Gehirn-Rückenmarksflüssigkeit überzutreten. Man spricht hier von guter *Liquorgängigkeit*; daher auch die gute Wirksamkeit bei Meningitis.

Bei der Typhustherapie mit sehr hohen Dosen Chloramphenicol kommt es durch den massiven Zerfall von Bakterien zu einer hohen Konzentration toxischer Stoffe. Ein Kreislaufschock, die sogenannte Herxheimer-Jarisch-Reaktion, kann die Folge sein.

Unbedingt kontraindiziert ist Chloramphenicol bei Leber- und Nierenkranken und bei Patienten mit Knochenmarksleiden. Die Wirkungen von Hydantoinen, Cumarinen und Sulfonylharnstoffen werden durch Chloramphenicol verstärkt.

Makrolid-Chemotherapeutika

Die Makrolide werden aus Streptomyces-Arten gewonnen und besitzen einen 14gliedrigen Lactonring mit glykosidisch gebundenem Zucker (Abb. 15.**9**).

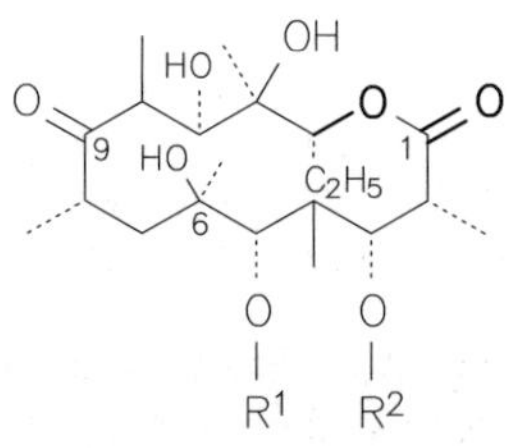

R^1, R^2 = Zuckerreste

Erythromycin (+ Erythromycin versch. Hersteller, + Paediathrocin®)

Abb. 15.**9**

Die Makrolide wirken *bakteriostatisch* über eine Hemmung der Proteinbiosynthese der Bakterienzelle. Das Wirkungsspektrum ist ähnlich dem der Penicilline. Grampositive Erreger sowie einige gramnegative Keime und Anaerobier reagieren empfindlich auf Makrolide.

Die wesentlichste *Indikation* ist die durch Mykoplasmen und Chlamydien verursachte Lungenentzündung. Ferner dienen sie als gute Alternative zur β-Lactamantibiotika-Therapie (z. B. bei bestehender Allergie). Die Verträglichkeit der Makrolide ist ausgesprochen gut. Das zeigt z. B. die breite Anwendung von Erythromycin, dem ältesten Vertreter der Makrolide, in der Kinderheilkunde (Pädiatrie).

Zu den neuen Makroliden zählen das **Roxithromycin** (+ Rulid®), das sich nur durch eine Oximgruppe in Position 9 des Lactonringes vom Erythromycin unterscheidet, das **Clarithromycin** (+ Klacid®), das ein O-Methylderivat des Erythromycins darstellt, und das mit einem 15gliedrigen Lactonring vorliegende **Azithromycin** (+ Zithromax®), dessen Wirksamkeit auch gegen gramnegative Keime, wie z. B. *Hämophilus influenzae*, ausreichend ist. Während das säureinstabile Erythromycin im Magensaft schnell inaktiviert wird und ungenügende Resorption zeigt, verfügen die neuentwickelten Makrolide über hohe Säurestabilität und werden gut resorbiert. Dazu werden sie langsamer eliminiert als Erythromycin, so daß die Einnahmehäufigkeit reduziert werden kann.

Weitere Makrolid-Chemotherapeutika sind **Josamycin** (+ Wilprafen®) und **Spiramycin** (+ Selectomycin).

Lincomycine

Zwei Stoffe aus dieser Gruppe werden als Chemotherapeutika eingesetzt. Es sind das **Lincomycin** (+ Albiotic®) und das **Clindamycin** (+ Sobelin®). Beiden Stoffen liegt eine Aminosäure zugrunde, die mit einem Aminozucker verknüpft ist.

Lincomycin und Clindamycin wirken *bakteriostatisch*, indem sie die Proteinbiosynthese hemmen. Ihr Wirkungsspektrum liegt im grampositiven Bereich. Besonders hervorzuheben ist die gute Wirksamkeit von Clindamycin gegen Anaerobier (z. B. *Bacteroides fragilis*) und Staphylokokken.

Die wichtigsten *Indikationen:*

- als Alternative zur Lactamoid-Therapie bei Staphylokokken-Infektionen (bei Allergie oder Resistenz),
- bei Infektionen durch Anaerobier (Peritonitis, Endometritis, intraabdominelle Abszesse, septischer Abort).

Als *Nebenwirkungen* sind Störungen im Magen-Darm-Kanal zu erwarten, z. B. Erbrechen, Diarrhoe oder in besonders schweren Fällen eine Entzündung des Dickdarms (pseudomembranöse Kolitis). Zum Teil muß auch mit Schädigung der Leber gerechnet werden.

Sulfonamide (Sulfanilamide)

Mit den **Sulfonamiden** gelang 1935 in der Therapie von bakteriellen Infektionen ein entscheidender Durchbruch. Heute haben die Sulfonamide allerdings zugunsten besser wirksamer Chemotherapeutika an Bedeutung verloren.

Alle Sulfonamide leiten sich von dem 4-Aminobenzolsulfonsäureamid ab. Dieses wird auch Sulfanilamid genannt (Tab. 15.**10**).

Die Sulfonamide wirken *bakteriostatisch*. Der Wirkungsmechanismus ist genau untersucht. Sulfonamide stören die Synthese bakterieller Nucleinsäuren und damit auch die Vermehrung der Bakterienzellen. Für die Synthese der Nucleinsäuren hat die *Tetrahydrofolsäure* als Überträgersubstanz von C_1-Bruchstücken eine wichtige Funktion. Ein Baustein der Tetrahydrofolsäure ist die *4-Aminobenzoesäure* (Abbkürzung PAB). Diese besitzt große strukturelle Ähnlichkeit mit dem Grundkörper aller Sulfonamide, dem 4-Aminobenzolsulfonsäureamid (Abb. 15.**10**).

Die Sulfonamide vermögen die 4-Aminobenzoesäure bei der Synthese der Tetrahydrofolsäure kompetitiv zu verdrängen (S. 18). Da der menschliche Organismus die Tetrahydrofolsäure nicht zu synthetisieren vermag, besteht in dieser Hinsicht keine Gefahr einer Schädigung durch Sulfonamide.

Das *Wirkungsspektrum* der Sulfonamide ist relativ breit. Geschädigt werden u. a. grampositive, gramnegative Bakterien und einige Protozoenarten (S. 267 ff.).

4-Aminobenzol-sulfonsäureamid

4-Aminobenzoesäure PAB

Abb. 15.**10**

Die *Resistenz* der Erreger gegenüber Sulfonamiden hat stark zugenommen. Auch besteht zwischen den einzelnen Vertretern dieser Gruppe *Kreuzresistenz*. Daher der Appell, die Sulfonamid-Therapie heute weitestgehend einzuschränken. Mit den Penicillinen, Makroliden und Tetracyclinen stehen wertvollere Chemotherapeutika zur Verfügung.

Die Sulfonamide werden nahezu vollständig aus dem Magen-Darm-Kanal resorbiert. Entsprechend der unterschiedlichen *Resorptionsgeschwindigkeit* kann man zwischen Kurzzeit-, Mittelzeit- und Langzeit-Sulfonamiden unterscheiden (Tab. 15.**10**).

Wesentliche *Indikationen* sind noch:

- **Harnwegsinfektionen** (in Kombination mit Trimethoprim),
- **weicher Schanker** (Ulcus molle), eine Geschlechtskrankheit,
- **Toxoplasmose**. Hier handelt es sich um eine meldepflichtige Protozoeninfektion, die einer Therapie nur schwer zugänglich ist. Die Erreger *(Toxoplasma gondii)* werden z. B. durch Genuß rohen Fleisches übertragen. Die Therapie erfolgt häufig durch Kombination von Sulfonamiden mit Pyrimethamin (z. B. + Daraprim®).

Als *Nebenwirkungen* der Sulfonamide können u. a. auftreten:

- Nierenschäden,
- Störungen im Magen-Darm-Kanal,
- allergische Reaktionen.

Tabelle 15.**10** Beispiele für Sulfonamide (77) Sulfanilamid: **R** = H

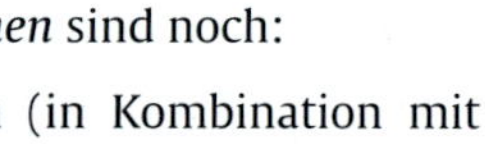

INN	Fertigarzneimittel®		R
Sulfamethoxazol	Bestandteil von Co-trimoxazol, z. B. in + Bactrim, + Eusaprim, + Sigaprim, + Supracombin	Mittelzeit-Sulfonamid	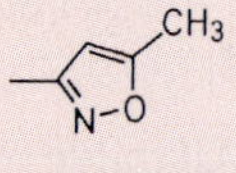
Sulfisomidin	+ Aristamid	Kurzzeit-Sulfonamid	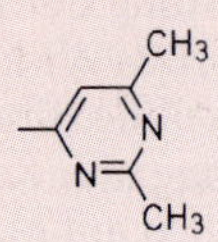

Zur Schädigung der Niere kann es durch Auskristallisation von Sulfonamiden in den Nierenkanälchen kommen. Damit diese nicht verstopfen, sollte während einer Sulfonamidtherapie für ausreichende Trinkmengen gesorgt werden. Niereninsuffizienz als *Kontraindikation* für den Sulfonamideinsatz wird damit verständlich.

Zu bedenklichen *Arzneimittelinteraktionen* kann die gleichzeitige Einnahme von z. B. 4-Hydroxycumarin-Derivaten (Antikoagulantien) und oralen Antidiabetika auf Sulfonamidbasis führen (S. 193).

Trimethoprim. Als sehr erfolgreich hat sich die Kombination des **Sulfamethoxazols** mit **Trimethoprim** (Co-trimoxazol) erwiesen.

Trimethoprim gleicht im Wirkungsmechanismus und Wirkungsspektrum den Sulfonamiden. Es greift ebenfalls in die Synthese der Tetrahydrofolsäure ein. Sulfamethoxazol und Trimethoprim potenzieren sich gegenseitig in der Wirkung. Man spricht von einem *synergistischen Effekt*. Fertigarzneimittel mit dieser Kombination sind z. B. + Cotrim (verschiedene Hersteller), + Osmat®, + Supracombin forte®, + Kepinol®, + TMS® und + Bactrim®.

Wichtigste Indikationen sind neben Harnwegsinfektionen Bronchitis, Pneumocystis-Pneumonie, Prostatitis, Typhus und Ruhr. Für diese Indikationsgebiete ist die Kombination Trimethoprim plus Sulfamethoxazol aufgrund ihrer starken Wirkungsintensität ein Mittel der engeren Wahl. Bei Morbus Crohn und Colitis ulcerosa (S. 45) findet Sulfasalazin (Salazosulfapyridin) Anwendung.

Das Nebenwirkungsspektrum dieser Kombination entspricht dem der Sulfonamide.

Beratungshinweise

Sulfonamide

1. Unbedingt erforderlich ist die ausreichende Flüssigkeitszufuhr bei der Sulfonamidtherapie.
2. Auf ausreichende Folsäurezufuhr (Multivitaminpräparate) hinweisen.
3. Hormonelle Kontrazeptiva mit geringem Östrogenanteil können unter der Sulfonamidtherapie in ihrer Wirksamkeit vermindert werden.

Andere Chemotherapeutika mit bakteriostatischer Wirkung

Einige, nicht zu einer bestimmten Wirkstoffgruppe gehörende Antibiotika, die im allgemeinen nur als Reservechemotherapeutika eingesetzt werden, sollen nur kurz erwähnt werden:

- **Fusafungin** (Locabiosol®) findet bei Racheninfekten als Lokalantibiotikum in Sprayform Verwendung (bakteriostatisch)
- **Fusidinsäure** (+ Fucidine®) wird oral bei Staphylokokken-Infektionen als Reservetherapeutikum und lokal bei Hautinfektionen eingesetzt (bakteriostatisch),
- **Fosfomycin** (+ Fosfocin®) wird parenteral als Reserveantibiotikum angewandt (bakterizid).

Tuberkulose und Antituberkulotika (Tuberkulostatika)

Am Beispiel des Rückgangs der Tuberkulose in Deutschland wurde zu Beginn dieses Kapitels die Bedeutung der Chemotherapie hervorgehoben. Trotzdem tritt die Tuberkulose noch weltweit auf. Da Prophylaxe und Therapie weiterhin Schwierigkeiten bereiten (im besonderen in Entwicklungsländern), soll auf diese gefährliche Infektionskrankheit ausführlicher eingegangen werden.

Ursache (Ätiologie) der Tuberkulose (Tbc). Erreger der Erkrankung ist das 1882 von Robert Koch entdeckte *Mycobacterium tuberculosis* (Tuberkelbakterien). In über 95 % wird die Erkrankung durch **Tröpfcheninfektion**, z. B. beim Niesen oder Husten, übertragen. Durch die Ausrottung der Rindertuberkulose ist die Fütterungstuberkulose mit Tuberkelbakterien vom Rind bei Kindern selten geworden.

Inkubationszeit und Krankheitsbild. Unter der *Inkubationszeit* versteht man den Zeitraum zwischen der Ansteckung und dem Ausbruch einer Infektionskrankheit. Die Inkubationszeit beträgt bei der Tuberkulose drei bis acht Wochen.

Das **Krankheitsbild** ist sehr vielseitig. Je nach Abwehrlage des Körpers können drei Stadien unterschieden werden:

- *Primärstadium* (Primäreffekt): Es tritt ein Primärherd am Infektionsort (z. B. Lunge, Darm, Haut) auf. Der zugehörige Lymphknoten erkrankt auch. Der Ablauf dieses Stadiums ist oft nur am Positivwerden der *Tuberkulinprobe* zu erkennen (S. 265). Die Ausheilung verläuft meist unter Verkalkung des Primärherdes und der betroffenen Lymphknoten (Abb. 15.**11**).
- *Sekundärstadium:* Es erfolgt Aussaat der Tuberkelbakterien über die Blutbahn. Es können

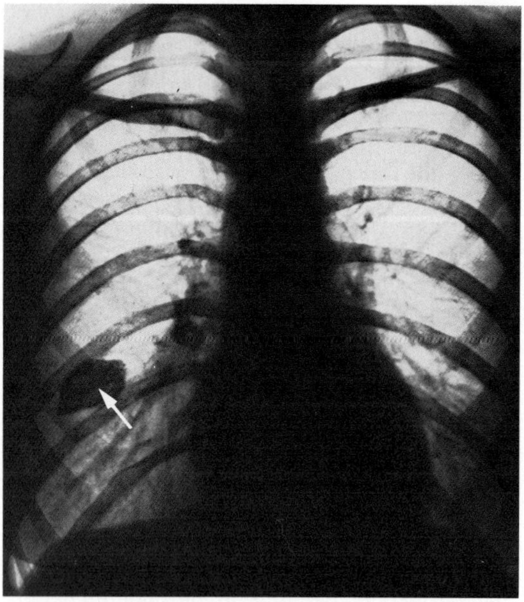

Abb. 15.**11** Röntgenaufnahme einer Lunge mit verkalktem und verknöchertem Großprimärherd im rechten Unterfeld. Frau, 22. J. (aus Schinz)

u. a. Knochen, Haut, Gelenke oder Hirnhaut befallen werden. Die Letalität ist relativ hoch. Das Sekundärstadium kann ausgeheilt werden oder in ein Latenzstadium (lat. latere: verborgen sein) übergehen.

- *Tertiärstadium:* Hier treten verschiedene Organtuberkulosen durch Aktivwerden ruhender Herde auf. Betroffen sind meist Lunge, Skelett und Harnorgane. In diesem Stadium gelangen die Tuberkelbakterien häufig nach außen. Man spricht von einer **offenen Tbc**. Das Tertiärstadium geht mit hohem Fieber und Kräfteverfall einher. Daher stammt auch die frühere Bezeichnung **Schwindsucht**.

Wodurch entstehen aber nun eigentlich die Schäden im Organismus, wenn dieser von Tuberkelbakterien befallen wird? Die von den Bakterien ausgeschiedenen **Giftstoffe (Toxine)** führen zu Wucherungsprozessen **(Tuberkelbildung)** oder/und zu exsudativ-entzündlichen Prozessen im Körper. Dadurch wird gesundes Gewebe zerstört.

Die Tuberkulose gehört zu den *meldepflichtigen* Krankheiten.

Therapie der Tuberkulose. Es kann zwischen einer unspezifischen und einer spezifischen Therapie unterschieden werden. Die *unspezifische Therapie* besteht in Bettruhe, Freiluft und Diät. Die *spezifische Therapie* beruht auf dem Einsatz von **Antituberkulotika**, d. h. Chemotherapeutika, die speziell gegen Tuberkelbakterien wirken. Neben der antituberkulotischen Chemotherapie kommt der Aktivierung körpereigener Abwehrkräfte bei der langwierigen Tuberkulose-Therapie besondere Bedeutung zu.

Die Chemotherapie der Tuberkulose wird *erschwert* durch:

- die *rasche Resistenzentwicklung* der Tuberkelbakterien gegen die eingesetzten Chemotherapeutika,
- die *große Widerstandsfähigkeit* der Tuberkelbakterien gegen die meisten Chemotherapeutika,
- den *erschwerten Zugang* des Chemotherapeutikums zum Erreger, da das tuberkulöse, zerstörte Gewebe gefäßlos ist.

Aus diesen Erschwernissen ergeben sich verschiedene *Forderungen* und *Folgerungen* als *Grundsätze* für die Tbc-Therapie:

- Eine *Kombinationstherapie* mit verschiedenen Antituberkulotika ist wegen der raschen Resistenzentwicklung der Erreger unbedingt erforderlich.
- Gezielte, d. h. *der Erregerempfindlichkeit angepaßte Therapie*, erfordert regelmäßige Überprüfung der Bakteriensensibilität gegen das gerade eingesetzte Antituberkulotikum.
- Ausreichend *lange Therapiedauer* (je nach Konzept 6 bis 24 Monate), um Rückfälle (Rezidive) zu verhindern.

Antituberkulotika. Die Stoffe mit einer speziell auf Tuberkelbakterien gerichteten bakteriostatischen Wirkung sind in Tab. 15.**11** zusammengestellt. Das erste erfolgreiche Antituberkulotikum war das Streptomycin. Wegen seiner ausgeprägten Ototoxizität und Neurotoxizität findet Streptomycin heute nur noch stark begrenzten Einsatz.

Im Falle von Resistenz- oder Unverträglichkeitserscheinungen bei den in Tab. 15.**11** aufgeführten Antituberkulotika, wird die Therapie mit Reservemitteln, sogenannten Antituberkulotika II. Ordnung, fortgesetzt. Zu diesen Reservestoffen gehören u. a. D-Cycloserin, Protionamid, Capreomycin und Terizidon. Diese Stoffe sind meist toxischer als die sogenannten Basisstoffe aus Tab. 15.**11**.

Therapiekonzepte. Neben der ca. zweijährigen Standardtherapie findet heute zum Teil bereits

Tabelle 15.**11** Antituberkulotika (79) (Basisstoffe)

INN	**Fertigarzneimittel®**	chemische Struktur	Applikationsart	Besonderheiten	Nebenwirkung	Kontraindikation
Ethambutol	+ Myambutol + EMB-Fatol	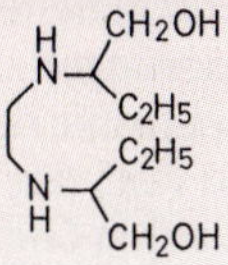	oral/parenteral	vor und während der Behandlung Kontrolle beim Augenarzt	selten Allergien Gastroenteritis Sehstörungen	Allergie, Niereninsuffizienz, Schädigung des Sehnerves
Isoniazid	+ Isozid + tebesium	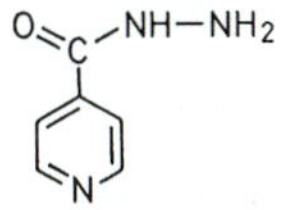	oral		selten Schwindel, gastrointestinale Störungen	Allergie, Leber- bzw. Nierenerkrankungen
Rifampicin	+ Eremfat + Rifa + Rimactan	halbsynthetisches Antibiotikum makrozyklischer Struktur	oral		Allergien selten Leberfunktionsstörungen, gastrointestinale Störungen	Leber- und Gallenerkrankungen, Gravidität, Allergie
Pyrazinamid	+ Pyrazinamid + Pyrafat	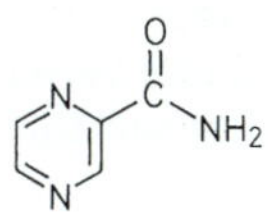	oral	gut geeignet für Kurzzeittherapie	Allergien Leberschädigung, gastrointestinale Beschwerden, Photosensibilisierung	Gicht, schwere Lebererkrankung

eine nur etwa zehn Monate dauernde Kurzzeittherapie Anwendung.

Standardtherapie:

- 6 Monate Initialbehandlung mit Rifampicin plus Isoniazid plus Ethambutol,
- 6 Monate Stabilisierungstherapie mit Rifampicin plus Isoniazid,
- 6 bis 12 Monate Sicherungstherapie mit im allgemeinen Isoniazid.

Kurzzeittherapie:

- 4 Monate Initialbehandlung mit Rifampicin plus Isoniazid plus Pyrazinamid plus Streptomycin (evtl. noch plus Ethambutol),
- 6 Monate Anschlußtherapie mit Rifampicin plus Isoniazid.

Die Einnahme aller Antituberkulotika erfolgt einmal täglich.

Den Kern beider Behandlungsprinzipien bilden Rifampicin und Isoniazid.

Diagnostik. Die Gefahr der Ansteckung, der gefährliche Krankheitsverlauf und die Schwierigkeiten bei der Therapie machen es notwendig, eine Tbc möglichst frühzeitig zu erkennen. Dazu sind eine Reihe diagnostischer Tests entwickelt worden:

- Man versucht, *Tuberkelbakterien* in der Gehirn-Rückenmarksflüssigkeit, im Sputum, Stuhl oder Urin *nachzuweisen.*
- *Tuberkulintests:* üblich sind Perkutan-Pflasterproben oder Intrakutan-Proben. **Tuberkuline** sind Toxine und Teilantigene der Tuberkelbakterien. Auf oder in die Haut appliziert, lösen die Tuberkuline in einem tuberkulösen Organismus eine Überempfindlichkeitsreaktion hervor, z.B. in Form einer Rötung oder Quaddel. Es muß beachtet werden, daß eine positive Reaktion auf eine bestehende, *aber auch* auf eine durchgemachte Infektion schließen läßt.
- Beim *BCG-Test* (Bacillus-Calmette-Guérin) wird das Vollantigen, d.h. lebende oder abgetötete Erreger, injiziert.

Prophylaxe. Einer Prophylaxe der Tuberkulose dienen folgende Maßnahmen:

- aktive Prophylaxe durch Tbc-Schutzimpfung mit BCG-Impfstoff. Die Impfung gewährt einen Schutz für 5 bis 10 Jahre. Die Impfung darf nur durchgeführt werden, wenn die Tuberkulinprobe negativ ausfällt. Eine Ausnahme bilden Säuglinge bis zur 6. Woche, hier kann die Impfung ohne vorherige Tuberkulinprobe erfolgen;
- regelmäßige Röntgenreihenuntersuchungen zur Erfassung von Neuerkrankungen;
- bei Infektionsverdacht Prophylaxe mit Isoniazid.

Lepra

Auch der Erreger der *Lepra* (Aussatz) gehört wie die Tuberkelbakterien zu den Mykobakterien. Der durch *Mycobacterium leprae* verursachte Aussatz ist eine chronische Erkrankung, die insbesondere noch stark in der Dritten Welt verbreitet ist (etwa 12 Millionen Menschen leiden daran). Eine 1987 von der WHO ausgearbeitete Kombinationstherapie ermöglicht bei frühzeitigem Therapiebeginn eine vollständige Heilung, ohne daß Verstümmelungen zurückbleiben.

Die Therapie der Lepra erfolgt mit den 3 Arzneimitteln

Clofazimin (+ Lampren®) plus,
Diaphenylsulfon (+ Dapson®) plus,
Rifampicin (+ Rimactan®) für einen Zeitraum von 6 Monaten bis zu 3 Jahren (je nach Erkrankungstyp).

Alternativ zu dieser Standardtherapie testet die WHO seit 1992 die Zweierkombination Ofloxazin (+ Tarivid®) plus Rifampicin (+ Rifa®). Gehofft wird auf eine deutlich zu verkürzende Therapiedauer.

Erkrankungen von Niere, Harnleiter und Harnblase

Hier sollen nur einige wichtige Erkrankungen mit Ursachen und Therapiemöglichkeiten besprochen werden.

- Entzündung der Nieren **(Pyelonephritis)**. Die Ursache sind häufig Coli-, Pyozyaneusbakterien oder Enterokokken. Die Krankheit wird oft erst spät erkannt. Als Behandlung erfolgt Infektbekämpfung nach Identifizierung des Erregers und Antibiogramm (S. 250). Eingesetzt werden z. B. Cephalosporine, Ampicillin (+ Clamoxyl®), Gentamicin (+ Refobacin®), Gyrasehemmer (+ Tarivid®) und Nitrofurantion (Furadantin®) als Hohlraum-Antiseptikum. Wichtig ist hierbei stets eine ausreichende Flüssigkeitszufuhr.
- **Glomerulonephritis.** Ursache sind häufig Autoimmunkrankheiten (S. 136 u. 244) und Gefäßveränderungen in den Glomerula, z. B. durch Hypertonie oder Diabetes mellitus. Entsprechend vielfältig kann eine Therapie aussehen. So werden Chemotherapeutika, Corticoide, Immunsuppressiva (z. B. + Imurek®), Antihypertonika und Antidiabetika eingesetzt.
- **Zystitis.** Die Blasenentzündung ist neben Blasentumoren die wichtigste Erkrankung der Harnblase. Als Ursachen einer Blasenentzündung kommen hauptsächlich Infektionen und Entleerungsstörungen in Frage. Entleerungsstörungen sind durch hochgradige Verengungen der Harnröhre, z. B. nach Gonorrhoe oder Entzündungen der Harnröhre, bedingt. Sie können aber auch neurogener Art sein, z. B. durch Nervenverletzungen, wie man es bei Querschnittsgelähmten antrifft.

HV-Empfehlung

Harnwegsinfekte
Wirkstoff: Bärentraubenblätterextrakt (Extractum foliae Uvae ursi), standardisiert auf Arbutin

Handelspräparate: z. B. Arctuvan®, Cystinol® mono, Uvalysat® Bürger
Kombinationspräparate: z. B. Herniol®, Nephropur®, Urodil® S, Nieral SR®, Hernia®-Tee, Blasen-Nieren-Tee Uroflux®

Anwendung: Entzündungen der ableitenden Harnwege

Dosierung: 3mal 140 – 160 mg Arbutin täglich

Nebenwirkungen: Gastrointestinale Beschwerden

Wechselwirkungen: Nicht gleichzeitig mit harnansäuernden Arzneimitteln geben.

Gegenanzeigen: Kinder unter 2 Jahren; Niereninsuffizienz

Hinweise: Auf ausreichende Flüssigkeitszufuhr (z. B. in Form von Harntees, wie Blasen-Nieren-Tee-Stada®, Solubitrat®, Harntee 400®, Nierentee 2000®, Nephro Phase®, Nieron-Tee N® usw.) hinweisen.

Die Infektionsbehandlung der Blasenentzündung erfolgt mit Cotrimoxazol (+ Bactrim® u. a.), Gyrasehemmern (+ Tarivid®, + Ciprobay® u. a.), Ampicillin (+ Binotal® u. a.) oder Nitrofurantoin (+ Furadantin®). Auch eine lokale Behandlung durch Spülung z. B. mit + Uro-Nebacetin® Lösung ist möglich.

Entleerungsstörungen neurogener Ursache können medikamentös u. a. mit α-Rezeptorenblockern (z. B. + Dibenzyran®) behandelt werden. Häufig ist ein chirurgischer Eingriff notwendig, besonders dann, wenn ein Rückstau des Harns in die Nieren auftritt.

Erkrankungen der männlichen Adnexe

Unter den männlichen Adnexen versteht man die Anhangsorgane der männlichen Geschlechtsorgane. Dazu gehören unter anderem Prostata und Nebenhoden.

- Entzündung der Prostata **(Prostatitis)**. Symptom ist Schmerz in der Dammregion. Die Behandlung erfolgt mit Tetracyclinen, wenn möglich nach Austestung des Erregers und Antibiogramm. Eine symptomatische Therapie ist mit Sitzbädern, + Ichtho-Bellol® Suppositorien und wärmenden Maßnahmen möglich.
- **Prostatahypertrophie** oder korrekter **Blasenhalsadenom.** Hier liegt eine Vergrößerung der um die Harnröhre angelegten Drüsen in der Prostataregion vor. Dadurch wird eine Atrophie der Prostata verursacht. Eine weitere Bezeichnung für diese Erkrankung ist *benigne Prostatahyperplasie* (BPH). Wichtiges Symptom ist die Entleerungsstörung. Die symptomatische Therapie erfolgt u. a. mit Drogen, die eine positive Monographie der Kommission E erhielten:
  - Kürbissamen (*Cucurbitae semen*, z. B. Prostakog®)
  - Zwergsägepalmenfrüchte (*Sabalis serrulatae fructus*, z. B. Strogen® S)
  - Brennesselwurzel (*Urticae radix*, z. B. Prostaforton® N)

  In der Annahme, daß bei der benignen Prostatahyperplasie in der Prostata eine erhöhte Bildung des Hormons Dihydrotestosteron aus Testosteron erfolgt, wird versucht, diese Umwandlung durch einen entsprechenden Wirkstoff (Finasterid, Proscar®) zu drosseln. Eine kausale Therapie ist nur *operativ* möglich. Hier wird nicht die Prostata entfernt, sondern das Blasenhalsadenom. Die Prostata bleibt als Kapsel stehen.
- Die Entstehung einer **Nebenhodenentzündung** wird oft durch den Einsatz von Dauerkathetern oder größere Restharnmenge bei Entleerungsstörungen begünstigt. Die Behandlung erfolgt u. a. mit Tetracyclinen und entzündungshemmenden Arzneimitteln.

Eine Übersicht über das Wirkungsspektrum wichtiger Chemotherapeutika Tab. 15.**12**.

Chemotherapie von Protozoeninfektionen

Eine ganze Reihe von Tropenerkrankungen, die sehr häufig noch als Seuchen auftreten, werden durch *Protozoen* (gr. zoon: Lebewesen) verursacht.

Die Protozoen gehören zur niedrigsten Stufe der Eukaryonten (S. 251). Sie werden auch *Urtierchen* genannt. Es handelt sich um tierische Einzeller von mehr als 1 µm Durchmesser. Im Gegensatz zu den Bakterien besitzen die Protozoen einen Chromosomenkern. Oft verfügen sie über Bewegungsorganellen, wie z. B. Wimpern oder Geißeln. Die Vermehrung erfolgt teils geschlechtlich, teils ungeschlechtlich, z. B. durch Mehrfachteilung. Die Lebensweise ist häufig *parasitär*.

Die Protozoen werden in verschiedene Klassen untergliedert, von denen die folgenden menschenpathogene Vertreter aufweisen:

- *Flagellaten* (Geißeltierchen), z. B. Trypanosomen, Leishmanien, Trichomonaden,
- *Rhizopoden* (Wurzelfüßler), z. B. Amöben,
- *Sporozoen* (Sporentierchen), z. B. Plasmodien und Toxoplasmen.

Schlafkrankheit

Die **Schlafkrankheit** (Trypanosomiasis) konnte trotz großer Anstrengungen der *WHO* noch nicht spürbar zurückgedrängt werden. Sie befällt Menschen, Wild und Haustiere im tropischen Afrika, Mittel- und Südamerika. Die Zahl der Erkrankten wird auf etwa 20 Millionen geschätzt.

Erreger ist u. a. *Trypanosoma gambiense*. Verbreitet und übertragen wird der Erreger von der *Tsetse-Fliege*. Besonders gefährdet ist die Rinderhaltung in den betroffenen Gebieten, aber auch der Mensch ist bedroht.

Tabelle 15.**12** Wirkungsspektrum wichtiger Chemotherapeutika (nach Kuschinsky/Lüllmann)

	Kokken							Stäbchen															
	Grampositiv					Gram-negativ		Gram-pos.	Gramnegativ														
	Streptococcus viridans	Staphylococcus aureus m. Penicillinase	Streptococcus pyogenes	Streptococcus faecalis	Diplococcus pneumoniae	Neisseria meningitidis	Neisseria gonorrhoea	Mycobacterium tuberculosis	Brucellae	Escherichia coli	Haemophilus influenza	Haemophilus pertussis	Klebsielle, Aerobacter	Proetus	Pseudomonas aeruginusa	Salmonellae	Shigella	Treponema pallidum	Rickettsien	Mykoplasmen	Entamoeba histolytica	Actinomyces israeli	Psittakosis, Lymphogranulom, Trachom
Penicillin G	++	–	++	+	++	++	++	–	–	+	+	–	–	+	–	+	+	++	–	–	–	++	–
Oxycilline	+	++	+	–	+	+	+	–	–	+	+	–	–	–	–	–	–	++	–	–	–	++	–
Ampicillin, Amoxicillin	++	–	++	++	++	++	++	–	++	++	++	+	–	+	–	++	++	++	–	–	–	++	–
Carbenicillin	++	–	++	+	++	++	++	–	–	++	++	–	+	++	+	++	++	++	–	–	–	++	–
Cephalosporine	++	++	++	+	++	++	++	–	–	++	++	–	+	+	–	++	++	–	–	–	–	++	–
Streptomycin	++	++	++	–	++	++	+	++	++	++	++	++	+	++	+	++	+	+	–	+	–	+	–
Neomycin	++	++	–	–	–	+	+	+	++	++	–	++	++	+	++	++	–	–	+	–	–	–	–
Kanamycin	++	++	–	–	–	+	+	++	+	++	–	++	++	+	++	++	–	–	+	–	–	–	–
Gentamycin / Tobramycin	++	+	++	+	++	+	++	+	++	++	+	++	++	+	++	++	++	–	–	+	–	–	–
Polymyxin	–	–	–	–	–	–	–	–	++	++	++	++	–	++	++	++	++	–	–	+	–	–	–
Tetracycline	++	+	++	++	++	++	++	+	++	++	– –	++	+	–	+	++	++	++	++	++	++	++	++
Chloramphenicol	++	+	++	+	++	++	++	–	++	++	++	++	+	+	–	++	++	+	++	+	–	+	++
Erythromycin	++	++	++	++	++	++	++	–	+	–	++	++	–	–	–	–	–	+	–	++	+	++	+
Rifampicin	++	++	++	+	++	++	++	++	+	+	++	++	+	+	+	+	+	–	–	–	–	–	–
Sulfonamide	+	+	++	+	++	++	+	–	+	++	+	–	+	++	+	+	++	–	–	–	–	++	–
Cotrimoxazol	++	++	++	+	++	++	++	–	+	++	++	+	++	++	+	++	++	–	–	–	–	+	–

Wirksamkeit: + + gut; + mäßig; (+) nur bei hohen Dosen; – nicht wirksam; Breitband-Antibiotika hell unterlegt.

Symptome der Erkrankung sind Fieber, Ödeme, Lymphknotenschwellung und Meningo-Enzephalitis mit *andauerndem Schlafstadium*.

Zur *Therapie* werden u. a. eingesetzt:

- Suramin (+ Germanin®), ein kompliziert gebautes Harnstoff-Derivat,
- Melarsoprol, eine organische **Arsen**verbindung,
- Pentamidin (+ Pentacarinat 300®), ein aromatisches Diamidin-Derivat.

Leishmaniosen

Zu den Leishmaniosen gehören die **Kala-Azar-Infektionen** und die **Orientbeule**.

Die Kala-Azar-Infektion wird durch *Leishmania donovani* verursacht. Symptome sind Fieberschübe, Milz- und Leberschwellungen.

Die Orientbeule wird durch *Leishmania tropica* hervorgerufen. Es handelt sich hier um eine Hauterkrankung mit Knötchen, Beulen oder Geschwüren.

Das wichtigste Chemotherapeutikum gegen Leishmaniosen ist das Stibogluconat-Natrium, eine Verbindung des fünfwertigen Antimons (Abb. 15.**12**).

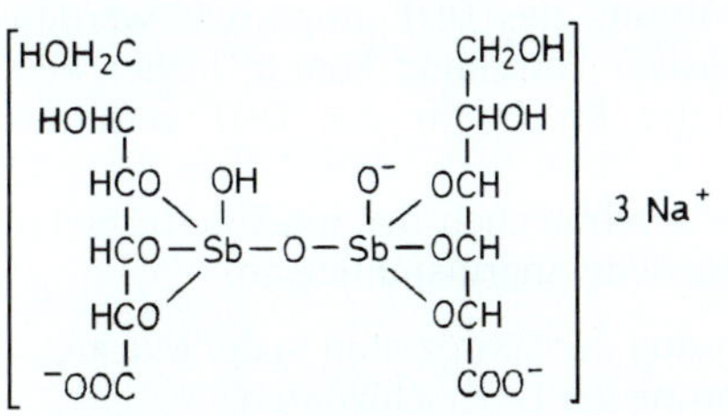

Stibogluconat-Natrium

Abb. 15.**12**

Trichomoniasis

Der *Erreger Trichomonas vaginalis* verursacht die **Trichomoniasis**. Die Erkrankung tritt auch in Deutschland häufig auf. Symptome der Erkrankung sind Scheidenentzündung **(Vaginitis** oder **Kolpitis)** und Entzündungen der Harnröhre **(Urethritis)**. Beim Mann verläuft die Infektion symptomlos. Die Übertragung geschieht meist durch Geschlechtsverkehr, deswegen ist Partnerbehandlung erforderlich.

Das Arzneimittel der Wahl ist **Metronidazol**, ein Nitromidazol-Derivat (Abb. 15.**13**). Ferner zeigt Metronidazol eine ausgezeichnete Wirkung

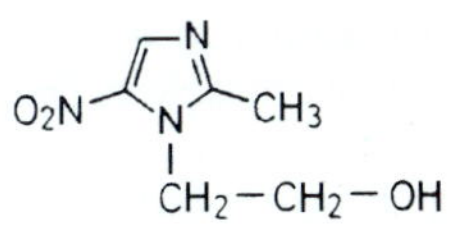

Metronidazol
(+ Clont®, Arilin®)

Abb. 15.**13**

gegen anaerobe Erreger. Der Wirkungstyp ist bakterizid. Da bei längerer Anwendungsdauer mit der Möglichkeit krebsauslösender und erbgutschädigender Wirkungen zu rechnen ist, sollten nitroimidazolhaltige Arzneimittel nur nach strenger Indikationsstellung verordnet werden.

Die *Therapie* erfolgt oral mit Tabletten und vaginal mit Vaginaltabletten. Auf die *Alkoholunverträglichkeit* des Metronidazols muß bei Therapiebeginn hingewiesen werden. Weitere Chemotherapeutika gegen Trichomoniasis sind **Tinidazol** (+ Simplotan®, Sorquetan®) und **Nimorazol** (+ Esclama®). Es sind ebenfalls 5-Nitroimidazole, die jedoch keine deutlichen Vorteile gegenüber dem Metronidazol bieten.

Beratungshinweise

Trichomoniasis

1. Bei Therapie mit Metronidazol auf die Alkoholunverträglichkeit hinweisen.
2. Auf notwendige Partnerbehandlung aufmerksam machen.

Amöbenruhr

Durch den Erreger *Entamoeba histolytica* tritt in fast allen warmen Ländern die **Amöbenruhr** (Amöbiasis) auf. Es handelt sich um eine chronisch-rezidivierende (Rezidiv = Rückfall) Infektion des Dickdarmes mit Diarrhoe als Hauptsymptom. Die Amöben erzeugen im Dickdarm kleine Abszesse, die ins Darmlumen aufbrechen und sich zu Geschwüren entwickeln. Als gefährliche *Komplikation* kann es zum Leberabszeß kommen.

Auch zur Therapie der Amöbenruhr findet **Metronidazol** breite Anwendung.

Toxoplasmose

Die **Toxoplasmose** (Erreger *Toxoplasma gondii*) ist gleichfalls eine Protozoeninfektion. Viele Vögel und Säugetiere (Haustiere) sind von diesem Protozoon infiziert, ohne selbst zu erkranken. Der Mensch ist relativ resistent. Infiziert sich während der Schwangerschaft die Mutter, so können beim Kind irreparable Schäden, z. T. Erblindung auftreten. Die Toxoplasmen gelangen transplazentar von der Mutter zum Fetus. Auf die Therapie wurde bei den Sulfonamiden schon verwiesen (S. 262).

Malaria

An **Malaria**, auch **Sumpf- und Wechselfieber** genannt, erkranken nach Schätzungen der WHO jährlich 300 bis 500 Millionen Menschen, davon alleine 96 % in Afrika. Durch die Zunahme des Tourismus tritt die Malaria auch in Deutschland auf. Jährlich werden etwa 900 Malariaerkrankungen in Deutschland registriert. Davon verlaufen ca. 15 Infektionen letal. Zum größten Teil werden sie aus Kenia eingeschleppt.

Die Erkrankung ist durch **periodisch auftretende Fieberanfälle, Anämie und Milzschwellung** charakterisiert.

Für eine sinnvolle Therapie ist die Kenntnis folgender Faktoren wichtig:

- Erreger,
- Infektionsart,
- Vermehrungszyklus des Erregers.

Erreger. Malariaerreger sind drei verschiedene *Plasmodiumarten*:

- *Plasmodium vivax* ruft **Malalria tertiana** (Fieberanfall jeden 3. Tag) hervor,
- *Plasmodium malariae* ruft **Malaria quartana** (Fieberanfall jeden 4. Tag) hervor,
- *Plasmodium falciparum* verursacht **Malaria tropica** (uncharakteristischer Rhythmus der Fieberanfälle). Sie ist die gefährlichste Form der Malaria.

Infektionsart. Mit dem Stich der infizierten weiblichen *Anopheles*-Mücke gelangen die Erreger in das Blut des Menschen. Im Körper des Menschen macht der Erreger verschiedene Entwicklungsstadien durch.

Vermehrungszyklus des Erregers. Mit dem Stich der infizierten Mücke gelangen die *Sporozoiten* (Sichelkeime) in den menschlichen Organismus und erreichen auf dem Blutweg die Leber. In den Leberzellen entwickeln sich daraus die äußerst hartnäckigen *Leberschizonten* (Gewebsschizonten). Diese werden nach Platzen der Leberzelle als sogenannte *Merozoiten* freigesetzt und können im Blut Erythrozyten befallen. Dort erfolgt Vermehrung und dadurch Zerstörung der Erythrozyten. Durch die Freisetzung der *Blutschizonten* (geht mit Fieberanfall einher) aus den zerstörten Erythrozyten können weitere Erythrozyten befallen werden.

Ein Teil der Leberschizonten wandelt sich in geschlechtlich differenzierte, aber noch unreife *Gametozyten* um. Die unreifen Gametozyten gelangen beim Stich der blutsaugenden Mücke vom infizierten Menschen wieder in die Mücke. Hier vollzieht sich die geschlechtliche Vermehrung der Plasmodien. Aus den Gametozyten bilden sich weibliche und männliche Gameten. Diese verschmelzen zu *Zygoten*, aus denen sich *Oozysten* entwickeln. Die Oozysten bilden die *Sporozoiten*. Damit ist die *Infektkette Mücke-Mensch-Mücke* geschlossen (Abb. 15.**14**).

Bei der Therapie der Malaria geht es nun darum, diese Infektkette zu durchbrechen. Welche Angriffspunkte bieten sich dafür an?

Therapie der Malaria. Die wirksamste Art, der Malaria Herr zu werden, war die Mückenbekämpfung mit **DDT** (**D**ichlor**d**iphenyl-**t**richlorethan). Diese Methode der Bekämpfung mußte jedoch wegen der gesundheitsschädigenden Wirkung des DDT eingestellt werden. Trotz intensiver Forschung konnte bisher kein befriedigender Ersatz für das DDT gefunden werden.

Für ein Durchbrechen der Infektkette bieten sich verschiedene Angriffspunkte an:

- Vernichtung der Sporozoiten in der Mücke,
- Vernichtung der Leberschizonten,
- Vernichtung der Blutschizonten,
- Vernichtung der Gametozyten.

Zur Bekämpfung der *Sporozoiten* sind bisher keine geeigneten Chemotherapeutika entwickelt worden. Zwar zeigt Pyrimethamin eine sporontozide Wirkung, wie soll jedoch die Aufnahme des Sporontozids in allen Anopheles-Mücken erreicht werden?

Leberschizontozide Chemotherapeutika sind **Proguanil** und **Pyrimethamin** (Tab. 15.**14**).

Blutschizontozide Chemotherapeutika sind **Chloroquin, Chinin, Mefloquin** und **Halofantrin** (Tab. 15.**14**).

Gametozytozid wirkt **Pyrimethamin** (Tab. 15.**14**).

Soll eine Malariaerkrankung rückfallfrei ausgeheilt werden, so gilt es, die hartnäckigen Le-

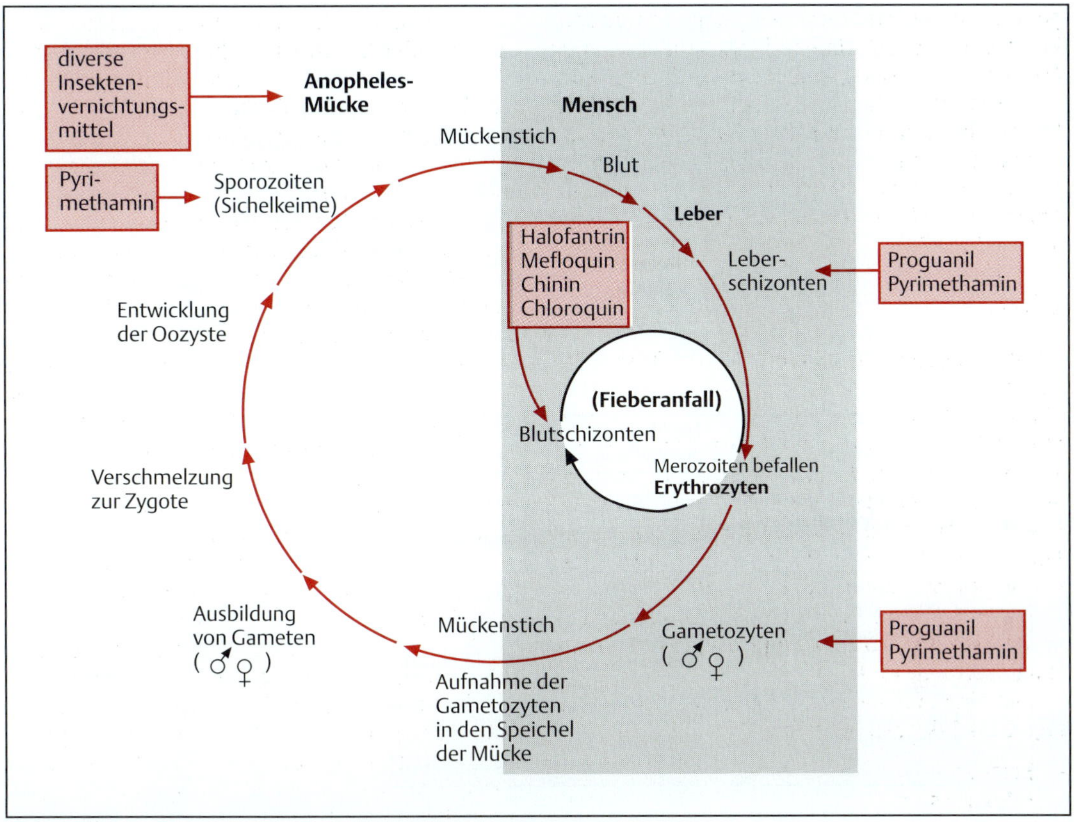

Abb. 15.**14** Entwicklungsgang des Malariaerregers (nach Bruns)

berschizonten zu vernichten. Die durch Blutschizonten verursachten Fieberanfälle können durch ein blutschizontozides Chemotherapeutikum beherrscht werden, dies bedeutet aber noch nicht eine Ausheilung. In der Therapie wird deshalb häufig Pyrimethamin als leberschizontozides Arzneimittel (gleichzeitig auch gametozytozid) mit Chloroquin als blutschizontozidem Arzneimittel *kombiniert*. Die Kombination von Pyrimethamin mit Sulfadoxin in + Fansidar® sollte die Wirksamkeit steigern und die Resistenzentwicklung verzögern. Doch gerade gegen diese Kombination sind Resistenzen weit verbreitet, so daß + Fansidar® seit 1993 in Deutschland nicht mehr auf dem Markt ist. Als Fansimef® hat die Kombination von Pyrimethamin und Sulfadoxin mit Mefloquin zur Therapie der akuten Malaria noch immer Bedeutung.

Die zunehmende Resistenzentwicklung (insbesondere ausgeprägte Resistenzen bei *Plasmodium falciparum*) gegen Chloroquin, aber auch gegen neuere Therapeutika, wie Mefloquin, stellen ein großes Problem bei der Malariabekämpfung dar. Um die Resistenzbildung möglichst gering zu halten, ist ein *gezielter* Einsatz der Antimalariamittel zu empfehlen.

Auch das alte Malariatherapeutikum Chinin hat für Resistenzfälle wieder an Bedeutung gewonnen.

Malaria-Prophylaxe. Die *WHO* empfiehlt je nach endemischer (Endemie = Dauerverseuchung) Region und den dort hauptsächlich vorkommenden Malariaerregern eine unterschiedliche Medikamentenprophylaxe. Abb. 15.**15** gibt die Empfehlungen der WHO für das Jahr 1994 wieder. Es muß darauf hingewiesen werden, daß eine wirksame Chemoprophylaxe 1 Woche vor Reiseantritt begonnen und bis zu 6 Wochen nach Verlassen des Endemiegebietes weitergeführt werden muß.

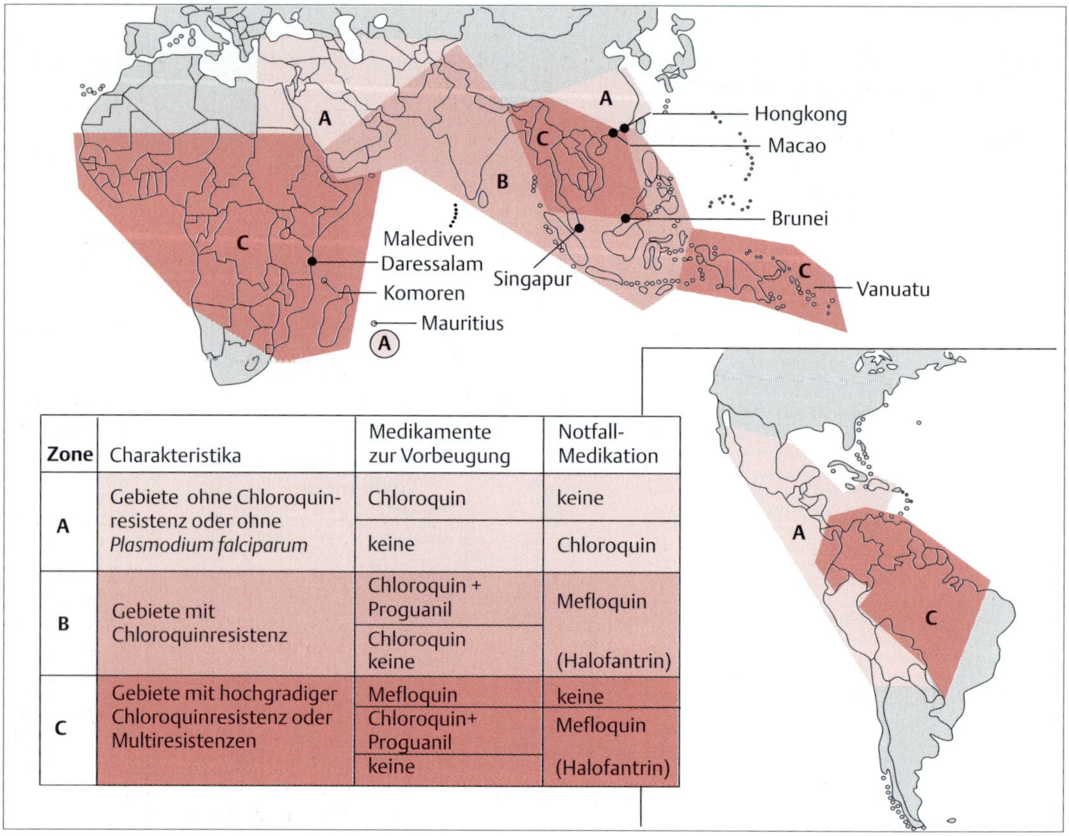

Zone	Charakteristika	Medikamente zur Vorbeugung	Notfall-Medikation
A	Gebiete ohne Chloroquinresistenz oder ohne *Plasmodium falciparum*	Chloroquin	keine
		keine	Chloroquin
B	Gebiete mit Chloroquinresistenz	Chloroquin + Proguanil	Mefloquin (Halofantrin)
		Chloroquin keine	
C	Gebiete mit hochgradiger Chloroquinresistenz oder Multiresistenzen	Mefloquin	keine
		Chloroquin+ Proguanil	Mefloquin (Halofantrin)
		keine	

Abb. 15.**15** Entwicklungsgang des Malariaerregers (nach Bruns)

Tab. 15.**13** vermittelt eine Übersicht wichtiger Chemotherapeutika, die zur Bekämpfung der Malaria eingesetzt werden.

Neuere Entwicklungen sind das Antimalaria-Therapeutikum **Artemisinin**, das aus der Pflanze *Artemisia annua* gewonnen wird, und dessen stabileres halbsynthetisches Derivat **Artemether** (+ Paluther®). Beide sind in Deutschland noch nicht eingeführt, werden aber in Endemiegebieten bereits zur Therapie eingesetzt. Hoffnung gibt auch die in Kolumbien erfolgte Entwicklung des Malariaimpfstoffes **SPf 66**, der 1993 beim Einsatz in Tansania erste Teilerfolge zeigte (Impfschutz leider bei nur 31 % der Impflinge).

Beratungshinweise

Malaria

1. 1 Woche vor Reisebeginn muß mit medikamentöser Prophylaxe begonnen werden.
2. Nähere Informationen können die Tropeninstitute geben.
3. Insektenrepellents zur Mückenabwehr empfehlen (z. B. Autan®, Dschungel-Milch®).
4. Zum Schutz empfiehlt sich geeignete Kleidung und das Schlafen unter Moskitonetzen.
5. Darauf hinweisen, daß auch längere Zeit nach der Rückkehr auftretendes Fieber noch Symptom für eine Malariainfektion sein kann.

Chemotherapie von Pilzinfektionen mit Antimykotika

Auf die *Behandlung* von **Pilzinfektionen** (Mykosen) wurde bei der Besprechung von Hauterkrankungen auf S. 76 f. bereits eingegangen. Wie die Protozoen gehören die Pilze zu den Eukaryonten. Die wichtigsten menschenpathogenen Pilze sind in Tab. 15.**14** zusammengestellt.

Tabelle 15.**13** Chemotherapeutika zur Bekämpfung der Malaria (77)

INN	**Fertigarzneimittel®**	chemische Struktur	Wirkungstyp	besondere Anwendung	Nebenwirkung
Chinin	Chininum sulfuricum „Buchler" Chininum dihydrochloridum „Bucher"	Chinin 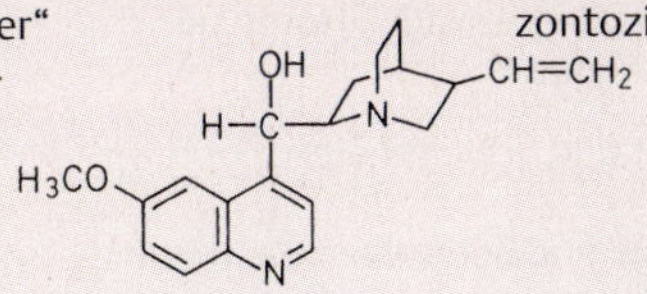	blutschizontozid	bei akuter Malaria tropica	gastrointestinale Unverträglichkeiten, Allergie, Herzrhythmusstörungen
Chloroquin	+ Resochin	4-Aminochinolin-Derivat 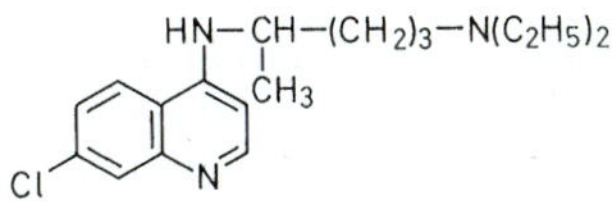	blutschizontozid	bei akuter Malaria, zur Chemoprophylaxe	gastrointestinale Störung, Kopfschmerz, Schwindel, Sehstörungen, Hautreaktionen
Halofantrin	+ Halfan	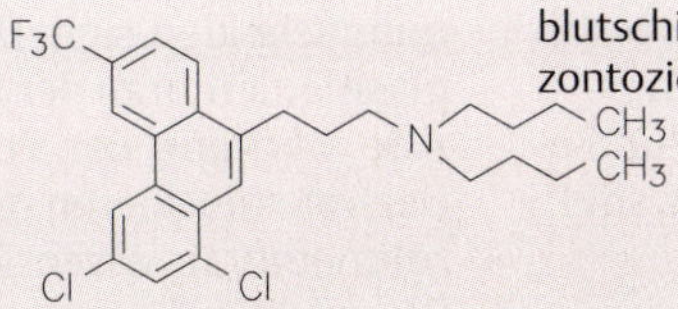	blutschizontozid	bei akuter Malaria, im Verdachtsfall als sog. Stand-by-Medikation *nicht* zur Chemo*prophylaxe*	gastrointestinale Beschwerden, Kopfschmerzen, Schwindel, allergische Hautreaktionen
Mefloquin	+ Lariam	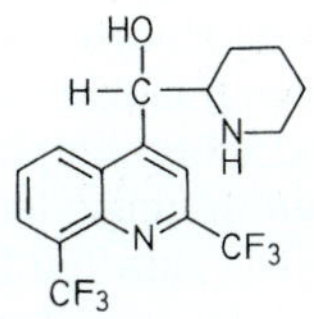	blutschizontozid	bei akuter Malaria (besonders der M. tropica), zur Chemoprophylaxe nur bei Chloroquinresistenz	gastrointestinale Störungen, Sehstörungen, Hautreaktionen (selten)
Proguanil	+ Paludrine-	Biguanid-Derivat 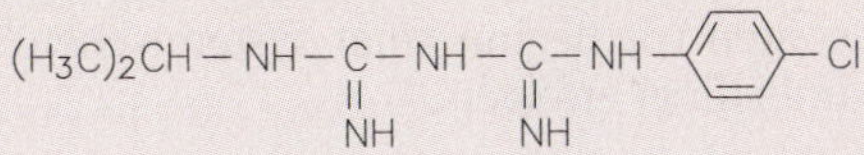	gewebsschizontozid als Prodrug, aktiver Metabolit ist Cycloguanil	Malariaprophylaxe, Suppression des Malariaanfalls am besten in Kombination mit Chloroquin	selten gastrointestinale Störungen, Haarausfall, Hautreaktionen, Thrombozytenreduktion
Pyrimethamin	+ Daraprim + Pyrimethamin-Heyl	Diaminopyrimidin-Derivat 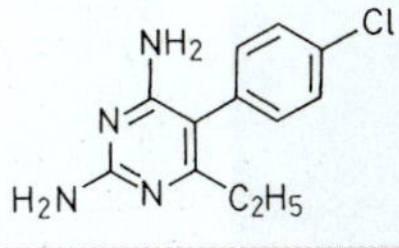	gewebsschizontozid, sporontozid, gametozytozid	1. Prophylaxe 2. Unterbrechung der Infektionskette Mensch-Mücke-Mensch 3. Therapie akuter M. tropica	gastrointestinale Störungen, Blutbildveränderungen, Hautreaktion, Leberstörungen
Sulfadoxin + Pyrimethamin	+ Fansidar		wie Pyrimethamin	zur Chemoprophylaxe der Malaria; mit Mefloquin (+ Fansime) bei der Malariatherapie	wie Pyrimethamin; schwere Hautreaktionen

Tabelle 15.**14** Menschenpathogene Pilze

Pilzgruppe	Vertreter	bevorzugt befallene Organe	hervorgerufene Mykosen
Dermatophyten	Epidermophyten Microsporen Trichophyton	Haut, Haare Nägel Haare Haut, Haare, Nägel, Hornhaut des Auges	Dermatomykosen
Hefen (Sproßpilze)	Candida	Haut und Schleimhäute	Candidiasis (Soor, Windeldermatitis)
	Cryptococcus	Lunge und Zentralnervensystem	Cryptococcose
Schimmelpilze	Aspergillus	Lunge, Gehörgang, Haut	Aspergillose

Neben den Haut- und Schleimhautmykosen beobachtet man in den letzten Jahren immer häufiger sogenannte **Organmykosen**, d. h. Pilzinfektionen innerer Organe, wie z. B. Darm und Lunge. Bei Mykosen, die mehrere Organe befallen, spricht man auch von **Systemmykosen**.

Die wichtigsten Chemotherapeutika zur Behandlung von Organ- und Systemmykosen sind:

- Amphotericin B
- Nystatin
- Natamycin

} Polyenstruktur

- Ketoconazol
- Miconazol
- Itraconazol
- Fluconazol

} Imidazol-Derivate

- Griseofulvin
- Flucytosin
- Terbinafin

Während bei Dermatomykosen die Antimykotika im allgemeinen topisch angewandt werden können, erfordert die Therapie von Organmykosen die orale oder auch parenterale Gabe des Chemotherapeutikums.

Die Wirkungsmechanismen der Antimykotika unterscheiden sich. Durch Schädigung der Zytoplasmamembran der Pilzzellen kommt die fungizide Wirkung der Polyene zustande. Imidazol-Derivate blockieren die Synthese des für die Pilzzellmembran essentiellen Bausteins Ergosterol. Sie wirken fungistatisch. Fungistatisch wirken auch Flucytosin und Griseofulvin. Terbinafin zeigt fungizide Wirkung gegen Dermatophyten und Schimmelpilze, gegen Candida-Arten je nach Stamm fungziden oder fungistatischen Effekt.

Die zum Teil hohe Toxizität (z. B. der Polyene) und das manchmal schmale Wirkungsspektrum (z. B. des Flucytosins) der Antimykotika erfordern eine strenge Indikationsstellung. Keimisolierung und Empfindlichkeitsbestimmung des Erregers sollten vor Beginn einer systemischen Therapie unbedingt erfolgen.

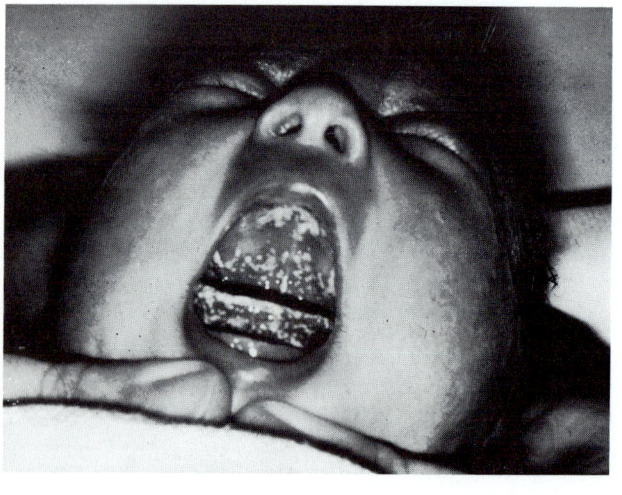

Abb. 15.**16** Soorinfektion beim Säugling (aus Hartung, J., Lubach, D.: Mykosen. Georg Thieme Verlag, Stuttgart 1975)

Tabelle 15.**15** Antimykotika gegen Organ- und Systemmykosen

INN	**Fertigarzneimittel®**	chemische Struktur	Wirkungsspektrum	Applikationsart	Nebenwirkungen
Amphotericin B	+ Amphotericin B „Squibb“ + Amphomoronal	Polyenstruktur	hauptsächlich gegen Hefen (Candida und Cryptococcus) und Schimmel-	Infusion, oral oral	Fieber, gastrointestinale Beschwerden Krämpfe, Nierenschädigung, Schüttelfrost
Fluconazol	+ Fungata + Diflucan	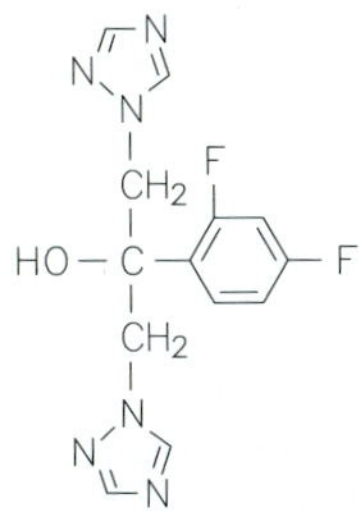	Systemcandidosen, Schleimhautcandidosen, Cryptococcus-Infektionen (insbesondere Meningitis)	oral	gastrointestinale Beschwerden, Kopfschmerzen, Schwindel, Hautausschlag, Anstieg der Leberenzyme
Flucytosin*	+ Ancotil Roche	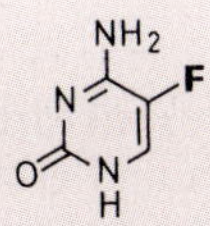 5-Fluorcytosin	hauptsächlich gegen Hefen (Candida und Cryptococcus) und einige Aspergillusarten	oral und i. v. oft in Kombination mit Amphotericin B	Blutbildveränderungen, gastrointestinale Beschwerden; insgesamt besser verträglich als Amphotericin B; nachteilig: schnelle Resistenzentwicklung
Itraconazol	+ Sempera + Siros	Imidazol-Derivat	Dermatomykosen, mykotische Keratitis, Schleimhautcandidasen, Kleienpilzflechte	oral	wie Fluconazol
Ketoconazol	+ Nizoral	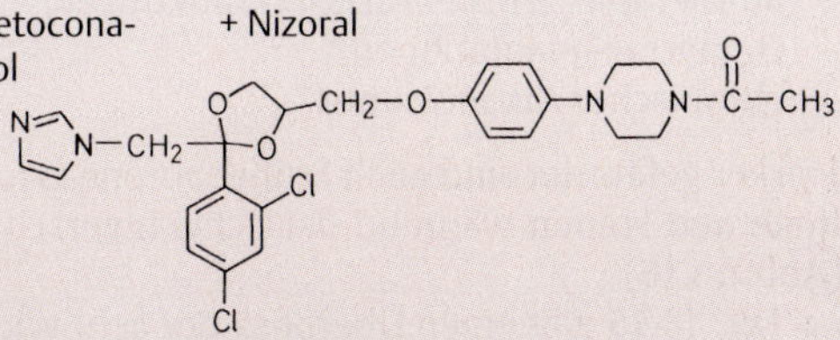	gegen Dermatophyten und Candida	oral, lokal	gastrointestinale Beschwerden, Hautausschlag, Leberschädigung (in Abhängigkeit von Therapiedauer)
Miconazol**	+ Daktar + Gyno-Monistat (nur lokal eingesetzt)	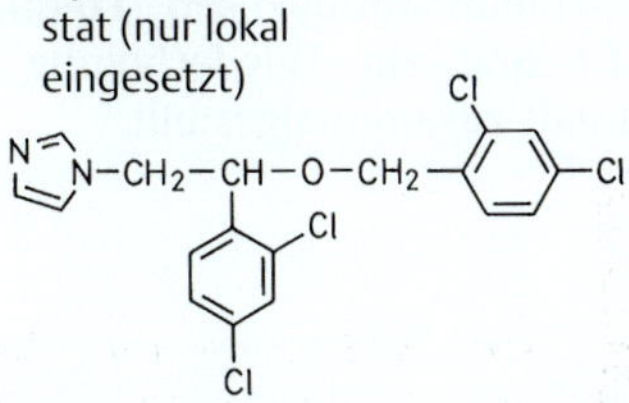	gegen Dermatophyten (Trichophyton, Microsporon), Hefen (Candida, Cryptococcus), Schimmelpilze (Aspergillus), Haut- und Schleimhautmykosen	meist lokal; i. V. bei Candidose als Therapie der 2. Wahl	Blutbildveränderungen, Störungen im Magen-Darm-Kanal, Allergie

Tabelle 15.**15** Fortsetzung

INN	**Fertigarzneimittel®**	chemische Struktur	Wirkungsspektrum	Applikationsart	Nebenwirkungen
Nystatin	Moronal Candida-Lokalicid Nystatin-Lederle	Polyenstruktur	wie Amphotericin B	oral bei Mund-Magen-Darm-Mykosen, lokal bei Candida-Vaginitis	gute Verträglichkeit, wird nur gering resorbiert aus Magen-Darm-Kanal
Terbinafin	+ Lamisil	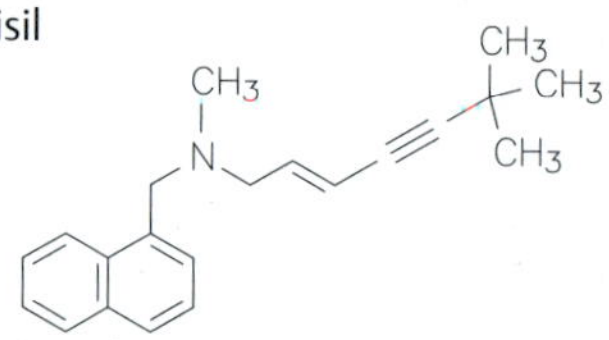	Nagelmykosen, schwere, therapieresistente Dermatomykosen; nicht bei Hefepilzerkrankungen. Dermatomykosen	oral lokal	gastrointestinale Beschwerden, Hautausschlag, Kopfschmerzen, Lethargie, Geschmacksverlust

* Bei Kombination mit Amphotericin B kommt es zur synergistischen Wirkungsbeeinflussung.
** Bei Kombination mit Amphotericin B kommt es zur antagonistischen Wirkungsbeeinflussung.

Man muß sich fragen, warum Systemmykosen in den letzten Jahren so gravierend zugenommen haben? Ein wichtiger Grund ist sicher der häufige Einsatz von Breitspektrum-Chemotherapeutika. Diese unterdrücken die physiologische Bakterienflora und ermöglichen damit ein unkontrolliertes Wachstum von Pilzen. Besonders gefährdet sind die Schleimhäute von Mund, Darm und Vagina; ferner die Haut. In schweren Fällen kommt es zu Pilzinfektionen innerer Organe wie Lunge, Harntrakt, Herz u. a. m.

Besondere *Risikofaktoren* für die Entstehung von Organ- und Systemmykosen sind z. B.:

- Stoffwechselerkrankungen wie Diabetes,
- schlechte Abwehrlage eines Patienten, z. B. nach Chemotherapeutikatherapie oder Strahlentherapie, z. B. bei AIDS-Erkrankungen,
- Organtransplantationen,
- chronischer Alkoholismus.

Stärker gefährdet sind auch Frühgeborene, Säuglinge und Frauen während der Schwangerschaft (Abb. 15.**16**).

Tab. 15.**15** gibt einen Überblick der acht wichtigsten Antimykotika gegen Systemmykosen.

Die Antimykotika zur Therapie der Haut- und Schleimhautmykosen (**Lokalantimykotika** S. 76 f.) sind zur Wiederholung in Tab. 15.**16** nochmals zusammengestellt.

HV-Empfehlung

Antimykotika
INN: Nystatin

Handelspräparate: a) Intestinale Anwendung: z. B. Lederlind® Mundgel, Moronal® Dragees, Candio-Hermal® Mundgel und Dragees, Biofanal® Dragees, Mykundex® Dragees und Suspension, Nystatin „Lederle" Tabletten und Tropfen.
b) externe Anwendung: z. B. Lederlind® Heilpaste, Moronal® Ovula und Salbe, Candio-Hermal® Creme, Paste, Salbe, Vaginaltabletten, Biofanal® Salbe, Nystatin „Lederle" Ovula, Salbe, Paste, Mykundex® Salbe.

Anwendung: Candida-Infektionen, wie z. B. Mundsoor, Darmsoor, Windeldermatitis, vaginale Candidosen.

Darreichungsformen: Als Salbe, Gel, Suspension oder Tablette dient es zur lokalen Behandlung von Hefepilzinfekten. Bei oraler Gabe wird Nystatin nicht resorbiert.

Dosierung: Die Anwendung erfolgt 4- bis 6mal täglich.

Tabelle 15.**16** Lokalantimykotika (20)

INN	**Fertigarzneimittel®**	chemische Struktur	Wirkungstyp	Wirkungsspektrum	Indikation
Amorolfin	+ Loceryl	Morpholin-Derivat	fungistatisch	Dermatophyten Hefen Sproßpilze	Haut- und Nagelmykosen
Amphotericin B	+ Amphomoronal	Polyenstruktur	fungizid	s. Tab. 15.**15**	Hefeinfektion von Schleimhäuten
Bifonazol	+ Mycospor	Imidazol-Derivat	teilweise fungizid	Hefen	Mittel der Wahl bei Haut- und Schleimhautmykosen
Ciclopiroxolamin	+ Batrafen	Pyridon-Derivat	teilweise fungizid	breites Wirkspektrum	alle Haut- und Vaginalmykosen
Clotrimazol	Canesten Canifug Mycofug gyno-Canesten	Imidazol-Derivat	primär fungistatisch	Dermatophyten Hefen Schimmelpilze	Mittel der Wahl bei Haut- und Schleimhautmykosen
Croconazol	+ Pilzcin	Imidazol-Derivat	fungistatisch	Dermatophyten Hefen Schimmelpilze	Haut- und Schleimhautmykosen
Griseofulvin	+ Likuden M + Fulcin S	Benzofuran-Derivat	fungistatisch	hauptsächlich gegen Dermatophyten	u. a. zur oralen Therapie von Nagelmykosen
Isoconazol	Travogen	Imidazol-Derivat	teilweise fungizid		Mittel der Wahl bei Haut- und Schleimhautmykosen
Fenticonazol	+ Lomexin	Imidazol-Derivat	fungistatisch	Dermatophyten Hefen Schimmelpilze	Haut- und Schleimhautmykosen
Miconazol	+ Daktar + Gyno-Monistat	Imidazol-Derivat	primär fungistatisch	Dermatophyten Hefen Schimmelpilze	Mittel der Wahl bei Schleimhautmykosen
Naftifin	Exoderil	Allylamin-Verbindung	fungizid	Dermatophyten Hefen	alle Haut- und Nagelmykosen
Natamycin	+ Pinafucin	Tetraenmakrolid	fungistatisch	Sproßpilze Hefen	Sproßpilzmykosen
Nystatin	Candio-Hermal	Tetraenmakrolid	fungizid	Sproßpilze Hefen	Sproßpilzmykosen, Windeldermatitis
Oxiconazol	+ Oceral GB	Imidazol-Derivat	teilweise fungizid	Schimmelpilze	Mittel der Wahl bei Haut- und Schleimhautmykosen
Terbinafin	+ Lamisil	Allylamin	fungizid (fungistatisch gegen einige Candida-Arten)	Dermatophyten Schimmelpilze Hefen	Hautmykosen, Pityriasis versicolor

Tabelle 15.**16** Fortsetzung

INN	**Fertigarznei-mittel®**	chemische Struktur	Wirkungstyp	Wirkungs-spektrum	Indikation
Tolnaftat	Tonoftal Sorgoa	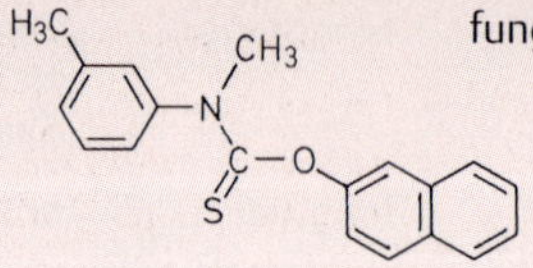	fungizid	Wirkungsspektrum schmal, nur Dermatophyten	Hautinfektionen durch Dermatophyten (Fußpilz)

Chemotherapie von Wurminfektionen mit Anthelminthika

Man schätzt, daß über eine Milliarde Menschen an Wurmerkrankungen leidet. Es handelt sich um die häufigste parasitäre Erkrankung. Schon den Menschen des Altertums waren die Wurmerkrankungen eine Geißel. Davon zeugt der Äsculapstab, das Symbol ärztlicher Tätigkeit. Man deutet dieses Symbol als ein Stäbchen, um das der Medina-Wurm gewickelt aus der Wunde gezogen wird.

Ein wichtiger Grund für die weite Verbreitung von Wurmerkrankungen ist die starke Vermehrungsfähigkeit der Würmer (Helminthen). So vermag z. B. das Spulwurmweibchen täglich 200 000 Eier abzulegen.

Man unterscheidet zunächst zwei große Gruppen, die *Plattwürmer* (Plathelminthen) und die *Rundwürmer* (Nemathelminthen). Die Plattwürmer sind von flacher Gestalt und besitzen keinen Verdauungskanal. Sie ernähren sich durch Diffusion der Nährstoffe vom Wirtsorganismus in das Innere ihres Organismus. Fast der gesamte Organismus wird von den Fortpflanzungsorganen beansprucht. Die Rundwürmer sind im Querschnitt rund und besitzen einen durchgehenden Verdauungskanal. Abb. 15.**17** gibt eine vereinfachte schematische Gliederung der wichtigsten für den Menschen pathogenen Würmer.

Die Würmer können die unterschiedlichsten Organe des Menschen befallen. In unserer Klimazone ist am häufigsten der Darm, zum Teil aber auch Leber, Lunge oder Gehirn, betroffen.

Ihre *schädigende Wirkung* verursachen die Würmer im Wirtsorganismus u. a. durch:

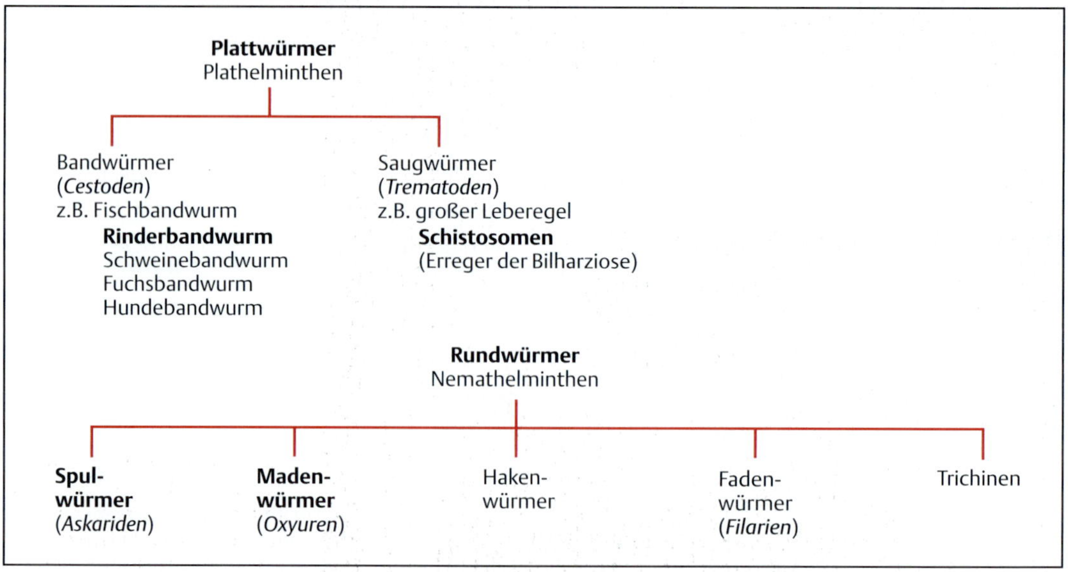

Abb. 15.**17** Für den Menschen pathogene Würmer

- Entzug von Nährstoffen,
- Gewebsschädigungen, z. B. der Darmschleimhaut,
- Schädigung von Organen, wie z. B. Leber, Lunge, Augen, Muskulatur, durch Gewebszerstörung,
- Ausscheidung von toxischen Stoffwechselprodukten.

Die *Therapie* von Wurmerkrankungen mit **Anthelminthika** wird durch verschiedene Faktoren erschwert. Die Würmer durchlaufen teilweise *komplizierte Entwicklungszyklen*, häufig mit mehreren Zwischenwirten. Die zur Verfügung stehenden Anthelminthika weisen nur ein *begrenztes Wirkungsspektrum* auf. Insbesondere stellt sich die Diagnostik von Wurmerkrankungen teilweise als schwierig dar; so treten bei einigen Wurminfektionen Symptome erst nach Jahren auf.

Die *Wirkung* der Anthelminthika beruht meist auf einer Schädigung von Nerven und Muskulatur oder auf einer Störung des Stoffwechsels der Würmer.

Bandwurmerkrankungen

Taenien-Infektionen. Der Rinder-, Schweine- und Fischbandwurm sind die am *häufigsten* im Menschen schmarotzenden Bandwürmer. Der Fischbandwurm z. B. kann eine Länge von 20 m erreichen.

Meist infiziert sich der Mensch durch Aufnahme der Larven *(Finnen)* mit rohem Fleisch oder Fisch (Abb. 15.**18**).

Die verspeisten Finnen entwickeln sich im menschlichen Darm zum Bandwurm. Dieser saugt sich mit dem Kopfsegment an der Darmwand fest und stößt Glieder mit Eiern ab. Durch Düngung z. B. können die Eier über Grünfutter wieder vom Tier als Zwischenwirt aufgenommen werden. Im Darm entwickelt sich aus dem Ei die Larve. Diese bohrt sich durch die Darmwand und gelangt über den Blutweg zur Muskulatur, wo sie sich festsetzt und zur Finne wird. Der Kreislauf kann wieder beginnen (Abb. 15.**19**).

Symptome einer Bandwurminfektion sind Heißhunger, Gewichtsabnahme, Bauchschmerzen und Übelkeit.

Zur *Therapie* der Bandwurminfektion wird heute fast ausschließlich **Niclosamid**, ein Salicylsäure-Derivat, eingesetzt (Tab. 15.**17**). Die Anwendung besteht meist in einer einmaligen oralen Gabe von 2,0 g Niclosamid (Yomesan®). Da Bandwurm*eier* bei Schweinebandwurmbefall *(Taenia solium)* durch Niclosamid nicht abgetötet werden, muß 1 – 2 Stunden nach der Niclosamidgabe ein Abführmittel appliziert werden. Dadurch wird die Absiedlung von Finnen in andere Gewebe, sog. Zystizerkose, vermieden. Beim Rin-

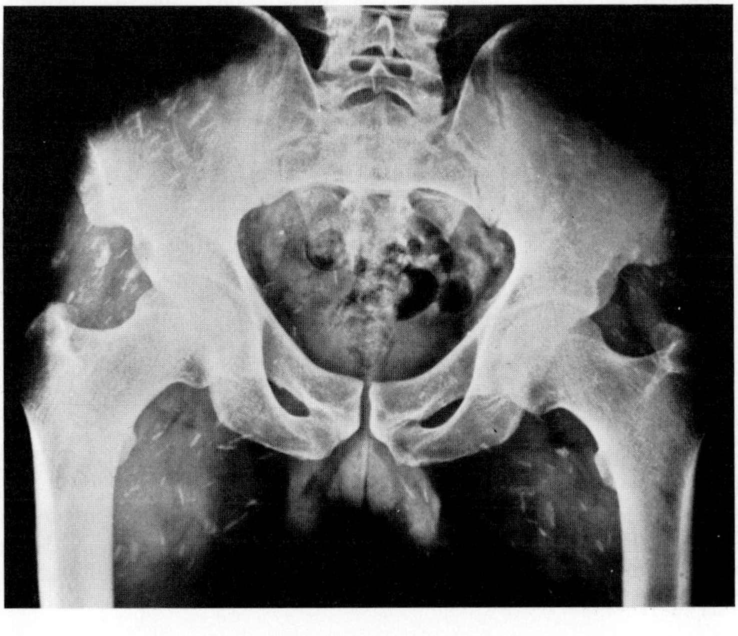

Abb. 15.**18** Weichteilaufnahme der Beckenmuskulatur mit multiplen Zystizerken (Larven) (Prof. *Wellauer*, Radiologisches Institut der Universität Zürich)

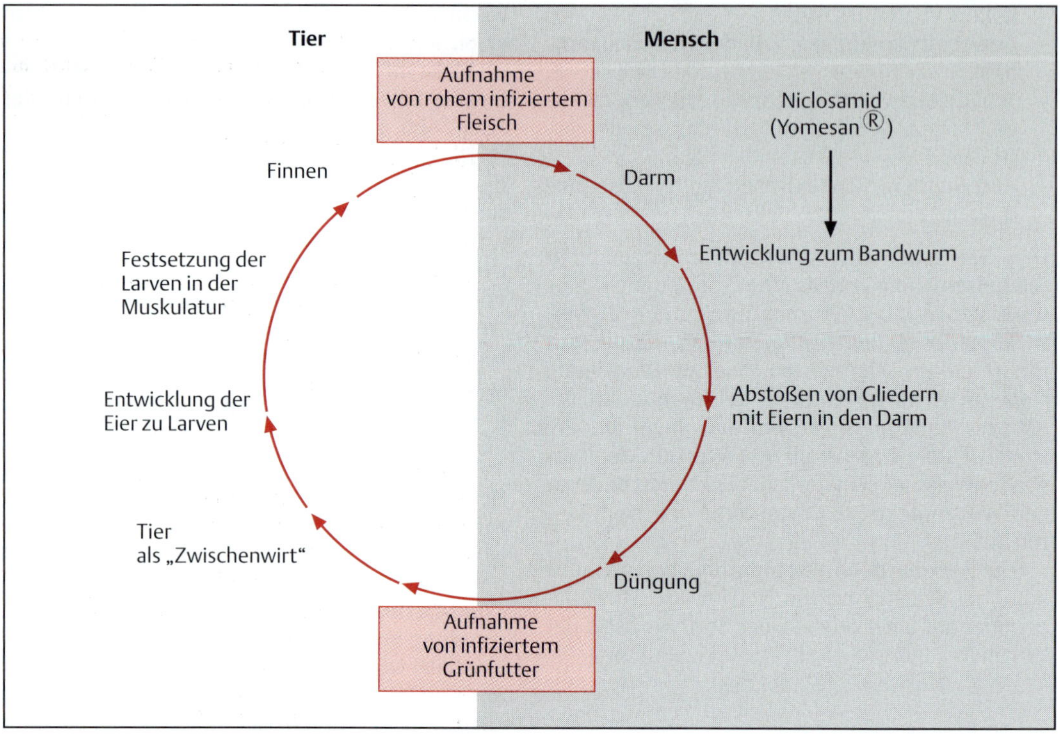

Abb. 15.**19** Infektionsweg des Rinderbandwurms *(Taenia saginata)*

derbandwurm *(Taenia saginata)* ist diese Maßnahme nicht erforderlich. Die Alternative zu Niclosamid ist der Einsatz von Praziquantel (+ Cysticide®) beim Bandwurmbefall. Insbesondere bei der Therapie von Zystizerkosen (Befall durch Larven des Schweinebandwurms, Abb. 15.**17**) hat Praziquantel eine große Bedeutung.

Echinokokkosen. Zu den Echinokokkosen zählen der Befall mit Hunde- und Fuchsbandwurm, deren Larvenstadien sich in inneren Organen entwickeln. Die Echinokokkosen sind die *gefährlichsten* Wurmerkrankungen in Europa und führen unbehandelt zum Tod.

Der Mensch infiziert sich durch orale Aufnahme der Echinokokkeneier, z. B. bei engem Kontakt mit infizierten Hunden bzw. durch Verspeisen kontaminierter Beeren oder Pilze. Im Darm schlüpfen die Larven, die sich durch die Darmwand bohren und mit dem Blut weitertransportiert werden. Meist setzen sich die Larven in der Leber fest, aber auch Lungen, Nieren, Gehirn oder Knochen können befallen sein. Während der *Hundebandwurm* am Organ eine immer wachsende, aber von einer Bindegewebskapsel begrenzte Zyste bildet, wächst das *Fuchsbandwurm*gewebe infiltrativ (krebsartig) ins Organgewebe ein und zerstört es. Die vom Hundebandwurm verursachte zystische Echinokokkose ist operativ gut zu therapieren. Beim Fuchsbandwurmbefall kommt es auch zu inoperablen Verlaufsformen. Für die medikamentöse Therapie der Echinokokkosen stehen zwei Anthelminthika zur Verfügung:

Mebendazol (+ Vermox®) und das neu entwickelte **Albendazol** (+ Eskazole®). Diese Benzimidazolderivate führen zum Absterben der Parasiten.

Bilharziose

Die **Bilharziose** (Schistosomiasis) ist eine für Menschen und Warmblüter gefährliche Wurmerkrankung in *tropischen Ländern*. Die Zahl erkrankter Menschen wird auf etwa 150 – 200 Millionen geschätzt.

Die Krankheit wird durch den Saugwurm **Schistosoma mansoni** (Pärchenegel; Abb. 15.**20**) verursacht. Zwischenwirt ist eine Süßwasserschnecke. Die Larve des Saugwurms gelangt

Tabelle 15.**17** Anthelminthika (06)

INN	**Fertigarzneimittel®**	chemische Struktur	Anwendung	Nebenwirkung	Kontraindikation
Niclosamid	Yomesan	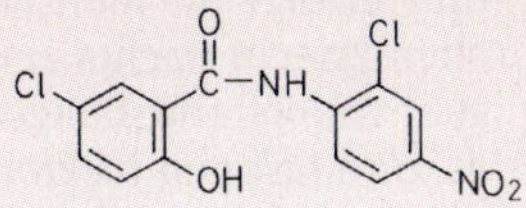	**Bandwurm-Infektionen** (Taenien); orale Einmalgabe	gastrointestinale Störungen	
Pyrvinium-embonat	Molevac	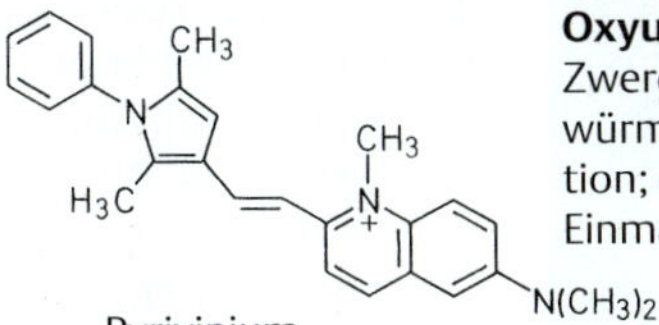 Pyrivinium	**Oxyuriasis**, Zwergfadenwürmerinfektion; orale Einmalgabe	selten gastrointestinale Störungen, Rotfärbung des Stuhls	Gravidität
Pyrantel-embonat	+ Helmex	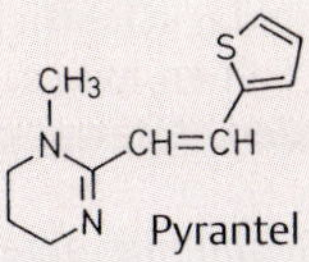 Pyrantel	**Askariasis**, Oxyuriasis; orale Einmalgabe	selten: Bauchkrämpfe, Appetitlosigkeit, Benommenheit, Hautausschlag	Gravidität
Praziquantel	+ Biltricide + Cesol + Cysticide	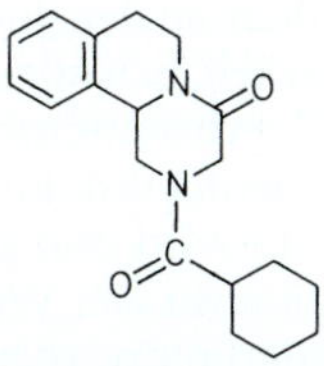	Bandwurminfektionen, **Schistosomiasis** orale Einmaldosis	leichte gastrointestinale Beschwerden, Hautausschlag, Benommenheit	Gravidität
Mebendazol	+ Vermox	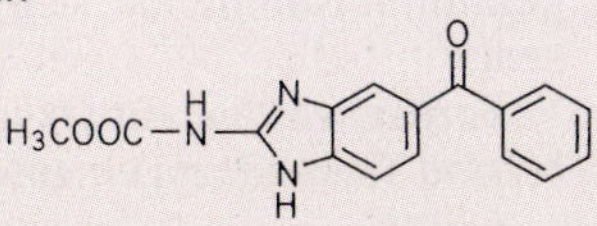	**Oxyuriasis**, **Askariasis**, Trichinellose, Mischinfektionen, Taenieninfektionen	Diarrhoe, Magenkrämpfe, Hautausschlag	Gravidität, kleine Kinder, Leberkranke
Albendazol	+ Eskazole	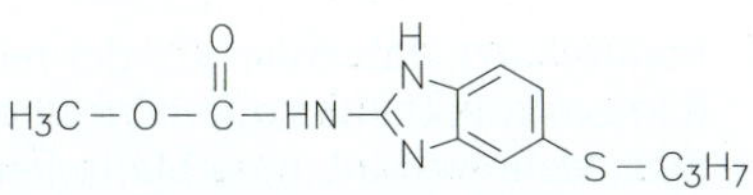	**Echinokokkosen**	gastrointestinale Beschwerden, Kopfschmerz, Schwindel, Haarausfall, Blutschäden	

Allgemein: Dosierungsangaben sind genau zu beachten. Dosierung erfolgt häufig in Abhängigkeit vom Körpergewicht. Zur Vermeidung einer neuen Infektion muß die Wurmkur oft in verschiedenen Zeitabständen wiederholt werden. Oft empfiehlt es sich, wenn die gesamte Familie des Erkrankten ebenfalls einer Wurmkur unterzogen wird.

meist aus dem Wasser auf die Haut des Menschen **(perkutane Infektion)**. Sie bohrt sich in die Haut und gelangt mit dem Blut in den Leberbereich, wo sie sich zum Saugwurm entwickelt. Die Saugwürmer wandern in den Darm, die Blase oder die Genitalien. Symptome der Krankheit sind Gewebsentzündungen, Blutungen und krebsartige Wucherungen in der Blase. Die Sterberate bei Jugendlichen ist besonders hoch.

Bei der *Therapie* der Bilharziose ist heute **Praziquantel** das Mittel der Wahl. Eine Alternative bieten das **Niridazol**, ein Imidazolidinon-Derivat und Oxamniquin (+ Mansil®) (Tab. 15.**17**). Zuvor verwendete man zur Therapie der Bilharziose

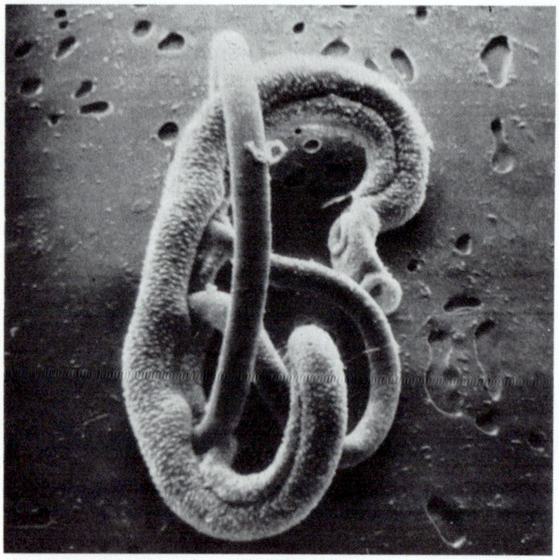

Abb. 15.**20** Pärchenegel *(Schistosoma mansoni)*: in der Hautfalte des männlichen Tieres ist das dünnere weibliche Tier teilweise verborgen. (Foto: Bayer AG)

vor allem organische Verbindungen des Antimons.

Spulwurmerkrankung (Askariasis)

Spulwürmer (Askariden) werden bis zu 40 cm lang. Der Mensch nimmt die Eier u. a. durch unsauberes Gemüse oder auch mit dem Trinkwasser oral auf. Im Dünndarm schlüpfen aus den Eiern die Larven. Diese gelangen durch die Darmwand ins Blut und vollziehen die *Leber-, Herz-, Lungenpassage*. Über die Lungenbläschen erreichen sie die Luftröhre, kriechen in dieser hoch und werden verschluckt. Im Dünndarm entwickeln sich schließlich die geschlechtsreifen Würmer. Askarideninfektionen können symptomlos verlaufen. Bei stärkerem Wurmbefall stehen Übelkeit, Bauchschmerz und Blähungen im Vordergrund.

Der wichtigste *Wirkstoff* zur Behandlung von Askarideninfektionen ist **Pyrantel**. Bei sachgerechter Anwendung beträgt die Heilungsquote bis zu 100 %. Weitere Arzneimittel gegen Spulwürmer sind Mebendazol, Tiabendazol und Diethylcarbamazin (Tab. 15.**17**).

Madenwurmerkrankung (Oxyuriasis)

Madenwürmer (Oxyuren = *Enterobius vermicularis*) erreichen eine Länge von nur 3 – 10 mm. Der Mensch nimmt die Eier oral mit der Nahrung bzw. unsauberen Händen auf. Die Oxyuriasis ist die in Europa wohl verbreitetste Helminthose. Besonders häufig tritt sie bei Kindern auf.

Die Entwicklung der geschlechtsreifen Würmer erfolgt im menschlichen Darm. Das Weibchen kriecht nachts zum After und legt hier ihre sehr widerstandsfähigen Eier ab. Dadurch kommt es zum lästigen *Juckreiz*. Beim Kratzen gelangen die Eier z. B. unter die Fingernägel und können auf diesem Wege zur erneuten Infektion führen. Diese stetige Reinfektion ist die Hauptursache für die häufigen therapeutischen Mißerfolge.

Hygienische Maßnahmen sind daher besonders wichtig. After und Hände sind sehr gründlich zu waschen, die Wäsche muß täglich gewechselt und heiß gewaschen werden. Ebenso sollte das nächtliche Kratzen verhindert werden. Mit Salben, wie z. B. Wurmserol®, kann versucht werden, Afterjucken und Eiablage zu unterbinden.

Symptome einer Oxyuriasis sind neben dem starken analen Juckreiz verminderte Leistungsfähigkeit, Schlaflosigkeit und Reizbarkeit.

Pyrviniumembonat (Molevac®) ist das Chemotherapeutikum der Wahl bei Madenwurmbefall. Es wird oral als Einmaldosis eingenommen. Nach etwa vier Wochen sollte diese Behandlung wiederholt werden, um einer Reinfektion vorzubeugen. Die prophylaktische Behandlung der gesamten Familie hat sich als vorteilhaft erwiesen.

Ferner werden zur Oxyuriasistherapie Pyrantel und Tiabendazol eingesetzt.

Chemotherapie von Viruserkrankungen

Man schätzt, daß etwa 90 % der menschlichen Infektionskrankheiten durch Viren verursacht werden. Mehrere Millionen Menschen sterben jährlich weltweit an Virusinfektinen (z. B. jährlich 1,5 Millionen Kinder an Masern). An den Erfolgen gemessen steckt die Chemotherapie virusbedingter Infektionen noch in den Anfängen. Die nächsten Abschnitte werden Gründe dafür verständlich machen.

Viren sind Krankheitserreger, die bei Mensch, Tier und Pflanze ansteckende, oft seuchenhaft verlaufende Krankheiten verursachen (Tab. 15.**1**, S. 246). Ihre Größe beträgt zwischen 0,01 und 0,28 µm (vgl. Bakteriengröße S. 251). Erst die Entwicklung des Elektronenmikroskopes machte die Erforschung der Viren möglich.

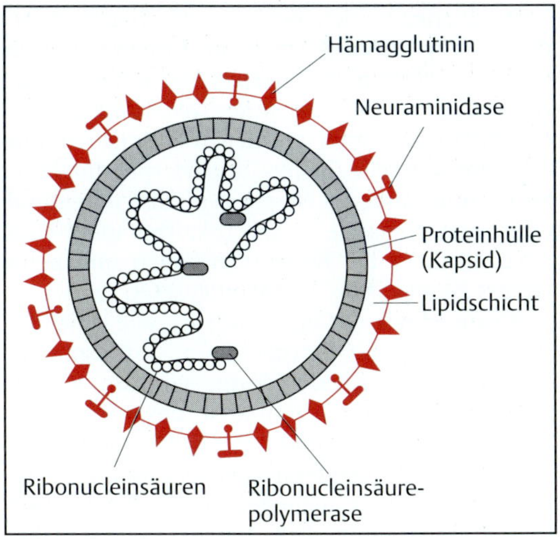

Abb. 15.**21** Grippevirus (nach Rott)

Abb. 15.**21** zeigt schematisch den Aufbau eines Grippevirus. Viren bestehen meist aus einer *Proteinhülle*, auch *Kapsid* genannt. Im Inneren findet man Desoxyribonucleinsäuren oder Ribonucleinsäuren. Beide sind Träger genetischer Informationen. Viren, die RNA als Erbgutträger beinhalten, nennt man *RNA-Viren*, solche, die DNA besitzen, werden *DNA-Viren* genannt. Die Proteinhülle ist bei einigen Viren nochmals von einer Lipidschicht umgeben, die auf ihrer Oberfläche Glykoproteide trägt (z. B. Neuraminidase und Hämagglutinin). Man erkennt, daß Viren viel einfacher gebaut sind als die einfachsten Zellen.

Viren verfügen über *keinen eigenen Stoffwechsel* und können sich deshalb nur in lebenden Zellen vermehren. Sie sind *obligate Zellparasiten* und veranlassen die von ihnen befallenen Zellen *(Wirtszellen)*, Virusnucleinsäuren und Virusprotein und damit auch weitere Viren zu bilden (Abb. 15.**22**). Durch die fortschreitende Virusvermehrung werden immer mehr Zellen befallen. Dabei gehen die Wirtszellen meist zugrunde. Es kann aber auch sein, daß die Wirtszelle zur Tumorzelle umgewandelt wird oder unverändert weiterlebt.

Das *Problem der Chemotherapie* von Virusinfektionen liegt in dem fehlenden Stoffwechsel von Viren. Versucht man z. B., die Proteinsynthese des Virus zu hemmen, so schädigt man gleichzeitig die Zellen des Wirtsorganismus, dessen Stoffwechselleistungen ja erst die Proteinsynthese des Virus ermöglichen.

Weitere *Schwierigkeiten* bei der Entwicklung **antiviraler Chemotherapeutika** bereiten das Fehlen geeigneter Tierexperimente zur Erprobung der *In-vivo*-Wirkung und die Unterschiede zwischen den einzelnen Virusarten, so daß kein für den Großteil der humanpathogenen Viren repräsentatives Virus zur Verfügung steht (S. 320).

Bei der Vielzahl gefährlicher Viruserkrankungen (Tab. 15.**1**, S. 246) ist es verständlich, daß auf diesem Gebiet sehr intensiv geforscht wird. Die heutigen Möglichkeiten, die Virusvermehrung zunehmend auf molekularer Ebene zu erforschen, läßt auf baldige Entwicklung neuer antiviraler Chemotherapeutika hoffen. Alle bisher entwickelten antiviralen Substanzen besitzen nur ein sehr *schmales Wirkungsspektrum*. Die wichtigsten Substanzen sollen hier erwähnt werden (Abb. 15.**23**):

Idoxuridin (+ Spectanefran®, + Virunguent®, + Zostrum®) dient hauptsächlich zur lokalen Behandlung bei Augen-Infektion mit *Herpes simplex*-Viren, einer Infektion, die oft zur Blindheit führt. Idoxuridin wird in die Desoxyribonucleinsäuren des Virus mit eingebaut und bedingt über eine fehlerhafte Proteinsynthese abnorme Viruspartikel.

Aciclovir (+ Zovirax®) ist ein Guanin-Derivat und hemmt die virale DNA-Polymerase, die für

1. **Anheftung** des Virus an spezifische Bindestellen der Wirtszellmembran
↓
2. **Eindringen** des Virus in die Zelle
↓
3. **Nucleinsäurefreisetzung** aus der Virusproteinhülle (Kapsid)
↓
4. **Virus-Reproduktion** in der Wirtszelle
   a) Synthese viraler Nucleinsäuren und Proteine durch die Wirtszelle
   b) Zusammenbau der Virusbausteine zum fertigen Virus
↓
5. **Virus-Freisetzung** aus der befallenen Zelle im allgemeinen unter Absterben der Wirtszelle

Abb. 15.**22** Virus-Vermehrungszyklus (Virus-Replikation)

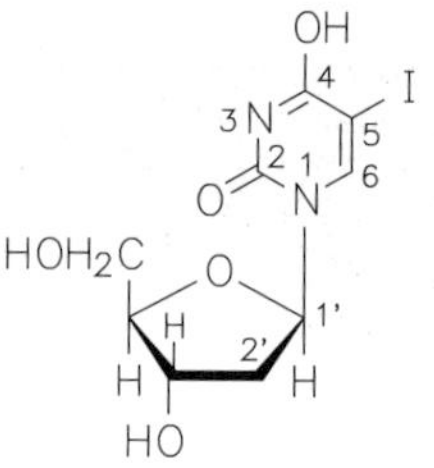

Idoxuridin
(+Synmiol®)
1-(2'-Desoxy-β-D-ribofuranosyl)-5-ioduracil

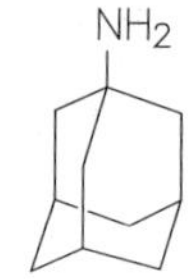

Amantadin
(+Symmetrel®)

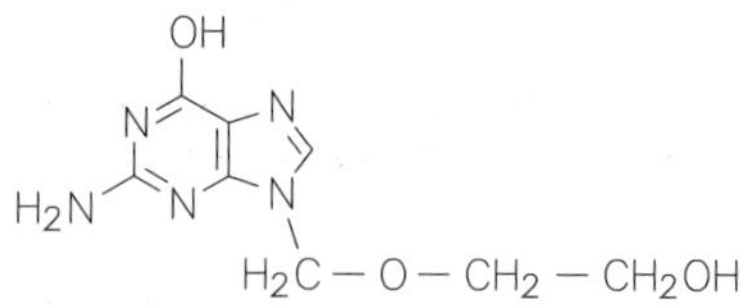

Aciclovir
(+Zovirax®)

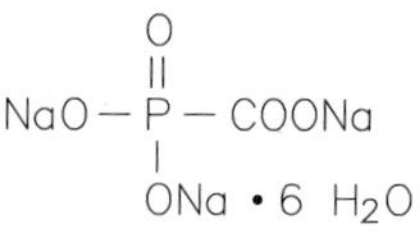

Foscarnet
(+Foscavir®)

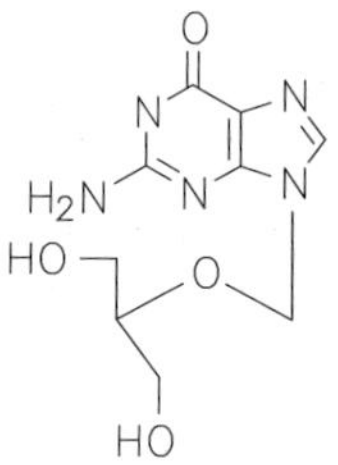

Ganciclovir
(+Gymeven®)

Abb. 15.**23** Antivirale Arzneimittel

die Replikation der viralen Nucleinsäure in der Wirtszelle verantwortlich ist. Die Selektivität von Aciclovir für infizierte Zellen bedingt seine gute Verträglichkeit auch bei systemischer Anwendung. Sein Wirkungsspektrum beschränkt sich im wesentlichen auf Herpes-Viren. Problematisch ist jedoch die *schnelle Resistenzbildung* unter der Therapie. Daher werden mit Aciclovir nur schwere Varicella-Zoster- und Herpes-Infektionen (im besonderen *Herpes genitalis*) parenteral oder oral behandelt. Als Lokaltherapeutikum wird Aciclovir bei Augeninfektionen und beim *Herpes labialis* (Abb. 15.**24**) eingesetzt.

Granciclovir (+ Cymeven®) ist wie Aciclovir gegen zahlreiche Herpes-Viren, insbesondere aber gegen Zytomegalie-Viren wirksam. Wegen seiner recht hohen Toxizität ist dieses Virustatikum nur bei lebens- und augenlichtbedrohenden Zytomegalie-Virusinfektionen bei immunsupprimierten Patienten anzuwenden. Die Applikation erfolgt intravenös. Die Erfolgsrate liegt bei 70–90 %, jedoch liegt die Rückfallquote – wegen des nur virustatischen Effekts – ebenso hoch.

Foscarnet (+ Foscavir®) ist als Analogpräparat zum Granciclovir einzustufen. Es wird in parenteraler Form bei schweren Zytomegalie-Virusinfektionen vor allem bei AIDS-Patienten eingesetzt.

Amantadin (+ PK-Merz®, + Symmetrel®) hemmt selektiv die Vermehrung eines bestimmten Grippevirus. Wahrscheinlich stabilisiert Amantadin die Proteinhülle des Virus derart, daß die Virusnucleinsäuren nicht mehr in die Wirtszelle austreten können. Damit wird die Virusvermehrung unterbunden. Entscheidend für den Therapieerfolg ist die frühzeitige orale Einnahme von Amantadin (innerhalb der ersten 24 Stunden nach Auftreten der ersten Symptome).

Zidovudin (+ Retrovir®) und **Didanosin** (Videx®) werden zur Behandlung von HIV-Infektionen eingesetzt und später (S. 286) besprochen.

Zunehmend wird in der Therapie schwerer Virusinfektionen, wie z. B. Virus-Enzephalitis, *Her-*

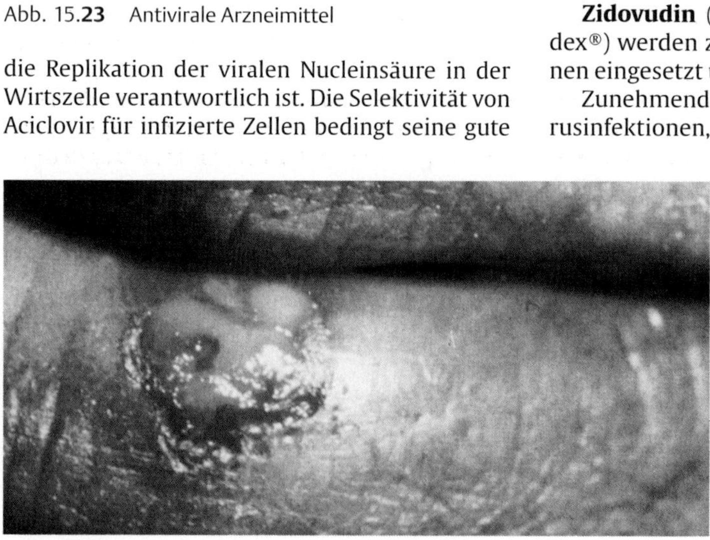

Abb. 15.**24** Rezidivierender Herpes labialis – Erkältungsbläschen an der Lippe. Foto: Dr. D. Bridgen

Tabelle 15.**18** Klassifizierung humaner Interferone

Typ	Subtypen	produzierende Zellen	Induktoren
α-Interferon	> 15	Monozyten	Viren, B-Zellen, RNA (doppelsträngig)
β-Interferon	2	Fibroblasten	Viren, doppelsträngige RNA
γ-Interferon	1	T-Zellen	Antigene, Zytokine, Mitogene

pes zoster und Herpes-Keratitis, das **Humaninterferon** β (+ Fiblaferon®) eingesetzt. Es handelt sich hier um ein Interferon, das aus menschlichen Fibroblasten gewonnen wird. Zur lokalen Behandlung von *Herpes-simplex*-Infektionen des Auges steht seit 1985 auch das gentechnologisch hergestellte Interferon alfa 2 c (+ Berofor® alpha 2) zur Verfügung. Mit den α-Interferonen gelang in den letzten Jahren auch die erstmalige spezifische antivirale Therapie chronischer Virushepatitiden (Interferon alfa-2 a (+ Roferon® A 3), Interferon alfa-2 b (+ Intron® A)). Alfa-Interferone werden hauptsächlich von Leukozyten gebildet.

Interferone sind Glykoproteine, die bei Virusinfektionen im Körper von verschiedenen Zellen (von Leukozyten, Fibroblasten, T-Lymphozyten und Makrophagen) gebildet werden. Sie entfalten ihre antivirale Wirkung nur in der Spezies, von der sie gebildet werden, d. h. tierisches Interferon kann beim Menschen seine virustatische Wirkung nicht entfalten. Als Virustatika können also nur Human-Interferone eingesetzt werden.

Neben ihrer ausgeprägten Wirkung gegen nahezu alle Viren zeigen die Human-Interferone zwei weitere Eigenschaften: antiproliferative und immunmodulatorische Wirkung. Dieser Eigenschaften wegen setzt man auch Hoffnungen in die Interferon-Therapie von Krebserkrankungen (S. 242).

Für leichtere Formen von Herpes-Infektionen (z. B. gewöhnlicher *Herpes labialis*, Abb. 15.**24**) empfiehlt sich wegen der schnellen Resistenzbildung nicht der voreilige Einsatz der oben genannten Virustatika. Hier sind Arzneizubereitungen, die eine austrocknende und/oder eine die Infektabwehr steigernde Wirkung zeigen, die Mittel der Wahl (Echinacin®-Salbe, Lomaherpan®, Zinkoxid-Paste, Virudermin®, Lipactin® etc.).

Da es gegen die Mehrzahl der Virusinfektionen noch keine geeigneten Chemotherapeutika gibt, kommt der *Prophylaxe* durch Impfungen (S. 289 ff.) besondere Bedeutung zu.

HV-Empfehlung

Virustatika
INN: Aciclovir
Handelspräparate: z. B. *Herpes-labialis*-Therapie, z. B. Zovirax® Creme, Acic®-Creme

Anwendung: Zur Therapie gegen Infektionen mit *Herpes-simplex*-Viren, Varicella-Zoster-Viren und Epstein-Barr-Virus.

Darreichungsformen: Als Ampullen zur intravenösen Applikation bei schwersten Infektionen, als Tabletten zur oralen Gabe bei *Herpes genitalis* und zur Herpes-Prophylaxe bei AIDS-Patienten und in Salbenform zur lokalen Behandlung von *Herpes labialis*. Die letztere Form ist apothekenpflichtig, aber nicht verschreibungspflichtig.

Problem: Rasche Resistenzentwicklung unter Aciclovirtherapie muß bedacht werden.

AIDS

AIDS ist eine erst seit einigen Jahren auftretende und sich stark verbreitende Viruserkrankung (1981 erstmals in den USA beobachtet). AIDS steht für die Abkürzung der englischen Bezeichnung **„Acquired Immune Deficiency Syndrom“**, übersetzt: **„Erworbenes Immunmangelsyndrom“**.

Hierbei handelt es sich um die Infektion mit dem Retrovirus **HIV** (= Human Immunodeficiency Virus = Humanes Immunschwäche-Virus), das in erster Linie die T-Lymphozyten des menschlichen Immunsystems (Infektionsabwehrsystem, S. 287 ff.) befällt. Durch diesen Angriff des HIV auf die für die zelluläre Infektabwehr wichtigen T-Helferzellen kommt es zur völligen Destabilisierung der zellulären Abwehr und somit zur starken **Schwächung des Immunsystems**. Letztlich führt die HIV-Infektion zum völligen Zusammenbruch des Abwehrsystems.

Das Fatale dieser Erkrankung ist ihr schleichender und zunächst unauffälliger Verlauf. Derzeit unterscheidet man drei *Krankheitsstadien*:

I. Akute HIV-Infektion,
II. Aids-Related-Complex (ARC),
III. AIDS-Vollbild.

Während des etwa zweiwöchigen akuten Infektionsstadiums zeigen sich uncharakteristische grippeähnliche Symptome wie Fieber, Schwäche, Lymphknotenschwellung etc.

Danach folgt ein symptomloser Zeitraum von Monaten bis Jahren, bevor das Stadium II „ARC" auftritt. Klinische Symptome sind ständiges Fieber über 38° C, starker Gewichtsverlust, anhaltender Durchfall, generalisierte Lymphknotenschwellung sowie Leistungsabfall, Nachtschweiß und Hautausschlag.

Kennzeichnend für das Vollbild AIDS sind neben der massiven Abnahme der T-Lymphozyten ungewöhnliche Tumor-Erkrankungen (Kaposi-Sarkom, Malignome) und andauernde, ständig wiederkehrende **Infektionen mit opportunistischen Erregern** (das sind Erreger, die gewöhnlich als nicht krankmachend gelten).

Besonders häufig vorkommende opportunistische Infektionen sind:

- *Pneumocystis-carinii*-Pneumonie, eine Protozoeninfektion der Lunge,
- generalisierter *Herpes simplex* und *Herpes zoster*,
- *Candida-albicans*-Infektionen der Lunge, der Hirnhaut und des Gehirns.

Die hohe Sterblichkeit AIDS-Kranker wird insbesondere durch die oben genannten Infektionen verursacht (etwa 80% der AIDS-Patienten versterben innerhalb von 36 Monaten nach Stellung der Diagnose).

Welche *Ansteckungswege* bestehen?

Für die Übertragung von HIV ist der Blut-zu-Blut-Kontakt entscheidend. Folgende Übertragungswege sind möglich:

- Geschlechtsverkehr,
- Benutzung infizierter Injektionsbestecke durch Drogenabhängige,
- therapeutische Gabe von mit HIV infiziertem Blut oder Blutprodukten,
- Übertragung von der infizierten Mutter auf das ungeborene Kind über die Plazenta bzw. bei der Geburt.

Den größten Stellenwert in der *AIDS-Bekämpfung* nehmen nach wie vor die Maßnahmen zur AIDS-Prophylaxe ein, die in erster Linie in der Aufklärung der Bevölkerung bestehen. Bemühungen, einen AIDS-Impfstoff zum Schutz gegen HIV-Infektionen zu entwickeln, waren bisher (1994) erfolglos. Zur Chemotherapie der HIV-Infektionen stehen zur Zeit zwei virustatisch wirkende Substanzen zur Verfügung: **Zidovudin** (+Retrovir®) und **Didanosin** (+ Videx®)

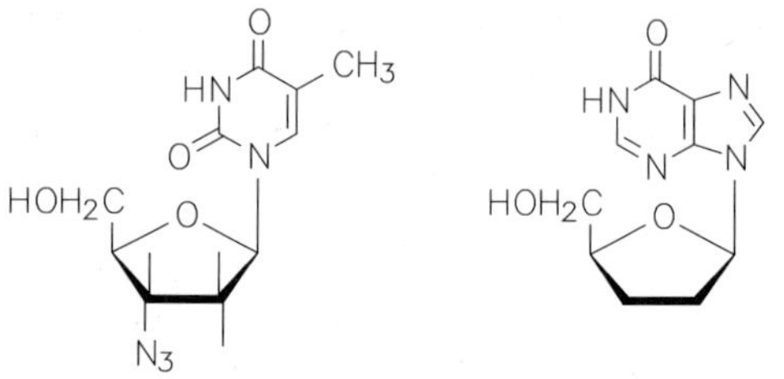

Zidovudin (+Retrovir®)

Didanosin (+Videx®)

Abb. 15.**25**

Beide Virustatika (Abb. 15.**25**) verhindern die Replikation des Retrovirus HIV durch *Hemmung des Enzyms Reverse Transkriptase*. Dieses Virusenzym, das nur bei Retroviren vorkommt, ist für die Übersetzung der viralen RNA-Erbinformation in den DNA-Code verantwortlich. Erst nach dieser Übersetzung kann die Wirtszelle virale Informationen erkennen und entsprechende Virus-Nucleinsäuren und -Proteine produzieren. Durch die Enzym-Hemmung kann nur ein palliativer (lindernder) Effekt, jedoch *keine Ausheilung* HIV-Infizierter erreicht werden.

Zidovudin wirkt deutlich lebensverlängernd und verbessert die Lebensqualität AIDS-Kranker entscheidend. Demgegenüber steht seine starke *Toxizität*. Massive Knochenmarksschädigungen mit schwerwiegenden Blutbildveränderungen (Anämie, Neutropenie, Leukopenie) machen bei vielen Patienten wiederholte Bluttransfusionen erforderlich. Zum Teil zwingen die Nebenwirkungen zum Abbruch der Therapie. Die Applikation muß alle 4 Stunden erfolgen. Zidovudin kann oral oder parenteral gegeben werden.

Didanosin verlangsamt die Progression von HIV-Infektionen. Es ist zur Behandlung von HIV-Infektionen zugelassen, die sich unter Zidovudin-Therapie verschlimmern sowie als Alternativpräparat, wenn Zidovudin nicht vertragen wird. Die

Toxizität von Didanosin scheint geringer zu sein. Wesentliche Nebenwirkungen sind Diarrhöen, Pankreatitiden und Neuropathien. Knochenmarksschädigungen sind bisher nicht beschrieben. Diadanosin wird oral auf nüchternen Magen eingenommen. Das Dosierungsintervall sollte 12 Stunden sein.

Nach weiteren Alternativen wird geforscht. Insbesondere wird in die Suche nach einem HIV-Impfstoff große Hoffnung gesetzt.

Die **Behandlung der opportunistischen Infektionen** erfolgt mit den üblichen Chemotherapeutika. Mittel der Wahl sind:

- bei *Pneumocystis-carinii*-Pneumonie Trimethoprim plus Sulfamethoxazol (z. B. + Co-trimoxazol, + Eusaprim®),
- bei Herpes-Infektionen Aciclovir (+ Zovirax®),
- bei Zytomegalie-Virusinfektionen Ganciclovir (+ Cymeven®) oder Foscarnet (+ Foscavir®),
- bei Candida-Infektionen Amphothericin B (z. B. + Amphomoronal®), auch in Kombination mit Flucytosin (z. B. + Ancotil®).

Virale Hepatitiden

Die von Viren verursachten Hepatitiden lassen sich heute dank moderner molekularbiologischer und immunologischer Methoden in verschiedene Typen klassifizieren. Man benennt die Typen in alphabetischer Reihenfolge (nach ihrer Entdeckung) als *Hepatitis A, B, C, D und E.* Während die Hepatitiden A und E enteral erworben werden und meist akut verlaufen, zeigen die parenteral übertragenen Hepatitiden B, C und D bei einem Teil der Infizierten einen chronischen Verlauf (mit Leberzirrhose und Leberkarzinomen als mögliche Spätfolge).

Hepatitis A. Das Hepatitis-A-Virus (HAV) wird gehäuft in südlichen Ländern und bei Drogenabhängigen gefunden. Seine Aufnahme erfolgt *oral* mit kontaminierten Nahrungsmitteln oder Wasser (Speisenzubereitung durch infizierte Personen, Austern). Wichtigste Prophylaxe stellt damit die Nahrungsmittelhygiene dar. Zur aktiven Immunisierung (S. 289 f.) steht der HAV-Impfstoff (+ Havrix®) zur Verfügung.

Hepatitis B. Das Hepatitis-B-Virus (HBV) ist ein DNA-Virus, das *parenteral* übertragen wird. Die Hepatitis B ist weltweit stark verbreitet und fordert jährlich etwa 500 000 Tote (als Folge akuter oder chronischer Verlaufsformen). Risikogruppen sind Krankenhaus- und Praxispersonal, immunsupprimierte Patienten und Patienten, die ständig Blutprodukte benötigen. In etwa 10 % der HBV-Infektionen kommt es zum chronischen Verlauf.

Zur Prophylaxe stehen HBV-Antigen-Impfstoffe zur Verfügung (+ GenHBVax®). Bei bereits bestehender B-Hepatitis setzt man heute große Hoffnung in die Interferon-Therapie (+ Interferon alfa-2 a (+ Roferon A 3®), Interferon alfa-2 b (+ Infron a®).

Hepatitis C. Die früher nur zu den sogenannten NON-A-NON-B-Hepatitiden gezählte Hepatitis C wird *parenteral* übertragen. Weltweit werden bis zu 200 Millionen HCV-Träger angenommen. Die Hepatitis C weist eine hohe primäre Chronifizierungsrate auf: ca. 50 % der HCV-Infektionen gehen in ein chronisches Stadium über. Eine Impfung gegen HCV-Infektionen ist noch nicht möglich. Erste Erfolge zeigten sich bei der Behandlung mit α-Interferonen.

Hepatitis D. Das Delta-Virus kann bei chronischer Hepatitis B eine Zweitinfektion hervorrufen. Zur eigenen Vermehrung benötigt das Delta-Virus das HB-Virus. Die Delta-Virus-Hepatitiden führen häufig zum raschen Fortschreiten der Ersterkrankung mit Übergang in Leberzirrhose und Leberversagen. Diese als Superinfektion zu bezeichnende Hepatitis D läßt sich auch mit Interferonen bisher nicht behandeln.

Infektionsabwehr durch Impfstoffe und Sera

Zu Beginn dieses Kapitels wurden die beiden grundsätzlich verschiedenen Wege der Infektionsabwehr angeführt:

- Infektionsabwehr durch Chemotherapie,
- Infektionsabwehr durch Immunisierung.

Der erste Weg ist ausführlich erläutert worden. Im folgenden wird die *Immunisierung* besprochen.

Die körpereigene Abwehr (Immunsystem)

Das *Immunsystem* wahrt die Unversehrtheit des menschlichen Organismus, indem es *fremdes Material* (z. B. Bakterien, Viren, Tumorzellen) *erkennt* und *unschädlich macht*. Es ist ein kompliziert aufgebautes, noch nicht vollständig geklärtes System, das hier nur vereinfacht wiedergegeben werden kann.

Schematisch kann das Immunsystem in die

Abwehr	unspezifisches Immunsystem	spezifisches Immunsystem
zelluläre Abwehr (Abwehrzellen)	Makrophagen (Monozyten, Histiozyten) Granulozyten Mastzellen	B-Lymphozyten T-Lymphozyten
humorale Abwehr (frei diffundierende Moleküle)	Lysozym (hydrolytisches Enzym) Interferone Serumeiweiße (Komplementsystem)	Immunglobuline

Abb. 15.**26** Vereinfachte Gliederung des Immunsystems

zelluläre und die *humorale* (die Körperflüssigkeiten betreffende) Infektabwehr gegliedert werden. Die einzelnen Komponenten dieses Abwehrsystems gehen aus Abb. 15.**26** hervor.

Wie entwickelt sich das Immunsystem? Aus sogenannten pluripotenten Stammzellen des Knochenmarks entstehen Histiozyten, Monozyten, Granulozyten und Lymphozyten.

Den *unspezifischen* Teil des Immunsystems stellen die als Freßzellen *(Phagen)* bezeichneten *Histiozyten, Monozyten* und *Granulozyten* dar. Sie vermögen Fremdes, wie z.B. Bakterien, durch Phagozytose zu vernichten. So „fressen" die Granulozyten z.B. Staphylokokken, bis sie platzen, es kommt zur Eiterbildung. *Eiter* besteht also aus geplatzten Granulozyten und Erregern.

Für die *spezifische* Abwehr stehen die Lymphozyten zur Verfügung. Ein Teil der Lymphozyten wird im Thymus zu *T-Lymphozyten* geprägt, ein anderer Teil reift im Knochenmark selbst zu immunkompetenten *B-Lymphozyten* heran. Die Lymphozyten befinden sich in den lymphatischen Geweben und frei im Blut. Nach Antigenkontakt können B- und T-Lymphozyten sensibilisiert (lat. sensibilis: empfindlich) werden. Damit führen sie zu einer Immunreaktion auf bestimmte Antigene. Antigene sind fremdartig wirkende Makromoleküle (fremdes Eiweiß, Polysaccharide auf Bakterien, Viren, infizierten Zellen oder Tumorzellen etc.), die eine Immunantwort auf Lymphozyten anregen (S. 22 ff.).

Da Lymphozyten jeweils nur gegen *ein* bestimmtes Antigen sensibilisiert werden können, d.h. auch bei einem späteren zweiten Kontakt nur gegen dasselbe Antigen wirksam werden, spricht man hier vom spezifischen Teil des Immunsystems.

Wie läuft diese spezifische *Immunreaktion* ab?

Zu Beginn einer spezifischen Immunreaktion steht der Kontakt mit einem Antigen.

Abb. 15.**27** zeigt schematisch den Ablauf einer Immunreaktion. Durch das Antigen werden B- und T-Lymphozyten sensibilisiert. Der Reiz be-

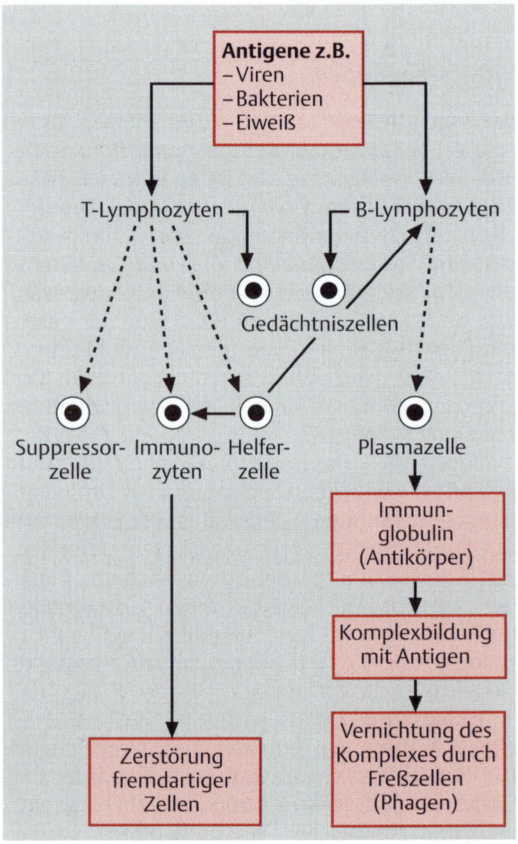

Abb. 15.**27** Vereinfachter Ablauf einer Immunreaktion

wirkt eine Zellvermehrung von B- und T-Lymphozyten.

Aus den B-Lymphozyten bilden sich dabei *Plasmazellen*. Diese bilden antigenspezifische Proteine, die sogenannten *Immunglobuline*, die auch *Antikörper* genannt werden. Die Antikörper stellen die *humorale Immunität* dar. Sie verbinden sich mit den Antigenen zu einem Komplex, der von den Freßzellen vernichtet werden kann. Dabei erreichen die Antikörper nur diejenigen Antigene, die sich im extrazellulären Raum befinden, nicht solche in intakten Zellen. Sie dämmen dadurch die Generalisierung von Infektionen ein und beschleunigen den Erregerabbau.

Die T-Lymphozyten differenzieren sich in *Immunozyten* (auch „Killer-Zellen" genannt), in *T-Helferzellen* und *T-Suppressorzellen*. Die T-„Killerzellen" wirken zellzerstörend auf Zellen, die als fremd oder (durch entsprechende Antigene an der Zelloberfläche) als infiziert erkannt werden. Die T-Helferzellen aktivieren die Immunozyten und die B-Lymphozyten, während die Suppressorzellen die Immunreaktionen durch Gegensteuerung regulieren.

Während der Immunreaktion verwandeln sich einige B- und T-Lymphozyten zu sogenannten *Gedächtniszellen*. Sie dienen dazu, bei einem späteren erneuten Kontakt mit demselben Antigen *sofort* eine große Zahl von differenzierten T-Zellen und Plasmazellen zu bilden, damit der „Eindringling" möglichst rasch vernichtet wird. Dieser nach einer durchgemachten Immunreaktion erhaltene Schutz vor wiederholter Infektion wird *erworbene Immunität* genannt.

Bei einer derart wirksamen körpereigenen Abwehr liegt der Gedanke nahe, diese gezielt anzuregen, um gefährliche Infektionskrankheiten zu verhindern oder den Einsatz von Chemotherapeutika zu umgehen. Damit gelangt man zum Prinzip der *Impfung*.

Infektionsabwehr durch aktive Schutzimpfung

Sinn einer *aktiven Schutzimpfung* ist die Erzeugung einer *spezifischen* Abwehr gegen Krankheitserreger oder deren Toxine (erworbene Immunität). Zu diesem Zweck werden **Impfstoffe** eingesetzt. Im Sinne des Gesetzes über den Verkehr mit Arzneimitteln *„sind Impfstoffe Arzneimittel, die Antigene enthalten und die dazu bestimmt sind, bei Mensch oder Tier zur Erzeugung von spezifischen Abwehr- und Schutzstoffen angewendet zu werden"*.

Man unterscheidet **inaktivierte Impfstoffe, Toxoid-** und **Lebend-Impfstoffe**.

Die allgemeine *Indikation* für die aktiven Schutzimpfungen ist Abwehr von schweren Infektionskrankheiten. Es handelt sich also um eine prophylaktische Maßnahme. Einige Beispiele für die besondere Eignung von Impfungen zur Infektionsprophylaxe seien hier angeführt:

- bei Säuglingen und Kleinkindern ist die körpereigene Abwehr noch nicht ausreichend entwickelt,
- für eine Reihe von Infektionskrankheiten (meist Virusinfektionen) stehen keine geeigneten Chemotherapeutika für eine kausale Therapie zur Verfügung, z.B. Kinderlähmung (Poliomyelitis), virale **Hepatitiden**, FSME (durch Zecken übertragene Frühsommer-Meningo-Enzephalitis), **Pocken** (Variola), **Masern** (Morbilli), **Tetanus** (eine bakterielle Infektion),
- im internationalen Reiseverkehr werden bestimmte Impfungen gefordert, besonders bei Reisen in tropische Gebiete, z.B. Gelbfieberimpfung und Choleraimpfung,
- gefährdete Personen, wie Pflegepersonal in Krankenhäusern und Seuchengebieten, unterziehen sich Schutzimpfungen.

Das *Bundesseuchengesetz* schreibt die Dokumentation von Impfungen vor. Es empfiehlt sich die Verwendung der *Internationalen Bescheinigungen über Impfungen und des Impfbuchs*, herausgegeben von der Weltgesundheitsorganisation. Ein solches Impfbuch gestattet die termingerechte Abwicklung von Impfungen durch den Arzt.

Die *Impfstoffapplikation* ist für die einzelnen Impfungen unterschiedlich, sie kann durch Skarifikation (Einbringen kleiner Schnitte in die Haut), subkutan, intrakutan, intramuskulär oder oral erfolgen (Tab. 15.**19**).

Der Arzt muß Impfintervalle, Kontraindikationen (z.B: akute fieberhafte Erkrankungen) und Sonderfälle (z.B. Impfungen von Diabetikern oder Schwangeren) beachten.

Für die Zulassung von **Impfstoffen** und **Sera** macht das Arzneimittelgesetz besondere Vorschriften. Eine *Charge* darf erst dann in den Verkehr gebracht werden, wenn sie von der zuständigen Bundesoberbehörde, hier dem Bundesamt für Sera und Impfstoffe (Paul Ehrlich-Institut) in Frankfurt/Main, freigegeben ist.

Tab. 15.**19** gibt Impfempfehlungen der „Stän-

Tabelle 15.**19** Impfkalender für aktive Schutzimpfungen (modifiziert nach den Impfempfehlungen der STIKO; Stand Sept. 1993)

Alter	Impfung gegen	**Fertigarzneimittel®**	**Art des Impfstoffes** Toxoid-Impfstoff	 Inaktivierter Impfstoff	 Lebend-Impfstoff
Neugeborene in der 1. Lebenswoche	Tuberkulose* streng intrakutan	+ BCG-Vaccine Behringwerke			+
ab 3. Lebensmonat	**Haemophilus influenzae Typ b** 2 × im Abstand von 6 Wochen, i. m. oder	+ HIB-Vaccinol	+		
	3 × im Abstand von 4 Wochen mit kombiniertem Impfstoff	+ DPT-Hib-Vaccinol			
	Diphtherie/Keuchhusten/ Tetanus 3 × im Abstand von 4–6 Wochen, i. m. gleichzeitig zum 1. und 3. Termin	+ D-P-T-Impfstoff Behring	+	+	
	Kinderlähmung 2 × trivalente Schluckimpfung	+ Oral-Virelon			+
2. Lebensjahr	**Masern**	+ Masern-Lebend-Impfstoff			+
	Mumps **Röteln**	+ Mumps-Impfstoff			+
	1 × als Kombination Masern-Mumps-Röteln, s. c.	+ M-M-R Vax			+
	Haemophilus influenzae Typ b 3. Impfung oder 4. Impfung mit kombiniertem Impfstoff (DPT-Hib)				
	Diphtherie/Keuchhusten/ Tetanus 4. Impfung	+ D-P-T-Impfstoff Behring	+	+	
	Kinderlähmung 3. trivalente Schluckimpfung	+ Oral-Virelon			+
3.–6. Lebensjahr	Nachholen versäumter Impfungen, insbesondere Mumps				
6./7. Lebensjahr	Diphtherie-Tetanus 1 × als Auffrischung	+ DT-Impfstoff-Behring			+
	Tuberkulintest (bei Negativen	+ BCG-Vaccine Behringwerke			+
	1 × Tuberkulose-Schutzimpfung				+
	Masern-Mumps-Röteln 2. Impfung	+ M-M-R Vax			+

* nur bei besonderer Gefährdung

Tabelle 15.**19** Fortsetzung

Alter	Impfung gegen	**Fertigarzneimittel®**	**Art des Impfstoffes** Toxoid-Impfstoff	Inaktivierter Impfstoff	Lebend-Impfstoff
10. Lebensjahr	**Kinderlähmung** 1 × Schluckimpfung als Auffrischung	+ Oral-Virelon			+
11.–14. Lebensjahr	**Röteln** 1 × für Mädchen (vor Eintritt der Pubertät) **Tetanus-Diphtherie** Auffrischimpfung	+ Rubellovac Röteln-Lebend-Impfstoff DT-Impfstoff Behring			+

Routinemäßige Auffrischimpfungen: **Kinderlähmung** 1 × alle 5–10 Jahre; **Tetanus** 1 × alle 10 Jahre

digen Impfkommission des Bundesamtes für Arzneimittel und Medizinprodukte" (STIKO) wieder.

Infektionsabwehr durch passive Immunisierung

Bei der *passiven Immunisierung* werden solche *Antikörper* übertragen, über die der zu schützende Organismus zum Zeitpunkt der Applikation nicht oder nicht in ausreichendem Maße verfügt. Die dabei zu verabreichenden Antikörper (Immunglobuline) bezeichnet man als **Sera**. Antikörper haben folgende Wirkungen gegen die Infektionserreger:

- Bakteriolyse,
- Neutralisation von Viren,
- Neutralisation von Bakterientoxinen,
- Förderung der Phagozytose.

Die Anwendung der passiven Immunisierung sei an einem Beispiel erläutert. Ein Kind zieht sich beim Rollschuhfahren eine große Wunde am Bein zu. Die Wunde muß ärztlich versorgt werden. Der Arzt wird die Mutter fragen, ob das Kind gegen Wundstarrkrampf (Tetanus) schutzgeimpft sei. Die Mutter kann die Frage in der Aufregung nicht sicher beantworten. Da es für eine aktive Schutzimpfung, d. h. zum Aufbau einer körpereigenen Abwehr zu spät ist, verabreicht der Arzt Tetanus-Immunglobulin vom Menschen. Dies ist die gereinigte Gamma-Globulin-Fraktion, die aus dem Blut gesunder, gegen Tetanus *aktiv* immunisierter Spender gewonnen wird. Es werden also bereits gebildete Antikörper gegen den Tetanuserreger gegeben.

Die aus der passiven Immunisierung resultierende Immunität ist jedoch nur von vergleichsweise kurzer Dauer. Für den Aufbau einer anhaltenden Immunität ist nur die aktive Schutzimpfung geeignet.

In der Vergangenheit wurden die Sera zur passiven Immunisierung von entsprechend immunisierten Tieren wie Pferd und Rind gewonnen. Da solche tierischen Sera aber für den Menschen auch Fremdeiweiß sind, kommt es hier häufig zu Unverträglichkeiten. Man versucht deswegen in zunehmendem Maße, die tierischen Sera durch menschliches *(homologes)* Immunglobulin zu ersetzen. Auch **Sera** sind vom Arzneimittelgesetz definiert: *„Sera sind Arzneimittel, die aus Blut, Organen, Organteilen oder Organsekreten gesunder, kranker, krankgewesener oder immunisatorisch vorbehandelter Lebewesen gewonnen werden, spezifische Antikörper enthalten und die dazu bestimmt sind, wegen dieser Antikörper angewendet zu werden."*

Die Human-Immunglobuline werden in verschiedener Form angewendet:

- **polyvalente Immunglobulinpräparate** enthalten fast ausschließlich Immunglobulin G (IgG) und sind gegen verschiedene Erreger wirksam,
- Präparate mit angereichertem Immunglobulin A (IgA) oder angereichertem Immunglobulin M (IgM),
- **Hyperimmunglobulinpräparate** enthalten die für den gegebenen Fall notwendigen Antikörper in stark angereicherter Konzentration.

Auch bei der Anwendung von Sera bzw. homologer Immunglobuline müssen Kontraindikationen beachtet werden.

Im folgenden einige Beispiele verschiedener Human-Immunglobuline zur passiven Schutzimpfung gegen:

- Röteln: Röteln-Ig HS Behring
- Hepatitis A: Gammabulin A Immuno
- Hepatitis B: Hepatitis-B-Ig Behring
Aunativ
Hepatect
- Tetanus: Tetagam N, Tetaglobulin S Merieux,
Tetanobulin S Immuno,
Wellcotig

Desinfektionsmittel

Zu Beginn dieses Kapitels war eine Definition für **Chemotherapeutika** gegeben worden (S. 247): *„Chemotherapeutika sind Stoffe, die im Körper Mikroorganismen zu schädigen oder zu töten vermögen und deren Wirkung bereits in Konzentrationen einsetzt, die für den Menschen untoxisch sind."*

Eine entsprechende Definition für **Desinfektionsmittel** lautet: *„Desinfektionsmittel sind Stoffe, die eingesetzt werden, um pathogene Mikroorganismen abzutöten, damit die Übertragung und Verbreitung von Infektionskrankheiten verhindert wird. Sie finden auf der Haut und in der Umwelt des Menschen Anwendung."*

Der wesentlichste Unterschied zu den Chemotherapeutika besteht, abgesehen von der Anwendung auf der Haut, in dem Einsatz außerhalb des Körpers. Der Grund dafür liegt in der wesentlich *höheren Toxizität* der Desinfektionsmittel.

Mit der Sterilisation verfolgt man die gleichen Ziele wie mit der Desinfektion, jedoch werden bei der Sterilisation Gegenstände von allen lebenden Mikroorganismen befreit. Während bei der Sterilisation physikalische Maßnahmen im Vordergrund stehen, wird eine Desinfektion üblicherweise mit **chemischen Desinfektionsmitteln** erreicht. Die wichtigsten Desinfektionsmittel stammen aus folgenden Stoffgruppen:

- Halogene,
- Alkanole,
- Alakanale,
- Phenole,
- grenzflächenaktiven Stoffen.

Wie wirken Desinfektionsmittel *bakterizid* und *viruzid*?

Desinfektionsmittel
- denaturierten Proteine und schädigen damit die Enzyme der Mikroorganismen und/oder
- zerstören die Zytoplasmamembran und damit auch die Zelle des Mikroorganismus.

Damit ein Desinfektionsmittel diese Wirkungen entfalten kann, müssen bestimmte Voraussetzungen erfüllt sein. Zunächst ist erforderlich, daß es den Erreger mit seinem *Wirkungsspektrum* erfaßt. Ferner muß die *Konzentration* richtig gewählt und die *Einwirkungszeit* ausreichend lang sein. Bei zahlreichen Desinfektionsmitteln müssen weitere Faktoren, wie z. B. pH-Wert, Temperatur und Keimdichte, beachtet werden.

Wichtige Anwendungsgebiete für Desinfektionsmittel sind u. a.:

- Hautdesinfektion, z. B. eines Operationsfeldes, einer Injektionsstelle oder einer leichten oberflächlichen Wunde,
- Händedesinfektion, z. B. des Chirurgen vor der Operation,
- Geräte- und Instrumentendesinfektion,
- Wasserdesinfektion, z. B. in Schwimmbädern,
- Raumdesinfektion,
- Wäschedesinfektion,
- Desinfektion von Körperausscheidungen (Eiter, Stuhl, Urin etc.).

Entsprechend den oben genannten Anwendungsgebieten können die Desinfektionsmittel in **Grob- und Feindesinfektionsmittel** unterteilt werden. Grobdesinfizientien dienen der Raum-, Toiletten- und Wasserdesinfektion sowie der Desinfektion von septischen Ausscheidungen. Die Entkeimung der Hände, der Haut, der Schleimhaut und der medizinischen Instrumente erfolgt mit Feindesinfektionsmitteln.

Tab. 15.**20** gibt einen Überblick wichtiger Desinfektionsmittel, wobei Anwendungsgebiete und Fertigarzneimittelbeispiele mit angegeben sind.

Infektionsübertragung

Auf vielfältige Weise können Infektionserreger von Mensch zu Mensch oder von Tier zu Mensch übertragen werden. Dieses geschieht entweder durch *direkten* Kontakt zum Erkrankten über die Haut, das Blut, den Atem (Tröpfcheninfektion), den Speichel, Urin und Stuhl, oder *indirekt* über Gegenstände, Lebensmittel, Trinkwasser, Staub sowie die Verschleppung durch Tiere. Ebenso können Tiere aber auch Zwischenwirte für Erre-

Tabelle 15.**20** Desinfektionsmittel (32)

Stoffgruppe/Stoff	Bestandteil des Fertigarzneimittels®	Wirkkonzentration	Anwendungsgebiete*	Bemerkung
a Oxidationsmittel				
Wasserstoffperoxid (H_2O_2)	Spitaderm	3 %ige wäßrige Zubereitung stärker verdünnt	F; zur Wundreinigung als Mundwasser	wirkt auch bleichend und desodorierend; in höherer Konzentration ätzende Wirkung
Kaliumpermanganat ($KMnO_4$)		bis 1:1000fache Verdünnung	F; Wund- und Schleimhautspülung	wirkt auch adstringierend; Vorsicht: Verätzungsgefahr
b Halogene				
Chlor (Cl_2) Hypochlorite			G; Trinkwasserentkeimung, Desinfektion von Kloaken	sehr billig; akute Vergiftung möglich; Tuberkelbakterien werden nicht getötet
Chloramin T (Tosylchloramid)	Clorina	0,05 – 0,25 %ig	F; Mund-, Blasen- und Vaginalspülung	setzt langsam Chlor und Hypochlorit frei
	Trichlorol	0,25 – 0,5 %ig	F; Händedesinfektion	
		stärker konzentriert	G; Trinkwasserdesinfektion	
Iod (I_2)	Betaisodona, Ultimex, Batticon, Braunol 2000, Braunovidon	in alkoholischer Lösung: 10 %ig	F; Haut-, Schleimhaut- und Wunddesinfektion	Vorsicht: I_2-Allergie; zuverlässige mikrobiozide Wirkung
c Organo-Quecksilberverbindungen				
Phenylmercuriacetat	+ Merfen, + Merfen Orange		F; Haut- und Wunddesinfektion	wirkt nur mikrobiostatisch; nicht am Auge anwenden
Merbromin	+ Mercuchrom „Krewel"		F; Hautdesinfektion; Wundbehandlung	nicht bei Kindern unter fünf Jahren
d Silberverbindungen				
Silbernitrat ($AgNO_3$)	MovaNitrat Pipette Pluralane	1 %ige Lösung	F; Blenorrhoeprophylaxe bei Neugeborenen	in höherer Konzentration starke Ätzwirkung (Ätzstifte)
	Fissan-Silber-Puder	0,05 – 0,2 %ig	zur Wundbehandlung	
Silbereiweiß-Verbindungen	Targesin	0,5 – 10 %ig	F; Spülungen	gute Eindringtiefe in die Haut; kaum Ätzwirkung

* G = Grob-, F = Feindesinfektion

Tabelle 15.**20** Fortsetzung

Stoffgruppe/Stoff	Bestandteil des Fertigarzneimittels®	Wirkkonzentration	Anwendungsgebiete*	Bemerkung
e Formaldehyd				
Formaldehydlösung		35 %ig	G; Raumdesinfektion durch Verdampfen der Lösung	Dämpfe wirken ätzend
	Buraten Liquid, Incidin GG, Tegodor	3 %ig	G; Flächendesinfektion	
Formaldehyd + Seife	Lysoform	1,5 %ig	F; Wäschedesinfektion, Hautdesinfektion	bakterizid incl. Tbc, viruzid und fungizid
Formalinspiritus		10 %ig	F; bei starker Schweißbildung	
Hexamethylentetramin (Methenamin)	Mandelamine, Antihydral, Hiprex, prex, Urotractan		F; bei starker Schweißbildung als Harnwegsdesindiziens	spaltet im sauren Milieu Formaldehyd ab
f Alkohole				
Ethanol	AHD 2000, Softasept, Hospisept, Mucasept A, Kodan, Sagromed	70 %ig in Wasser	F; Händedesinfektion	Sporen werden nicht abgetötet; Austrocknung der Haut
n-Propanol	Spitaderm, Softa Man, Sagrosept, Manusept, Primasept M, Sterillium	50 – 60 %ig in Wasser	F; Händedesinfektion	
Isopropanol (2-Propanol)	Spitacid, Sterillium, Kodan, Primasept M, Promanum, Spitaderm	60 – 70 %ig in Wasser	F; Händedesinfektion	
Glykol		als Aerosol	G; Luftentkeimung	
g Phenole				
Thymol	Salviathymol	5 %ig geringer konzentriert	F; Hautdesinfektion in Mundwässern	alle Phenole sind nur in undissoziierter Form desinfizierend wirksam
Eugenol (Nelkenöl)			F; in der Zahnheilkunde	
p-Chlor-m-kresol	Baktol, Sagrotan, Bacillotox		F; Haut-, Instrumenten- und Wäschedesinfektion, z. T. auch G für Ausscheidungen und Flächen	Konzentrationsangaben werden von den Präparateherstellern angegeben

* G = Grob-, F = Feindesinfektion

Tabelle 15.**20** Fortsetzung

Stoffgruppe/Stoff	Bestandteil des Fertigarzneimittels®	Wirkkonzentration	Anwendungsgebiete*	Bemerkung
o-Phenyl-Phenol (Biphenylol)	Bacillotox, Manusept, Lysolin, Kodan, Primasept M, Sagromed, Frekaderm, Frekasept, Sagrotan	je nach Einsatz unterschiedlich	F; Haut-, Hände-, Instrumenten- und Wäschedesinfektion einige Zubereitungen sind als G für Ausscheidungen und Flächen geeignet	alle Phenole sind nur in undissoziierter Form desinfizierend wirksam
2-Benzyl-4-Chlor-Phenol	Sagrotan, Primasept, Sagromed, Frekaderm, Frekasept			
3,4,5,6-Tetrabrom-o-Kresol	Promanum, Softasept, Desderman, Aknefug			
Hexachlorophen		1 – 3 %ig		zeigt gutes Penetrationsvermögen durch die Haut → resorptive Vergiftung mit neurotoxischen Symptomen; daher 3 % nie! überschreiten; ungeeignet für Säuglinge
h N-haltige Heterocyclen				
8-Hydroxy-Chinolin	Chinosol		F; Haut- und Munddesinfektion	gut wirksam und wenig toxisch
Ethacridin	Rivanol	1 – 5 %ig in Salben 1 ‰ig in Lösungen	F; Wunddesinfektion, Abszeßbehandlung, Blasen- und Vaginalspülungen	stark gelb färbend
Hexetidin	Hexoral, Stas-Gurgellösung, Doreperol	0,1 %ig	F; Mund- und Rachendesinfektion	breites Wirkspektrum
i Invertseifen (= grenzflächenaktive Ammoniumverbindungen)				
Benzalkonium-Chlorid	Baktonium, Laudamonium, Lysoform, Killavon, Quartamon, Zephirol, Cutasept, Glasin, Tegodor, Dequonal	0,5 – 2 %ig	F; Hände-, Haut-, Wund- und Instrumentendesinfektion	Mykobakterien und Sporen werden nicht abgetötet; Eiweiß, Eiter, Blut inaktivieren die Invertseifen; unwirksam in stark saurem Milieu; Hautreizungen

* G = Grob-, F = Feindesinfektion

Tabelle 15.**20** Fortsetzung

Stoffgruppe/Stoff	Bestandteil des Fertigarzneimittels®	Wirkkonzentration	Anwendungsgebiete*	Bemerkung
Cetylpyridinium-chlorid	Doreperol, Dobendan	0,05 %ig – 1 %ig	F; Mund- und Rachendesinfektion	
Dequalinium-chlorid	Maltyl, Dynexan	0,01 %ig	F; Mund- und Rachendesinfektion	
j Ampholytseifen (= grenzflächenaktive N-substituierte Aminosäuren)				
3,6,9-Triazahenicosansäure	Tego 103 S Tego 103 G Tego-Spray		F; Hände und Instrumentendesinfektion	gute Hautverträglichkeit; auch mykobakterizid;
3-Methyl-4,8-diazaicosansäure	Amphisept 80		F; Händedesinfektion	mit Seifen unverträglich
k Sonstige				
Chlorhexidin	Spitaderm, Desmanol, Larylin, Corsodyl, Chlorhexamed, Hansa-Wunddesinfektion		F; Hände- und Instrumentendesinfektion (im besonderen bei urologischen Eingriffen) häufig auch als Mund- und Rachendesinfizienz	rasch wirksam; geringe Toxizität

* G = Grob-, F = Feindesinfektion

ger sein (Mücken, Zecken, Milben). Tiere, die durch Stich, Biß oder sonstigen Körperkontakt Krankheiten übertragen, nennt man *Hygiene-Schädlinge*. Solche tierischen Parasiten sind u. a. die Anopheles-Mücke (überträgt durch Stich die Malaria) oder die Zecken (übertragen durch Biß die FSME, eine virale Enzephalitis, und die Borreliose, eine bakterielle Meningitis). Die Grenze zu den Lästlingen (Stubenfliege, Spinnen, Ameisen) ist nicht scharf zu ziehen. Die Schädlinge, die Infektionserreger übertragen, die auftretenden Erkrankungen und die Möglichkeiten zur Schädlingsbekämpfung sind in Tab. 15.**21** aufgeführt.

Eine natürliche Prophylaxe gegen Infektionskrankheiten bieten:

- eine gesunde Lebensweise,
- ausreichende Bewegung,
- ausgewogene Ernährung,
- genügend Schlaf,
- allgemeine Sauberkeit,
- körperliche Hygiene,
- psychisches Wohlbefinden.

Prophylaxe von Krankheiten bei Fernreisen

Man schätzt, daß jährlich etwa 12 Millionen Menschen aus Industriestaaten in Entwicklungsländer reisen. Ebenso erfreuen sich sonstige exotische Reiseziele im internationalen Reiseverkehr immer größerer Beliebtheit.

Dabei beachten die Reisenden häufig nicht die Infektionsgefahren in fremden Ländern. Anderes Klima, mangelnde Hygiene, niedriger sozialer Lebensstandard und ungenügende Bevölkerungsaufklärung in vielen Ländern begünstigen häufig Krankheiten, die bei uns keine Bedeutung mehr haben, beziehungsweise niemals hatten. Tab. 15.**22** gibt die Häufigkeit von Infektionen und Todesfällen tropischer Erkrankungen wieder.

Um sich bei Reisen zu schützen, sollte man dem *Reiseziel angepaßte Vorsorgemaßnahmen* treffen. Dazu ist es erforderlich, sich über die medizinische Situation im betreffenden Reiseland zu informieren. Auskünfte erteilen die Tropeninstitute, Gesundheitsämter und Hafenärzte. Abb. 15.**28** gibt einen groben Überblick über die regionale Verbreitung der häufigsten Erkrankungen.

Tabelle 15.**21** Infektionen übertragende Schädlinge

Schädling	Erkrankung	Bekämpfung der Schädlinge
große Stubenfliege	Ruhr, Typhus, Cholera, Salmonellosen, Kinderlähmung, Maul- und Klauenseuche	
Stechfliege	Milzbrand, Ruhr, Zwischenwirt verschiedener Geflügelbandwürmer	
Schmeißfliege	überträgt gesundheitsschädliche Keime, Darminfektionen	Blattanex®
Hausmücke	Hirnhautentzündung, Fadenwurmerkrankungen	Baygon® (= Propoxur)
Malariamücke	Malaria, Fadenwurmerkrankungen. Nur in sub- und tropischen Gebieten!	
Kriebelmücke	Geflügel-Blutparasiten, verschiedene Wurmkrankheiten	Mafu® (= Dichlorphos)
Tsetse-Fliege	Überträger der Schlafkrankheit, großflächige Hautentzündungen	
Bettwanze	Störung des Allgemeinbefindens	
Hausschabe	Milzbrand, Salmonellen, Tuberkulose, Zwischenwirt von Fadenwürmern, Hospitalismus in Krankenhäusern	
Flöhe	tagelanger Juckreiz der Haut, Überträger von Bandwürmern	
Milben	Allergien (Asthma und Hauterkrankungen)	Quellada®
Kopflaus	starker Juckreiz, Hautquaddeln, Ekzeme, eitrige Geschwülste, Flecktyphus, Fünftagefieber, Läuserückfallfieber, Hepatitis	Jacutin® (= Lindan)
Filzlaus		Goldgeist® forte
Kleiderlaus		(= Pyrethrumextrakt)
Zecken	Zeckenenzephalitis, Borreliose	Autan® (= Diethyltoluamid), Vapona®
Ratten	Typhus, Cholera, Ruhr, Pest, Tuberkulose, Trichinose, Maul- und Klauenseuche	Racumin® (= Cumarin-Derivat)

Welche prophylaktischen Maßnahmen gibt es?

Die Vorsorgemaßnahmen umfassen:

- *Impfungen,*
- *Chemoprophylaxe,*
- *persönliche Verhaltensregeln.*

Tabelle 15.**22** Tropische Krankheiten: Häufigkeit von Infektionen und Todesfälle
Quelle: Fédération Internationale Pharmaceutique (F.I.P.)

	Infektionen ($\times 10^6$/Jahr)	Todesfälle ($\times 10^6$/Jahr)
Diarrhoe	3–5000	5–10
Tuberkulose	1000	0,4
Malaria	800	1,2
Amöbiasis	400	0,03
Filariasis	250	–
Schistosomiasis (Bilharziose)	200	0,5–1,0
Poliomyelitis	80	0,02

Es muß bei der Reisevorbereitung beachtet werden, daß Immunisierung und Chemotherapie einer zeitlichen Vorausplanung und ärztlicher Beratung bedürfen. Reiseerkrankungen, vor denen man sich durch Impfung schützen kann, sind in Tab. 15.**23** aufgeführt.

Zum Infektionsschutz gegen Reiseerkrankungen, vor denen man sich bis heute nicht durch Impfung schützen kann, müssen Medikamentenprophylaxe und/oder persönliche Maßnahmen durchgeführt werden. Dieses gilt für die

- Malariaprophylaxe,
- Trypanosomiasisprophylaxe,
- Schistosomiasisprophylaxe,
- Diarrhoeprophylaxe,
- Prophylaxe sexuell übertragbarer Krankheiten.

Malaria. Zur Vorbeugung sind prinzipiell drei Dinge zu tun:

1. Sich über die Malariasituation im Reisegebiet informieren und mit entsprechender Chemo-

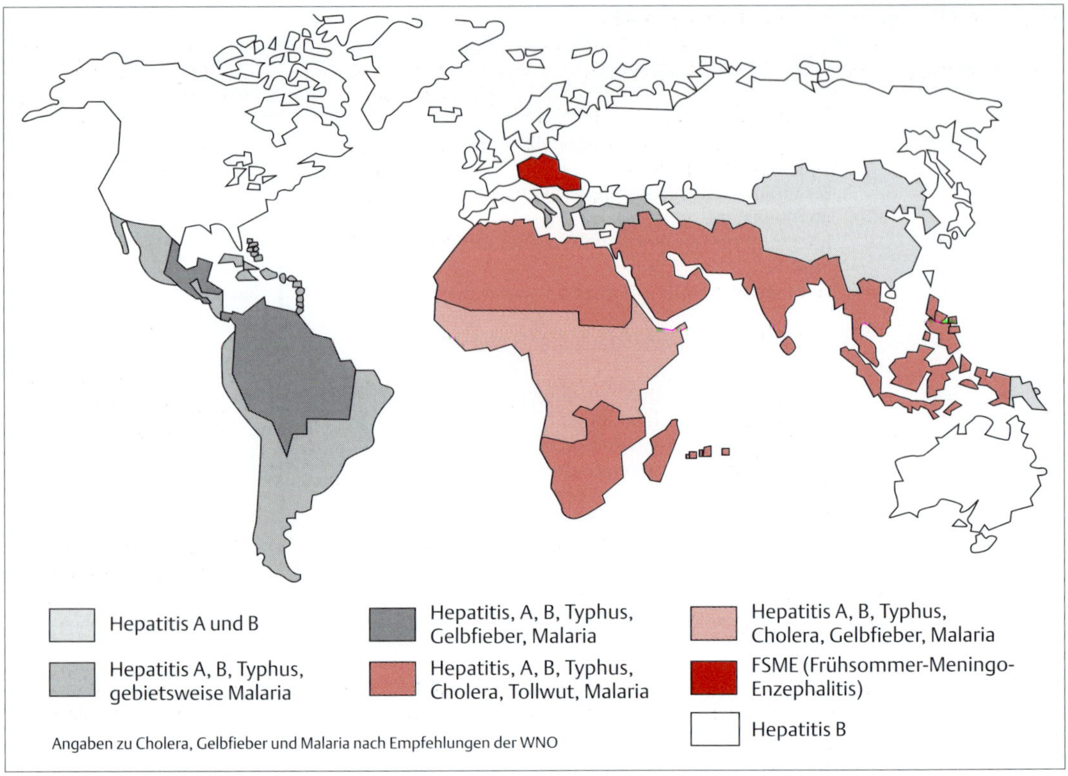

Abb. 15.**28** Regionale Verbreitung der häufigsten Erkrankungen bei Fernreisen, gegen die prophylaktische Maßnahmen empfohlen oder vorgeschrieben sind

therapie bereits eine Woche vor Reiseantritt beginnen (S. 270 f.).

2. Sich am Reiseziel vor Insektenstichen schützen:
   - helle Farben tragen, da Moskitos von dunklen Farben angelockt werden,
   - Kleidung tragen, die auch Arme und Beine bedeckt,
   - nachts ein Moskitonetz über das Bett spannen,
   - Insektenrepellents auf freien Körperteilen verwenden (z. B. Autan®, Pellit® u. a.),
   - Räume mit Antiinsektensprays von Mücken befreien.
3. Man muß sich vor Augen halten, daß trotz aller Schutzmaßnahmen dennoch eine Infektion möglich ist. Daher sollte man auch bei Fieber, das erst Monate nach Reiserückkehr auftritt, eine Malariainfektion als Ursache dafür mit ins Kalkül ziehen.

Schlafkrankheit. Auch hier liegt im Schutz vor dem Stich der Tsetse-Fliege die wichtigste Prophylaxemaßnahme. Die Insektenabwehr kann so, wie bei den Malariavorsorgemaßnahmen beschrieben, durchgeführt werden. Für die Chemotherapie gelten die Ausführungen auf S. 267 f.

Schistosomiasis (Bilharziose). Zwischenwirt für die die Schistosomiasis auslösenden Pärchenegel sind Süßwasserschnecken in warmen Ländern. Waten, Waschen und Schwimmen in Süßwasser sollte daher unbedingt vermieden werden. Zudem ist Süßwasser häufig auch mit Abwässern, tierischem Urin etc. verunreinigt, so daß mannigfaltige Infektionsmöglichkeiten beim Baden bestehen. Daher sollte man nur in Becken mit gechlortem Wasser schwimmen gehen.

Die Therapie der Bilharziose erfolgt mit Praziquantel (+ Biltricide®; S. 280 ff.).

Reisediarrhoe. Etwa jeden zweiten Reisenden in Entwicklungsländer trifft die Durchfallerkrankung. Dabei gibt es die recht einfache persönliche Merkregel zum Schutz vor der Reisediarrhoe:

Tabelle 15.**23** Schutzimpfungen im Reiseverkehr

Immunisierung gegen	Impfung	Indikaton	Zeitraum des Schutzes	wichtige Hinweise
Cholera	2 × s. c. Injektion (+ Cholera Impfstoff Behring®)	nur, wenn Impfung bei Einreise verlangt wird	ab 2 Wochen nach der 2. Impfung bis zu 6 Monaten	nicht bei Kindern unter 6 Monaten
Kinderlähmung	1 × Schluckimpfung, wenn Grundimmunisierung im Kindesalter erfolgte (+ Oral-Virelan®)	bei Reisen in warme Länder, wenn letzte Impfung mehr als 10 Jahre zurückliegt	sofort bis zu 10 Jahren	
Diphtherie	1 × i. m. Injektion, wenn Grundimmunisierung im Kindesalter erfolgte (+ Diphtherie Adsorbat®)	bei regional erhöhter Morbidität	sofort bis zu 10 Jahren	Impfung kann in Kombination mit Tetanusimpfung erfolgen
Tetanus	1 × i. m. Injektion, wenn Grundimmunisierung im Kindesalter erfolgte (+ Tetanol®)	wenn letzte Impfung mehr als 10 Jahre zurückliegt	bis zu 10 Jahren	bei Verletzung und mangelhafter Grundimmunisierung simultane passive und aktive Impfung
Typhus	3 Impfstoffkapseln im Abstand von je 2 Tagen schlucken (+ L-Typhoral®)	bei Reisen in Endemiegebiete	ab 1 Woche bis zu 2 Jahren	bei Kindern im Vorschulalter noch nicht erprobt
Gelbfieber	1× streng s. c. Injektion	bei Reisen in Endemiegebiete von Mittel- und Südamerika sowie Afrika 17° nördlicher und 17° südlicher Breite	ab 10 Tage nach Impfung bis zu 10 Jahren	Kinder unter 12 Jahren dürfen nicht geimpft werden; Impfmöglichkeit nur in dazu autorisierten Gelbfieberimpfstellen
Virushepatitis	Grundimmunisierung: 2 Injektionen im Abstand von 4 Wochen; 3. Injektion nach 6 – 12 Monaten (+ Havrix®)	bei Reisen in Gebiete mit mangelnder Hygiene; auch für Personal in medizinischen Einrichtungen; homosexuell aktive Männer	nach 2. Impfung innerhalb von 2 Wochen für ca. 1 Jahr; nach 3. Injektion hält der Schutz für ca. 10 Jahre	
FSME (Frühsommer-Meningo-Enzephalitis)	Grundimmunisierung: 2 Injektionen im Abstand von 1 – 3 Monaten; 3. Injektion nach 9 – 12 Monaten; Auffrischimpfungen (* Encepur®)	bei Reisen in Österreich, Südosteuropa, Süddeutschland, Südschweden		nur erforderlich, wenn man sich viel in ländlichen Regionen aufhält (z. B. Wanderurlaub)

Quelle: Empfohlene Reiseimpfungen der ständigen Impfkommission des BfArM
und Gesundheitsempfehlungen für den internationalen Reiseverkehr, Impfbestimmungen des Internationalen GRÜNEN KREUZES, Genf, und des deutschen GRÜNEN KREUZES, Marburg

„Peel it, cook it or forget it". Das heißt mit anderen Worten: man sollte nur in Flaschen abgefüllte oder gekochte bzw. gechlorte Getränke, gekochte Speisen sowie geschälte Früchte verzehren. Leitungswasser, Eiswürfel, Eiscreme und Lebensmittel aus dem Straßenverkehr sind zu meiden.

Erkranken Reisende dennoch, so muß unbedingt darauf geachtet werden, eine durch den Durchfall verursachte Dehydration (Wasserverlust) auszugleichen. Dazu empfiehlt sich das Trinken einer **rehydrierenden Flüssigkeit**, die man selbst bereitet

(3,5 g NaCl, 2,5 g $NaHCO_3$, 1,5 g KCl plus 20 g Glucose auf 1 l gekochtes Wasser)

oder in Form von Fertigarzneimitteln mit sich führt (Oralpädon®, Elotrans®, u. a.), die bei Bedarf in Wasser aufgelöst werden.

In schweren Fällen kann eine Medikamenteneinnahme erforderlich werden. Neben Kohlepräparaten (Kohle-Compretten®) stehen Antibiotika (+ Doxycyclin®, + Vibramycin®, + Co-trimoxazol, Pentofuryl® oder ähnliche) zur Verfügung. Auch die Bakterienflora wiederaufbauende Präparate wie Perenterol® oder Bactisubtil® haben sich zum Teil bewährt. Nur in schlimmen Fällen sollten Motilitätshemmer wie Loperamid (Imodium®), Diphenoxylat (+ Reasec®) oder Opiate (BTM-Opiumtinktur) Einsatz finden.

Sexuell übertragbare Erkrankungen. Die sexuell übertragbaren Krankheiten werden bei der Reisevorbereitung im allgemeinen nicht bedacht und vor allem nicht besprochen. Neben der Gonorrhoe (Erreger: *Neisseria gonorrhoeae*) ist hier an AIDS zu denken. Im besonderen sollten Sexualkontakte zu Prostituierten gemieden werden. Zwar vermindern Kondome und Diaphragmen mit Spermiziden das Infektionsrisiko, doch gewähren sie keinen 100%igen Schutz. Ggf. sollten Kondome bereits hier gekauft werden, da über die Qualität der am Reiseziel erhältlichen Präservative keine Kenntnisse bestehen.

Neben der Prophylaxe von Infektionskrankheiten muß bei der Reisevorbereitung auch an die Zusammenstellung der übrigen Reiseapotheke gedacht werden. Die Standard-Reiseapotheke enthält neben den individuell benötigten Medikamenten Sonnenschutzmittel, Mittel zur Wundversorgung, Mittel gegen Hauterkrankungen, Augentropfen, Erkältungstherapeutika etc.

Zusammenfassung

Die Therapie und die Prophylaxe von Infektionskrankheiten sind zwei Gesichtspunkte des gleichen Geschehens: die Infektionsabwehr durch **Chemotherapeutika** und die Infektionsabwehr durch **Immunisierung**.

Ein Chemotherapeutikum wird durch die Faktoren Wirkungsspektrum, Wirkungstyp, Wirkungsmechanismus und Wirkungsintensität charakterisiert.

Die Gliederung in diesem Kapitel erfolgte hauptsächlich nach der Art der Erreger als Bakterien, Protozoen, Pilze, Würmer und Viren.

Bei der Abhandlung der Chemotherapeutika gegen bakterielle Infektionen (die größte Gruppe) ist eine Unterteilung nach dem Wirkungstyp sinnvoll, d. h. eine Gliederung in bakterizid und bakteriostatisch wirkende Chemotherapeutika.

Zum Verständnis der Infektionsabwehr durch Immunisierung, d. h. durch Impfstoffe und Sera, ist die Kenntnis des körpereigenen Immunsystems notwendig. Mit Hilfe dieses komplizierten Systems kann der Körper fremdes Material erkennen und unschädlich machen. Dies kann durch Antikörperbildung, Immunozyten oder Freßzellen geschehen.

Ziel der aktiven Schutzimpfung mit Impfstoffen ist es, mit isolierten Antigenen oder mit abgeschwächten Erregern das körpereigene Abwehrsystem gezielt anzuregen. Es handelt sich um eine prophylaktische Maßnahme gegen schwere Infektionskrankheiten.

Ziel der passiven Immunisierung mit Sera ist es, durch Gabe von spezifischen Antikörpern den Organismus zu einem Zeitpunkt zu schützen, an dem er selbst noch nicht über eine ausreichende Menge an Antikörpern verfügt. Dieser Zeitpunkt kann nach bereits erfolgter Infektion liegen. Hier handelt es sich um eine therapeutische Maßnahme.

Den durch Massentourismus bedingten Infektionsgefahren in fremden Ländern muß durch besondere Vorsichtsmaßnahmen bei entsprechenden Reisen Rechnung getragen werden. Die Apotheke ist ein wichtiger Ort für Empfehlungen und Ratschläge.

Fragen

1. Durch welche Besonderheiten zeichnet sich die Chemotherapie im Vergleich zur normalen Arzneimitteltherapie aus?
2. Welche Arzneimittelgruppen kommen bei virusbedingten grippalen Infekten zum Einsatz?
3. Erklären Sie den Begriff Antibiogramm und geben Sie Beispiele an.
4. Fertigen Sie eine tabellarische Übersicht folgender Chemotherapeutika an: Penicilline, Cephalosporine, Aminoglykoside, Polypeptide, Tetracycline, Chloramphenicol, Makrolide, Lin-

comycin und Sulfonamide. Berücksichtigen Sie in der Tabelle folgende Faktoren: Wirkungsspektrum, Wirkungstyp, Wirkungsmechanismus und Fertigarzneimittelbeispiele.

5. Wie läßt sich die Forderung nach einer Langzeittherapie der Tuberkulose begründen?
6. Welches ist die sinnvollste Art der Malariabekämpfung?
7. Erklären Sie die Bedeutung von gametozytoziden Chemotherapeutika in der Therapie und Prophylaxe von Malaria.
8. Worin bestehen die besonderen Gefahren einer Pilzinfektion?
9. Nennen Sie wichtige, gegen Organ- und Systemmykosen eingesetzte Arzneimittel.
10. Nennen Sie prophylaktische Maßnahmen zur Verhinderung von Wurmerkrankungen.
11. Welche Vorteile bringt eine Infektionsprophylaxe durch aktive Schutzimpfung?
12. Warum werden „Kinderkrankheiten“ meist nur einmal durchgemacht?
13. Begründen Sie das eventuelle Auftreten von Unverträglichkeitsreaktionen nach passiver Schutzimpfung mit tierischem Serum.
14. Geben Sie verschiedene Anwendungsbeispiele für chemische Desinfektionsmittel mit jeweils einem Beispiel an.
15. Warum sollten Epileptiker keine Gyrasehemmer nehmen?
16. Begründen Sie die Empfehlung, eine Chemotherapie zur Malariaprophylaxe bereits eine Woche vor Reiseantritt zu beginnen.

16 Arzneimittel zur Behandlung von Erkältungskrankheiten und Bronchialasthma

Eine mögliche Ursache von Erkältungskrankheiten ist jedem geläufig. Man schwitzt bei einer körperlichen Arbeit und kommt anschließend in einen kühlen Zugwind. Die Folgen sind das berüchtigte Kratzen im Hals, vermehrte Nasensekretion, Nasenverstopfung, Niesreiz, häufig Husten und eine geringe Körpertemperaturerhöhung. Damit liegen bereits die Symptome einer Erkältung vor.

Einer Erkältungskrankheit geht sehr oft eine Kälteeinwirkung voraus. Die Fähigkeit der Leukozyten und Antikörper, Bakterien zu vernichten, wird dadurch stark herabgesetzt. Erreger können sich rasch ausbreiten. Auf diese Weise erklärt man das Zustandekommen des Begriffs **Erkältung** (engl. common cold).

Interessant ist die Vielfalt, mit der sich eine Erkältung äußert. Daher erklärt sich der Sammelbegriff **Erkältungskrankheiten**. Die Atmungsorgane besitzen einen engen Kontakt zur Umwelt und sind deswegen besonders gefährdet.

Atemwege und benachbarte Organe

Über die *Atemwege*, d. h. *den Respirationstrakt*, finden die Erreger von Erkältungskrankheiten direkten Zugang zu unserem Organismus. Die wichtigsten Teile der Atemwege sind hier zusammengestellt:

- Nasenhöhle,
- Nasennebenhöhlen (Sinus),
- Rachen (Pharynx),
- Mandeln (Tonsilla),
- Mundhöhle,
- Kehlkopf (Larynx),
- Luftröhre (Trachea),
- Lunge (Pulmo),
- Bronchien,
- Bronchiolen,
- Alveolen.

Abb. 16.**1** zeigt die Lage dieser Teile.

Zum *oberen Teil* der Atemwege gehören *Nasenhöhle* mit *Nebenhöhlen, Mund* und *Rachen. Kehlkopf, Luftröhre, Bronchien, Bronchiolen* und *Alveolen* bilden den *unteren Teil* der Atemwege.

Die Atemwege gewährleisten die Atmung, d. h. den Gasaustausch zwischen den Zellen und der Umgebung. An der Atmung sind wichtige Transportvorgänge beteiligt. Dazu gehört einmal der Transport des Sauerstoffs von der Außenluft zu den Orten des Verbrauchs, zu den Zellen. Zum anderen gehört dazu der Transport des CO_2 von den Orten der Bildung an die Außenluft. Es ist leicht zu erkennen, daß gestörte Funktionen der Atemwege weitgehende Folgen für den Organismus besitzen können.

Unmittelbar benachbarte Organe der Atemwege sind die Augen und Ohren, so daß sie bei Erkältungskrankheiten häufig in Mitleidenschaft gezogen werden.

Erkrankungen der Atemwege und ihre Ursachen

Die Erkrankungen der Atemwege machen in den Industrieländern 25 % bis 50 % aller ärztlichen Konsultationen und ca. ein Drittel der Arbeitsunfähigkeitstage aus. Damit kommt ihnen eine beachtliche ökonomische Bedeutung zu.

Folgende Erkrankungen der Atemwege und benachbarter Organe lassen sich als Erkältungskrankheiten im weitesten Sinne des Wortes auffassen:

Entzündungen
- der Nasenschleimhaut (**Rhinitis**),
- der Nasennebenhöhlen (**Sinusitis**),
- des Rachens (**Pharyngitis**),
- der Mundschleimhaut (**Stomatitis**),
- des Zahnfleisches (**Gingivitis**),
- der Zunge (**Glossitis**),

Abb. 16.**1** Mittelschnitt durch den Kopf eines erwachsenen Mannes. Atemwege hell- und dunkelgrau.
1 Nasenrachenraum (Pars nasalis des Pharynx),
2 Wulst des Tubenknorpels (Torus tubarius),
3 Eingang zur Ohrtrompete (Tuba auditiva),
4 Rückwand des Rachens,
5 mittlerer Rachenraum (Pars oralis des Pharynx),
6 Luftröhre (Trachea)
7 Stirnhöhle (Sinus frontalis),
8 Keilbeinhöhle (Sinus sphenoidalis),
9 Rachenmandel (Tonsilla pharyngea),
10 Riechregion der Nasenhöhle (Regio olfactoria),
11 Übergang von Nasenhöhle zu Pharynx (Choana),
12 Nasenmuscheln (Conchae nasales),
13 Mundhöhle,
14 Kehldeckel (Epiglottis),
15 Knorpelspange der Luftröhre (nach Faller)
(Farbdruck mit freundlicher Unterstützung der Firma Hageda, Köln)

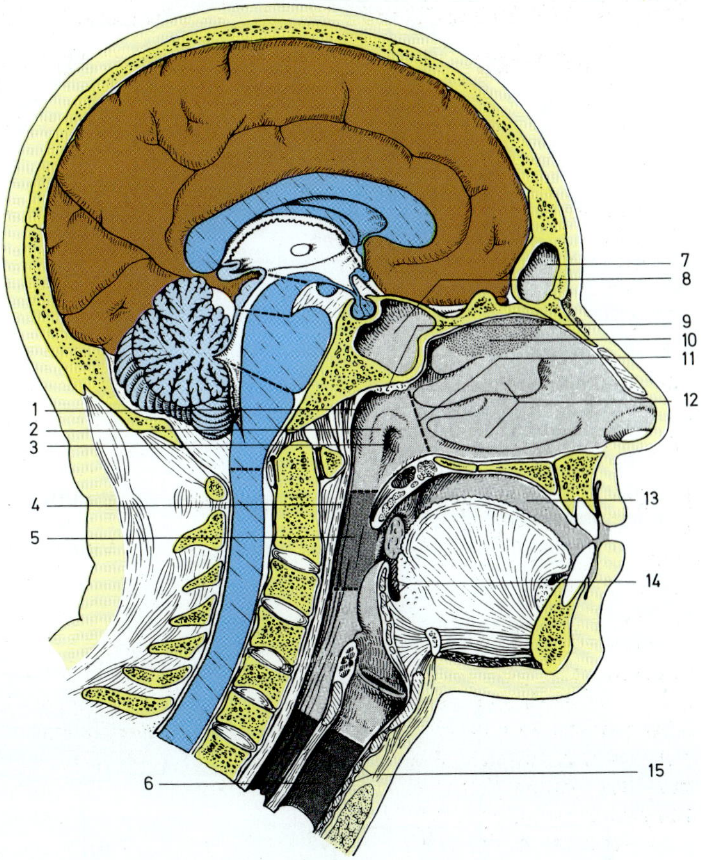

- der Mandeln (**Angina tonsillaris** oder **Tonsillitis**),
- des Kehlkopfbereichs (**Laryngitis**).

Breitet sich die Erkältung auf das Ohr aus, entsteht häufig eine Mittelohrentzündung (**Otitis media**).

Die Ausbreitung auf die Augen führt zur Bindehautentzündung (**Konjunktivitis**).

Breitet sich die Erkältungskrankheit in den *unteren* Atemwegen aus, so entstehen:

- Bronchialkatarrh (**Bronchitis**),
- Husten (**Tussis**),
- Lungenentzündung (**Pneumonie**).

Die Organe der Atemwege liegen teilweise so eng benachbart, daß sich eingedrungene Erreger *leicht* von einem Organ zu anderen *ausbreiten*.

Erreger von Erkältungskrankheiten. Eine Infektion der *Atemwege* wird primär zu ca. 95 % durch *Viren* verursacht. Man spricht von der **Primärinfektion**. Hierher gehören als Erreger:

- Respiratorisches Syncytial-Virus (RSV)
- Rhinoviren
- Adenoviren
- Parainfluenza-Viren
- Influenza-Viren A, B, C (Grippeviren)

Die RSV-Infektion herrscht bei Kindern unter 1 Jahr, die Influenza Viren-A-Infektion beim Patienten über 60 Jahren vor. Folgende Ansteckungswege kommen in Betracht:

- direkter Kontakt mit infektiösen Absonderungen (z. B. Schleim) auf der Haut und anderen Oberflächen,
- Einatmen infektiöser Tropfen-Suspension aus der Luft,
- Kombination der beiden Wege.

Die Inkubationszeit beträgt 48 bis 72 Stunden. Die Viren schwächen den Organismus und ermöglichen es Bakterien, sich auszubreiten. Man spricht von einer **Sekundärinfektion.** Erreger solcher Infektionen sind (Abb. 16.**2**):

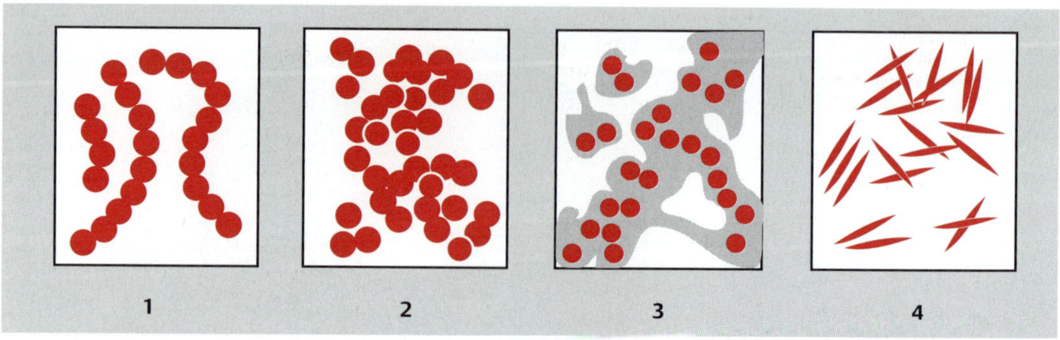

Abb. 16.2 Bakterien, die häufig Sekundärinfektinen verursachen: 1 Streptokokken, 2 Staphylokokken, 3 Pneumokokken, 4 Fusobakterien

- Streptokokken,
- Staphylokokken,
- Pneumokokken,
- *Haemophilus influenza* (ein kleines unbewegliches Stäbchen), ein häufiger Schleimhautsaprophyt in den Atemwegen des Menschen,
- Fusobakterien (treten auf bei Angina Plaut-Vincenti).

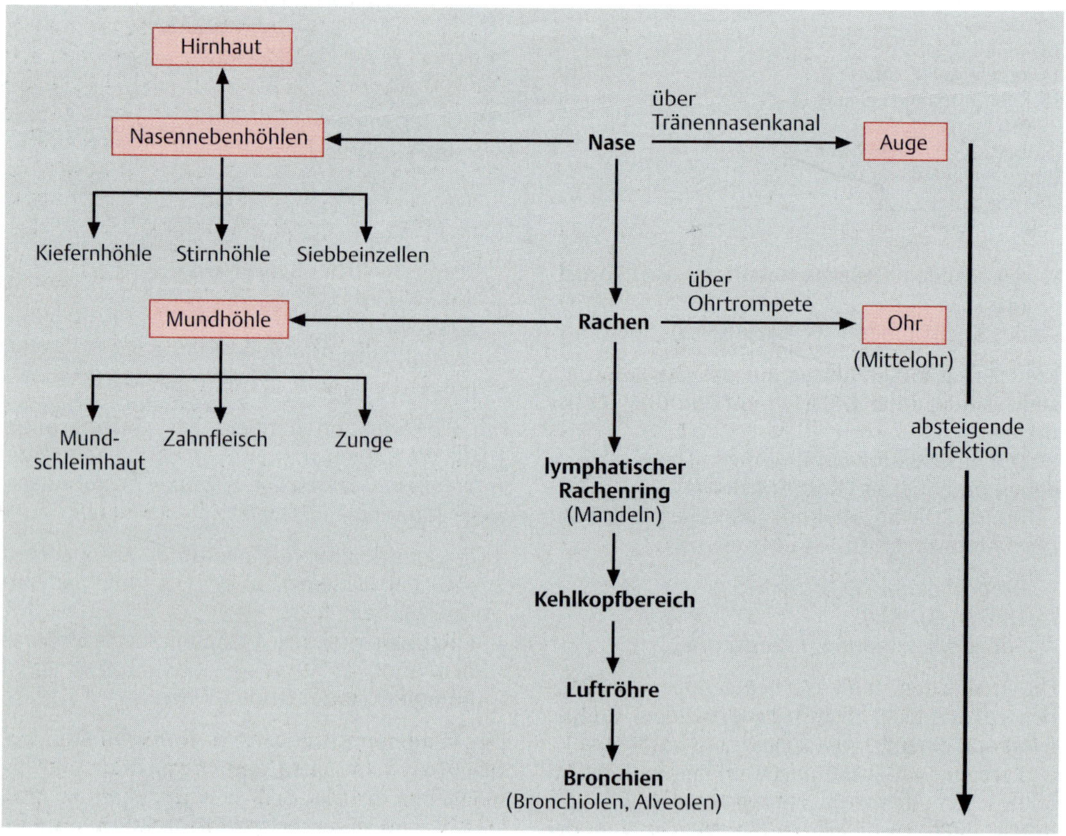

Abb. 16.3 Ausbreitungswege von Erregern in den Atemwegen und benachbarten Organen

Wegen der unmittelbaren Nähe der Atmungsorgane kommt es leicht zur Ausbreitung von Erkältungserscheinungen im infizierten Organismus Abb. 16.**3** gibt einen Überblick über die möglichen Ausbreitungswege.

Man erkennt an den aufgezeigten Zusammenhängen, daß auch ein banaler Infekt wie eine **Pharyngitis** oder **Rhinitis** weitreichende Folgen haben kann.

Nase und Rhinologika

Die wichtigsten Hohlräume der Nase sind die *Nasenhöhle* und die Nebenhöhlen (Sinus) (Abb. 16.**4**).

Der Nasenrachenraum dient der Reinigung, Befeuchtung und Anwärmung der Atemluft. Ferner besitzt er durch lymphatisches Gewebe eine Schutz- und Abwehrfunktion (S. 311). Hier ist auch der Sitz des Geruchsorgans.

Wichtiger Bestandteil der Nase ist die Nasenschleimhaut, die die Nasenhöhle und die Nasennebenhöhlen überzieht. Das Flimmerepithel dieser Schleimhaut befördert eingeatmeten Staub, aber auch Erreger mit dem Schleim in Richtung Rachen.

Die Nasennebenhöhlen liegen eng beieinander und bilden die Verbindung zum Schädelinneren. Die Gefahren eines Infektes der Nebenhöhlen liegen damit auf der Hand. Ferner besteht zwischen Nase und Auge eine direkte Verbindung über den Tränennasenkanal (Ductus naso-lacrimalis).

Die Atmung durch die Nase ist von großer Bedeutung. Ist der Luftweg durch die Nase wegen Anschwellung der Nasenschleimhaut oder anderer Hindernisse verlegt, so muß die Nasenatmung durch Mundatmung ersetzt werden. Bei der Mundatmung wird aber die Atemluft nicht gefiltert und nicht ausreichend befeuchtet und angewärmt. Dadurch entstehen leicht Infektionen des Rachens, des Kehlkopfes und evtl. der Bronchien.

Die häufigste Erkrankung, die eine Nasenatmung beeinträchtigt, ist die **Rhinitis**, banal Schnupfen genannt. Die **akute Rhinitis** wir durch das Eindringen von Viren in die Nasenschleimhaut hervorgerufen. Da die Viren das Oberflächenepithel der Schleimhaut schädigen, kommt es leicht zu einer bakteriellen Sekundärinfektion, dem eitrigen Schnupfen **(infektiöse Rhinitis)**. Sinusitis und/oder Otitis media sind häufig weitere Folgen.

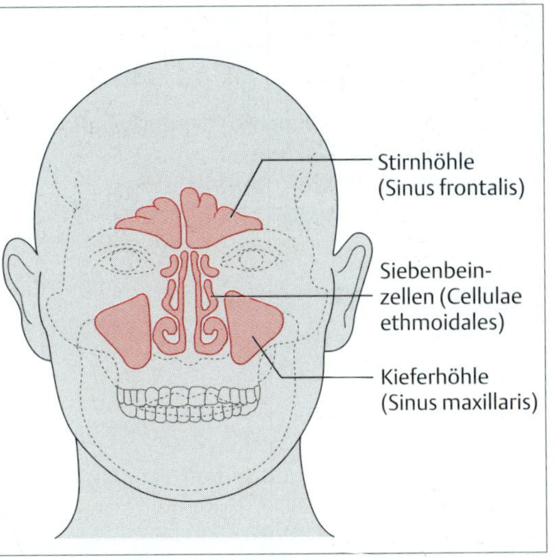

Abb. 16.**4** Nasenhöhle und Nasennebenhöhlen (nach Stofft)

Hauptsymptom einer Rhinitis ist stets eine Schwellung der Nasenschleimhaut, die mit behinderter Nasenatmung, mit vermehrtem Nasenfluß und mit Kopfschmerzen einhergeht. Die *kausale* Therapie von Viruserkrankungen ist problematisch. Die Mehrzahl der **Rhinologika** dient deswegen vorwiegend einer *symptomatischen* Therapie. Man benötigt Wirkstoffe, die zu einer Schleimhautabschwellung und damit auch zu einer Verringerung der Sekretion führen. Dies erreicht man mit **Vasokonstriktoren** (α-Sympathomimetika) (vgl. S. 98, Tab. 7.**2**).

Die Schleimhautabschwellung soll

- die Mundatmung verhindern,
- die Belüftung der Nebenhöhlen gewährleisten,
- die Ohrtrompete freihalten.

Außer den Vasokonstriktoren werden folgende Wirkstoffe verwendet:

- ätherische Öle,
- Antihistaminika,
- Glucocorticoide,
- Cromoglicinsäure,
- Vasodilatatoren.

Die Rhinologika finden in oralen und lokalen Applikationsformen Anwendung. Dabei gilt die *lokale* Anwendung von Nasensprays, -tropfen, -salben, -stiften und -gelen als die *Therapie der Wahl.*

Die wichtigsten der als Vasokonstriktoren eingesetzten Wirkstoffe in lokalen Rhinologika sind die Imidazolin-Derivate (Tab. 7.**2**, S. 98):

- Xylometazolin (Olynth®, Otriven®, Balkis®)
- Oxymetazolin (Nasivin®)
- Naphazolin (Privin®, Rhino-stas®)

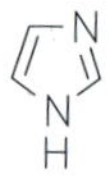

Imidazol

Abb. 16.**5**

Bei der lokalen Anwendung von Vasokonstriktoren ist zu beachten, daß Nebenwirkungen wie Atemstörungen und Blutdrucksteigerung durch Resorption des Wirkstoffes möglich sind. Bei Säuglingen und Kleinkindern ist deswegen auf niedrige Dosierung zu achten. Mit einer besseren Benetzung der Nasenschleimhäute und wegen ihrer genaueren Dosierbarkeit haben sich inzwischen die Dosiersprays bewährt. Generell sollen Rhinologika mit Vasokonstriktoren nicht öfter als 2- bis 3mal täglich und in der Regel nicht länger als 3 bis 5 Tage angewandt werden. Eine zu häufige Anwendung in sehr kurzen Abständen kann zu einem völligen Verlust des Flimmerepithels und zu chronischem Schnupfen führen **(Rhinitis medicamentosa)**.

Eine Verflüssigung des Schleims erreicht man z. B. mit 2-Mercaptoethan-sulfonsäure [Mesna (INN), + Mucofluid®].

Nasensalben haben den Vorteil einer längeren Haftung, dafür muß in Kauf genommen werden, daß sie nicht so hoch eingebracht werden können (Tab. 16.**1**).

Tabelle 16.**1** Rhinologika (71)

Fertigarzneimittel®	**Zusammensetzung**				
	Vasokonstriktor	äth.Öle	Antihistaminika	Glucocorticoide	Sonstige
a Nasentropfen/Spray/Dosieraerosol					
+ Beconase				Beclomethason	+
+ Dexa-Rhinospray	Tramazolin			Dexamethason	Neomycin
+ Mucofluid					Mesna (Sekretolytikum)
Nasivin	Oxymetazolin				
Otriven/Olynth	Xylometazolin				
Rhinopront	Tetryzolin				
Rhinospray	Tramazolin				
Soledum Nasentropfen		+			
Tyzine	Tetryzolin				+
b Nasensalben					
+ Dexa-Siozwo N	Naphazolin	Pfefferminzöl		Dexamethason	
Olynth Nasengel	Xylometazolin				
Piniol Nasensalbe		+			+
Vibrocil Nasengel	Phenylephrin		Dimetinden		
c Rhinologika zur oralen Anwendung					
Arbid N			Diphenylpyralin		
Balkis	Etilefrin		Chlorphenamin		
Contac 700	Norephedrin		Chlorphenamin		
Rhinopront	Phenylephrin		Carbinoxamin		
Sinupret					Pflanzliches Präparat (Sekretolytikum)

Rhinologika zur *oralen Anwendung* enthalten häufig Vasokonstriktor-Antihistaminika-Kombinationen. Sie liegen oft als Retardpräparate vor. Beispiele für orale Rhinologika sind Arbid® N, Contac® 700, Balkis®, Rhinopront®, Naldecol®.

Eine **Entzündung der Nasennebenhöhlen** (Sinusitis) tritt immer dann auf, wenn die Belüftung der Nebenhöhlen unterbrochen ist. Am häufigsten ist die Entzündung der Kieferhöhlen. Die *Therapie* erfolgt mit **Vasokonstriktoren** zur Abschwellung. **Wärme** (Mikrowellen oder Rotlicht) mit Medikamenten, die den Schleim verflüssigen (Sinupret®, Gelomyrtol® forte, Soledum®), Spülung mit Wasser durch den Arzt oder auch Durchstich mit der Nadel. Ferner werden Chemotherapeutika angewandt. Ist die Schleimhaut der Nebenhöhlen irreversibel geschädigt, muß sie operativ entfernt werden.

Kontraindikationen für Rhinologika mit Vasokonstriktoren sind Ekzem- und Borkenbildung an Naseneingang und Innenfläche der Nasenflügel (Rhinitis sicca) und Glaukom. Auch bei Patienten, die unter Digitalistherapie stehen, ist Vorsicht geboten. Auf die Vorsichtsmaßnahmen bei Säuglingen und Kleinkindern wurde bereits verwiesen. Die Gefahr wird durch die gute Lipidlöslichkeit der Vasokonstriktoren hervorgerufen. Diese können leicht resorbiert werden und das ZNS erreichen. Damit besteht die Gefahr einer Atemlähmung. Als *Nebenwirkungen* werden gelegentlich eine gesteigerte Durchblutung der Schleimhaut nach Abklingen der Vasokonstriktorwirkung (reaktive Hyperämie) sowie brennender Schmerz beobachtet.

Hinweise für die Selbstmedikation

bei Schnupfen

1. Lokale Therapie mit Vasokonstriktoren ist der systemischen Therapie vorzuziehen.
2. Die zuverlässigste Applikation erzielt man mit Dosiersprays.
3. *Cave:* lokale Rhinologika mit Vasokonstriktoren nicht länger als 7 Tage anwenden.
4. Bei Säuglingen und Kleinkindern auf mögliche Alternativtherapien, z. B. mit Anisbutter oder isotonischer Kochsalzlösung hinweisen.
5. Dampfbäder, Rotlichtbestrahlung und pflanzliche Schleimlöser (Sinupret®, Sinuselect®, Gelomyrtol® forte, Soledum®) beugen einem Übergriff der Rhinitis auf die Nebenhöhlen vor.

HV-Empfehlung

Externe Rhinologika
INN: Xylometazolin
Handelspräparate: z. B. Rhino-stas®, Nasenspray-E®-ratiopharm, Dorenasin®, Olynth®, Otriven®, Balkis®, Nasan®, Schnupfen-Endrine®, Vivi Rhin S®

Anwendung: Nasenschleimhautschwellung bei akuter Rhinitis, bei Nasennebenhöhlenentzündung, bei Tubenmittelohrkatarrh; kurzfristig unterstützend bei allergischem Schnupfen

Dosierung: 2- bis 3mal täglich in die Nase einbringen. Je nach Alter wird die 0,025 %ige bis 0,1 %ige Lösung verwendet.

Beachte: Der Anwendungszeitraum sollte 7 Tage nicht überschreiten.

Nebenwirkungen: Bei Daueranwendung besteht die Gefahr der Rhinitis medicamentosa.
Infolge von Resorption kann es zu systemischen α-sympathomimetischen Effekten (Blutdruckanstieg, Atemstörung, hyperthyreoide Wirkung) kommen.

Bei **Heuschnupfen** (Pollinosis) handelt es sich um eine allergische Erkrankung, die häufig durch Pollen ausgelöst wird. Wichtige charakteristische Symptome des Heuschnupfens sind:

- stark geschwollene Nasenschleimhaut und dadurch oft völlig undurchlässige Nasengänge,
- Augenbindehautentzündung mit Jucken (Einsatz von Augentropfen),
- Niesattacken unter Absonderung eines flüssigen Sekretes,
- trockene Mundschleimhaut infolge Mundatmung,
- Abgeschlagenheit.

Die Sensibilisierung (S. 23) kommt bei entsprechender Veranlagung für Heuschnupfen wie folgt zustande (vereinfachte Darstellung):

- das Allergen (z. B. Pollen) kommt nach Durchdringen der Schleimhaut mit den B-Lymphozyten und Mastzellen des Immunsystems in Berührung,
- aus den B-Lymphozyten bilden sich Plasmazellen, die Immunoglobuline synthetisieren (in diesem Fall sogenannte IgE-Antikörper),
- die IgE-Antikörper verteilen sich auf dem Blut- und Lymphweg im Körper
- und binden sich an die Mastzellen.

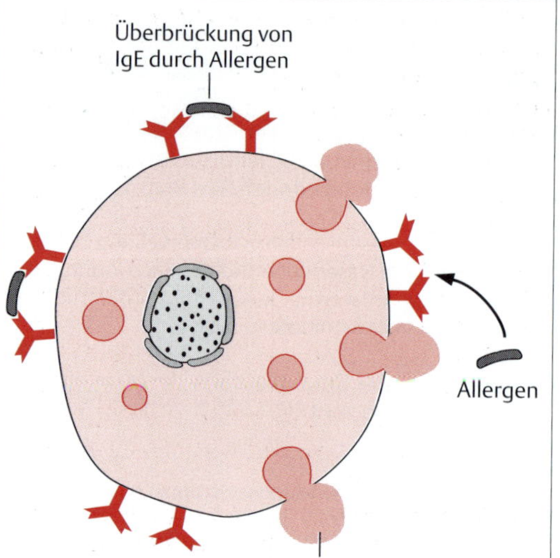

Abb. 16.**6** Schematische Darstellung der Sensibilisierung für Heuschnupfen

Bei erneutem Kontakt mit dem Allergen bindet sich dieses als Antigen an die IgE-Moleküle auf den Mastzellen. Die Mastzellen „platzen" (Degranulation) dadurch und setzen Gewebshormone,wie z. B. Histamin, frei. Die freigesetzten Gewebshormone verursachen die typischen Symptome des Heuschnupfens, wie z. B. die Hypersekretion der Nasenschleimhaut (Abb. 16.**6**).

Bei der *kausalen Therapie* von allergischen Erkrankungen steht die Allergenkarenz an erster Stelle. Bei einer Pollinosis ist dies jedoch praktisch kaum durchführbar. Ein weiterer kausaler Behandlungsansatz ist die *Hyposensibilisierung* (S. 25), durch die bei Heuschnupfen gute Erfolge erzielt werden.

Tabelle 16.**2** Antihistaminika (07) für die Heuschnupfentherapie

INN	Fertigarzneimittel®
Astemizol	Hismanal
Bamipin-HCl	Soventol
Cetirizin	+ Zyrtec
Clemastinhydrogenfumarat	Tavegil
Doxylaminsuccinat	Mereprine
Levocabastin	+ Livocab
Loratadin	Lisino
Mebhydrolin	+ Omeril
Terfenadin	Teldane

Die *symptomatische Behandlung* des Heuschnupfens erfolgt hauptsächlich nach vier Wirkprinzipien:

Die **Protektiva** sollen *vorbeugend* die Freisetzung von Histamin aus den Mastzellen verhindern. Die lokal anwendbare **Cromoglicinsäure** (Dinatriumcromoglicin = DNCG) ist ein derartiger Hemmstoff der Mastzellen-Degranulierung. Die Behandlung sollte bereits vor Beginn der Pollensaison begonnen und bis zu deren Ende durchgeführt werden.

Der Wirkstoff **Tritoqualin** (Inhibostamin®) hemmt die Umwandlung der Aminosäure Histidin zu Histamin und zählt damit auch zu den Protektiva.

Hinweise für die Selbstmedikation

bei Heuschnupfen

1. Ist Allergenkarenz möglich, wird es versucht?
2. Auf die Möglichkeit der Hyposensibilisierung hinweisen.
3. Protektiva unbedingt vor Beginn der entsprechenden Pollensaison einsetzen.
4. Bei Abgabe von H_1-Blockern möglichst Präparate mit geringer zentral dämpfender Wirkung auswählen (Terfenadin, Loratidin o. ä.).

HV-Empfehlung

Heuschnupfen-Protektiva

INN: Cromoglicinsäure

Handelspräparate: z. B. DNCG Stada®, Stadaglicin®, Cromoglicin® ratiopharm, Vicidrin®, Intal®, Cromohexal®, Allergocrom®, Wick Contr Allerg®, Opticrom®, Lomupren®, Cromolind®, Cromoturmant®, Pullit®, Otriven gegen Heuschnupfen®, Nasivin gegen Heuschnupfen®

Anwendung: Zur Prophylaxe allergisch bedingter Rhinitiden und Konjunktividen; zur Asthmaprophylaxe.

Dosierung: Da Cromoglicinsäure schlecht resorbiert wird, muß sie lokal angewandt werden. Nasensprays, Augentropfen oder Dosieraerosol werden 4mal täglich verabreicht. Kontinuierliche Gabe erforderlich.

Wichtig: Behandlungsbeginn vor Beginn des Allergenkontaktes.

Nebenwirkungen: Selten lokale Reizungen

HV-Empfehlung

Antihistaminika
INN: Terfenadin
Handelspräparate: z. B. Terfenadin-60 Stada®, Tefenadin ratiopharm®, Teldane®, Terfemundin®, Hisfedin®

Anwendung: Als Antihistaminikum zur Behandlung von Heuschnupfen, Urtikaria, Quincke-Ödem, Insektenstichen, Pruritus und Arzneimittelallergien.

Dosierung Im allgemeinen reicht die 2mal tägliche Einnahme von je 60 mg Terfenadin.

Nebenwirkungen, Wechselwirkungen: Magen-Darm-Störungen, Mundtrockenheit, Koordinationsstörungen.
Die Wirkung von Analgetika, Hypnotika, zentral dämpfenden Pharmaka und Alkohol kann verstärkt werden.

Die **Antihistaminika** als zweites Wirkprinzip sollen die Wirkung der bereits freigesetzten Gewebshormone, hauptsächlich wieder des Histamins, am Erfolgsorgan ausschalten. Solche Antihistaminika werden **H_1**-Blocker genannt. Sie verdrängen Histamin von den sogenannten H_1-Rezeptoren des Erfolgsorgans und heben damit seine rezeptorvermittelten Wirkungen auf. Tab. 16.**2** gibt eine Übersicht über Antihistaminika.

Die **Vasokonstriktoren** wurden bereits bei der Besprechung des banalen Schnupfens erklärt.

Glucocorticoide als viertes Wirkprinzip sollten nur in schweren Fällen des Heuschnupfens eingesetzt werden, wenn andere Maßnahmen versagen.

Ohr und Otologika

Über die Ohrtrompete können Erreger vom Nasen-Rachen-Raum aus das Mittelohr erreichen. Einen Überblick über die Anatomie des Ohres gibt Abb. 16.**7**.

Das Ohr wird in drei Abschnitte eingeteilt (Abb. 16.**7**):

- das äußere Ohr mit Ohrmuschel und Gehörgang,
- das Mittelohr mit Trommelfell, Gehörknöchelkette und Ohrtrompete,
- das Innenohr, gebildet durch das Labyrinth.

Das Ohr ist das wichtigste Sinnesorgan des Menschen, da es gleich zwei Sinne beherbergt, den Hörsinn und den Gleichgewichtssinn.

Die wichtigsten Erkrankungen des Ohres sollen hier erwähnt werden.

Die **Tuben-Mittelohr-Dysfunktion** mit entsprechender Schwerhörigkeit hat ihre Ursache in einer Behinderung des Luftaustausches zwischen Nasen-Rachen-Raum und Mittelohr über die Ohrtrompete. Dies kann z. B. bei vergrößerter Rachenmandel auftreten. Die Therapie besteht in der Beseitigung des Hindernisses. Auch hier kommen abschwellende Nasentropfen in Betracht. Gegebenenfalls muß die Rachenmandel entfernt oder auch ein Trommelfellschnitt *(Parazentese)* durchgeführt werden.

Die **akute Mittelohrentzündung** (Otitis media acuta) ist meist Folge eines Infektes in der Nase oder im Rachen, also Folge einer Erkältung. Symptome der Erkrankung sind Fieber, Schmerzen und auch Schwerhörigkeit. Zur Therapie werden hier vor allem orale Chemotherapeutika (Penicilline, Cephalosporine, Makrolide), Analgetika und Antipyretika eingesetzt. Wichtig ist, daß die Chemotherapie lange genug durchgeführt wird, da der Rückgang der Entzündung oft nur scheinbar ist. Die lokale Behandlung spielt mehr eine Rolle bei der Entzündung des Gehörganges (Otitis externa). Hat die Chemotherapie der Mittelohrentzündung allein keinen Erfolg, so greift der Arzt zum Trommelfellschnitt.

Komplikationen dieser Erkrankung sind wegen der anatomischen Lage des Ohres gefährlich. So kann ein Übergreifen des akuten Entzündungsprozesses auf den Knochen rasch zur Beeinträchtigung lebenswichtiger Organe führen (ZNS). In den Fällen einer Komplikation muß operativ eingegriffen werden.

Die **chronische Mittelohrentzündung** steht meist in keinem direkten Zusammenhang mit der akuten Mittelohrentzündung. Die Schleimhaut scheint hier leicht anfällig zu sein. Man unterscheidet zwei Formen:

- die chronische Schleimhauteiterung. Die Therapie erfolgt mit Chemotherapeutika am besten nach einem Antibiogramm (S. 250). Auch Ohrentropfen zur lokalen Chemotherapie werden eingesetzt. Wenn die Arzneimitteltherapie nicht zum Erfolg führt, wird operiert.
- die chronische Knocheneiterung. Hier muß operativ behandelt werden.

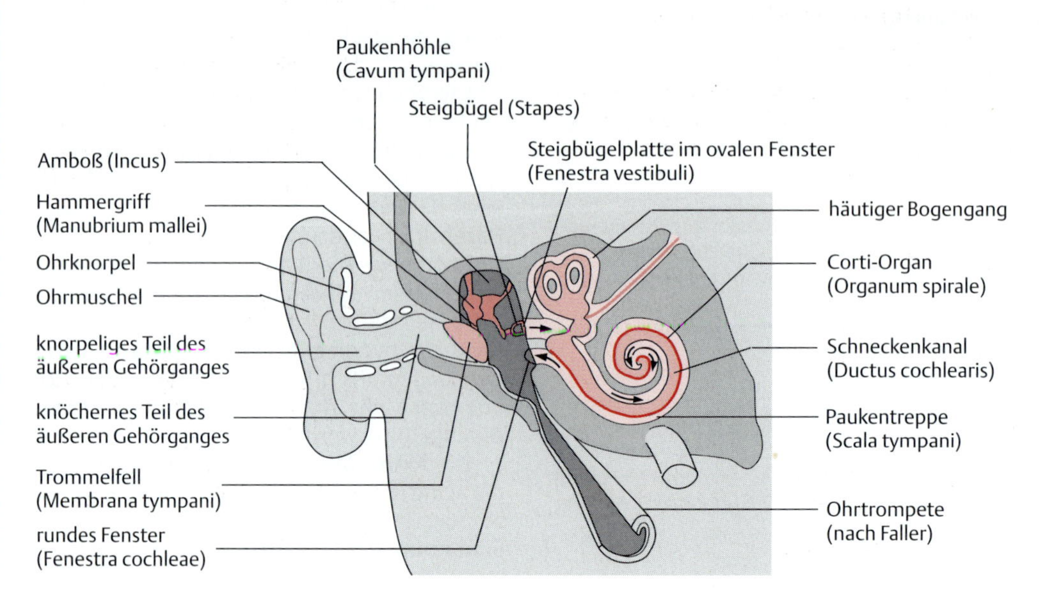

Abb. 16.**7** Übersicht über äußeres Ohr, Mittelohr (dunkel) und Innenohr (hell)

Tabelle 16.**3** Otologika (68)

Fertigarzneimittel®	**Zusammensetzung**					Anwendung
	Analgetika	Lokalanästhetika	Chemotherapeutika	Glucocorticoide	Sonstige	
+ Aquamycetin Ohrentropfen			+			Mittelohrentzündung
+ Incut		+	+	+		zur langfristigen Behandlung von entzündlichen und infektiösen Ohrenerkrankungen
Otalgan	+	+			+ (Glycerol)	Mittelohrentzündung
+ Otobacid		+		+	+	Ohrmuschel- und Gehörgangsentzündungen
Otodolor	+	+			+ (Glycerol)	Mittelohrentzündung
+ Oto-Flexiole N		+				Mittelohrentzündung Erkältungen
+ Otosporin Ohrentropfen			+	+		bei Gehörgangsekzem, Mittelohrpolypen
+ Panotile N		+	+	+		

Bei Entzündungen des *Labyrinths* müssen hohe Dosen von Chemotherapeutika verabreicht werden. Die Gefahren für Hörsinn und Gleichgewichtssinn liegen auf der Hand. Auch eine Meningitis ist als Folge zu befürchten.

Tabelle 16.**3** soll einen Überblick von äußerlich am Ohr eingesetzten Fertigarzneimitteln geben. Man spricht hier von **Otologika**.

Halsschmerzmittel und Rachendesinfizientia

Einen Überblick der Lage von Mund, Rachen und Kehlkopfraum vermittelt Abb. 16.**1**. Die genannten Organe gehören zum oberen Teil der Atemwege. Abb. 16.**8** zeigt die Gebilde des *lymphatischen Rachenrings*.

Die wichtigsten Gebilde des lymphatischen Rachenrings sind:

- die Rachenmandel (Tonsilla pharyngica) am hinteren Rachendach,
- die Gaumenmandeln (Tonsillae palatinae),
- die Zungenmandel (Tonsilla lingualis) im Zungengrund,
- die lymphatischen Seitenstränge hinter den hinteren Gaumenbögen,
- die „Kehlkopfmandel" (Tonsilla laryngea).

Unter einer Tonsille versteht man allgemein eine lymphknotenähnliche Anhäufung lymphatischen Gewebes, das von einer bindegewebigen Kapsel umgeben ist. Der lymphatische Rachenring dient der Infektabwehr bzw. Antikörperbildung.

Die wichtigsten Erkrankungen des oberen Teils der Atemwege sind:

- die Entzündung des Zahnfleisches (**Gingivitis**),
- die Entzündung der Mundschleimhaut (**Stomatitis**),
- die Entzündung der Rachenschleimhaut (**Pharyngitis**), die meist virusbedingt ist,
- die verschiedenen Formen der Angina,
- die Entzündung des Kehlkopfs (**Laryngitis**).

Angina bedeutet nur eine entzündliche Rötung und Schwellung im Rachenbereich. Am stärksten betroffen sind die Gebilde des lymphatischen Rachenrings, d. h. die Tonsillen. Eine Angina äußert sich meist durch Kratzen und Stechen im Hals, ferner durch Schluckbeschwerden, Kopfschmerzen, Fieber etc. Es handelt sich bei den wichtigen Formen der Angina meist um **Entzündungen der Gaumenmandeln** (verschiedene Formen der Tonsillitis palatinae).

Bei der **Angina catarrhalis** findet man nur eine leichte Rötung mit Schwellung der Tonsillen, und mäßige Schluckbeschwerden. Als Erreger treten sehr häufig Viren oder Streptokokken auf.

Die **Tonsillitis** oder **Angina lacunaris** (Abb. 16.**9**) verläuft unter starker Rötung der Gaumenbögen, die Mandeln sind stark geschwollen, gerötet und mit gelben Pfröpfchen gespickt. Erreger sind meist Streptokokken.

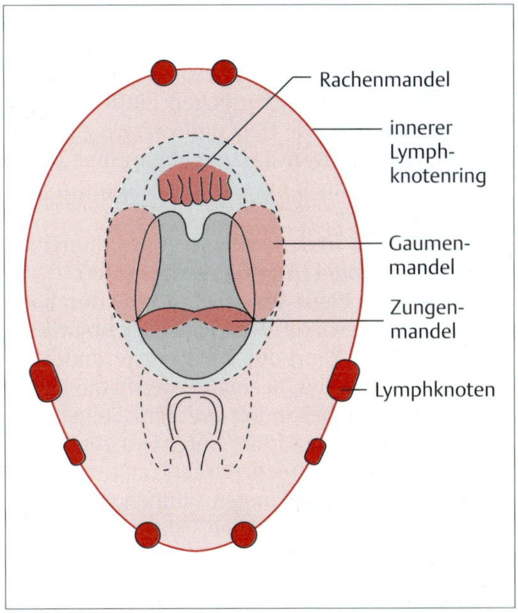

Abb. 16.**8** Lymphatischer Rachenring (nach Berendes u. Mitarb.)

Aus der Angina lacunaris entwickelt sich oft eine **akute Tonsillitis**. Hier tritt ein Tonsillarabszeß auf. Symptome sind Kloßgefühl, kloßige Sprache, starker Schluckschmerz und Schwellung des weichen Gaumens. Häufige lokale Komplikation der akuten Gaumenmandelentzündung sind peritonsilläre Abszesse.

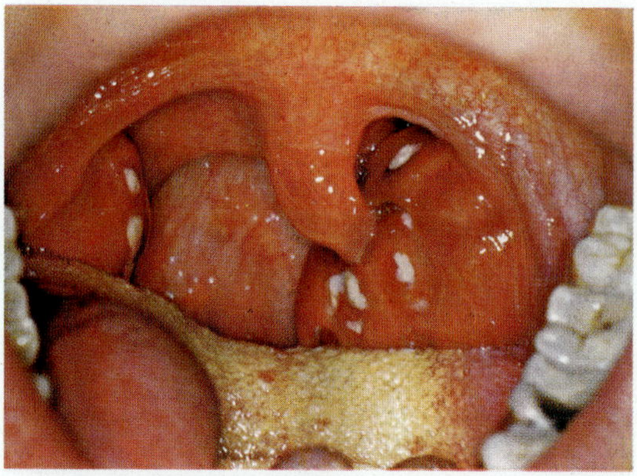

Abb. 16.**9** Angina lacunaris (aus Becker, W., u. Mitarb.: Atlas der Hals-Nasen-Ohren-Krankheiten, 2. Aufl. Georg Thieme Verlag, Stuttgart 1983)
(Farbdruck mit freundlicher Unterstützung der Firma Dr. Rentschler Arzneimittel GmbH & Co., Laupheim)

Warum ist nun gerade die Gaumenmandel so anfällig? Die Gaumenmandeln besitzen eine exponierte Stellung und sind besonders bei chronischer Mundatmung schädlichen Einflüssen von außen ausgesetzt. Die Tiefe und Verzweigung der Buchten begünstigen das Angehen einer Infektion und damit auch die weitere Ausbreitung im Rachenraum.

Bei Kindern finden wir oft eine Erkrankung der Rachenmandel (**Angina retronasalis**).

Die **Angina Plaut-Vincenti** ist eine durch Fusobakterien hervorgerufene Form der Angina.

Eine Angina kann durchaus gravierende Folgen haben und muß, besonders wenn sie länger anhält, ärztlich behandelt werden. Selbst eine unerhebliche Angina führt unter Umständen zu einer Nieren- oder auch Herzerkrankung. Auch rheumatische Erkrankungen können ihre Ursache in einer Angina haben. Eine beginnende Diphtherie ist vom Arzt auszuschließen. Bei länger anhaltender Angina mit Schluckbeschwerden, jedoch ohne Fieber, besteht auch die Möglichkeit, daß eine Lues vorliegt.

Die *lokale Therapie* besteht im Einsatz von **Lokalanästhetika** (wirken nur symptomatisch), **Desinfektionsmitteln** (entsprechend dem Gruppennamen „Rachendesinfizientia") und **Chemotherapeutika**. Der Begriff des Desinfektionsmittels ist wenig geeignet. Gemäß pharmakologischer Definition sind Desinfektionsmittel Stoffe, die pathogene Mikroorganismen *abtöten*. Nur die Desinfektion der Haut sollte dem Einsatzbereich der Desinfektionsmittel zugeordnet werden. Die Behandlung von Schleimhäuten und Wunden ist als lokale chemotherapeutische Maßnahme aufzufassen. Die Desinfektionsmittel unterscheiden sich von den Chemotherapeutika durch ihre größere Toxizität (S. 292 ff.).

Als Arzneiformen kommen Lutschpastillen, Gurgelmittel und Mittel zum Einsprühen in Fra-

Tabelle 16.**4** Halsschmerzmittel und Rachendesinfizientia (62)

Fertigarzneimittel®	**Zusammensetzung**				
	Enzyme	Chemotherapeutika	Lokalanästhetika	Antiseptika	Pflanzliche Wirkstoffe
a Lutschpastillen					
Dobendan				+	
Dorithricin		+	+	+	
Emser Pastillen stark		+	+	+ (und natürliches Emser Salz)	
Frubienzym	+			+	
Lemocin		+	+	+	
Trachitol			+	+	
Tyrosolvetten			+	+	
b Gurgelmittel					
Betaisodona Mund-Antiseptikum				+	
Dobendan				+	
Doreperol N				Hexetidin u. Cetylpyridiniumchlorid	
Hexoral, Hexetidin-ratio				Hexetidin	
Laryngomedin				+	
Salviathymol				+	+
c Sprays					
Doreperol				Hexetidin	
Hexoral				Hexetidin	
Locabiosol		+			

ge. Wie Untersuchungen ergeben haben, erfüllen zahlreiche Lutschpastillen nicht die therapeutischen Anforderungen hinsichtlich einer gesicherten Wirksamkeit. Bei etlichen Präparaten mindern die Hilfsstoffe die Wirksamkeit, und neben den pathogenen Erregern wird die natürliche Mundflora stark dezimiert.

Bei einer Angina lacunaris oder einer akuten Tonsillitis wird man die lokale Therapie nur zur Unterstützung anwenden. Eine kausale, orale oder parenterale Therapie mit Chemotherapeutika (Cephalosporine, Penicilline, Makrolide) steht hier im Vordergrund.

Auch die konservative Therapie mit Halsumschlägen, z. B. mit Enelbin-Paste® oder Kytta-Plasma®, unterstützt.

Bei Abszeß und chronischer Tonsillitis **(Parenchymtonsillitis)** ergibt sich oft die Notwendigkeit einer operativen Entfernung der Gaumenmandeln *(Tonsillektomie)*. Die operative Beseitigung der Rachenmandel nennt man Adenotomie.

Zahlreiche Fachärzte sind der Meinung, daß **Tonsillitis** und auch **Pharyngitis** nicht durch Gurgeln behandelt werden sollten. Warme Getränke, Lutschtabletten und Lokalanästhetika, Inhalationen mit Emsersalz und Halsumschläge sind vorzuziehen.

Entzündungen des Kehkopfs **(Laryngitis)** sind für Arzneimittel von außen (z. B. Lutschpastillen) nicht zugänglich.

Tab. 16.**4** gliedert Halsschmerzmittel und Rachendesinfizientia nach der Arzneiform in Lutschpastillen, Gurgelmittel und Mittel zum Einsprühen.

Hinweise für die Selbstmedikation

bei Halsschmerzen

1. Zum Schleimhautschutz können zusätzlich Emser Pastillen® oder Bepanthen® Lutschtabletten dienen.
2. Auf ausreichende Flüssigkeitszufuhr hinweisen.
3. Auf hohen Zuckergehalt vieler Halsschmerzpräparate und Halsbonbons hinweisen (wichtig beim Diabetiker).
4. Aufmerksam machen auf eventuelle Verschlimmerung bis zur Angina tonsillaris. Dann unbedingt ärztliche Behandlung anraten.
5. Starkes Gurgeln kann Rachenschleimhaut zusätzlich reizen.
6. Hinweis auf Halsumschläge.

HV-Empfehlung

Halsschmerzmittel
INN: Cetylpyridiniumchlorid
Handelspräparate: z. B. Stas®-Halsschmerztabletten (plus Dequaliniumchlorid), Halstabletten-ratiopharm®, Dobendan®, Dolo-Dobendan® (plus Benzocain), Tyrosolvetten®, Emser Pastillen® stark (plus Emser Salz), Mandrocin® (plus Benzocain), Frubienzym S®, (plus Lysozym), Imposit® (plus Benzocain), Wick Sulagil Halsspray® (plus Lidocain plus Dequaliniumchlorid), Hexetidin-comp-ratiopharm® (plus Hexetidin)

Anwendung: Als Antiseptikum bei Haut- und Schleimhautentzündungen, z. B. Halsentzündungen, Entzündungen der Mundschleimhaut und des Zahnfleisches.

Dosierung: Alle 2 Stunden 1 Tablette mit Cetylpyridiniumchlorid im Mund zergehen lassen.

Nebenwirkungen: In seltenen Fällen Überempfindlichkeitsreaktionen.

HV-Empfehlung

Rachentherapeutika
INN: Hexetidin
Handelspräparate: z. B. Stas®-Gurgellösung, Hexetidin-ratiopharm® Gurgellösung, Hexoral® Spray und Lösung, Doreperol® Spray und Lösung, Anginasin®-Spray (plus Menthol plus Campher), Neo-angin®-Gurgellösung (plus Benzalkoniumchlorid), Givalex® (plus Cholinsalicylat plus Chlorobutanol), Hexetidin-comp®-ratiopharm (plus Cetylpyridiniumchlorid)

Anwendung: Bei Entzündungen im Mund- und Rachenraum (Pharyngitis, Gingivitis, Aphthen, Angina catarrh.), Vor- und Nachbehandlung von operativen Eingriffen im Mund- und Rachenraum, zur Mundhygiene.

Dosierung: 2mal täglich wird mit der unverdünnten Lösung gespült.

Nebenwirkungen: Bei längerer Anwendung kann es zu Geschmacksirritationen kommen.

Die unteren Atemwege und ihre Erkrankungen

Es läßt sich beobachten, daß Patienten nach operativer Entfernung der Gaumenmandeln häufiger an Erkrankungen der unteren Luftwege leiden.

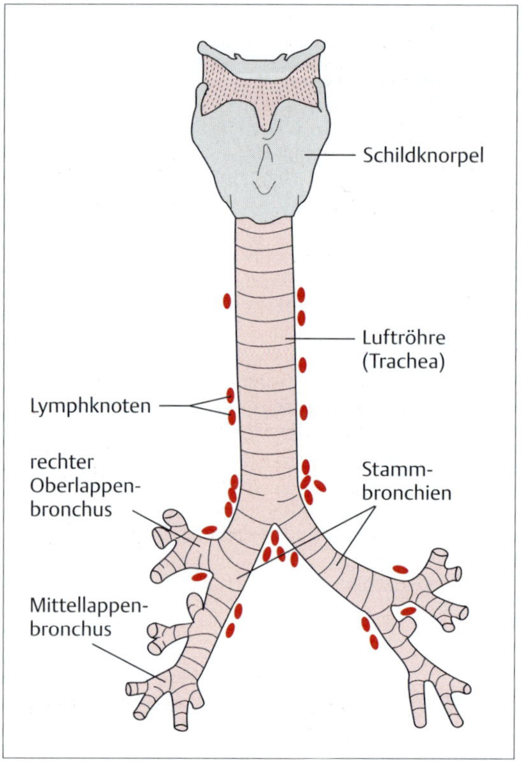

Abb. 16.**10** Luftröhre und Bronchien (nach Faller)

Da der lymphatische Rachenring eine Abwehrfunktion besitzt, ist diese Tatsache verständlich.

Aber auch bei vollständigem Rachenring gelingt es den Erregern von Erkältungskrankheiten, sich in die Tiefen der unteren Atemwege auszubreiten. Es entsteht eine Bronchitis.

Zunächst ein Überblick der *Anatomie und Physiologie* der unteren Atemwege (Abb. 16.**10**).

Über den Kehlkopf mit seiner engsten Stelle, der Stimmritze (Glottis), gelangt die Atemluft in die *Luftröhre* (Trachea). Diese stellt ein weitlumiges Rohr dar, in das Knorpelspangen hufeisenförmig eingelagert sind. Die Trachea gabelt sich in die beiden Stammbronchien auf, die jeweils einen Lungenflügel versorgen. Jeder Stammbronchus wiederum verzweigt sich in mehrere *Bronchialäste*. Diese Verzweigungen setzen sich fort, bis sich die Endbronchien schließlich in die *Bronchiolen* aufspalten. Die Bronchiolen setzen sich in die *Alveolargänge* fort. Die Alveolargänge münden in die *Lungenbläschen* (Alveolen). In den Lungenbläschen, die von einem dichten Kapillarnetz umgeben sind, findet der Gasaustausch statt.

Durch die Tätigkeit von Schleimdrüsen sind die gesamten unteren Atemwege mit einer Schleimschicht ausgekleidet. Dieser Schleim besteht aus Glykoproteiden (Schleimstoffen), Proteinen, Lipiden und DNA. Die Flimmerhaare des Respirationsepithels von Trachea und Bronchien sind in der Lage, eingeatmete Staubpartikel mit dem Schleim mundwärts zu befördern. Die Flimmerhaare dienen genauso wie der Hustenstoß einer physiologischen Reinigung des Respirationstraktes. Das Flimmerepithel des Rauchers ist oft geschädigt. Folge ist eine Schleimansammlung, die zum morgendlichen Raucherhusten führt.

Der **Husten** ist das markanteste Symptom einer Erkrankung der unteren Atemwege.

Zu den häufigsten Ursachen von Husten gehören die *akuten Infekte*, z. B.:

- akute Bronchitis,
- akute Tracheitis,
- Pneumonie,
- Keuchhusten,
- Tuberkulose,

ferner *chronische Erkrankungen* der unteren Atemwege, wie z. B.:

- chronische Bronchitis,
- Bronchialasthma,
- Bronchialkarzinom,
- Lungenemphysem (S. 316).

Wie kommt es zum Husten?

An der Oberfläche der Schleimhaut der Atemwege enden Nervenbahnen mit ihren Rezeptoren. Werden Atemwege, besonders die unteren Atemwege, an einer Stelle gereizt, sei es durch Staub, zähen Schleim, Eiter u. a., so wird der Reiz zum Hustenzentrum im verlängerten Mark weitergeleitet. Über eine rücklaufende Nervenbahn wird eine Antwort an die Atemwege zurückgeleitet. Die Antwort ist der Hustenstoß, d. h. ein explosionsartiges Auspressen von Atemluft durch die verengte Stimmritze. Dabei erreicht die ausgestoßene Luft Strömunggeschwindigkeiten von bis zu 250 m/s (das entspricht 900 km/h). Man faßt den Vorgang unter dem Begriff *Hustenreflex* zusammen. Den Auswurf von Schleim beim Hustenstoß nennen wir die *Expektoration* (Abb. 16.**11**).

Der Husten besitzt also eine atemwegreinigende Funktion. Ein trockener Husten ohne Expektoration, der durch entzündliche Schleimhautveränderungen entsteht, ist unnütz und quälend.

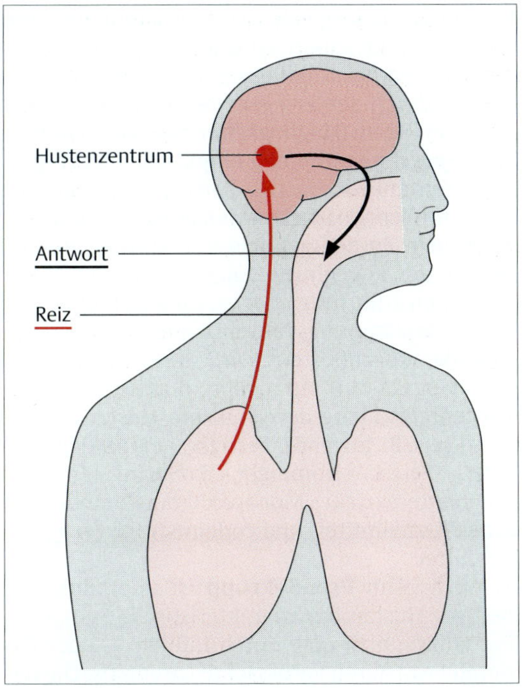

Abb. 16.**11** Hustenreflex (nach Roth)

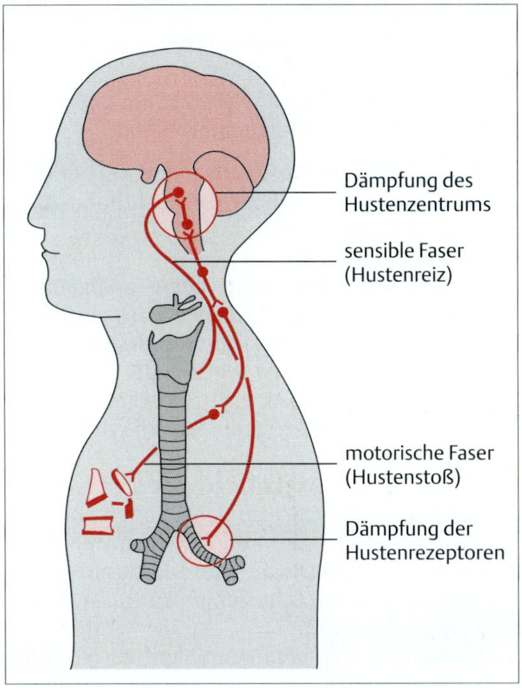

Abb. 16.**12** Möglichkeiten der Dämpfung des Hustenreflexes (nach Ammon)

Zwei umfangreiche Arzneimittelgruppen werden gegen Husten eingesetzt: Antitussiva und Expektorantien. Ihr Einsatz muß gezielt erfolgen.

Antitussiva sind Hustenblocker, die nur zur Unterdrückung eines unproduktiven, trockenen Reizhustens eingesetzt werden sollten. Beim produktiven Husten kann die Hustenblockade zum Sekretstau in den Atemwegen führen.

Die Dämpfung des Hustens kann über zwei Wirkungsmechanismen (Abb. 16.**12**) erfolgen:

- periphere Dämpfung der Hustenrezeptoren,
- zentrale Dämpfung des Hustenzentrums.

Die Mehrzahl der Antitussiva greift zentral an und leitet sich vom Morphin ab. Dies bedingt auch, daß einige Hustenblocker zu den Betäubungsmitteln zählen.

- **Codein** (Methylmorphin) ist die wichtigste Substanz. Die analgetische Wirkung des Morphins ist stark abgeschwächt, die antitussive Wirkung aber erhalten geblieben. Die Nebenwirkungen auf Atemzentrum und Darmperistaltik sind relativ gering (Tab. 16.**5**).
- **Dihydrocodein** (+ Paracodin®, + Remedacen®) wirkt wie Codein.

Günstig zu beurteilen sind wegen des gleichmäßig hohen Blutspiegels an Kationenaustauscher gebundene Antitussiva, z. B. + Codipront®, + Dicton®.

Tabelle 16.**5** Antitussiva (23)

INN	Fertigarzneimittel®
Codeinphosphat	+ Codeinum-phosphoricum-Compretten
Codein gebunden an Ionenaustauscher	+ Codipront Kapseln, Saft
Dihydrocodein hydrogentartrat	+ Paracodin, Tabletten Kapseln, Saft
Dihydrocodein	+ Tiamon Mono
Noscapin	+ Capval, Saft
Dextrometorphan	Neo Tussan
Isoaminil	+ Peracon Perlen, Saft, Tropfen
Clobutinol	Silomat, Saft, Tropfen
Pentoxyverin	Sedotussin, Sirup, Kapseln
Pipazetat	Transpulmin Hustensaft N

Der Verordnung über das Verschreiben von Betäubungsmitteln unterliegt Hydrocodon (Dicodid®)

Folgende Antitussiva wirken kaum noch analgetisch und nicht mehr suchterregend:

- Antitussiva, die **Noscapin** (Narcotin) enthalten. Noscapin ist ein Benzylisochinolin-Alkaloid. Fertigarzneimittel sind + Capval® und + Lyobex-Mixtur®
- **Dextrometorphan** zeigt keine analgetische Wirksamkeit, ist aber ebenso stark antitussiv wirksam wie Codein. Atemdepression, Sedierung und Obstipatien werden als Nebenwirkungen beschrieben. Die Suchtgefahr beim Anwenden von Dextrometorphan wird als gering eingeschätzt.
- Antitussiva der **Oxeladingruppe** sind basische Ester, die sich nicht von den Opiaten ableiten. Dazu gehören Butamirat, Pipazetat und Pentoxyverin (s. Tab. 16.**5**). Diese Substanzen besitzen eine etwas schwächere antitussive Wirkung als Codein.
- **Clobutinol** entfaltet seine antitussive Wirkung über einen zentralen Angriff im Hustenzentrum, ist jedoch kein Morphinabkömmling. Positiv zu bewerten ist, daß Clobutinol neben seiner guten antitussiven Wirksamkeit die Tätigkeit des Flimmerepithels auf den Schleimhäuten der Atemwege nicht vermindert.

HV-Empfehlung

Antitussiva
INN: Clobutinol
Handelspräparate: Stas®-Hustenstiller Saft N und Tropfen N, Silomat® Dragees, Saft, Tropfen und Ampullen, Tussamed® Dragees, Saft und Tropfen

Anwendung: Trockener Husten bei katarrhalischen Infekten der oberen Atemwege; Reizhusten sonstiger Ursachen.

Dosierung: 3mal tägliche Einnahme. Einzeldosis altersabhängig.

Nebenwirkungen: Selten Juckreiz, Arzneimittelexanthem, Schwindel, Schläfrigkeit oder Schlaflosigkeit, Übelkeit, Krämpfe. Das Reaktionsvermögen kann beeinträchtigt werden.

Kontraindikation: Schwangerschaft und Stillzeit

Ein Husten besonderer Art ist der **Keuchhusten** (Pertussis). Er gehört zu den gefährlichsten Erkrankungen des Säuglingsalters. Gegen diese Infektion durch den Erreger *Haemophilus pertussis* wird bereits im Säuglingsalter eine aktive Immunisierung durch Impfung empfohlen. Durch passive Immunisierung mit Pertussis-Immunoglobulin erreicht man einen leichteren Verlauf der Krankheit. Zu den gefürchteten Komplikationen gehört die Keuchhustenenzephalose, die unter Krämpfen zum Tode oder zu Dauerschäden, z. B. Halbseitenlähmung, führen kann. Eine Behandlung des Keuchhustens wird meist mit Chemotherapeutika, z. B. Ampicillin, durchgeführt. Zur Hustenreizstillung der „Stakkato-Hustenanfälle" werden z. B. folgende Fertigarzneimittel eingesetzt. Pertix-S-Hommel®, Prospan® (enthält Efeublätterextrakt), Monapax® (ein homöopathisches Arzneimittel) und codeinhaltige Fertigarzneimittel.

Auch beim **Pseudokrupp** ist unproduktiver, heftiger Husten das charakteristische Symptom. Pseudokrupp ist eine durch Influenza- oder Parainfluenza-Viren verursachte Laryngitis. Die damit verbundene Einengung der Luftwege geht mit Atemnot und nächtlichen Hustenattacken einher. Therapiert wird mit Prednisolon (+ Rectodelt® Suppositorien).

Expektorantien. Es wurde bereits darauf hingewiesen, daß Trachea und Bronchien mit einem Flimmerepithel ausgekleidet sind. Dieses befördert Schleim und mit dem Luftstrom eingedrungene Verunreinigungen wieder nach außen. Versagt dieser Expektorationsmechanismus, so kann das angestaute Bronchialsekret zum Nährboden für Bakterien werden, was eine **Bronchitis** oder **Bronchopneumonie** zur Folge hat. Ferner kann es durch die Verlegung (Obstruktion) der Atemwege zu Atmungsinsuffizienz und **Lungenemphysem** (Schwund der Alveolarwände und Elastizitätsverlust durch dauernde Überdehnung bzw. langsames Absterben einzelner Zellen) kommen.

Das angestaute Bronchialsekret wird primär zu einem Reiz führen, der einen Hustenreflex auslöst. Dem Patienten, der an einem starken Husten mit zähem Expektorat leidet, wird mit **Expektorantien** geholfen. Man hat versucht, die Vielzahl der Wirkstoffe nach ihrem Wirkungsmechanismus zu gliedern. Bisher blieb es bei einem Versuch. Vorgeschlagen wird eine Unterteilung in Sekretolytika, Sekretomotorika, Mukolytika und die Mucilaginosa. Wobei letztere keine Expekto-

Tabelle 16.**6** Expektorantien (23)

Fertigarzneimittel®	**Zusammensetzung**					
	Pflanzl. Expektorantien	Sekretolytika/Sekretomotorika	Antihistaminika	Chemotherapeutika	Ephedrin-Derivate	Sonstige
a Expektorantien, Kombinationspräparate ohne Antitussiva						
Benadryl Hustensaft			+			
+ Bisolvomycin		Bromhexin		+		
+ Bisolvonat		Bromhexin		+		
Bronchicum	+	Saponin				
Melrosum	+	+				+
Mirfusot	+					
Pertussin N	+					
Thymipin	+					

	Ätherische Öl- und Schleimdrogen	Sekretolytika/Sekretomotorika	Sonstige
b Hustentees			
Salus Bronchial-Tee	+		
Kräuter-Tee NR. 8			
Heumann Bronchialtee Solubifix	+		
Kneipp Husten- u. Bronchialtee	+		
c Erkältungssalben			
Bronchodurat	+		Menthol/Campher
Bronchoforton	+		Menthol
Pinimenthol	+		Menthol
Transpulmin Balsam E			Menthol/Campher/Cincol
Lyobalsam Truw	+		Campher
Piniol	+		Menthol

rantien, d.h. keine auswurffördernden Mittel, sind.

Sekretolytika sind Stoffe, die die Bronchialsekretion steigern und den Schleim verflüssigen sollen. Man nimmt an, daß folgende Stoffe die Bronchialsekretion reflektorisch über den Magen stimulieren:

Kaliumiodid, Ammoniumchlorid, Ipecacuanhawurzel und Emetin, Saponine, wie sie in den Drogen Primelwurzel oder Süßholzwurzel enthalten sind, sowie Guajacol und Guaifenesin.

Die genannten Stoffe sollen im Magen parasympathische Nerven reizen. Die Erregung wird zum Brechzentrum weitergeleitet. Von hier erfolgt über eine leichte Anregung des Vagus eine Stimulation besonders der Drüsen der Atemwege.

Eine direkte Anregung der sezernierenden Drüsen der Atemwege wird ebenfalls bei Kaliumiodid und Ammoniumchlorid, aber auch bei den ätherischen Ölen angenommen. Die wichtigsten hier eingesetzten ätherischen Öle sind gereinigtes Terpentinöl, Eukalyptusöl, Latschenkieferöl, Thymian- und Anisöl.

Sekretomotorika sind Stoffe, die den Schleimtransport steigern. Es müßte also das Flimmerepithel zu verstärkter Tätigkeit angeregt werden. Dies läßt sich mit β-Sympathomimetika erreichen. Ein Beispiel ist das Orciprenalin in Abiadin®.

Die Übergänge zwischen Sekretolytika und Sekretomotorika sind fließend. So besitzen auch die ätherischen Öle einen sekretomotorischen Effekt.

Mit Hilfe der **Mukolytika** wird angestrebt, die Konsistenz des Bronchialschleimes so zu verändern, daß er transportabler wird. Eine Verminderung der Viskosität wird erreicht, wenn die den Schleim bildenden Moleküle auseinandergebrochen werden. **N-Acetylcystein**, ein schwefelhaltiges Aminosäurederivat, zeigt diesen Effekt. Es ist in den Fertigarzneimitteln + Fluimucil® und + Mucolyticum „Lappe“® enthalten. Carbocistein (+ Mucopront®, + Transbronchin®) soll die Bildung von dünnflüssigem Schleim fördern.

Auch Bromhexin (Bisolvon®) und sein Metabolit Ambroxol (Mucosolvan®) fördern den Abbau des Schleims. Gleichzeitig werden aber auch die serösen Drüsenzellen stimuliert, nicht jedoch die mukösen Drüsenzellen. Dadurch kommt es zu einer Sekretvermehrung und Viskositätsabnahme des Sekrets (Tab. 16.**7**).

Mit den sogenannten **Mucilaginosa**, wie z. B. Eibischwurzel, Spitzwegerichkraut oder Huflattichblättern, soll der Hustenreiz gelindert werden. Man stellt sich vor, daß diese Drogen den Hustenreiz durch die einhüllende Wirkung ihres Schleims lindern.

Auch eine Erhöhung der Trinkmenge fördert die Expektoration.

Tabelle 16.**7** Mukolytika

INN	Fertigarzneimittel®
Acetylcystein	stas-akut Fluimucil Bromuc Muco Sanigen Mucret Frekatuss durabronchal
Ambroxol	Bisolvon AM Mucosolvan Lindoxyl stas Hustenlöser Ambroxol Heumann duramucal Mucotablinen
Bromhexin	Bisolvon Bromhexin verschiedener Hersteller

Betrachtet man das auf dem Markt befindliche Spektrum der Expektorantien (Tab. 16.**6**), so stellt man fest, daß es sich bei der Mehrzahl um Kombinationspräparate handelt. Welche Erwägungen müssen vor der Abgabe eines solchen Kombinationspräparates angestellt werden?

In Kombinationspräparaten findet man neben Expektorantien u. a. Antihistaminika, Antitussiva, Sedativa, Sympathomimetika und Chemotherapeutika. Durch diese Kombinationen können unerwünschte Neben- und Wechselwirkungen auftreten. Ein weiterer Nachteil ist oft die Unterdosierung der einzelnen Bestandteile.

Soll ein Expektorans, ein Antitussivum oder ein Kombinationspräparat sinnvoll eingesetzt werden, muß die Art des Hustens genau bekannt sein:

Bei *trockenem Husten* ohne Expektoration sind hustenstillende Arzneimittel (Antitussiva) induziert.

Bei *Husten mit zähem Expektorat* sind Expektorantien mit schleimlösenden Wirkstoffen sinnvoll.

Wird ein Kombinationspräparat eingesetzt, so sollte das Antitussivum *nicht* mit einem Expektorans kombiniert werden, das eine erhöhte Schleimproduktion bewirkt. Zu beachten gilt, daß ein längere Zeit andauernder Husten unbedingt in ärztliche Behandlung gehört. Er kann Symptom verschiedener Erkrankungen, wie z. B. einer Lungenentzündung, Tuberkulose, Fremdkörper-Aspiration oder eines Bronchialkarzinoms sein.

Weitere Darreichungsformen von Arzneimitteln gegen Husten sind die Hustentees und Erkältungssalben.

Die *Hustentees* enthalten sehr viel Schleimdrogen, die die gereizte Schleimhaut in Trachea und Bronchien mit einem schleimhaltigen Schutzfilm überziehen und den Bronchialschleim einhüllen sollen. Zur Erleichterung der Anwendung hat man lösliche Hustentees entwickelt (Tab. 16.**6 c**). Die *Standardzulassungen* für Brust- und Hustentees bieten eine geeignete Möglichkeit, in der Apotheke erprobte Hustentees selbst herzustellen.

Die Mehrzahl der *Erkältungssalben* enthalten ätherische Öle, oft in einer fettigen Salbengrundlage. Die meist auf Brust und Rücken aufzutragenden Salben sollen die Expektoration fördern, die Durchblutung verbessern und durch die Wahl der Salbengrundlage evtl. für Wärme sorgen.

Beratungshinweise

bei Husten

1. Frage nach der Art des Hustens ist unerläßlich (produktiver oder trockener Husten).
2. Einzelstoffpräparate sind in der Regel vorzuziehen.
3. Keine Kombination von Antitussivum plus Expektorans empfehlen. Ggf. kann eine kombinierte Therapie mit 2 Monopräparaten, wobei tagsüber Schleimlösung erfolgt und zur Nacht der Husten unterdrückt wird, sinnvoll sein.
4. Länger dauernder Husten gehört in ärztliche Behandlung, da sich andere Erkrankungen dahinter verbergen können (Asthma bronchiale, Herzinsuffizienz, Tbc, Bronchialkarzinom, Pneumonie etc.).
5. Zur Unterstützung der Expektoration ist auf ausreichende Flüssigkeitszufuhr hinzuweisen. Optimal geschieht dieses mit entsprechenden Tees (z.B. Brust- und Hustentee Stada® N, Bronchialtee® 400, Bronchialtee Heumann Solulifix®).

Bronchitiden und Pneumonien

Bronchitiden und Pneumonien (Lungenentzündungen) treten häufig als Komplikationen einer einfachen Erkältung auf.

Bei der *Bronchitis* liegt eine Entzündung der Bronchialschleimhaut und meist auch der Tracheaschleimhaut vor. Die **akute Bronchitis** hat ihre Ursache in einer Erkältung, einer Infektion, evtl. auch in einem chemischen Reiz, z.B. durch Labordämpfe.

Die **chronische Bronchitis** kann sich aus einer akuten Bronchitis entwickeln, aber auch allergische Faktoren oder chemische Dauerreize sind mögliche Ursachen für diese Erkrankungen. Gefährlich ist das Auftreten von Atemwegsobstruktionen, d.h. Einengung der Atemwege durch chronische Bronchialinfekte. Hier wird der Einsatz von Bronchodilatatoren notwendig. Fertigarzneimittel, die diesen Zweck erfüllen, sind z.B. + Berotec®, + Alupent®, + Pirem® und + Bricanyl®.

Die **Pneumonie** ist eine Lungenentzündung. Erreger sind sehr häufig *Pneumokokken.* Man spricht dann von einer *typischen Pneumokokken-Pneumonie*, die sich im allgemeinen schlagartig mit hohem Fieber, Schüttelfrost, Atemnot und Schmerzen beim Atmen zeigt. Dagegen tritt die durch Chlamydien oder Mykoplasmen bedingte

HV-Empfehlung

Expektorantien
INN: Acetylcystein

Hinweis: Für die Behandlung akuter Verschleimungen steht Acetylcystein in apothekenpflichtigen Zubereitungen zur Verfügung. Zur Therapie chronischer Erkrankungen unterliegt es der ärztlichen Verschreibungspflicht.

Handelspräparate: z.B. stas-akut® Hustenlöser Brausetbl., NAC-ratiopharm Trink- und Brausetabletten, ACC®-akut Brausetabletten, Fluimucil®, Bromuc®, Muco Sanigen®, dura-bronchal®

Anwendung: Als Mukolytikum bei starker Verschleimung der Atemwege infolge akuter oder chronischer Atemwegserkrankungen.

Dosierung: Im allgemeinen Kinder 3mal täglich 100 mg und Erwachsene 3mal täglich 200 mg oder 1mal täglich 600 mg.

Beachte: Nicht auf nüchternen Magen einnehmen. Nicht zu spät zur Nacht, da sonst nachts abgehustet werden muß.

Nebenwirkungen: Gastrointestinale Beschwerden, Erbrechen, Durchfall, allergische Reaktionen.

Wechselwirkungen: Acetylcystein vermindert die Wirksamkeit vieler Antibiotika und muß daher 2 Stunden zeitverschoben zu Antibiotika eingenommen werden (Ausnahmen: Doxycyclin, Amoxicillin, Erythromycin, Cefuroxin).

atypische Pneumonie meist schleichender ein. Leicht geht ein zunächst banaler Atemwegsinfekt in eine atypische Pneumonie über.

Bei diesen bakteriellen Infektionen werden Chemotherapeutika zur kausalen Therapie eingesetzt. Da es zu Schleim- und Exsudatansammlung in den Atemwegen kommt, werden außerdem Expektorantien gegeben.

Grippe (Influenza)

In einem engen Zusammenhang mit den Erkältungskrankheiten steht die **Grippe**. Die Symptome zeigen einige Parallelen. So gehören z.B. trockener Husten und Schnupfen in den meisten Fällen zu den Symptomen einer Grippe. Die Grippe ist jedoch eine ernste Erkrankung, die nicht mit einem „grippalen Infekt“ verwechselt werden darf.

Erreger der Grippe sind die *Influenza-Viren A, B* und *C*. Die Bezeichnung **Influenza** anstatt Grippe ist deswegen korrekter.

Der sogenannte **grippale Infekt** tritt häufiger auf als die Influenza. Es handelt sich bei diesem um eine Erkältungskrankheit, die durch die unterschiedlichsten Erreger hervorgerufen werden kann, z. B. RS-Viren (Respiratorisches Syncytial-Virus) oder Rhino-Viren.

Ursachen der Influenza und Eigenarten der Influenza-Viren

Die Influenza wird durch die Influenza-Viren A, B oder C verursacht. Influenza-A-Viren sind für die großen Epidemien verantwortlich. Die Influenza kann in *Pandemien* auftreten, wobei 60 bis 90 % der Bevölkerung eines Landes erkranken, z. B. bei der asiatischen Grippe 1957/58 und der Hongkong-Grippe 1968/69.

Warum erkranken nun zahlreiche Menschen jährlich wieder an der Influenza und warum erhalten sie keinen länger andauernden Infektionsschutz durch ausreichende Antikörperbildung? Bei der Masernerkrankung z. B., einer anderen Virusinfektion, erlangt man eine lebenslange Immunität.

Die Influenza-Viren tragen auf ihrer Oberfläche speichenartige Fortsätze, die aus *Hämagglutinin* (= glykolysiertes Polypeptid) bestehen (Abb. 16.**13**). Diese Oberflächen- oder Hüllproteine ermöglichen das Anheften des Virus an die Wirtszelle mit anschließendem Eindringen. Gegen dieses Hämagglutinin muß die Antikörperbildung des befallenen Organismus gerichtet sein. Das Hämagglutinin hat also Antigencharakter, desgleichen die *Neuraminidase*. Tragischerweise kann sich die Antigenstruktur des Hämagglutinins eines Influenza-Virenstammes plötzlich ändern.

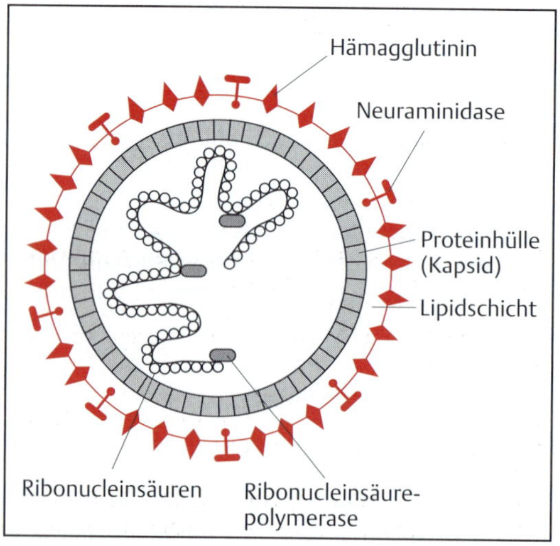

Abb. 16.**13** Schematischer Aufbau eines Influenza-Virus (nach Rott)

Diesen Vorgang, bei dem ein neuer Influenza-Subtyp entsteht, bezeichnet man als *Antigen-Shift*. Die vormals gegen Influenza-Viren gebildeten Antikörper sind gegen den neuen Subtyp weitgehend wirkungslos. Er kann deswegen zu heftigen Krankheitserscheinungen führen und sich rasch ausbreiten. Unter einer *Antigen-Drift* versteht man die langsame kontinuierliche Änderung der Oberflächenantigene.

Symptome der Influenza

Charakteristisch ist das plötzliche Einsetzen der Symptome: Fieber bis 42 °C, Schüttelfrost, Kopfschmerzen, starke Abgeschlagenheit, starke Heiserkeit (russ. gripu: Heiserkeit), trockener Husten, Schnupfen. Die Inkubationszeit beträgt 18 Stunden bis 3 Tage. Die Krankheitsdauer ist, falls sie ohne Komplikationen verläuft, kurz, die Rekonvaleszenzzeit lang.

Als Komplikationen der Influenza treten oft bakterielle Sekundärinfektionen auf, z. B. in Form einer **Angina, Laryngitis, Sinusitis, Otitis media, Pneumonie**. In diesen Fällen müssen Chemotherapeutika eingesetzt werden.

Die Komplikation kann aber auch durch das Virus selbst verursacht werden, z. B. eine absteigende Infektion in Form einer **Pharyngitis, Laryngitis, Gastroenteritis**. Unkalkulierbar ist auch der bei jüngeren Erwachsenen innerhalb weniger Stunden nach dem Entwickeln der Grippesymptome auftretende „perakute Todesfall“.

Therapie der Influenza und grippaler Infekte

Die Therapie erfolgt rein symptomatisch mit Antipyretika, Analgetika, Antihypotonika, Antitussiva, Expektorantien, Tonika, Anthistaminika und Sympathomimetika. Dabei sollte man auf Einzelstoffe und nicht auf Kombinationspräparate zurückgreifen (S. 318).

Virostatika haben eine geringe Bedeutung, da sie sich meist nur gegen einen Erregerstamm richten.

Bei der symptomatischen Therapie von Grippe und grippalen Infekten lassen sich dem Patienten eine ganze Reihe von Allgemeinmaßnahmen empfehlen:

- bei Fieber Bettruhe,
- heißer Holunderblüten- oder Lindenblütentee zur Förderung der Schweißsekretion,
- wegen Ansteckungsgefahr u. a. Händeschütteln und Menschenversammlungen vermeiden,
- Arzt aufsuchen, wenn Komplikationen auftreten,
- Arzt aufsuchen, wenn die Symptome nicht innerhalb von 10 Tagen abklingen,
- Arzt aufsuchen, wenn Heiserkeit nicht innerhalb von 3 Tagen abklingt,
- alle Grippemittel nur kurzfristig, d. h. nicht länger als 10 Tage, einsetzen.

Prophylaxe der Influenza und grippaler Infekte

Einen wirksamen Schutz vor der Influenzaerkrankung erreicht man durch die Influenza-**Schutzimpfung**. Allerdings muß jährlich Wiederimpfung erfolgen.

Für welche Personengruppen empfiehlt sich die Prophylaxe durch Schutzimpfung besonders? Patienten mit Diabetes, Herz- und Kreislaufleiden und Erkrankungen der Atmungsorgane sind besonders gefährdet, man spricht von sogenannten Risikogruppen. Auch Kinder im Vorschul- und Schulalter und ältere Menschen sollten sich einer regelmäßigen Wiederimpfung unterziehen.

Bei der Entwicklung eines wirksamen Grippe-Impfstoffs wird dem Influenza-Virus die Virulenz genommen, nicht jedoch seine Fähigkeit, die Bildung von Antikörpern im Organismus zu induzieren. Die Hersteller von Grippe-Impfstoffen sind bemüht, die Influenza-Virus-Antigene so rein wie möglich zu isolieren, um die Beeinträchtigung durch Fremdproteine zu vermeiden. Die Zusammensetzung wird gemäß den Empfehlungen der WHO den epidemiologischen Erfordernissen angepaßt.

Beispiele für Grippe-Impfstoffe sind + Alorbat®, + Begrivac®, + Influvac® und + Mutagrip®.

In der Bevölkerung setzt sich immer mehr die Erkenntnis durch, daß sich Grippe und grippale Infekte durch eine Steigerung der körpereigenen Abwehr vermeiden oder in ihrem Krankheitsverlauf abmildern lassen. Zu diesem Zweck werden Pflanzenextrakte als Immunstimulantien genommen. Hierher gehören vor allem Fertigarzneimittel, die u. a. Extrakte der Sonnenhutwurzel (Sonnenhut, Echinacea angustifolia) enthalten, z. B. Salus® Echinacea Tropfen, Esberitox® N, Lymphozil®, Pascotox®.

Hinweise für die Selbstmedikation

bei Grippe

1. Bei der Wahl eines „Grippemittels" bevorzugt auf Monopräparate zurückgreifen (Analgetika-Antipyretika, wie Paracetamol (ben-u-ron®, Paracetamol 500 Stada®, Paracetamol-500-ratiopharm®, Sinpro®) oder Acetylsalicylsäure (ASS 500 ratiopharm®, Aspirin®))
2. Darauf aufmerksam machen, daß alle „Grippemittel" nur Symptome unterdrücken und keine kausale Therapie bieten.
3. Unterdrückte Symptome führen leicht zur Unterschätzung der Erkrankung, womit die Gefahr von Überanstrengung gegeben ist. Also: auf ausreichende (Bett-)Ruhe hinweisen.
4. Die Möglichkeit der Grippe-Schutzimpfung ansprechen.
5. Zur Unterstützung und zur Vorbeugung haben sich natürliche Immunstimulantien (Esberitox®, Echinacin®, toxiloges®, Eleutherokokkus® etc.) bewährt.

HV-Empfehlung

Immunstimulantien

Handelspräparate: z. B. Echinacea Stada® Lösung, Echinacea-ratiopharm® Tbl. und Tropfen, Contra Infekt®, Contramutan D®, toxiloges®, Pascotox®, Esberitox®, Lymphozil®, Echinacin®, Echinatruw®, Echinacea Hevert purp. forte®, Salus® Echinacea, Immunopret®

Wirkstoff: Extrakt aus Radix Echinaceae angustifolia oder Herba Echinaceae" purpureae

Anwendung: Infektanfälligkeit, akute und chronische Atemwegsinfekte, Begleittherapie zu einer Antibiotikabehandlung, Reiztherapie bei rezidivierenden Erkrankungen, Virusinfekte (Influenza)

Stufe 1	Stufe 2	Stufe 3
Regelmäßige Inhalation von Glucocorticoiden (Beclometason, Flunisolid, Budesonid)	Regelmäßige Inhalation von Glucocorticoiden (Beclometason, Flunisolid, Budesonid)	Therapie nach Stufe 2
oder	**plus**	**plus**
Cromoglicinsäure bzw. Nedocromil **plus** Inhalation von β_2-Sympathomimetika	Inhalation von β_2-Sympathomimetika	orale Glucocorticoidgabe
	plus	
	orale Theophyllingabe und/oder orale β_2-Sympathomimetika	

Abb. 16.**14** Stufenschema der Deutschen Atemwegsliga für die Therapie des Asthma bronchiale

Bronchialasthma

Ein gewisser Zusammenhang hinsichtlich der Symptome besteht zwischen der chronischen Bronchitis und dem **Bronchialasthma** (Asthma bronchiale). Auch das Bronchialasthma führt zu Atemwegsobstruktionen (S. 319).

Beim Bronchialasthma ist sehr oft eine Allergie der auslösende Faktor der Erkrankung. Eine Antigen-Antikörper-Reaktion bedingt die Freisetzung von Gewebshormonen, wie z. B. Histamin oder Bradykinin (S. 23 u. 237). Diese Stoffe lösen eine Entzündung der Bronchialschleimhaut und einen **Krampf der Bronchialmuskulatur** (Bronchokonstriktion und Bronchospasmus) aus. Letzterer ist charakteristisch für Bronchialasthma.

Die Entzündung der Bronchialschleimhaut mit Absonderung von zähem Schleim und der Bronchospasmus führen zu den kurzdauernden Asthmaanfällen. Der Patient leidet dann an **starker Atemnot** mit **erschwerter Ausatmung**. Der zähe Schleim und der Bronchospasmus verursachen ferner den Husten. In der lebensbedrohenden Form des **Status asthmaticus** dauert der Asthmaanfall Stunden oder sogar Tage.

Die Therapie des Bronchialasthmas geht von den *drei* Ursachen für die stets vorliegende Atemwegsobstruktion aus:

- Die **Bronchokonstriktion** ist Indikation für β_2-Sympathomimetika, Theophyllin und Parasympatholytika als **Bronchospasmolytika**.
- Eine **Entzündung der Bronchialschleimhaut** als zweite Ursache der Atemwegsobstruktion kann durch Allergene, bakterielle Infektionen, eingeatmete „Gifte", z. B. Rauch und ähnliches, bedingt sein. Bei dieser Entzündung werden Gewebshormone (Mediatoren) freigesetzt, die wiederum für einen chronischen Verlauf mitverantwortlich sind. Außerdem verstärkt die Entzündung die bronchiale **Hyperreaktivität** (Überreaktion). Letztere ist der wichtigste Faktor des Bronchialasthmas. Die Dämpfung der bronchialen Hyperreaktivität erfolgt am effektivsten mit inhalierbaren **Glucocorticoiden**, z. B. Beclometason und Budesonid.
- Die Bildung eines hochviskösen, stark haftenden und schlecht abhustbaren **Bronchialsekretes** ist die dritte Ursache der vorliegenden Atemwegsobstruktion. **Sekretolytika** schaffen hier Erleichterung. Antibiotika sind nur dann einzusetzen, wenn eine bakterielle Infektion vorhanden ist.

Falls das Bronchialasthma durch Allergie verursacht ist, muß durch Allergenkarenz oder Hyposensibilisierung versucht werden, Abhilfe zu schaffen.

Prophylaktische Maßnahmen, z. B. mit Cromoglicinsäure wie bei Heuschnupfen, sind nur bei bestimmten Asthmaformen sinnvoll, z. B. bei einem exogen allergisch bedingten Bronchialasthma. Jede Form des Bronchialasthmas muß konsequent mit Arzneimitteln in einer Langzeittherapie behandelt werden. Die Therapie ist auch

Tabelle 16.**8** Fertigarzneimittel zur Behandlung des Bronchialasthmas (27)

INN/Einzelstoffe	Fertigarzneimittel®
a β_2-Sympathomimetika	
Carbuterol	+ Pirem-Dosieraerosol
Clenbuterol	+ Spiropent-Dosieraerosol
Fenoterol	+ Berotec Dosieraerosol
Orciprenalin	+ Alupent Lösung, Tabletten, Dosieraerosol
Salbutamol	+ Sultanol Dosieraerosol
Terbutalin	+ Bricanyl Dosieraerosol
b	
Theophyllin	+ Bronchoretard Kaps. + Ditenate N retard + Duraphyllin forte Kaps. + Theophyllin verschiedener Hersteller
c Inhalative Glucocorticoide (Dosieraerosole)	
Beclometason	+ Becloturmant
Beclometason	+ Sanasthmyl
Budesonid	+ Pulmicort
Flunisolid	+ Syntaris Nasenspray
d Cromoglicinsäure und andere Mastzellenstabilisatoren	
Cromoglicinsäure	Intal Aerosol
Nedocromil	+ Tilade Aerosol
Ketotifen	+ Zaditen Kapseln und Sirup

in beschwerdearmen oder -freien Krankheitsphasen fortzusetzen.

Die „Deutsche Liga zur Bekämpfung der Atemwegserkrankungen" hat ein Stufenschema zur medikamentösen Langzeitbehandlung des Bronchialasthmas erarbeitet (Abb. 16.**14**). Dieses kann entsprechend der jeweiligen Asthmaform und dem Krankheitsbild als Orientierung für eine Therapie dienen.

Die folgende Tab. 16.**8** gibt einen Überblick der Fertigarzneimittel, die zur Therapie des Bronchialasthmas genommen werden.

Selbstmedikation

Der überwiegende Teil der Erkältungskrankheiten verläuft mild und zeitlich begrenzt. Es ist auch der Indikationsbereich, für den der Patient oft ohne ärztliche Konsultation Arzneimittel in der Apotheke erwirbt. Man nennt diesen Erwerb verschreibungsfreier Arzneimittel aus eigener Initiative *Selbstmedikation*. Die Selbstmedikation ist geeignet, leichte Befindlichkeitsstörungen zu lindern oder zu beheben, ohne den Arzt mit Bagatellfällen und die Krankenkassen mit zusätzlichen Kosten zu belasten. Immerhin erwerben die Bundesbürger jährlich für ca. 8 Milliarden DM Arzneimittel auf diesem Wege. Der Apotheke erwächst aus der Selbstmedikation eine besondere Verantwortung bei Information und Beratung des Kunden, der sich selbst behandelt. Gilt es doch sicherzustellen, daß der Kunde die Grenzen der Selbstmedikation erkennt und gegebenenfalls den Rat, einen Arzt aufzusuchen, annimmt.

Eine Maßnahme zur Dämpfung der Kosten im Gesundheitswesen stellt die sogenannte *Negativ-Liste* dar. Diese Liste umfaßt Arzneimittelgruppen gegen Bagatellerkrankungen, für die von seiten der gesetzlichen Krankenkassen eine eingeschränkte Erstattung gilt. Zu diesen Gruppen gehören:

- Mund-Rachen-Therapeutika (Ausnahme z. B. **Angina ulcerosa**),
- Grippe-, Husten-, Schnupfen- und Schmerzmittel bei „Befindlichkeitsstörungen",
- Abführmittel,
- Mittel gegen Reisekrankheiten.

Zusammenfassung

Anhand von Abb. 16.**3** läßt sich die Ausbreitung einer Infektion auf die verschiedenen Teile der Atemwege nachvollziehen. Sehr oft erfolgt die Ausbreitung einer solchen Infektion von oben nach unten. Der Facharzt spricht von einer absteigenden Infektion. Primär wird eine solche Infektion häufig von Viren verursacht. Oft ergreift noch eine bakterielle Sekundärinfektion das geschädigte Organ.
Den Ausgangspunkt der Betrachtung bildet die Nase mit Nasenhöhle und Nasennebenhöhlen. Die Erkältung kann sich von hier über die Ohrtrompete auf das Ohr ausbreiten. Ein weiterer, noch häufigerer Infektionsweg führt von der Nase in den Rachenraum und in den Mund. Hier werden vor allem Rachen, lymphatischer Rachenring (Mandeln) und Kehlkopf betroffen sein. Beim Heuschnupfen, einer allergischen Erkrankung, ist die Nasenschleimhaut besonders stark betroffen.
Rutscht die Erkältung noch tiefer, so werden die unteren Atemwege angegriffen. Dazu gehören die Luftröhre und die Bronchien. Hauptsymptom der Er-

krankungen von Kehlkopf, Luftröhre und Bronchien ist der Husten. Er ist ein Reflex auf Reizung der Schleimhaut in diesem Bereich.
Als Komplikationen einer simplen Erkältung kann man die Bronchitiden und Pneumonien betrachten. Die Grippe ist eine Virusinfektion und zeigt ähnliche Symptome wie die Erkältungskrankheiten.
Hinsichtlich der Symptome besteht zwischen chronischer Bronchitis und Bronchialasthma ein Zusammenhang. Die Krankheit wird oft durch eine Allergie ausgelöst und ist durch einen Krampf der Bronchialmuskulatur charakterisiert. Symptom ist starke Atemnot mit erschwerter Ausatmung. Die Therapie geht von den drei Ursachen der stets vorliegenden Atemwegsobstruktion aus.

Fragen

1. Begründen Sie, warum Rhinologika mit Vasokonstriktoren bei Hypertonie kontraindiziert sind.
2. Die Wirkung der Cromoglicinsäure bei Heuschnupfen und Bronchialasthma soll auf einer Stabilisierung der Mastzellen im Bereich der Nasen- bzw. Bronchialschleimhaut beruhen. Erklären Sie diese Wirkung.
3. Erklären Sie die Problematik der Kombination von Antitussivum und einem Expektorans, das die Schleimhautproduktion erhöht.
4. Warum sind Kinder durch absteigende Infektionen besonders gefährdet?
5. Nennen Sie epidemiologische Erfordernisse zur Anpassung von Grippeimpfstoffen.
6. Warum sind Antitussiva bei Bronchialasthma kontraindiziert?
7. Inwiefern wirken β-Sympathomimetika bei Bronchialasthma als funktionelle Antagonisten?

17 Arzneimittel zur Anwendung am Auge

Bau und Funktion des Auges
Erkrankungen des Auges
Kontaktlinsen und ihre Pflegemittel

Bau und Funktion des Auges

Das Auge, ein paariges Sinnesorgan, wird anatomisch gegliedert in:

- den *Augapfel* (Bulbus oculi)
- den *Sehnerv* (Nervus opticus)
- die *Tränenorgane*, Tränendrüse und ableitende Tränenwege
- die *Schutzorgane*, Augenbraue, Lider mit Wimpern (Abb. 17.**1**).

Der Augapfel ist, abgesehen von der stärkeren Krümmung der *Hornhaut* von fast kugeliger Gestalt. Im Inneren setzt er sich aus drei lichtdurchlässigen Medien zusammen: dem Kammerwasser, der Linse und dem Glaskörper. Seine Wandung besteht aus drei Hauptschichten, der äußeren, der mittleren und der inneren Augenhaut.

Die äußere Augenhaut ist die undurchsichtige Lederhaut (Sklera) und die durchsichtige Hornhaut (Cornea). Im Grenzbereich, wo die Lederhaut in die Hornhaut übergeht, befindet sich der Schlemm-Kanal. Durch ihn fließt das Kammerwasser in das Venensystem ab.

Die mittlere Augenhaut (Uvea) unterteilen wir in die Aderhaut (Chorioidea), den Ziliarkörper (Corpus ciliare) und die Regenbogenhaut (Iris). Im Zentrum der Iris liegt das kreisrunde Sehloch, die Pupille. Zwei glatte Muskeln bestimmen die Pupillenöffnung:

- der parasympathisch innervierte Pupillenschließmuskel führt zu einer kleinen Öffnung (Miosis)

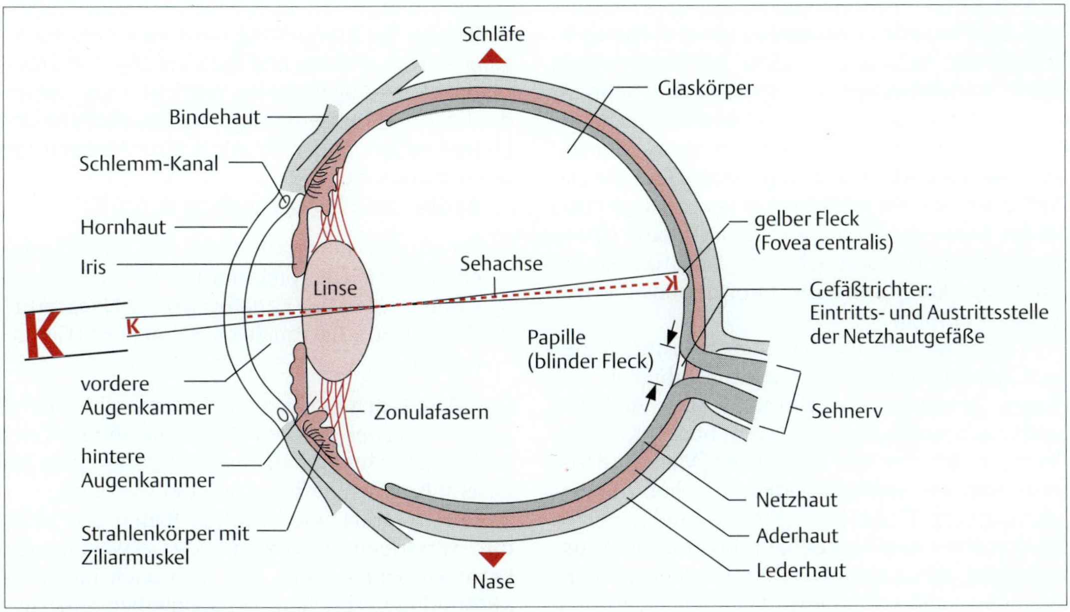

Abb. 17.**1** Horizontalschnitt durch den rechten Augapfel (nach R. F. Schmidt, G. Thews)

– der sympathisch innervierte Pupillenöffnungsmuskel führt zu einer großen Öffnung (Mydriasis).

Starker Lichteinfall bewirkt eine Miosis, schwacher Lichteinfall eine Mydriasis. Die Helldunkel-Anpassung wird *Adaption* genannt. Die Aderhaut dient mit ihren Gefäßen der Ernährung angrenzender Schichten. Der Ziliarkörper enthält die glatten Muskelfaserzüge des Ziliarmuskels, der zur jeweiligen Schärfeneinstellung des Auges als Nah- und Fernanpassung den Krümmungsradius der Linse reguliert. Diese Brechkraftveränderung der Linse nennt man *Akkommodation*.

Die innere Augenhaut besteht im wesentlichen aus der Netzhaut (Retina), in deren hinterem Abschnitt sich die lichtempfindlichen *Photorezeptoren* befinden. Sie bestehen aus *Zapfen und Stäbchen*. Die Zapfen ermöglichen das Farb-, die Stäbchen das Schwarzweiß-Sehen. Zapfen und Stäbchen enthalten Sehfarbstoffe, die den Lichtreiz in nerval übertragbare Informationen umwandeln, die dann über den Sehnerv an das Zentralnervensystem weitergeleitet werden.

Bei den Zapfen unterscheiden wir drei Typen, je nachdem in welchem Spektralbereich der enthaltene Sehfarbstoff absorbiert. Die Stäbchen enthalten immer *Rhodopsin*, welches das gesamte sichtbare Spektrum zu absorbieren vermag. Rhodopsin besteht aus *Retinal*, einem Vitamin-A-Aldehyd und *Opsin*, einem Protein. Daher erklärt sich, daß Vitamin-A-Mangel zu einer Verschlechterung des Sehens besonders bei Dämmerung führt (Nachtblindheit). Die Stelle, wo der Sehnerv aus der Retina austritt, bezeichnen wir als Papille, es ist der sogenannte *blinde Fleck*, da hier die Photorezeptoren fehlen. Der *gelbe Fleck* ist die Stelle, wo wir am schärfsten sehen. Er liegt etwa in der Mitte der Retina und ist als kleine Grube ausgebildet. Hier erreicht das Licht direkt die Photorezeptoren, und die Informationsübertragung ist optimal.

Tränenapparat und Schutzeinrichtungen dienen der Erhaltung und Funktionsfähigkeit des Auges, besonders der Hornhaut. Der Augapfel wird nach außen von den *Lidern* bedeckt. Eingelagert in die Lider sind Talgdrüsen (Meibom-Drüsen). Von der vorderen Lidkante gehen die Augenwimpern (Ciliae) ab. Die Innenwand der Lider wird von der Augenbindehaut (Konjunktiva) ausgekleidet, sie verbindet das äußere Auge mit dem Augapfel und verhindert das Eindringen von Schadstoffen in hintere Abschnitte, ebenso hindern die Augenbrauen ein Abfließen des Stirnschweißes in das Auge.

Über dem seitlichen Lidwinkel liegt hinter dem Oberlid die Tränendrüse. Die *Tränenflüssigkeit* ist eine eiweißarme, farblose, salzige Flüssigkeit, *blutisoton und blutisohydrisch* (pH 7,4). Sie dient der Reinigung, Befeuchtung und Ernährung der Hornhaut. Über die beiden Tränenkanälchen, die in den Tränensack münden, fließt die Tränenflüssigkeit über den Tränen-Nasengang in die Nasenhöhle ab. Ein Teil der Tränenflüssigkeit geht jedoch durch Verdunstung in die Luft über.

Erkrankungen des Auges

Es sollen hauptsächlich solche Augenerkrankungen angeführt werden, die durch Arzneimittel behandelbar sind.

Erkrankungen der Lider

Entzündungen der Lider können durch Staphylokokken oder Streptokokken hervorgerufen werden. Ist die Meibom-Drüse derart befallen, nennen wir diese akute Infektionserkrankung **Gerstenkorn** (Hordeolum). Die schmerzhafte Lidschwellung zeigt neben starker Rötung am Ausführungsgang der Drüse eine Eiterkuppe. Wegen Infektionsübertragung ist auf besondere Hygiene zu achten.

Die Therapie mit feucht-warmen Umschlägen zu Beginn der Erkrankung führt zu einem Rückgang von Schwellung und Entzündung. Durch antibakterielle Augensalben erreicht man neben der Entzündungshemmung eine Erweichung des Eiterpfropfens und verhindert eine Ausbreitung des Infektionsherdes.

Antibakterielle Augensalben sind z. B.:

Noviform® (Bibrocathol) 1 %, 2 %, 3 %, 5 % (geeignet für HV-Empfehlung)
+ Kanamytrex® (Kanamycin), + Nebacetin® (Neomycin + Bacitracin), + Refobacin® (Gentamicin).

Das **Hagelkorn** (Chalazion) ist eine chronische Entzündung der Meibom-Drüse, die ohne Rötung und meist schmerzhaft unter Bildung eines bis haselnußgroßen derben Knötchens verläuft.

Durch häufig wiederholtes Baden des Lides mit wässrigen Auszügen von erweichenden Kräutern oder Kamille läßt sich auch hier eine Rückbildung erreichen. Bei ausbleibendem Therapieerfolg ist eine Operation notwendig.

Eine **Lidrandentzündung** (Blepharitis) entsteht durch übermäßige Talgproduktion der Haut und wird durch Staub, Überanstrengung oder Rauch begünstigt. Auch bei dieser Erkrankung sind neben 1 % Salicylaugensalbe ggf. antibakterielle Augensalben zu verwenden: Noviform®, + Aureomycin® (Chlortetracyclin), evtl. Augensalben unter Zusatz von Corticoiden, z. B. + Terracortril® (Oxytetracyclin + Polymyxin B + Hydrocortisonacetat).

Außerdem können Viren und allergische Lokalreaktionen weitere Ursache einer Blepharitis sein.

Erkrankungen der Bindehaut

Zu den häufigsten Augenerkrankungen zählt die **Bindehautentzündung** (Konjunktivitis). Wir unterscheiden **nichtinfektiöse** und **infektiöse** Formen. Im akuten Stadium verläuft die Konjunktivitis unter Rötung und Schwellung der Schleimhaut, begleitet von starken Absonderungen.

Ursachen der **nichtinfektiösen** Form sind mechanische oder physikalisch-chemische Reize. Verblitzen der Augen bei Schweißarbeiten oder ungenügender Schutz der Augen vor UV-Strahlen können ebenso Ursachen sein wie schlecht korrigierte Sehfehler oder Arbeiten bei künstlichem Licht (CHIBRO-Uveline).

Medikamentöse Behandlung erfolgt mit:

- sympathomimetischen Augentropfen (gefäßverengend, schleimhautabschwellend, sekretionshemmend) (Tab. 17.**1**).
- Corticoid-haltigen Augentropfen bei ungenügendem Therapieerfolg (Tab. 17.**3**).

Nichtinfektiöse Bindehautentzündungen können auch **allergisch** bedingt sein, z. B. durch Blütenpollen, lokale Arzneimittel, Augenkosmetika und Staub. Diese sogenannte *Heuschnupfen-Konjunktivitis* ist eine in den letzten Jahren zahlenmäßig zunehmende das Allgemeinbefinden stark beeinträchtigende Krankheitserscheinung. Hier sind Augen- und Nasenschleimhäute stark angeschwollen und produzieren unphysiologisch große Mengen Sekret. Bei eindeutiger Indikationsstellung stehen im Selbstmedikamentationsbereich Tabletten, Nasen- und Augentropfen zur Verfügung.

Tabelle 17.**1** Augen-Lokaltherapeutika (sympathomimetisch wirkend) (67)

INN	Fertigarzneimittel®
Hydrastinin	Dacrin
Phenylephrin	Visadron
Tetryzolin	cleer
	Vasopos N
	Yxin
Tramazolin	Biciron
Xylometazolin	Otriven

Tabelle 17.**2** Wäßrige adstringierend wirkende Augentropfen (Kombinationspräparate mit Zinksalzen) (67)

Zusammensetzung	Fertigarzneimittel®
Zinksulfat Naphazolin pflanzl. Wirkstoffe	Oculosan N
Zinkborat Naphazolin	Ophtopur N
Zinksulfat Phenylephrintill	Zincfrin

Tabelle 17.**3** Corticoidhaltige Mono-Augenarzneimittel (67)

INN	Fertigarzneimittel®	
Dexamethason	+ Cortisumman	AT*
	+ Dexa sine	AT, AS*
	+ Isopto-Dex	
	+ Totocortin	
Hydrocortisonacetat	+ Ficortril	AS
Medryson	+ Ophtocordin	AT, AS
Prednisolonderivat	+ Ultracortenol	AT, AS

* AT: Augentropfen AS: Augensalbe

Als Therapeutika dienen antihistaminika- und corticoidhaltige Augentropfen (Tab. 17.**3** und 17.**4**).

Bei der **infektiösen** Konjunktivitis, deren Ursachen Staphylokokken, Streptokokken oder Pneumokokken sind, kommt es zu verstärkter Schleimhautsekretion mit meist eitrigem Sekret. Breitbandantibiotikahaltige Augentropfen und Augensalben gelangen lokal zur Anwendung.

Gonokokken führen zur gefährlichen **Gonoblenorrhoe**, die bei Neugeborenen durch Berührung mit infiziertem Vaginalsekret erfolgen kann, heute jedoch seltener vorkommt. Zur Prophylaxe

Tabelle 17.**4** Wäßrige antihistaminikahaltige Präparate (67)

Zusammensetzung	**Fertigarzneimittel®**
Antazolin Naphazolin	Antistin-Privin
Cromoglicinsäure	Optocrom Dispacromil
Diphenhydramin-HCl	Pheramin N

erfolgt eine Behandlung beider Augen direkt nach der Geburt mit 1 % Silbernitratlösung (gesetzliche Pflicht).

Unter den viralen Bindehautentzündungen unterscheiden wir die **„Schwimmbad-Konjunktivitis"** mit einer Krankheitsdauer von mehreren Wochen bis Monaten und die sehr ansteckende **Keratoconjunctivitis epidemica**. Die Behandlung erfolgt mit:

- Albumose-Silber-Lösung (2–5 %)
- breitbandantibiotikahaltigen Augentropfen zur Bekämpfung möglicher bakterieller Sekundärinfektionen.

Zu einer Bindehautentzündung kommt es u. a. auch durch eine verminderte Tränensekretion. In derartigen Fällen gelangen *Filmbildner* wie z. B. Contafilm®, Liquifilm® und Protagent® zur Anwendung.

Grüner Star (Glaukom)

Eine Erhöhung des *Augeninnendruckes*, wobei das *Kammerwasser* nicht über den Schlemm-Kanal abfließen kann, bezeichnen wir als grünen Star (Glaukom). Je nachdem, wo die Abflußbehinderung vorliegt, sprechen wir von einem *Weitwinkelglaukom* (80 bis 90 % der Fälle) oder von einem *Engwinkelglaukom*. Die Krankheit beginnt meist ohne charakteristische Symptome wie Kopf- oder Augenschmerzen, führt schließlich zur Schädigung der Netzhaut, was sich in Gesichtsfeldausfällen zeigt, oder ist Ursache einer späteren Erblindung.

Die Behandlung erfolgt lokal hauptsächlich mit **β-Rezeptorenblockern** (S. 99), z. B. Carteolol, Pindolol, Timolol, und **Parasympathomimetika**, z. B. Aceclidin, Pilocarpin, Physostigmin (Tab. 17.**5**).

Tabelle 17.**5** Augentropfen zur Behandlung des Glaukoms (67)

INN	**Fertigarzneimittel®**
a β-Rezeptorenblocker	
Betaxolol	+ Betoptima
Carteolol	+ Arteoptic
Metipranolol	+ Betamann
Pindolol	+ Pindoptan
Timolol	+ Chibro Timoptol
b Parasympathomimetika	
Aceclidin	+ Glaukotat
Pilocarpin	+ Chibro-Pilocarpin 1 %, 2 % + Isopto-Pilocarpin 0,5 %, 1 %, 2 %, 3 %, 4 % + Pilocarpol 1 %, 2 % + Pilomann 0,5 %, 1 %, 2 %, 3 % + Spersacarpin 0,25 %, 0,5 %, 1 %, 2 %, 3 %

Um eine kontinuierliche Freigabe des Wirkstoffes, z. B. Pilocarpin, zu erhalten und über eine bestimmte Zeit zu garantieren, wurden membrankontrollierte Freigabesysteme auf polymeren Matrices-, Inserts- oder gelbildenden Systemen entwickelt.

Eine *systemische Behandlung* des Glaukoms erfolgt neben der lokalen Therapie mit Parasympathomimetika mit Carboanhydrase-Hemmern (+ Diamox®, + Diclofenamind®). Diese vermindern durch eine Enzymhemmung im Strahlenkörper die Kammerwasserproduktion.

Bei Engwinkelglaukom sind α-Sympathomimetika und Parasympatholytika absolut kontraindiziert.

Grauer Star (Katarakt)

Der Katarakt ist eine Trübung der Linse, die je nach Ursache angeboren oder erworben werden kann. Die häufigste Form ist der Altersstar. Eine medikamentöse Behandlung ist bisher erfolglos geblieben. Mittel der Wahl ist die operative Entfernung der Linse und Ersatz durch Haftschalen oder Kunststofflinsen.

Kontaktlinsen und ihre Pflegemittel

Zur Behandlung schwerer Augenleiden wurden vor mehr als 100 Jahren die ersten *Kontaktlinsen* entwickelt. Angewandt werden sie heute therapeutisch nach Staroperationen, nicht symmetri-

Tabelle 17.**6** Übersicht der Eigenschaften und Zusammensetzung von Kontaktlinsen-Pflegemitteln (nach Kreiner), ausgenommen Silikonkautschuklinsen

	harte Linsen	weiche Linsen
a Aufbewahrungsflüssigkeit	(z. B. Menicon®)	(z. B. Oxysept®)
pH-Wert	4,5 bis 7,0	6,5 bis 7,0
Isotonie/Pufferung/Sterilität	+/+/+	+/+/+
Konservierungsstoffe (Massengehalt in %)	Benzalkoniumchlorid (0,01 %) Chlorbutanol (0,3 %)	Thiomersal (0,002 %) Chlorhexidinsalze (0,005 %)
Komplexbildner	Na-Edetat (0,1 %)	Na-Edetat (0,1 %)
Oberflächenaktive Polymere	Nichtionogene Cellulosetypen wie Hydroxyethylcellulose (ca. 0,4 %) (Substitutionsgrad 0,9 bis 1,0)	meist Polyvinylpyrrolidon und nicht ionogene Cellulosen
b Benetzungsflüssigkeit	(z. B. Liquifilm®)	(z. B. Contafilm®)
pH-Wert	5,5 bis 7,5	kann zur Verbesserung des Tragekomforts angewendet werden, ist aber nicht unbedingt erforderlich
Isotonie/Pufferung/Sterilität	+/+/+	
Konservierung	Thiomersal	
Komplexbildner	Na-Edetat	
Gleitmittel und viskositätserhöhender Zusatz	oft Polyvinylalkohol nichtionogene Cellulose und Polyvinylpyrrolidon	
c Reinigungsflüssigkeit (z. B. Clens®)		
pH-Wert	6,5 bis 9,8	6,5 bis 9,8
Isotonie/Pufferung/Sterilität	+/+/+	+/+/+
Oberflächenaktive Netzer	+	+
Konservierungsmittel (Massengehalt in %)	Benzalkoniumchlorid (0,02 %)	Thiomersal (0,002 %)
Komplexbildner	Na-Edetat	Na-Edetat
d Spülflüssigkeit (z. B. Normol®)		
	meist wird nur mit frischem Leitungswasser abgespült	mit Thiomersal, Chlorhexidinglu-conat und N-Edetatkonservierter physiologischer Kochsalzlösung

scher Hornhautverkrümmung und bei krankhafter Vorwölbung zu dünner Hornhaut, aus mehr kosmetischen Gesichtspunkten statt einer Brille bei Kurz- oder Weitsichtigkeit. Früher waren die Kontaktlinsen aus Glas, heute unterscheiden wir nach ihren chemischen und physikalischen Eigenschaften *weiche* aus Hydroxyethylmethacrylat (HEMA) und *harte* aus Polymethylmethacrylat (PMMA) gefertigte Kontaktlinsen. Den Vorzug besitzen die weichen Linsen. Für die Apothekenpraxis spielen nur Kontaktlinsen-Pflegemittel eine Rolle. Eine allgemeine Übersicht der Eigenschaften und Zusammensetzung von Kontaktlinsen-Pflegemitteln vermittelt Tab. 17.**6**.

Fragen

1. Welche Arten von Konjunktivitis kennen Sie?
2. Welche Empfehlung geben Sie bei akuter, nichtinfektiöser Konjunktivitis?
3. Nennen Sie Möglichkeiten der Lokalbehandlung allergischer Konjunktivitis.
4. Erklären Sie den Begriff „Mydriasis"!
5. Bei welcher Glaukomform gibt es absolut kontraindizierte Arzneimittel?

18 Geriatrika und Tonika

Geriatrika
Tonika und Roborantien

Geriatrika

Geriatrika sind Arzneimittel, die frühzeitiges Altern verhindern und bestimmte Alterserscheinungen beeinflussen sollen.

Eine derartige Definition für Geriatrika verführt zu der Annahme, daß Alternsprozesse überhaupt verhindert werden können. Nach den heutigen Erkenntnissen der Wissenschaft lassen sich diese jedoch nicht aufhalten. Wir sind allenfalls in der Lage, die Symptome von Altersbeschwerden zu lindern. Als Ziel für die Entwicklung von Geriatrika könnte man sich die *Verzögerung von Alternsprozessen* setzen.

Arzneimittel gegen das Altern

Betrachten wir zunächst Tab. 18.**1**, in der einige Geriatrika unter Angabe wichtiger Inhaltsstoffe wiedergegeben sind.

Es stellt sich die Frage, wie mit diesen Arzneimitteln dem gewünschten Ziel einer Geriatrikatherapie Rechnung getragen werden kann. Wir müssen uns fragen, ob mit solchen Arzneimitteln Altersberschwerden gelindert und der Alternsprozeß hinausgezögert werden kann. In früheren Kapiteln (S. 175 u. S. 177) sind wir mit den Arzneimitteln zur Therapie von peripheren und zentralen Durchblutungsstörungen bereits kurz auf die Probleme eingegangen. Diese Arzneimittel werden hier nochmals aufgezählt.

Tabelle 18.**1** Geriatrika (42)

	Knoblauch	Ginseng	Ginkgo	Nootropika	Diverse
Biolectra Brausetabl.					Vitamine A, D, E, B und C, Mineralien
+ Cetal retard				+	
Doppelherz Q10					Ubichinon, Vitamine C, E und A
Eleutherokokk-Kapseln®					Eleutherococcuswurzel
Gelee Royal plus Ginseng®		+			Bienenköniginnenfuttersaft, Vitamin E
Gero-H3-Aslan					Procain
Ginsana Ginseng®		+			
Ilja Rogoff® forte	+				
Klosterfrau Aktiv-Kapseln®	+				Johanniskraut, Vitamine A und E
Kwai®	+				Rutin, Weißdorn, Mistel
+ Normabrain				+	
Omnival Tabletten					Vitamine A, D, E, B und C
+ Piracetam-ratiopharm				+	
Rökan®			+		
Sanhelios 333®	+				Mistel, Weißdorn
Tai Ginseng®		+			Weißdorn, Johanniskraut, Vitamine B und E
Tebonin forte			+		
+ Vincapront					

Prozeß des Alterns – Alterserscheinungen

Bevor wir uns einer kritischen Untersuchung der Inhaltsstoffe von Geriatrika zuwenden, soll der Prozeß des Alterns mit Alterserscheinungen erläutert werden.

Der Alternsprozeß ist durch *körperliche* und *psychische* Veränderungen gekennzeichnet.

Zu den körperlichen Veränderungen gehören:

- Verlangsamung des Stoffwechsels. Dies führt zur Leistungsminderung,
- degenerative Veränderung des Stützgewebes. Daraus resultieren z. B. Arthrosen,
- erhöhte Anfälligkeit gegen Infektionen,
- Verlust der Elastizität der Augenlinse, die dadurch bei Nahakkommodation nicht mehr genügend gekrümmt werden kann,
- Einschränkung oder Ausfall der Tätigkeit von Hormondrüsen, z. B. Aussetzen der Follikelreifung bei der Frau.

Als eine mögliche Ursache für derartige Veränderungen können z. B. zerebrale und periphere Durchblutungsstörungen dingfest gemacht werden.

Zu den psychischen Veränderungen zählen:

- Nachlassen der Konzentrationsfähigkeit,
- Nachlassen des Gedächtnisses,
- Starrheit im Festhalten am Traditionellen und Bewährten. Daraus ergeben sich häufig Generationskonflikte,
- Nachlassender Koordinierungsfähigkeit.

Als Ursache dieser Veränderungen kommt das Absterben von Neuronen im Zentralnervensystem in Frage.

In jüngster Zeit befaßt sich die Wissenschaft verstärkt mit dem Prozeß des Alterns und den Alterserscheinungen. Die *Gerontologie* versucht, den Ursachen des Alterns auf die Spur zu kommen. Die *Geriatrie* hingegen befaßt sich mit der Erforschung der Alterskrankheiten.

Ein Krankheitsbild, das viele dieser Symptome aufweist, im sechsten Lebensjahrzehnt beginnt, ist **Morbus Alzheimer**. Störung der Merkfähigkeit, Desorientiertheit, Sprachstörung, Verlangsamung mit progressiver Verblödung charakterisieren den Zustand dieser Patienten, für die eine Therapie nur in Ansätzen existiert. Selbst die Diagnose dieser Krankheit ist nur mit einer gewissen Wahrscheinlichkeit zu stellen. Das Gehirn der Verstorbenen ist geschrumpft, darüber hinaus findet man neben den Neuronen Ablagerungen, sogenannte Amyloid-Plaques, die für den Untergang des Hirngewebes verantwortlich gemacht werden.

Besonderheiten einer Arzneimitteltherapie im Alter

Die aufgeführten Alterserscheinungen verdeutlichen auch, daß eine Arzneimitteltherapie beim alten Menschen besonderer Kenntnisse und Sorgfalt bedarf.

Einmal muß berücksichtigt werden, daß die Mehrzahl von Arzneimitteln älteren Menschen verordnet wird. Zum anderen werden im Alter meist zahlreiche Arzneimittel gleichzeitig genommen *(Multimedikation)*.

Pharmakokinetik und *Pharmakodynamik* weisen im Alter folgende Besonderheiten auf:

- Atrophische Prozesse im Magen-Darm-Kanal können einen Enzymmangel bedingen und dadurch zu einer Resorptionsverzögerung von Arzneimitteln führen.
- Die Bindungskapazität der Plasmaproteine ist vermindert.
- Der Wasser- und Elektrolythaushalt und damit auch die Ausscheidungsrate über die Niere können gestört sein. Eine gefährliche Kumulation von Arzneimitteln (z. B. Digitalisvergiftung) ist die Folge.

Da im Alter meist mehrere Arzneimittel gleichzeitig verordnet werden und manchmal auch noch eine unkontrollierte Selbstmedikation erfolgt, treten häufiger *Arzneimittelwechselwirkungen* auf. Ein Beispiel lernten wir auf S. 27 bereits kennen. Bekannte *Nebenwirkungen* und Folgen von *Wechselwirkungen* beim alten Menschen sind z. B.:

- Verwirrtheitszustände bei Flüssigkeitsmangel und zusätzlicher Einnahme von Diuretika,
- verstärkte Wirkung von Benzodiazepinen,
- Hypoglykämie nach paralleler Einnahme von oralen Antidiabetika und Tetrazyklinen
- rapider Blutdruckabfall nach Antihypertonika und β-Rezeptorenblockern.

Alle diese Besonderheiten der Arzneimitteltherapie im Alter haben dazu geführt, daß sich heute bereits ein spezieller Zweig der Pharmakologie, die sogenannte *Geronto-Pharmakologie*, herausgebildet hat.

Untersuchung der Wirkstoffe von Geriatrika

Es sollen nun die Wirkstoffe der in Tab. 18.**1** aufgeführten Geriatrika auf ihren erhofften Effekt bezüglich einer Linderung von Altersbeschwerden untersucht werden.

Vitamine. Im Alter treten oft Vitaminmangelzustände auf. Ursachen sind erschwerte Resorption aus dem Verdauungstrakt, ein schlechtes Gebiß oder zu einseitige Ernährung. In den Geriatrika findet man bevorzugt die Vitamine A, D_3, E, B-Komplex und C. Die Vitamine werden in diesem Rahmen nicht besprochen, da sie – wegen ihrer Bedeutung für die gesunde Ernährung – dem Fach Ernährungskunde und Diätetik zugeordnet sind und dort ausführlicher behandelt werden (Tab. 18.**2**).

Hormone. Es gilt heute als gesichert, daß die verminderte Sexualhormonproduktion im Alter keine Altersursache, sondern eine Altersfolge darstellt. Demnach sollten Sexualhormone nur in bestimmten Fällen gegeben werden.

Männliche Sexualhormone, wie z. B. Testosteron, werden mit dem Ziel eingesetzt, den Eiweißansatz, die Gewichtszunahme und den Aufbau von Knochensubstanz zu fördern (S. 235). Weibliche Sexualhormone, z. B. Estrogene, erfüllen bei klimakterischen Ausfallbeschwerden meist die in sie gesetzten Erwartungen, z. B. Osteoporoseprophylaxe (S. 228).

Geriatrikakombinationspräparate mit Hormonen sind nur in geringem Umfang im Handel.

Enzyme. Die auf S. 331 genannte Verlangsamung des Stoffwechsels bedeutet auch eine verminderte Enzymproduktion. Es werden hauptsächlich Verdauungsenzyme eingesetzt, um eine verbesserte Verwertung der aufgenommenen Nahrung und eine gute Verdauung zu erreichen.

Antiarteriosklerotika. Von diesen Arzneimitteln wird erwartet, daß sie die zerebrale und die periphere Durchblutung verbessern und damit weitere Ab- und Einlagerungen in den Gefäßen verhindern. Eingesetzt werden u. a.

- Bezafibrat zur Herabsetzung des Lipidspiegels im Blut,
- Rutin zur Gefäßabdichtung,
- gefäßerweiternde Stoffe wie Buphenin und Diethylaminoethanol.

Vor allem aber finden sich **Knoblauch** und seine Zubereitungen in zahllosen Produkten. Diese zählen zu den umsatzstärksten Präparaten überhaupt. Als Wirkung erwartet man eine Reduzierung erhöhter Blutfettwerte und einen günstigen

Tabelle 18.**2** Vitamine (83)

Name	**INN**	**Fertigarzneimittel®**	Indikation
Vitamin A	Retinol	A-Mulsin-forte	Nachtblindheit, Erkrankungen der Haut und der Anhangsorgane der Haut
Vitamin B_1	Thiamin	Betabion	Neuritiden, Neuralgien
Vitamin B_2	Riboflavin		Haut- und Schleimhautschäden
Vitamin B_6	Pyridoxin	Benadon-Roche Hexobion	Reisekrankheit, Schwangerschaftserbrechen, prämenstruelles Syndrom
Vitamin B_{12}	Cyanocobalamin	Aquo-Cytobion B_{12} Ankermann	perniziöse und andere makrozytäre Anämien, Lebererkrankungen
Vitamin H	Biotin	Nur in Kombinationspräparaten, z. B. BVK-Roche	Seborrhoe, Akne
Folsäure	Folsäure	Folsan	makrozytäre Anämieformen
Nicotinamid	Nicotinamid	Nicobion	Pellagra
D-Pantothensäure und Dexpanthenol		Bepanthen	postoperative Darmatonie, Wundheilung
Vitamin C	Ascorbinsäure	Cebion Cetebe Macalvit	Infektionen, Mundschleimhautentzündungen
Vitamin D_3	Colecalciferol	D_3-Vicotrat D-Fluoretten Vigorsan	Rachitisprophylaxe
Vitamin E	α-Tocopherol	Eusovit E Optovit E	Muskel-Bindegewebserkrankungen, als Antoxidans
Vitamin K_1	Phytomenadion	Konakion	Blutungen, Blutungsgefahr

Einfluß auf arteriosklerotische Gefäßveränderungen.

Ähnliches gilt für **Ginseng**. Die Inhaltsstoffe dieser zu den Araliaceae gehörenden Pflanze *(Panax ginseng)*, die Ginsenoside, werden für die Steigerung der physischen Leistungsfähigkeit verantwortlich gemacht.

Eine besondere Hoffnung setzte man in die sogenannte hirndurchblutungsfördernden Arzneimittel (enzephalotrope oder **nootrope Arzneimittel** = Arzneimittel, die die intellektuellen Fähigkeiten beeinflussen). Die Fragwürdigkeit derartiger Stoffe liegt in der Tatsache, daß sie das Hirn nur auf Umwegen erreichen können und die Hirndurchblutung generell schwer zu beeinflussen ist. Häufig verwendet wird neben **Piracetam** und **Vincamin** ein Auszug aus **Ginkgo biloba**.

Procain. Dieser Stoff ist uns als Lokalanästhetikum bekannt (S. 102). Es soll – peroral appliziert – verjüngend und tonisierend wirken. Diese Wirkung des Procains ist bis heute umstritten.

Am Beginn des Kapitels haben wir uns gefragt, ob Geriatrika Altersbeschwerden lindern oder den Alterungsprozeß hinauszögern können.

Die Fragwürdigkeit zahlreicher, als Geriatrika eingesetzter Arzneimittel erlaubt uns die Feststellung, daß allenfalls die Symptome altersbedingter Beschwerden gebessert werden können. Das Fehlen spezifisch wirkender Substanzen wird allzu häufig durch eine unkritische Kombination zahlloser Arzneistoffe ersetzt.

Tonika und Roborantien

Die Begriffe **Tonika** und **Roborantien** (lat. robur: Kraft, Stärke) stehen beide für die gleiche Arzneimittelgruppe. Es handelt sich hier um kräftigende Mittel. Eine Beurteilung der Wirkungen und damit eine Rechtfertigung des Einsatzes ist hier noch problematischer als bei den Geriatrika. Allein die Rote Liste 1995 enthält unter dem Hauptgruppentitel Roborantia-Tonika 72 Präparate. Der größte Teil ist allerdings nicht apothekenpflichtig. Unter diesen Gegebenheiten ist es nicht möglich, eine sinnvolle Auswahl von Fertigarzneimitteln aus der genannten Gruppe zu treffen. Es wird empfohlen, die Aufgabe, die im Anschluß an dieses Kapitel formuliert wird, zu bearbeiten. Die Lösung dieser Aufgabe erlaubt es dem Schüler und Studenten, sich ein eigenes Bild zu machen und evtl. daraus ein Urteil zu fällen.

Zusammenfassung

In die Wirkung von **Geriatrika** werden häufig zu hohe Erwartungen gesetzt. Sie vermögen die Symptome von Altersbeschwerden allenfalls zu lindern. Der Alternsprozeß ist durch körperliche und psychische Veränderungen charakterisiert. Dadurch ergeben sich Besonderheiten für die Pharmakokinetik und Pharmakodynamik, denen durch eine entsprechende Arzneimitteltherapie Rechnung getragen werden muß.

Die vielen in den Geriatrika enthaltenen Wirkstoffe bedürfen einer besonders kritischen Untersuchung auf ihren Nutzen und ihre Wirkung.

Tabelle 18.3 Allgemeintonika und Roborantien

Präparatname (Fertigarzneimittel®)	Apothekenpflichtig	Coffein	Eisenverbindung	Ginseng	Glutaminsäure	Hämatoporphyrin	Hormone	Lipotrope Stoffe	Phosphate	Strychnin	Vitamine	Sonstige	Angeführte Indikation
Präparat X	+	+				+						+	körperliche und seelische Erschöpfung, Konzentrationsschwäche, Klimaempfindlichkeit

Folgende Wirkstoffe bzw. Wirkstoffgruppen lassen sich als Bestandteile von Geriatrika herausarbeiten:

- Vitamine,
- Hormone,
- Enzyme,
- Antiarterisklerotika,
- Nootropika.

Tonika (= Roborantien) sollen einen durch Krankheit geschwächten Körper wieder zu Kräften kommen lassen. Auch diese Arzneimittelgruppe muß hinsichtlich ihrer Effektivität als Problemgruppe aufgefaßt werden.

Fragen

1. Warum tritt bei Frauen vor Beginn des Klimakteriums selten Arteriosklerose auf?
2. Führen Sie Organe an, die verdauungsaktive Enzyme produzieren.
3. Welche Möglichkeiten sehen Sie, die Anwendung von Geriatrika zu umgehen?
4. Nennen Sie außer den Vitaminen weitere essentielle Nahrungsbestandteile.

Aufgabe
Fertigen Sie eine tabellarische Zusammenstellung von Tonika und Roborantien an (Aufbau wie Tab. 18.**3**)
Gliedern Sie dabei in

- Allgemeine und Roborantien,
- Sexualtonika.

Ferner sollten Sie die Inhaltsstoffe bestimmten Wirkstoffen bzw. Wirkstoffgruppen zuordnen und die Wirkungseffekte dieser Stoffe herausarbeiten. Als Literatur und Hilfsmittel können u. a. Rote Liste, Pharmazeutische Stoffliste, Mikropharm II und gesammelte Leerpackungen benutzt werden.

19 Alternative Therapieformen mit Arzneimitteln

Phytopharmaka
Homöopathische Arzneimittel
Weitere alternative Therapieformen

Phytopharmaka

Solange wir die Arzneimittelgeschichte zurückverfolgen können, hat die Anwendung von **Pflanzen** und **Pflanzenextrakten** als **Arzneimittel** eine bedeutende Rolle in der Heilkunde gespielt, sie war in fast allen Kulturen zentrale therapeutische Basis der Medizin.

Definition: Unter **Phytopharmaka** – pflanzlichen Heilmitteln – versteht der Gesetzgeber Arzneimittel aus Pflanzen, Pflanzenteilen und Pflanzenbestandteilen in bearbeitetem oder unbearbeitetem Zustand.

Phytotherapie. Die *Phytotherapie* (gr. phyton: Gewächs) befaßt sich mit der Anwendung pflanzlicher Heilmittel am kranken Menschen. Von den Kräuterbüchern des Mittelalters bis hin in unsere Zeit zieht sich das Wissen über den Gebrauch von Heilpflanzen. Einerseits wurde versucht, aus altbekannten Heilpflanzen nach genauer botanischer Bestimmung Wirkstoffe zu isolieren und diese als Reinsubstanzen darzustellen, z. B. das Digitoxin aus *Digitalis purpurea* (Fingerhut) oder das Atropin aus *Atropa belladonna* (Tollkirsche). Das gelang bei einer Reihe von Heilpflanzen, deren Inhaltsstoffe heute als **Monosubstanz-Arzneimittel** in der Therapie ihre Bedeutung haben. Andererseits lassen sich aber noch nicht von allen Heilpflanzen Inhaltsstoffe als Reinsubstanzen darstellen, so daß wir den ganzen pflanzeneigenen Stoffkomplex als *Gesamtextrakt* arzneilich nutzen. Dieser wird vielfach als das eigentliche, ursprüngliche Phytotherapeutikum verstanden also, als **Naturprodukt** mit einer Vielzahl von Wirkstoffen, das mit seinen Begleitsubstanzen möglicherweise Bedeutung für den Gesamteffekt erreicht. Als Beispiele seien die Kamille oder die Pefferminze genannt.

Finden isolierte Pflanzeninhaltsstoffe Anwendung, ist der Wirkungseintritt rasch, die Wirkung meist brüsk und intensiv bis toxisch, und es bedarf exakter Dosierung. Wird eine Heilpflanze als Gesamtkomplex, also als ganzes Naturprodukt, zum Arzneimittel verarbeitet, tritt im allgemeinen nach Verabfolgung keine sofortige und intensive Wirkung auf. Die Wirkung setzt langsam und schonend für den Organismus ein, selbst bei Anwendung als Langzeittherapeutikum ist eine chronische Toxizität selten. Nebenwirkungen können aber trotzdem auftreten; erinnern wir uns an den Elektrolytverlust (S. 48) bei den Laxantien oder die Bradykardie nach Süßholzsaft. Wir sehen, daß diese Naturheilmittel nicht so harmlos sind, wie es häufig angenommen wird.

Wirkung und Wirksamkeit. Wie bei den **Phytopharmaka**, den **Homöopathika** und den weiteren in diesem Kapitel behandelten Arzneimitteln ist streng zwischen Wirkung (S. 17 f.) und Wirksamkeit zu unterscheiden. Die *Wirkung ist* eine meßbare Größe, die *Wirksamkeit* ist die Feststellung einer Besserung des Krankheitszustandes. Wo es nicht möglich ist, isolierte Reinsubstanzen herzustellen und deren Wirkung nachzuweisen, zeigt uns oft in der jeweiligen Zubereitungsform der Gesamtkomplex aller Inhaltsstoffe einen *kurativen Effekt* beim Patienten. Hier können wir diese Wirksamkeit als Erfahrungstatsache werten. Die Beobachtung und Erfahrung am kranken Menschen kann dem wissenschaftlich exakten Experiment gleichwertig gegenüberstehen.

Anwendung der Phytopharmaka. Phytopharmaka dienen der Behandlung *einfacher Befindlichkeitsstörungen, chronischer Erkrankungen* sowie der Vorbeugung bei möglichen Beschwerden (Tab. 19.**1**). Daher sind Phytopharmaka bei fast allen Erkrankungen, die in den bisher besprochenen Kapiteln erwähnt wurden, als zusätzliche oder alternative Arzneimittel anzuwenden. Phytopharmaka zeichnen sich durch große therapeutische Breite aus und gewinnen dadurch im Rahmen der *Selbstmedikation (SM-Markt, Sicht-*

Tabelle 19.**1** Beispiele für Phytopharmaka-Fertigarzneimittel (*sm* = geeignet für die Empfehlung im *Selbstmedikationsbereich*)

	Fertigarzneimittel®	Hauptwirkstoffe/Zubereitung	Therapiebereich
+	Aconitysat	Aconitin aus dem Preßsaft des Eisenhutes (standardisiert)	Analgetikum/Neuralgie
sm	Arthrosetten N	Extrakte aus Kalmus, Zaunrübe, Bittersüß u. a.	Analgetikum/Arthrosen
sm	Phytodolor N	Frischpflanzenauszug aus Espe, Goldrute und Esche	Analgetikum/Antirheumatikum
sm	Aspecton N Tropfen	Thymianfluidextrakt (standardisiert)	Antitussiva/ Expektorantien
sm	Babix Inhalat N	Eukalyptusöl, Fichtennadelöl	
sm	Hedelix Hustensaft	Efeublätterextrakt	
sm	Isla-Moos Pastillen	eingedickter wäßriger Auszug aus *Lichen islandicus*	
sm	Prospan Tropfen	Efeublätter-Trockenextrakt	
sm	Sinupret-Dragees	Primelblüten, Eisenkraut, Enzianwurzel, Knöterichkraut, Holunderblüten u. a.	Rhinosinusitis/ Sinobronchitis
sm	Sedariston	Tinktur aus Baldrianwurzel, Johanniskraut, Melissenblätter	Hypnotikum/Sedativum
sm	Vivinox Beruhigungstropfen	Extrakt aus Baldrianwurzel, Hopfenzapfen, Passionsblumenkraut, Melissenblätter	Hypnotikum/Sedativum
sm	Carminativum-Hetterich	Auszüge aus Kamillenblüten, Pfefferminzblättern, Fenchel, Kümmel, Pomeranzenschalen	Carminativum
sm	Esberitorx mono	Extrakt aus Sonnenhutwurzeln	Umstimmung des Immunsystems
sm	Tonsilgon N	Auszüge aus Eibischwurzel, Kamillenblüten, Schafgarbenkraut, Schachtelhalmkraut u. a.	

wahlbereich in der Apotheke) (sm) an besonderem Interesse und in Zukunft an weiterer Bedeutung.

Homöopathische Arzneimittel

Die Lehre der *Homöopathie* wurde von dem sächsischen Arzt Dr. Samuel Hahnemann (1755 – 1834) aufgestellt und fußt auf den Vorstellungen des griechischen Arztes Hippokrates (400 v. Chr.). Ihr gegenüber steht die *Allopathie*, jene Heilweise, die *nicht* der Homöopathie zuzuordnen ist und später gleichbedeutend mit dem Begriff *Schulmedizin* gebraucht wurde. Hahnemann hat die Lehre der Homöopathie in seinem Buch *Organon der Heilkunst* auf vier Säulen gestellt.

Die erste Säule ist die *Ähnlichkeitsregel: Similia similibus curentur* (Ähnliches soll mit ähnlichem geheilt werden). Hahnemann sagt: „Wähle, um sanft, schnell, gewiß und dauerhaft zu heilen, in jedem Krankheitsfalle eine Arznei, die ein ähnliches Leiden für sich erregen kann, als sie heilen soll." Es handelt sich hier also um das *Arzneifindungsprinzip*. So läßt sich z. B. vereinfacht dargestellt ein starker Schnupfen mit *Allium cepa* – der Küchenzwiebel – behandeln, von der wir wissen, daß sie beim Schneiden Tränen und „Nasenlaufen" hervorruft.

Im Unterschied zu den bisher besprochenen Therapieformen, die sich mit den pathologischen Veränderungen des Organismus befassen – Allopathie – sieht die Homöopathie in einer Erkrankung gestörte Lebensprozesse. Jede Krankheit, verstanden als eine Störung des Gleichgewichtes im Gesamtorganismus, ist zustande gekommen in Folge innerlich gegebener Bedingungen und von außen wirkender Ursache. Die Homöopathie versteht sich als *Reiz-* und *Regulationstherapie*. Die in der Homöopathie angewandten Arzneimittel sollen die selbstregulativen Kräfte des Organismus anstoßen bzw. unterstützen. Die Homöopathie zeichnet sich durch eine sehr individuelle Therapie aus, die erst nach sorgfältiger Indikationsstellung erfolgt. Die Arzneimittelwahl nimmt der Arzt nach *organotropen, histiotropen* und *personotropen* Kriterien vor (Tab. 19.**2**).

Die zweite Säule ist die *Arneimittelprüfung* am gesunden Menschen. Die Homöopathie kennt keine Tierversuche. Die Ergebnisse der Arzneimittelprüfungen am gesunden Menschen sind in der reinen Arzneimittellehre dargelegt und stellen die Grundlagen der Therapie dar. Die *Materia medica* (der homöopathische *Arzneischatz*) umfaßt mehr als 500 derart geprüfte Mittel.

Tabelle 19.**2** Homöopathische Arzneimittel (Beispiele)

Arzneimittel	Potenz	Anwendung
Aconitum	D3–6	Fieber, Kopfschmerzen
Belladonna	D2–6	alle Arten von Entzündungen
Calcium phosphoricum	D2–12	Knochen- und Stoffwechselerkrankungen
Crataegus	D3–6	Herz- und Nervenerkrankungen
Lycopodium	D3–6	Leber- und Gallenleiden
Nux vomica	D3–12	Magenerkrankungen
Passiflora	D6	Schlaflosigkeit
Thuja	D6–30	Warzen

Die dritte Säule ist die *homöopathische Arzneizubereitung*. Das Besondere der homöopathischen Arzneimittel sind die sehr kleinen Arzneidosen, die *Potenzen* genannt werden. Das Herstellen von Potenzen bezeichnet die Homöopathie als *Potenzieren*. So ist Potenzieren das Aufteilen des Arzneistoffes in *rhythmischer Weise* im Verhältnis 1:10 oder 1:100. Je nach dem Verhältnis in dem wir potenzieren, sprechen wir bei 1:10 von den *Dezimal-Potenzen* oder bei 1:100 von den *Centesimal-Potenzen*, dargestellt durch die Symbole D oder C. Die nachfolgende Ziffer gibt den Potenzierungsgrad an. Also bedeutet D 8, daß die achte Dezimalpotenz, C 3, daß die dritte Centesimalpotenz vorliegt. Der nichtpotenzierte Arzneistoff wird **Ursubstanz** genannt und mit ∅ bezeichnet, ebenso der nichtpotenzierte Pflanzenauszug, die **Urtinktur**, mit ∅.

Die vierte Säule ist die homöopathische *Dosierungslehre*. Die Dosierung mit homöopathischen Arzneimitteln beruht auf langjähriger Erfahrung. So weiß man, daß zu tief gewählte Potenzen sogenannte Erstverschlimmerungen hervorrufen können. Für die Höhe der Potenzen gibt es keine Therapienormen. Die tiefen Potenzen reichen etwa bis D 6, Hochpotenzen von D 30 bis D 100 und darüber hinaus. Sogenannte „LM"- oder „Q"-Potenzen sind Verdünnungen, die von 1:50 000 ausgehen.

Die homöopathischen Arzneimittel werden aus Arzneistoffen hergestellt, die aus dem Pflanzenreich, dem Tierreich oder von Mineralien stammen, aber auch synthetisch hergestellt werden können. Die Ursubstanzen werden als solche jedoch niemals verabreicht, sondern zu homöopathischen Arzneiformen verarbeitet. Derartige Arzneiformen sind:

1. **Essenzen**, alkoholische Auszüge frischer Pflanzen oder Pflanzenteile,
2. **Tinkturen**, alkoholoische oder wäßrige Auszüge von Urstoffen,
3. **Verreibungen** (Triturationen), Verreibungen der Arzneisubstanz mit Milchzucker,
4. **Tabletten**, maschinell hergestellte Preßlinge ohne Zusatz von Bindemitteln; Arzneigehalt und Zusammensetzung entsprechen den Verreibungen,
5. **Streukügelchen** (Globuli), aus Rohr- oder Rübenzucker hergestellte Kügelchen, die durch Befeuchten mit der flüssigen Potenz hergestellt werden.
6. **Dilutionen**, alle flüssigen Potenzen werden als Dilutionen bezeichnet.

Monographien der homöopathischen Arzneimittel und deren Prüfungsmethoden sowie die Herstellungsverfahren homöopathischer Arzneimittel finden wir im *Homöopathischen Arzneibuch* (HAB). Dieses hat seit dem 25. 7. 1978 amtlichen Charakter und muß in jeder deutschen Apotheke vorhanden sein. Die Herstellung und Prüfung homöopathischer Arzneimittel ist an dieses Arzneibuch und an seine weiteren Ergänzungen gebunden. Die geringen und geringsten Dosen setzen die Homöopathie sehr leicht der Kritik aus. Denken wir aber an Tagesdosen von Vitamin D_3 = 10 µg, so entspricht dieses schon einer D 5-Potenz. Alttuberkulin ruft Reaktionen schon bei Verdünnungen von D 14 hervor.

Stellen wir der Homöopathie noch die Frage, bei welcher Potenz der Arzneistoff durch immer weitere Verdünnung restlos aufgebraucht ist? Durch die *Loschmidt-Zahl* läßt sich dies errechnen: sie gibt die *Anzahl der Moleküle pro Mol an und beträgt* $6{,}03 \cdot 10^{23}$. Danach ist es sehr wahrscheinlich, daß in höheren Potenzen keine Moleküle des Arzneistoffes mehr vorhanden sind *(Materiebegriff – Energiebegriff)*. Dennoch verschreiben Homöopathen höhere und Hochpotenzen, nach deren Einnahme Heilerfolge belegt werden. In der Apotheke müssen auch diese naturwissenschaftlich als kritisch anzusehenden Rezepturen nach den Regeln des Homöopathischen Arzneibuches (HAB) exakt hergestellt werden.

Eine Forderung Hahnemanns war es, nur mit *einem* oder höchstens *zwei* Arzneimitteln zu therapieren, diese durften auch nicht gemischt, sondern mußten *im Wechsel* gegeben werden. In späterer Zeit wurden dennoch mehrere homöopathische Arzneimittel zu **Komplexmitteln** zusammengestellt, z. B. Oligoplexe oder Pentarkane; u. a. z. B. Lobelia-Oligoplex bei Schlafstörungen und Echinacea-Pentarkan zur Steigerung der Infektionsabwehr.

Weitere alternative Therapieformen

Die homöopathische Therapie wurde in der Folgezeit nach dem Tode Hahnemanns durch neue Impulse vielfältig weiterentwickelt und modifiziert. Ferner entwickelten sich noch andere alternative Therapieformen. Von diesen sollen einige kurz besprochen werden.

Anthroposophische Arzneimittel

Begründer der anthroposophischen Arzneimittel ist der Philosoph und Lehrer Rudolf Steiner (1861 – 1925). Er nannte seine anthroposophische Lehre eine „Erweiterung der Heilkunst", indem er den Menschen in einer dreifachen Ordnung sah:

- als ein biologisches Objekt,
- als ein seelisch-psychologisches Objekt,
- als ein geistiges Objekt.

Die so definierte Biosphäre des Menschen wird durch seine Krankheit gestört. Anthroposophische Therapie will das gestörte Gleichgewicht wieder herstellen. Die anthroposophischen Heilmittel richten sich an die Selbstheilungskräfte des Organismus, wobei dieser die Freiheit hat, die Hilfe von außen anzunehmen oder sie abzulehnen. Die anthroposophische Medizin kennt vier Heilprinzipien, durch die die Selbstheilungskräfte des Organismus beeinflußt werden können:

- Bei der *substitutiven* Methode übernimmt das Heilmittel die in eine Krankheit verlagerten oder am falschen Ort wirksamen leiblichen Tätigkeiten. Dadurch werden die körpereigenen Kräfte wieder für die gesunde Funktion frei, z. B. **Scleron**®.
- Die *regulative* Methode regt ins Stocken geratene Vorgänge an und dämpft überwuchernde Prozesse, z. B. Schwefel als anregendes und Conchae (Austernschalen) als dämpfendes Mittel. In der Mistel sind beide Fähigkeiten enthalten.
- Weist ein Patient bei einer Krankheit bereits ein hohes Potential an Selbstheilungskräften auf, so gelangt die *stützende* Methode zur Anwendung, z. B. Apis (Birne) oder Lachesis (giftige Grubenotter) bei Entzündungen und allergischen Erkrankungen.
- Bei der *harmonisierenden* Methode ist das Arzneimittel „Modell" für eine neue Ordnung im Organismus. Das ordnende Prinzip des Menschen soll am Vorbild des Arzneimittels wieder seine gesunde Tätigkeit lernen, z. B. + **Cardiodoron** (Hyoscyamus) oder **Kephalodoron** (Eisen-II-sulfat und Quarz).

Die *Kunst* der anthroposophischen Arzneimittellehre liegt u. a. darin, ein Heilmittel einzusetzen, in dem der biologische Prozeß selbst eingefangen ist, z. B. Kräuter, die zu bestimmten Tageszeiten gesammelt werden (Tab. 19.**3**).

Tabelle 19.**3** Anthroposophische Arzneimittel (Beispiele)

Arzneimittel	Anwendung
+ Cardiodoron	Störungen der Herz- und Kreislauffunktion
Hepatodoron	Leberfunktionsstörungen
Iscador Qu (Eichenmistel)	Tumorerkrankungen
Phosphorus D6/ Malva (in 100 g enth.: Phosphorus D5 10 g, Malvae flos, Ethanol Infusum D1 50 g)	Schlafstörungen
Viola tricolor D1; D3	Hautausschläge und Blasenbeschwerden
sm Amara-Tropfen	Appetitlosigkeit, Völlegefühl
sm Arnica Salbe	Prellungen
sm Combudoron Gelee	Verbrennungen, Sonnenbrand
sm Infludo Tropfen	grippale Infektion
sm Kephalodoron Tabletten	Kopfschmerzen, Migräne

Biochemische Arzneimittel

Der Oldenburger Arzt Dr. Schüssler (1821 – 1898) folgte der Therapie, daß jede Krankheit mehr oder weniger durch den **Mangel eines oder mehrerer anorganischer Grundstoffe** in der Zelle bedingt sei. Er stellte eine entsprechende Serie von Arzneimitteln zusammen, welche die jeweiligen Mängel bei Krankheiten und dadurch die Krankheit selbst heilen sollten. Diese biochemischen Mittel, auch Funktionsmittel genannt, liegen als Tabletten in homöopathischer Verdünnung als D 3, D 6 und D 12 vor (Beispiele Tab. 19.**4**).

Tabelle 19.**4** Biochemische Arzneimittel

Arzneimittel	Anwendung
Calcium fluoratum D3, D6, D12	Bindegewebsschwäche, Hämorrhoiden
Calcium phosphoricum D3, D6, D12	schlecht heilende Knochenbrüche
Kalium phosphoricum	allgemeine Erschöpfungszustände, Übererregbarkeit

Nosoden

Die Bezeichnung Nosode wurde von Konstantin Hering geprägt, der Krankheiten mit deren **eigenen Krankheitsprodukten** durch geeignete Potenzierung unter dem Namen *„Psorin"* behandelte.

Nosoden sind nach einer homöopathischen Verfahrenstechnik hergestellte Zubereitungen aus Körperbestandteilen und Stoffwechselprodukten von Mensch und Tier, weiterhin von Mikroorganismen einschließlich Viren, die nicht mehr infizieren oder virulent sind. Die Nosoden werden bei Infektionen und allergischen Erkrankungen angewandt.

Bach-Blütentherapie

Die Bach-Blütentherapie wurde vor ca. 60 Jahren von dem englischen Arzt Dr. Edward Bach entwickelt und ist vornehmlich im angelsächsischen Raum verbreitet. Langfristige Zielsetzung der Therapie mit Bach-Blüten ist eine seelische Harmonie nach dem Grundprinzip seiner Methode, daß nicht die Krankheit, sondern der Patient zu behandeln sei.

Diese Arzneien sind nicht homöopathisch und haben keine unterschiedlichen Potenzen, da die Kraft, die aus den Blumen freigesetzt wird, die unveränderliche Lebenskraft selbst ist. Bach benutzte nur Blumen, die über der Erde in Luft und Sonnenlicht wuchsen und in ihrer Mitte Samen trugen. So fand er 38 heilsame wilde Blumen, die jeweils an Ort und Stelle präpariert wurden. Er teilte die 38 Arzneien in 7 Gruppen, z. B. zur Behandlung von Angst, Unsicherheit, Einsamkeit etc., ein. Eines der populärsten Produkte ist die *Rescue* genannte Arznei, die aus 5 Arzneien für „erste Hilfe" in dringenden Fällen kombiniert ist, z. B. bei Schrecken, Panik, Sorge, plötzlichen Unglücksnachrichten usw. Vor einer unreflektierten Anwendung ist zu warnen.

Aromatherapie

Die Wurzeln dieser Therapie sind bis ins alte Ägypten zurückzuverfolgen. Als eigene Heildisziplin ist diese Therapie relativ neu und der Begriff Aromatherapie etwa 50 Jahre alt.

Die Wirkung ätherischer Öle läßt sich grundsätzlich in zwei Bereiche einteilen. Einmal kennen wir die ätherischen Öle hinsichtlich ihrer antibakteriellen, antiseptischen, durchblutungsfördernden und neuestens auch ihrer antiviralen Eigenschaften. Wir könnten diese Therapie auch als einen Zweig der Kräuterheilkunde betrachten, wenn gegen Verdauungsstörungen z. B. Kümmelöl oder Korianderöl verordnet wird.

Andererseits zeigen die ätherischen Öle – sie verdunsten schnell – eine Wirkung auf die psychisch-emotionale Ebene des Menschen und sind so den Bach-Blumenarzneien vergleichbar. Damit eignet sich die Aromatherapie über die Kräutermedizin hinaus zur ganzheitlichen Behandlung, da sie neben dem Körper auch Geist und Seele betrifft. Die tatsächliche Wahrnehmung des Duftes durch den Patienten ist wichtiger Ansatz einer „psychologischen Aromatherapie".

Da viele homöopathische Arzneimittel und weitere alternative Arzneimittel in Verbindung mit dem Firmennamen als Qualitätsmerkmal des Herstellers verordnet werden, seien einige Hersteller hier genannt: z. B. Arkana, DHU – Deutsche Homöopathische Union, Elha, Fides, Galmeda, Heel, Iso, Kattwiga, Madaus, Mauch, Pascoe, Flüger, Regena, Rödler, Spemann, Spenglersan, Staufen-Pharma, Steigerwald, Truw, Wala, Weleda, u. a. m.

Zusammenfassung

Unter Phytopharmaka versteht man pflanzliche Arzneimittel, die aus der ganzen Pflanze, Pflanzenteilen und Pflanzenbestandteilen in bearbeitetem oder unbearbeitetem Zustand bestehen. Als Arzneimittel werden sowohl isolierte Pflanzeninhaltsstoffe als auch pflanzliche Gesamtauszüge verwandt.
Die Phytotherapie ist die Behandlung mit pflanzlichen Arzneimitteln. Bei der Phytotherapie wird zwischen Wirkung und Wirksamkeit unterschieden. Die Wirksamkeit ist der Besserungseffekt eines Krankheitszustandes.
Die Homöopathie ist eine Therapieform, die sich auf die Ähnlichkeitslehre Hahnemanns gründet: „Similia

similibus curentur". Die Homöopathie versteht sich als Reiz- und Regulationstherapie. Sie gründet sich neben der Ähnlichkeitsregel auf die Arzneimittelprüfung, das Potenzieren und die Dosierungslehre. Durch Modifizierung und Erweiterung der von Hahnemann begründeten homöopathischen Therapie entwickelten sich im Laufe der Zeit spezielle Richtungen, so die Heilweise mit Nosoden, den durch die eigene Erkrankung produzierten Stoffwechselprodukten. Biochemische Arzneimittel sollen die Erkrankung, die als ein Mangel von anorganischen Grundstoffen erklärt wird, durch Gaben von „Funktionsmitteln" (Salzen in homöopathischer Verdünnung) heilen.
Anthroposophische Arzneimittel sollen das gestörte Gleichgewicht – die Erkrankung – des gesamten Organismus wieder normalisieren. Sie richten sich an die Selbstheilungskräfte des Körpers. Der anthroposophischen Arzneimitteltherapie liegen vier Heilprinzipien zugrunde. Zuordnungen zu den homöopathischen Arzneimitteln sind nicht immer möglich.
Bach-Blumenarzneien und die Aromatherapie wollen eine seelische Harmonisierung des Menschen wiederherstellen.

Fragen

1. Wie definiert der Gesetzgeber Arzneimittel, die als Phytopharmaka einzuordnen sind?
2. Die Phytotherapie kennt den Begriff der Wirksamkeit. Wodurch unterscheidet dieser sich vom Begriff der Wirkung?
3. Wie heißt die von Hahnemann aufgestellte und bis heute gültige homöopathische Therapieregel?
4. Das Besondere der homöopathischen Arzneimittel sind die kleinen und sehr kleinen Arzneimittelgaben. Wie werden diese genannt und dargestellt (signiert)?
5. Wie stellte sich Rudolf Steiner eine Krankheit nach der anthroposophischen Therapielehre vor?
6. Welche Entsprechung besitzen die Nosoden in der „Allopathie"?
7. Welche Gefahren sehen Sie bei leichtfertigem Einsatz nicht anerkannter alternativer Arzneimittel?

20 Anleitung zu Übungen – Praxisbezug

Anlage einer Sammlung von Fertigarzneimittel-Leerpackungen
Übungen zum Unterricht
Übungen für den Umgang mit der Fachliteratur
Praxisbezug

Für die Absolventen der PTA-Lehranstalten stellt sich immer wieder das Problem, daß sie ohne ausreichende Kenntnisse von Fertigarzneimitteln in die Apotheke kommen. Bei dem umfassenden Spektrum an Unterrichtsfächern und Lerninhalten wird es nie möglich sein, die volle Breite der für die Offizin notwendigen Fertigarzneimittelkenntnisse im Unterricht zu vermitteln. Ein gewisser Grundstock ist jedoch für einen möglichst reibungslosen Übergang von der Schule zur Praxis unabdingbar.

Zu diesem Zweck sollten im Fach Fertigarzneimittelkunde u. a. nachstehende Ziele verfolgt werden:

1. Kenntnis eines Grundstocks häufig vorkommender Fertigarzneimittel aus verschiedenen Indikationsgebieten.
2. Zurechtfinden unter den zahlreichen Namen für ein und dasselbe Arzneimittel, ggf. unter Anwendung geeigneter Literatur.
3. Sicherer Umgang mit der Fachsprache.
4. Sicherer Umgang mit der Fachliteratur.

Die nächsten Abschnitte zeigen einige Möglichkeiten zum Erreichen dieser Ziele auf.

Anlage einer Sammlung von Fertigarzneimittel-Leerpackungen

Mit der Anlage einer Sammlung von Fertigarzneimittel-Leerpackungen durch den Schüler soll hauptsächlich dem zuerst genannten Ziel näher gekommen werden.

Das Zusammenstellen einer derartigen Sammlung hält den Schüler von Beginn seiner Ausbildung dazu an, ohne größere Lernarbeit seine Kenntnis von Fertigarzneimitteln aufzubauen. Er wird sich Namen und charakteristische Firmenzeichen auf den Packungen einprägen. Ferner wird er lernen, bestimmte Fertigarzneimittelnamen sofort entsprechenden Anwendungsgebieten zuzuordnen.

Als äußere Form der Sammlung kann z. B. ein Leitzordner mit eingelegten Blättern aus festem Papier gewählt werden.

Es werden Ausschnitte von Fertigarzneimittel-Leerpackungen eingeklebt. Der Ausschnitt sollte den *Namen* und die *Zusammensetzung* des Fertigarzneimittels sowie *firmenspezifische Charakteristika* der Packung enthalten. Es empfiehlt sich auch, die *Abgabekennzeichnung* (z. B. verschreibungspflichtig) deutlich hervorzuheben.

Vorteilhaft ist eine Anleitung des Fachlehrers bezüglich des Umfangs und der Ordnung der Sammlung. Die Ordnung kann z. B. nach Indikationsgebieten in der Reihenfolge wie im Unterricht, nach den Hauptgruppen der Roten Liste, dem Indikationsschlüssel der ABDA-Datenbank oder dem ATC-Code erfolgen. Eine Kontrolle der Ordner in angemessenen Zeitabständen durch den Fachlehrer ist empfehlenswert.

Sollte die Schule eine derartige Sammlung nicht fordern, so bringt eine selbständige Anlage durch den Schüler sicher Vorteile für den Unterricht.

Übungen zum Unterricht

Mit Übungen zum Unterricht in der Fertigarzneimittelkunde können die Ziele 2, 3 und 4 angestrebt werden.

Für eine Übung sollten mindestens zwei Unterrichtsstunden zur Verfügung stehen. Die Übungen sind als Abschluß größerer Unterrichtseinheiten, wie z. B. Arzneimittel zur Behandlung von Blutbildungs- und Blutgerinnungsstörungen, geeignet.

Die Schüler erhalten Arbeitsblätter, die wie Abb. 20.**1** gestaltet sein können.

Die Klasse wird in Arbeitsgruppen von maximal drei Schülern pro Gruppe aufgeteilt. Der

I Stoff	Formel und Vorkommen (betr. Naturstoffe)	I.N.N. und Synonyma	Pharmakologische Wirkung	Nebenwirkungen

II Indikationen	Kontra-Indikationen	○ Fertig-arznei-mittel	⊙ Fertig-arznei-mittel	Ver-schreib.-pflicht – oder +	Arzneimittel-Interaktionen	Darrei-chungs-formen

Abb. 20.**1** Arbeitsblatt zu den Übungen (leer)

I Stoff	Formel und Vorkommen (betr. Naturstoffe)	I.N.N. und Synonyma	Pharmakologische Wirkung	Nebenwirkungen
3-(α-Acetonyl-benzyl)-4-hydroxy-coumarin (WHO)	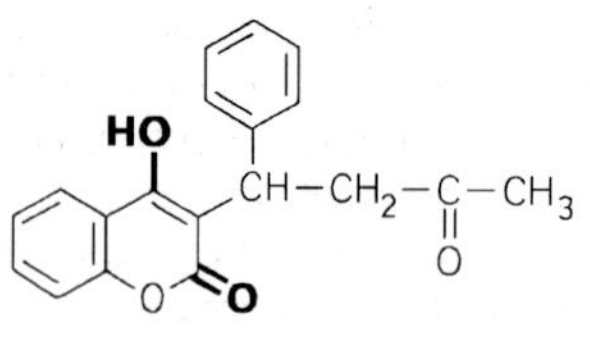 Warfarin INN	*Warfarin*	*Blutgerinnungs-hemmend*	*Übelkeit Erbrechen Haarausfall Hautnekrosen*

II Indikationen	Kontra-Indikationen	○ Fertig-arznei-mittel	⊙ Fertig-arznei-mittel	Ver-schreib.-pflicht – oder +	Arzneimittel-Interaktionen	Darrei-chungs-formen
Thromboembo-lische Erkran-kungen z.B. in Chirurgie u. Kardiologie	*u.a. Apoplexie Magen- u. Darm-Ulcera, Hämorrhag. Diathese, Schwanger-schaft*	*Coumadin®*	–	+	*Zu erwarten mit zahlrei-chen Arznei-mitteln z.B. Clofibrat, Rifampicin, ASS, Sulfon-amiden, Tetracyclin*	*Tabletten*

Abb. 20.**2** Arbeitsblatt zu den Übungen (mit einem Beispiel)

Fachlehrer stellt die Aufgabe. Beispiel: Einer Arbeitsgruppe wird der INN **Warfarin** genannt. Die Gruppe trägt den Stoffnamen in das Arbeitsblatt ein und erarbeitet die weiteren vom Arbeitsblatt geforderten Merkmale (Abb. 20.**2**).

Zur Bearbeitung der Arbeitsblätter muß der Fachlehrer die erforderliche Literatur bereitstellen. Es empfiehlt sich, die Literatur auf die in der Apotheke übliche Auswahl einzuschränken, z. B. LAUER, Pharmazeutische Stoffliste, ABDA-Datenbank, Pschyrembel, Fachinformationen, etc.

Nach einer angemessenen Bearbeitungszeit erfolgt die Auswertung der Schülerarbeit. Dabei kann so verfahren werden, daß jede Gruppe ihre Ergebnisse der Klasse vorträgt. Der Fachlehrer korrigiert, kommentiert und ergänzt die Ergebnisse.

Übungen für den Umgang mit der Fachliteratur

1. Beispiel. Obwohl in diesem Buch darauf geachtet wurde, alle vorkommenden Fremdwörter beim ersten Erscheinen zu übersetzen, gibt es dennoch häufig die Notwendigkeit medizinische Fachausdrücke – z. B. aus dem Unterricht – nachzuschlagen. Im Unterricht fiel vielleicht der Ausdruck „Head'sche Zonen".

Ein Blick in das Sachregister dieses Lehrbuchs zeigt Ihnen, daß Sie hier nicht weiterkommen. Ein geeignetes, überall in der Schule und in der Apotheke vorhandenes Nachschlagewerk ist der *Pschyrembel* (Pschyrembel, W.: Klinisches Wörterbuch. 257. Aufl., Berlin, New York 1994). Wenn Sie dort nachschlagen, finden Sie unter dem Stichwort „Head-Zonen" auf Seite 603 f. folgenden Text:

Head-Zonen (Sir Henry H., Neurol., London, 1861–1940): (engl.) Head zones; Hautareale, in denen bei Erkr. innerer Organe Hyperästhesie u. Hyperalgesie (als viszerokutane Reflexe*) auftreten können u. die in ihrer Ausdehnung dem Dermatom* entsprechen, das aus demselben spinalen Segment* innerviert wird wie das erkrankte Organ; z. B. in die Innenseite des Oberarms (C_8, Th_1) ausstrahlende Schmerzen bei koronarer Herzkrankheit*.

Abb. 20.**3** Beispiel aus dem Nachschlagewerk Pschyrembel

Ein ähnliches Ergebnis erhalten Sie, wenn Sie das *Roche Lexikon* befragen (Roche Lexikon Medizin, 3. Aufl. München, Wien, Baltimore 1993).

2. Beispiel. In ähnlicher Weise entstehen Probleme mit *Formelbildern.* Auch hier ist die Auswahl des Lehrbuchs zwar repräsentativ, aber notgedrungen subjektiv. Auf S. 127 f. finden Sie z. B. Formelbilder von Analgetika; das von Ihnen gesuchte **Tramadol**, im Handel als + Tramal® ist nicht dabei. Wie kommen Sie nun an die Formel? Nun, zunächst liegt es nahe, in einem Chemiebuch nachzuschlagen. Aus der Schule kennen Sie vielleicht den *Strauss* (Strauss, D.: Chemie für pharmazeutisch-technische Assistenten, 5. Aufl. Stuttgart, New York 1991). Hier finden Sie zwar im Inhaltsverzeichnis einen Verweis auf die Seite 376, doch die Formel ist auch nicht aufgenommen.

Nun machen Sie einen zweiten und für dieses Problem stets erfolgreichen Versuch, Sie befragen ein Nachschlagewerk, das jede Apotheke und Ihre Schule vorrätig hat, die *Pharmazeutische Stoffliste* (ABDA [Hrsg.]: Pharmazeutische Stoffliste, 8. Aufl. Eschborn/Taunus). Im Band ‚T-Tril' steht auf S. 419 f. die Formel und eine Liste aller Fertigarzneimittel, die Tramadol enthalten (Abb. 20.**4**).

3. Beispiel. An einigen Stellen in diesem Buch sind Hinweise auf Wechselwirkungen zwischen Arzneimitteln gegeben worden, z. B. S. 27 f. Dabei hat sich der Autor darauf beschränkt, häufige und therapeutisch besonders wichtige Interaktionen herauszustellen. Aus der Tatsache, daß diese bei einer Substanz nicht erwähnt werden, kann aber nicht geschlossen werden, daß solche Wechselwirkungen nicht bekannt sind. Vielleicht wollen Sie wissen, ob die gleichzeitige Gabe von **Phenytoin** (Diphenylhydantoin) und **Doxycylin** Probleme aufwirft. Zu einer ersten Information können Sie die *Rote Liste* (Bundesverband der Pharmazeutischen Industrie [Hrsg.]: Rote Liste 1995. Aulendorf 1995) heranziehen. Dort finden Sie im Kapitel „Zusammenstellung von Gegenanzeigen und Anwendungsbeschränkungen, Neben- und Wechselwirkungen" (oranger Teil) auf Seite 236 sieben Interaktionen aufgelistet (Abb. 20.**5**).

Die gesuchte Interaktion Phenytoin-Doxycyclin ist dabei. Der zweite Schritt besteht nun darin, daß Sie die Spezialliteratur zu Rate ziehen: *ABDA-Datenbank – Arzneimittel-Interaktionen.* Frankfurt/M. 1978 ff. on-line oder off-line (Abb. 20.**6**) oder *Ammon* (Ammon, H. P. T. [Hrsg.]: Arzneimittelneben- und -wechselwirkungen. 3. Aufl., Stuttgart 1991) die Seite 532 (Abb. 20.**7**) um genauere Informationen zum Wirkungsmechanismus zu erhalten.

Tramadol (INN.L14.D, INN.L14.E, INN.L14.F, INN.L14.S, ASK, DCF) †

Ref: ASK-Nr.: 8719 CAS-Nr.: 27203-92-5 SL-Nr.: 117575

Syn: (*R,R/S,S*)-2-(Dimethylaminomethyl)-1-(3-methoxyphenyl)cyclohexanol (IUPAC)
(±)-*trans*-2-[(Dimethylamino)methyl]-1-(*m*-methoxyphenyl)cyclohexanol (WHO)
Tramadolo (DCIT)
Tramadolum (INN.L14.L)

↓ Tramadol hydrochlorid

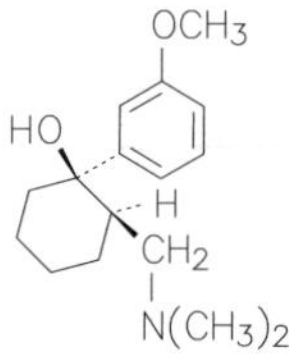

Snf: $C_{16}H_{25}NO_2$

Pck: M_r 263,38

PhG: Opioid-Analgetikum

Abb. 20.**4** Beispiel aus der Pharmazeutischen Stoffliste

Wechselwirkungen	a	Antacida	(a) Abfall des Phenytoin-Serumspiegels nach Gabe per os
	b	Phenobarbital, Primidon, Carbamazepin, Vigabatrin, Alkohol (b. chron. Einnahme dieser Substanzen)	(b) Erniedrigung des Phenytoin-Serumspiegels mögl.
	c	Orale Antikoagulanzien, Benzodiazepine, Cimetidin, Chloramphenicol, Cycloserin, Disulfiram, Halothan, Isoniazid, Methylphenidat, nichtsteroidale Antirheumatika, PAS, Sulfonamide, Sultiam, trizyklische Psychopharmaka, Valproat	(c) Erhöhung des Phenytoin-Serumspiegels mögl.
	d	Rifampicin	(d) Erhöhung der Wirkstoffkonzentration von Rifampicin mögl.
	e	Orale Antikoagulanzien, Verapamil, Doxycyclin, Itraconazol, Corticosteroide, orale Kontrazeptiva, trizyklische Psychopharmaka, Carbamazepin, Valproat	(e) Erniedrigung der Wirkstoffkonzentration von e mögl.
	f	Methotrexat	(f) Verstärkung der Toxizität mögl.
	g	Folsäure	(g) Verminderung der Wirkung von Phenytoin mögl.

Abb. 20.**5** Beispiel aus der Roten Liste

ABDA-Datenbank MI

Interaktion: Phenytoin und Doxycyclin

Monographie Nr.:	075
Gruppe 1:	Doxycyclin;
Gruppe 2:	Hydantoine;
Bedeutung:	mittelschwer
Effekt:	Verminderte antimikrobielle Wirkung von Doxycyclin
Interaktions-Typ:	pharmakokinetisch
Beschrieben (1):	Doxycyclin;
Beschrieben (2):	Phenytoin;
Erwartet (1):	–;
Erwartet (2):	Mephenytoin;
Nicht bewertbar (1):	–;
Nicht bewertbar (2):	–;
Unwahrscheinlich (1):	–;
Unwahrscheinlich (2):	–;
Pharmakolog. Effekt:	Die antimikrobielle Wirksamkeit von Doxycyclin kann durch Hydantoine abgeschwächt werden.
Mechanismus:	Die Hydantoine induzieren die mikrosomalen Leberenzyme (Cytochrom P-450), welche Doxycyclin metabolisieren. Der hieraus resultierende beschleunigte Abbau kann zu verkürzten Halbwertszeiten und dadurch zu subtherapeutischen Doxycyclin-Plasmakonzentrationen führen.
Maßnahmen:	Bei der Kombination von Doxycyclin und den Hydantoinen muß die Doxycyclindosis gegebenenfalls erhöht werden. Alternativ können Tetracycline eingesetzt werden, deren Metabolismus nicht durch die Hydantoine beeinflußt wird (Demeclocyclin, Metacyclin, Oxytetracyclin, Tetracyclin).
Kommentar:	Untersuchungen haben gezeigt, daß die therapeutisch gebräuchlichen Phenytoindosen die Doxycyclin-Serumkonzentration signifikant reduzieren und dadurch die antimikrobielle Wirkung aufheben. Nach Absetzen der Hydantoine bildet sich der induzierte Metabolismus individuell unterschiedlich zurück (einige Tage bis 3 Monate, im Mittel 2–3 Wochen).
Literatur:	Pentillä, O. et al., Br. Med. J. 2, 470 (1974) Neuvonen, P. J. et al., Eur. J. Clin. Pharmacol. 9, 147 (1975)

Abb. 20.**6** Beispiel aus der ABDA-Datenbank

4. Beispiel. Ihnen wurde auf S. 242 eine Platinverbindung als Zytostatikum vorgestellt. Vielleicht interessiert Sie der Preis, da ja Platin ein sehr edles Metall ist. Zunächst werden Sie in der *Roten Liste* in dem „Verzeichnis chemischer Kurzbezeichnungen von Arzneistoffen" (blauer Teil) auf Seite 38 einige Cisplatinhaltige Fertigarzneimittel heraussuchen – sie finden dort acht Präparate angegeben. Mit diesem Wissen können Sie nun den *Lauer* (Pharma Daig + Lauer (Hrsg.): Große Deutsche Spezialitäten-Taxe – Lauer Taxe. Fürth; erscheint 14tägig) heranziehen und den Preis für 10 mg dieser Platinverbindung errechnen.

5. Beispiel. Häufig interessiert aber nicht der absolute Preis einer Substanz, sondern die Therapiekosten für einen Tag. Sie wollen ausrechnen, um wieviel teurer die Behandlung ist, wenn statt Metoclopramid das neue Antiemetikum Ondansetron eingesetzt wird. Zunächst suchen Sie in der Roten Liste (print oder CD) in der Hauptgruppe 13 (Antiemetika – Antivertiginosa) ein Ondansetron-haltiges Präparat (Zofran®) und erhalten dort auch die jeweilige Dosierungsempfehlung. Nun können Sie mit Hilfe des *Lauer* die Kosten für die empfohlene Tagesdosis von 16 mg oral errechnen. Entsprechend verfahren Sie, um die Therapiekosten für das Metoclopramid zu errechnen. Eine einfachere Methode besteht darin, ein Nachschlagewerk heranzuziehen, in dem die Fertigarzneimittel mit ihren Therapiekosten aufgelistet sind: *Arzneimittelkursbuch* = transparenztelegramm '95/96 [Hrsg.: A. V. I. Arzneimittel-Verlags GmbH Berlin], Berlin 1995 [vorauss.].

Tab. W 20: Wechselwirkungen von Antiepileptica (A) mit anderen Arzneistoffen (B) (Fortsetzung von S. 531)

Arznei-stoff A	Arznei-stoff B	Änderung der Wirkung	Geänderte Wirkung	Mechanis-mus der Interaktion	Gegen-maß-nahmen
Phenytoin	**Cimetidin**	A↑ B↓	Lethargie, Ataxie, Nystagmus	Metabolismus ↓	Kombination vermeiden, Wechsel des H_2-Rezeptor-antagonisten
	Clofibrat	A↑	Wirkung	Plasmaprotein-bindung ↓	Dosisan-passung
	Clonazepam	A↑ B↓	Wirkung	Metabolismus ↓	
	Clonidin	A↑	Bradykardie	Pharmakodyna-mische Wirkung ↑	Kombination vermeiden
	Dexamethason	B↓	Wirkung	Metabolismus ↑	Evtl. Dosis-anpassung
	Diazoxid	A↑ / B↓	Antiepileptische Wirkung/ Blutdruck	Plasmaprotein-bindung ↓ / Metabolismus ↑	
	Dicoumarol	A↑	Antiepileptische Wirkung	Metabolismus ↑	Keine gleich-zeitige An-wendung
	Digitoxin	A↑ / B↓	Bradykardie/ Digitoxinspiegel		Kombination vermeiden
	Diphenhydramin	A↓ / B↑		Metabolismus ↑	
	Disulfiram	A↑	Intoxikation, antiepileptische Wirkung	Metabolismus ↓	Kombination vermeiden
	Dopamin	A↑ / B↓	Hypotension/ Bradykardie, Krämpfe	? / Pharmako-dynamische Wirkung ↓	Gefährlich nur bei i.v. Anwendung von Phenytoin
	Doxycyclin	B↓	Wirkung		Kombination vermeiden
	Ethanol (chronisch)	A↓	Antiepileptische Wirkung	Metabolismus ↑	Alkohol-verbot

Abb. 20.7 Beispiel aus dem Nachschlagewerk Ammon

ABDA		0,00 DM
ABDA-Datenbank	Schnellsuche	Datenstand 01. 04. 95
Help-Desk:		Mo – Do/Fr 8.30 – 16.00/14.00 h
Martina Staehle		06196/928-463
Petra Kitzinger		06196/928-462 FAX -455
		22. 04. 95
Funktion 11 – 77 –	11 INTeraktionen	
	22 HANdelsnamen	
	33 ZUSammensetzung	
	44 SToffliste	
	55 INDikation	
	66 HANinternational	
	77 ZUSinternational	
Betrieb: Mo – So 6.30 – 3.00 h	Zugang 19	
Wartung: Sa 13.00 – 14.00 h	Hinweise 2	
075629707 1		4111120a

Abb. 20.**8** Mikropharm I

Viele dieser Informationen lassen sich heute – wie bereits erwähnt – sehr einfach auf elektronischem Wege abfragen.

Die ABDA-Datenbank liefert in der datex-J-Version (on-line):

- aktuelle Informationen des Bundesgesundheitsamts
- aktuelle Informationen der Arzneimittelkommission deutscher Apotheker,
- aktuelle Informationen des Arzneibüros,
- aktuelle Informationen der Arzneimittelinformationsstelle,
- Arzneimittelinteraktionen,
- Infoarchiv (Nachschlagemöglichkeit für alle aktuellen Meldungen nach dem Juli 1987),
- Basis- und Textinformation zu deutschen Fertigarzneimitteln (bekannt ist das Warenzeichen oder der Inhaltsstoff oder die Darreichungsform),
- Indikationsverzeichnis (bekannt ist die Indikation, geordnet nach ATC-Code oder Indikationsschlüssel),
- Pharmazeutische Stoffliste (Fertigarzneimittelteil der Stoffliste)
- ausländische Fertigarzneimittel (vgl. Abb. 20.**8**).

In der PC-, d. h. Disketten- oder CD-Version (offline):

- Arzneimittelinteraktionen,
- Basisinformationen zu deutschen Fertigarzneimitteln,
- Indikationsverzeichnis.

Durch die parallele Verfügbarkeit von *Print-* und *Disketten-* oder *CD-Versionen* zahlreicher Nachschlagewerke (Pschyrembel, Roche Lexikon, Rote Liste, Stoffliste etc.) ergeben sich interessante Aufgabenstellungen, die diese konkurrierenden Systeme zum Inhalt haben.

In dieser oder ähnlicher Form lassen sich vergleichbare Aufgaben mit Hilfe der in Schule und Apotheke vorhandenen Standardliteratur lösen, wobei drei Punkte besonders beachtet werden sollten:

1. Der Schüler muß zu allen Problemen einen raschen Einstieg erarbeiten.
2. Bestimmte Informations„pfade“ sind stereotyp zu üben.
3. Die Relativität von Aussagen und Angaben in bestimmten Nachschlagewerken muß vom Schüler erkannt werden. Dadurch wird er mit der Zeit in die Lage versetzt, die Literatur, die er gerade benützt, einzuschätzen. Er wird erkennen, wo sie nicht ausreicht und wo der Wechsel zu einem für dieses Spezialgebiet umfassenderen Werk erforderlich ist.

Praxisbezug

Eine komplette Simulation der Arzneimittelberatung und Abgabe in der Apotheke ist in der Lehranstalt nicht möglich. Einige apothekenspezifische Arbeitsabläufe bzw. -geräte sollten aber in den Fertigarzneimittelkunde-Unterricht mit einbezogen werden.

Die Anlage einer umfangreichen Fertigarzneimittelsammlung (Leerpackung) an der Lehranstalt ist für den Unterricht unentbehrlich. Zahlreiche Arzneimittelhersteller sind gerne bereit, diese Arbeit zu unterstützen.

Für den Schüler ist es äußerst nützlich, in den Ferien gelegentlich in einer Apotheke zu volontieren, falls er zuvor noch nicht in der Apotheke tätig war.

Viele Apotheker sind auch gerne bereit, kleineren Gruppen Einblick in den Ablauf des Apothekenbetriebs zu gewähren. Davon sollte vom Fachlehrer Gebrauch gemacht werden, um Vorratshaltung und Bestellsysteme von Fertigarzneimitteln zu demonstrieren. Auch der Besuch eines Arzneimittelgroßhandels und einer Krankenhausapotheke trägt wesentlich zur Veranschaulichung bei.

Antworten zu den Fragen

Antworten zu den Fragen in 1

1. Synthese eines neuen Wirkstoffes durch Abwandlung eines natürlichen Wirkstoffes oder Isolierung und Reindarstellung eines neuen Wirkstoffs aus biologischen Rohstoffen u. a. m.
2. Die toxikologischen Prüfungen geben u. a. Aufschluß über die Grenzen der Verträglichkeit und die Nebenwirkung eines neuen Wirkstoffes.
3. Ein Dragee mit einem magensaftresistenten Überzug gelangt erst im Dünndarm zur Auflösung und wird auch hier erst resorbiert.
4. Siehe Paragraph 10 AMG.
5. Siehe Paragraphen 43, 44, 48 AMG.

Antworten zu den Fragen in 2

1. Die Membranen der Mukosaepithelzellen des Darmes sind hauptsächlich für lipophile Stoffe durchlässig.
2. Ohne ausreichende Resorption ist eine für die Wirkung notwendige Konzentration am Wirkungsort nicht gewährleistet.
3. Das Fettgewebe besitzt nur eine geringe Durchblutung.
4. Infolge verminderter Elimination kommt es zu einer Konzentrationserhöhung, die bis zur Vergiftung führen kann.
5. Kumulation wäre möglich.
6. Herstellung von Retard- bzw. Depot-Arzneimitteln.
7. Schneller Wirkungseintritt und vermiedener First-pass-Effekt.
8. Ionenbindung, kovalente Bindung, Ionen-Dipolbindung, Wasserstoffbrücken-Bindung, Bindung durch Van der Waals-Kräfte.
9. Da eine Konkurrenzreaktion vorliegt, kann durch Konzentrationserhöhung des einen oder anderen Stoffes die Hemmung aufgehoben werden.
10. Die beiden Kurven besitzen gleiche Steilheit, aber verschiedene Lage. Um mit dem Pharmakon Nr. 2 50 % der möglichen Wirkung zu erzielen, muß dreifach so hoch dosiert werden wie bei Pharmakon Nr. 1.
11. ED_{50} = effektive Dosis 50, bei dieser Dosis zeigen 50 % der im Versuch eingesetzten Individuen die erwartete Wirkung.
    LD_{50} = letale Dosis 50, bei dieser Dosis sterben 50 % der im Versuch eingesetzten Tiere. Therapeutische Breite: Der Abstand zwischen ED_{50} und L_{50}.
12. Wirkstoff A.
13. Z. B. verminderter Wassergehalt des Gewerbes bei älteren Menschen; dadurch höhere Konzentration des Arzneimittels am Wirkungsort als bei jüngeren Menschen mit wasserreicherem Gewebe.
14. Z. B. Acetylsalicylsäure.
15. Hauterkrankungen.
16. Bei der allergischen Reaktion wird Histamin freigesetzt, das über eine Kontraktion der Bronchialmuskulatur zum Asthmaanfall führt.
17. Hypoglykämie (Erniedrigung des Blutzuckerspiegels).
18. Antirheumatika, Schlafmittel, Antidiabetika, Antikoagulantien.
19. Die drei Größen sind Wirkungsqualität, d. h. Art der Wirkung, Wirkungsstärke und Wirkungsdauer.

Antworten zu den Fragen in 3

2. Durch Adsorption kann Wirkungsverlust eintreten.
3. Röntgendiagnose, Enzymdiagnose, Biopsie.
4. Durch Malabsorption kommt es zu einer verminderten Resorption von Arzneimitteln.
5. Proteinasen, Exopeptidasen, Lipasen und Amylasen.
6. Einem säurekatalysierten Abbau soll vorgebeugt werden.
7. Der Dickdarm besitzt keine Darmzotten und damit auch eine wesentlich kleinere Oberfläche.
8. Der Patient muß umgehend einen Arzt aufsuchen. Es besteht der Verdacht eines Geschwüres oder Tumors (Krebs) im Bereich des Dickdarms oder Rektums.

Antworten zu den Fragen in 4

1. Die Abwehrreaktionen des Körpers sind herabgesetzt.
2. Der Eisenbedarf steigt entsprechend dem Wachstum des Fetus.
3. Auch die *Coli*-Bakterien des Darmes werden vernichtet. Damit ist ein Vitamin-K-Mangel verbunden, der eine gestörte Prothrombinsynthese zur Folge hat.
4. Beide besitzen gewisse Strukturähnlichkeit. Sie können sich deswegen gegenseitig verdrängen.
5. 4-Hydroxycumarin-Derivate besitzen eine Latenzzeit, Heparin nicht.
6. – Ähnlicher kolloidosmotischer Druck wie das Blut,
   – lange Verweildauer im Blut,
   – gute Verträglichkeit,

- geringe Gefahr der Virushepatitis-Übertragung etc.

Antworten zu den Fragen in 5

1. Schutz vor Verletzungen durch Hornschicht und Fett als Druckpolster. Wärmeregulation durch Verdunstungskältte des Schweißes und Wärmetransport des Blutes. Wärmeisolation durch Unterhautfettgewebe. Schutz gegen Bakterien durch Salz- und Säurefilm des Schweißes. Schutz gegen Strahlung durch Kopfhaare und Pigmente.
2. In hydrophiler Grundlage ist die Verteilung des Pharmakons ungünstig. Der Übertritt in die Hydrolipidschicht der Haut wird dadurch erleichtert.
3. - Desinfektionsmaßnahmen mit Antimykotika in Schwimmbädern,
   - gutes Abtrocknen der Haut nach Baden und Schwimmen,
   - Tragen von Woll- oder Baumwollsocken,
   - häufiger Wäschewechsel.
4. Siehe „Rote Liste".
5. Bei Brennesselkontakt kommt es zu Gewebshormonfreisetzung in der Haut. Folge sind Hautrötung, Jucken, Brennen und Quaddelbildung. Ähnliche Symptome treten beim Nesselfieber auf.
6. Siehe Nachschlagewerke.

Antworten zu den Fragen in 6

1. Stoffwechsel, Wachstum, Vermehrung, Reizaufnahme, Reizleitung, Reizbeantwortung.
2. Nervale und hormonale Steuerung.
3. Temperaturregulation, Atmung, Blutdruck, Wach-Schlafzustand, Fettstoffwechsel und Wasserhaushalt.
4. Hypothalamus, Mittelhirn, verlängertes Mark.
5. Verstärkte Tätigkeit des Parasympathikus.
6. Möglich ist eine verstärkte Wirkung des Sympathikus.

Antworten zu den Fragen in 7

1. Die Reizverarbeitung findet im ZNS statt.
2. Ganglienblocker wirken relativ unspezifisch, d. h. sie blockieren die Erregungsübertragung in den Synapsen der sympathischen und der parasympathischen Nerven.
3. Durch die vasokonstriktorische Wirkung von Adrenalin bzw. Noradrenalin wird u. a. die Diffusion des Lokalanästhetikums in die Blutbahn verzögert und damit die Wirkung verlängert.
4. β-Sympathomimetika bewirken eine Erschlaffung der Bronchialmuskulatur. Damit kann der für das Bronchialasthma charakteristische Krampf der Bronchialmuskulatur gelöst werden.
5. Bei Arteriosklerose liegt meist schon eine Verengung der Gefäße vor.
6. Ein Arzneimittel besitzt eine α-sympathomimetische Wirkung, wenn es vorwiegend die adrenergen α-Rezeptoren erregt.
   Ein Arzneimittel besitzt eine β-sympathomimetische Wirkung, wenn es vorwiegend die adrenergen β-Rezeptoren erregt.
7. Zusammenstellung der Auswirkungen siehe Tab. 6.**1** auf S. 90.
8. Atropin verdrängt Acetylcholin von den cholinergen postganglionären Rezeptoren. Atropin besitzt deswegen eine parasympatholytische Wirkung.
9. Pilocarpin wirkt parasympathomimetisch, d. h. durch Erregung von m-Cholinozeptoren miotisch.
10. 4-Aminobenzoesäure, Anilin o. ä.
11. Lokalanästhetika besitzen eine vasodilatatorische Wirkung, dadurch werden sie auf dem Blutwege rasch vom Wirkungsort entfernt. Lokalanästhetika vom Estertyp z. B. werden in der Blutbahn durch Cholinsterasen in unwirksame Bestandteile gespalten.

Antworten zu den Fragen in 8 (Abschnitt Schlaf- und Beruhigungsmittel)

1. Die genannten Funktionen sind vermindert.
2. Durch die lange Eliminationshalbwertzeit, z. B. von Flunitrazepam, ist der Wirkstoffspiegel am Morgen noch so hoch, daß die sedative Wirkung evtl. sogar störend vorhanden ist.
3. Antihistaminische und antiemetische Wirkung.
4. Ausschaltung von Ursachen der Schlafstörungen, um Schlafmitteleinnahme überflüssig zu machen.
5. Orthodoxer Schlaf und REM-Schlaf.

Fragen zu den Fragen in 8 (Abschnitt Narkose und Narkotika)

1. Anforderungen an Narkotika sind u. a.
   - schnelles Erreichen des Toleranzstadiums
   - gute Steuerbarkeit und große Narkosebreite
   - möglichst geringe Wirkung auf Herz, Kreislauf und Atmung
   - muskelrelaxierende Wirkung
   - die Stoffe sollten nicht brennbar und nicht explosiv sein.
2. Das verlängerte Mark ist Sitz lebenswichtiger Zentren wie Kreislauf- und Atemzentrum.
3. Es sollte entweder gasförmig sein, z. B. N_2O, oder leicht verdampfbar sein, z. B. Halothan.
4. Es kann auf Erbrechen und Übelkeit, Allergie und Vagusreizung geschlossen werden.
5. Der Patient ist z. B. durch die Gabe eines Analgetikums schon teilweise schmerzfrei oder durch die Gabe eines Beruhigungsmittels bereits ruhiggestellt.

Antworten zu den Fragen in 8 (Abschnitt Antiepileptika)

1. Antiepileptika greifen zentral an. Im ZNS liegen die Zentren für die verschiedenen Körperfunktionen eng beieinander, so daß die Spezifität der Arzneimittel meist nicht ausreicht, nur eine Funktion zu beeinflussen.
2. Alkohol senkt die Krampfschwelle, d. h. er kann anfallsauslösend wirken.
3. Zentral-krampflösende Wirkung.

Antworten zu den Fragen in 8 (Abschnitt Antiparkinsonmittel)

1. Die Nebenwirkungen kommen durch eine Parasympathikuslähmung zustande.
2. Dopamin besitzt das gleiche Grundgerüst wie Noradrenalin. Unterschied: Im Noradrenalin befindet sich zusätzlich eine alkoholische OH-Gruppe.
3. Ein vorzeitiger Abbau zu Dopamin soll verhindert werden, da dieses die Blut-Hirn-Schranke nicht passieren kann.

Antworten zu den Fragen 8 (Abschnitt Analgetika)

1. Euphorie.
2. Morphin passiert die Plazentaschranke. Folge ist eine Dämpfung des Atemzentrums des Kindes.
3. Die erregenden und dämpfenden Zentren des verlängerten Marks liegen eng beieinander.
4. Morphin besitzt neben der analgetischen u. a. eine tonussteigernde Wirkung auf die Harn- und Gallenblase. Dadurch wird die schmerzauslösende Ursache verstärkt. Ein Spasmolytikum behebt diese Nebenwirkung.
5. Der durch Fehlsteuerung bedingten Verminderung der Schweißsekretion und Verengung der Hautgefäße wird entgegengewirkt. Wärme kann besser abgegeben werden.
6. Differenzierung zwischen Behandlung des Migräneanfalls und Migräneprophylaxe. Anfallbehandlung: Antiemetika + Analgetika + Serotonin-Agonisten.
   Migräneprophylaxe: Betablocker oder Calciumantagonisten.
7. Prostaglandine fördern die Schleimbildung der Magenschleimhaut. Wird die Prostaglandinsynthese z. B. durch Salicylsäurederivate gehemmt, so ist die Bildung der schützenden Schleimschicht im Magen beeinträchtigt.

Antworten zu den Fragen zu 8 (Abschnitt Rheumatische Erkrankungen)

1. Corticoide stören z. B. die Wundheilung.
2. Antirheumatika weisen zahlreiche Nebenwirkungen auf, so daß die Therapie mit einem bestimmten Antirheumatikum oft abgebrochen werden muß.
3. Die Basistherapie versucht, rheumatische Vorgänge im Bindegewebe zu beeinflussen. Mit der Therapie muß in einem frühen Stadium der Krankheit begonnen werden. Die Therapie muß lange fortgesetzt werden.
4. Sie unterstützt die Therapie mit peroral oder parenteral genommenen Antirheumatika. Es ist eine durchblutungsfördernde, schmerzstillende und teilweise entzündungshemmende Therapie.
5. Strukturformel S. 139.

Antworten zu den Fragen in 8 (Abschnitt Antiemetika)

1. Der Führer des Fahrzeugs ist gezwungen, vorüberziehende Gegenstände zu beachten, d. h. zu fixieren. Ein Beifahrer verhält sich in dieser Hinsicht passiv.
2. Coffeinzusatz, Salzbildung mit 8-Chlortheophyllin.
3. Erbrechen können schwerwiegende Ursachen haben, so daß ein Arztbesuch dringend angeraten ist.

Antworten zu den Fragen in 8 (Abschnitt Psychopharmaka)

1. Für psychische Erkrankungen gibt es im Tierexperiment nur unzureichende Modelle. Die Forschung muß sich hier großenteils auf Hypothesen von den Ursachen psychopathologischer Zustände stützen.
2. Neuroleptika greifen auch am Hypothalamus an. Hier sitzen vegetative Zentren z. B. für Blutdruck, Atmung und Temperaturregelung. Diese Zentren werden durch Neuroleptika mitbeeinflußt.
3. Neuroleptika wirken besonders in hoher Dosierung zentral sedierend, während zahlreiche Antidepressiva antriebsfördernd wirken.
4. Der beruhigende Effekt kommt durch zentrale Dämpfung zustande (Beeinflussung von GABA-Rezeptoren).
5. Bei der Biotransformation einiger Benzodiazepine (z. B. Oxazolam, Prazepam) entstehen Metaboliten, wie z. B. Desmethyldiazepam, die selbst als Tranquilizer wirken. Dadurch wird die Wirkungsdauer verlängert.
6. U. a. trizyklische und tetrazyklische Verbindungen.
7. Hemmung des intraneuronalen Abbaus von Serotonin und Noradrenalin. Folge ist eine erhöhte Konzentration dieser Stoffe im synaptischen Spalt.
8. Appetitzügler enthalten teilweise Phenylethylamin-Derivate. Von diesen nimmt man an, daß sie im ZNS Noradrenalin und Dopamin freisetzen.

Antworten zu den Fragen in 9

1. Der große Kreislauf führt Organen und Geweben des Körpers sauerstoffreiches Blut zu und transportiert das venöse Blut ab. Der kleine Kreislauf gewährleistet, daß das venöse Blut in den Lungen wieder mit Sauerstoff beladen wird.
2. Die Herztätigkeit wird z. B. durch Pulsfrequenz und Blutdruck wahrnehmbar.
3. Die arrhythmogene Wirkung.
4. Im Alter kommt es z. B. zu arteriosklerotischen Gefäßveränderungen und damit auch zu einer Mangeldurchblutung des Herzmuskels.
5. Man vermeidet auf diese Weise Vergiftungserscheinungen, da die Konzentration des Glykosids im Blut langsam ansteigt. Der Arzt kann beim Auftreten von toxischen Nebenwirkungen sofort absetzen.
6. Durch pH-Verschiebung wird die Resorptionsquote der Herzglykoside herabgesetzt.
7. Sie wirken noch lusitrop und vasodilatatorisch.
8. Bei Koronarinsuffizienz kommt es zu einem Mißverhältnis von Blutangebot und Blutbedarf im Herzmuskel. Dadurch wird das Gewebe nicht mehr ausreichend mit Sauerstoff versorgt. Als Folgen können der Angina-pectoris-Anfall oder der Herzinfarkt auftreten.
9. β-Rezeptorenblocker können zur Verkrampfung der Bronchien führen, wenn nicht nur β_1-Rezeptoren, sondern auch die β_2-Rezeptoren der Bronchien blockiert werden.
10. Die Wirkung von Heparin setzt rasch ein, während die Hydroxycumarin-Derivate wie z. B. Coumadin® erst nach 36 bis 48 Std. voll wirksam werden (S. 64 f.).
11. Ödem, Unterschenkelgeschwür.
12.
   - Glycerol, Lebertran u. a. wirken als Emollientien,
   - Corticoide wirken entzündungshemmend,
   - Wismutsalze, Zinkoxid und Gerbstoff wirken als Adstringentien,
   - Lokalanästhetika sollen die Schmerzen lindern.

Antworten zu den Fragen in 11

1. Etwa 99 % des Ultrafiltrats werden tubulär rückresorbiert.
2. Reizleitung in Nervensystem.
3. Der osmotische Druck der Körperflüssigkeiten ist u. a. durch die Konzentration der gelösten Elektrolyte bedingt. Durch tubuläre Salzausscheidung oder tubuläre Salzrücksresorption kann die Konzentration der gelösten Elektrolyte und damit der osmotische Druck gesteuert werden.
4. Die verminderte Nierendurchblutung täuscht einen Flüssigkeitsmangel im Körper vor. Der Organismus antwortet mit erhöhter Aldosteronausschüttung. Aldosteron regt vermehrte Resorption von Natriumchlorid und Wasser in den Nierentubuli an. Dadurch wird eine Ödembildung gefördert.
5. Diese Stoffgruppe greift im wesentlichen nicht direkt in der Niere an, sondern wirkt indirekt über eine verstärkte Herz-Kreislauftätigkeit.
6. Natrium- und Chlorid-Ionen binden stets Wassermoleküle (Hydratation).
7. Das Eiweißmangelödem (Hungerödem) hat seine Ursache in einer Eiweißmangelernährung. Dadurch ist die Eiweißkonzentration des Blutplasmas herabgesetzt und der osmotische Druck in den Kapillaren vermindert. Als Folge davon kann der Rückstrom interstitieller Flüssigkeit nicht in dem notwendigen Ausmaß erfolgen.

Antworten zu den Fragen in 12

1. Bei Orthostase ist infolge Blutmangel in der oberen Körperhälfte das Herzschlagvolumen verkleinert. Durch Erhöhung der Herzfrequenz versucht das Herz, diesen Mangel auszugleichen.
2. Da eine Hypotonie meist nicht kausal zu behandeln ist, versucht man, durch Allgemeinmaßnahmen wie regelmäßiges Körpertraining, den Kreislauf zu stabilisieren. Eine Arzneimitteltherapie läß sich dadurch oftmals vermeiden.
3. Hypertonie führt unerkannt und damit unbehandelt zu arteriosklerotischen Gefäßveränderungen, gegebenenfalls zu Herzinfarkt oder Schlaganfall.
4. Calciumantagonisten hemmen den Einstrom von Calcium-Ionen in die Zellen der glatten Muskulatur arterieller Gefäße. Folge ist eine Erweiterung dieser Gefäße und damit ein Absinken des Blutdrucks.
5. ACE-Hemmer blockieren das Enzym, das die Umwandlung von Angiotensin I zu Angiotensin II katalysiert. Angiotensin II ist ein starker körpereigener Vasokonstriktor. Eine verminderte Konzentration desselben bewirkt demnach Blutdrucksenkung.

Antworten zu den Fragen in 13

1. Im Nebennierenmark werden Adrenalin und Noradrenalin gebildet. Adrenalin wirkt blutzuckerspiegelerhöhend und blutdrucksteigernd. Bei Unterfunktion des NNM sind deswegen Hypoglykämie und Hypotonie möglich.
2. Gefahr der Virilisierung weiblicher Feten.
3. In den Erfolgsorganen gibt es spezifische Bindungsstellungen für bestimmte Hormone, d. h. in der Schilddrüse für TSH.
4. Die antiphlogistische Wirkung ist keine physiologische, sondern eine dosisabhängige pharmakologische Wirkung.
5. Diese Nebenwirkung kann auftreten, weil Glucocorticoide über eine Hemmung der Lymphozytenbildung Immunreaktionen unterdrücken.
6. Durch negative Rückkopplung wird die Gonadotropinausschüttung gedrosselt und damit eine

Ovulation unterdrückt. Die Sekretionsphase kann nicht eintreten und damit auch keine Einnistung des Eies. Die Viskosität des Zervikalsekretes wird erhöht.

7. Anabolika bewirken u. a. eine bei Hochleistungssportlern gewünschte Eiweißneubildung (Muskelbildung).
8. Gegenspieler: z. B. Insulin/Adrenalin: Regulation des Blutzuckers
   Sympathikus/Parasympathikus: z. B. Regulation der Herzschlagfrequenz.
   Negative Rückkopplung: z. B. Thyroxin/TSH: Regulation des Grundumsatzes
   Estrogen/FSH: Regulation der Follikelreifung.

Antworten zu den Fragen in 14

1. Das Fehlen der genauen Kenntnis der Ursachen von Tumoren erschwert die gezielte Suche nach wirksamen Arzneimitteln.
2. Die genannten Verfahren der Tumorvernichtung können nie gewährleisten, daß nicht doch noch Restzellen des Tumors vorhanden sind, die einen erneuten Ausbruch verursachen. Mit Zytostatika versucht man, derartige Restzellen zu vernichten.
3. Gegen Prostatakarzinom werden u. a. Estrogene eingesetzt. Diese bewirken im männlichen Organismus Feminisierungserscheinungen.
4. Zahlreiche Zytostatika werden wegen ihrer immunsuppressiven Wirkung auch als Immunsuppressiva eingesetzt.
5. Immunsuppressiva können das Knochenmark schädigen. Da im Knochenmark auch Leukozyten zur Infektionsabwehr gebildet werden, wird durch Immunsuppressiva die Fähigkeit der körpereigenen Infektionsabwehr gemindert.

Antworten zu den Fragen in 15

1. Zusätzliche Wechselwirkungen Arzneimittel-Mikroorganismus und Mikroorganismus-Organismus.
2. Antipyretika und Analgetika. Chemotherapeutika bei Virusinfektionen meist ohne Wirkung.
3. Das Antibiogramm ist der Test zur Ermittlung der Empfindlichkeit von Erregern gegen Chemotherapeutika. Testverfahren sind der Verdünnungsreihentest und der Diffusionstest.
4. Tabelle.
5. Die Tuberkulose kann in verschiedenen Stadien auftreten. Das Sekundärstadium kann in ein Latenzstadium übergehen. Ruhende Infektionsherde können wieder aktiv werden.
6. Bekämpfung der Anopheles-Mücke unter Einsatz von Insektiziden. Chemotherapie der Malaria ist wegen des komplizierten Vermehrungszyklus der Erreger schwierig.
7. Gametozytozide Chemotherapeutika durchbrechen die Infektionskette Mensch – Mücke. Außerdem wirkt das hier eingesetzte Primaquin noch leberschizontozid.
8. Pilzinfektionen können sich auf innere Organe ausbreiten. Ihre Diagnose ist dann schwierig. Die Therapie wird durch die geringe Zahl wirksamer Antimykotika und durch deren hohe Toxizität erschwert.
9. Amphotericin B, 5-Fluorcytosin, Ketoconazol, Miconazol.
10. Prophylaxe von Bandwurmerkrankungen: Vermeidung des Verzehrs von rohem Fleisch oder Fisch. Vermeidung der „Kopfdüngung". Prophylaxe der Askariasis: vor allem hygienische Maßnahmen bei der Nahrungszubereitung.
11. Vermeidung von Infektionskrankheiten, gegen die es keine wirksamen Chemotherapeutika gibt, z. B. Pocken, Kinderlähmung,
    - dem Körper bleibt das Risiko durch die Krankheit erspart,
    - bei Chemotherapeutika besteht zunehmend die Gefahr der Resistenzentwicklung, bei Impfstoffen nicht.
    - u. a. m.
12. Manche Infektionskrankheiten verursachen bereits nach einmaligem Antigenkontakt eine so hohe Antikörperkonzentration, daß lebenslange Immunität erreicht wird (z. B. bei Masern).
13. Sera enthalten neben den gewünschten Antikörpern noch tierisches Eiweiß. Dieses wird vom menschlichen Organismus als Fremdkörper erkannt. Es kommt zu einer Abwehrreaktion, die unter Umständen bis zum Schock führen kann.
14. Händedesinfektion, z. B. mit Sterilium®, Hautdesinfektion z. B. mit Ethanol, usw.
15. Gyrasehemmer setzen die Krampfschwelle herab.
16. Bei Ankunft am Reiseziel sollte bereits ein ausreichend hoher Wirkspiegel des Chemotherapeutikums gesichert sein.

Antworten zu den Fragen in 16

1. Vasokonstriktoren können über eine Gefäßverengung zu Blutdruckanstieg führen.
2. Cromoglicinsäure soll die Mastzellendegranulierung und damit die Freisetzung von Histamin verhindern.
3. Der Hustenreiz ist ein natürlicher Abwehrreflex zur Reinigung der unteren Atemwege. Wird durch ein Expektorans die Schleimsekretion gefördert und das Abhusten durch ein Antitussivum verhindert, kann es zu einem gefährlichen Sekretstau kommen.
4. Die Organe der Atemwege liegen eng beieinander.
5. Antigen-Shift und Antigen-Drift.
6. Bei Bronchialasthma findet sich eine Schleimauflagerung in den Bronchien. Durch Antitussiva wird der schützende Hustenreflex unterbunden.

7. β-adrenerge Stoffe wirken an der Bronchialmuskulatur entgegengesetzt wie z. B. Histamin oder Acetylcholin, d. h. sie bewirken eine Erweiterung der Bronchien.

Antworten zu den Fragen in 17

1. I. Nicht infektiöse Konjuntivitis
   II. Infektiöse (viral oder bakteriell infiziert) Konjunktivitis.
2. Augentropfen mit sympathomimetischer Wirkung.
3. Antihistaminikahaltige, corticoidhaltige Augentropfen und -salben.
4. Pupillenerweiterung.
5. Bei Engwinkelglaukom.

Antworten zu den Fragen in 18

1. Ein Grund könnte die durchblutungsfördernde Wirkung der Estrogene sein.
2. Pankreas, Dünndarmschleimhaut, Magenschleimhaut.
3. Diät, gutes Kauen, Bewegungstherapie, geistige Betätigung, soziale Integration alter Menschen etc.
4. Essentielle Fettsäuren, wie Linol- und Linolensäure, essentielle Aminosäuren wie Leucin, Methionin, Phenylalanin.

Antworten zu den Fragen in 19

1. Unter Phytotherapeutika versteht der Gesetzgeber Arzneimittel aus Pflanzen, Pflanzenteilen und Pflanzenbestandteilen in bearbeitetem und unbearbeitetem Zustand.
2. Die Wirksamkeit ist die Feststellung eines Besserungszustandes einer Krankheit. Die Wirkung dagegen kann als pharmakodynamischer oder pharmakokinetischer Parameter gesehen werden (S. 17 f.).
3. Die Therapie-Regel heißt: Similia similibus curentur (Ähnliches soll mit ähnlichem geheilt werden).
4. Die homöopathischen Arzneimittel werden Potenzen genannt. Man signiert sie durch nachgestellte Ziffern, die die Höhe der Potenz entsprechend der Dezimal-Reihe mit vorgestelltem „D" oder der Centesimal-Reihe mit vorgestelltem „C" angeben, z. B. Belladonna D 4, Belladonna C 4.
5. Rudolf Steiner nannte die Erkrankung eine Störung der Biosphäre des Menschen. Damit ist die Erkrankung ein aus dem Gleichgewicht von Leib, Seele und Geist geratener Zustand.
6. Sera und Impfstoff.
7. Z. B. Übersehen eines akuten Krankheitszustandes und Versäumen einer adäquaten Therapie.

Quellenverzeichnis

Ammon, P. T. (1978), Der Respirationstrakt und seine medikamentöse Beeinflussung, Werbe- und Vertriebsgesellschaft Deutscher Apotheker mbH, Frankfurt/Main.

Bauer, E. W., Humanbiologie, Cornelsen-Velhagen u. Klasing Verlag, Bielefeld.

Becker, W., Buckingham, R. A., Holinger, P. H., Steiner, W., Jaumann, M. (1983), Atlas der Hals-Nasen-Ohren-Krankheiten, Georg Thieme Verlag, Stuttgart · New York.

Bohnstedt, R. M. (1975), Dermatologie, Tropon-Werke, Köln-Mülheim.

Bornhaupt, O. v., Bau und Funktion des menschlichen Körpers, Bundeszentrale für gesundheitliche Aufklärung, Köln.

Bruns, W., in Forth, W., Henschler, D., Rummel, W. (Herausgeb.) (1987), Allgemeine und spezielle Pharmakologie und Toxikologie, Bibliographisches Institut, Mannheim-Wien-Zürich.

Coper, H., in Forth, W., Henschler, D., Rummel, W. (Herausgeb.) (1987), Allgemeine und spezielle Pharmakologie und Toxikologie, Bibliographisches Institut, Mannheim-Wien-Zürich.

Denning, H. (Herausgeb.) (1969), Lehrbuch der Inneren Medizin, Bd. II, Georg Thieme Verlag, Stuttgart.

Eckart, G. (1976), Angew. Chem. 88, 567.

Ehrhart, G., Ruschig, H. (1972), Arzneimittel, Verlag Chemie, Weinheim/Bergstraße.

Faller, A. (1988), Der Körper des Menschen, Georg Thieme Verlag, Stuttgart · New York.

Forth, W., Henschler, D., Rummel, W. (1987), Allgemeine und spezielle Pharmakologie, Bibliographisches Institut, Mannheim-Wien-Zürich.

Füllgraff, G., Palm, D. (1979), Pharmakotherapie, Klinische Pharmakologie, Gustav Fischer Verlag, Stuttgart-New York.

Gladtke, E., Hattingberg, H. M. v. (1973), Pharmakokinetik, Springer-Verlag, Berlin-Heidelberg-New York.

Hartung, J., Lubach, D. (Herausgeb.) (1975), Mykosen, Georg Thieme Verlag, Stuttgart.

Hollwich, F. (1988), Augenheilkunde, Georg Thieme Verlag, Stuttgart.

Jerusalem, F. (1979), Muskelerkrankungen, Georg Thieme Verlag, Stuttgart.

Kahle, W., Leonhardt, H., Platzer, W. (1986), Taschenatlas der Anatomie, Georg Thieme Verlag, Stuttgart.

Karlson, P. (1994), Kurzes Lehrbuch der Biochemie, Georg Thieme Verlag, Stuttgart · New York.

Kirsch, J. J., Hämorrhoiden: Diagnostische Abgrenzung und differenzierte Therapie. Dtsch. Ärztebl. 81 (1984) C1621 – C1631.

Kleinebrecht, Fränz, Windorfer (1995), Arzneimittel während der Schwangerschaft und Stillzeit, Wissenschaftl. Verlagsgesellschaft, Stuttgart.

Klinger, W. (1974), Arzneimittelnebenwirkungen, Gustav Fischer Verlag, Stuttgart.

Kurz, H., Anatomischer Aufbau des Enddarmes, Dtsch. Apoth. Ztg. 126 (1986) 789 – 793.

Kurz, H., Neumann, F., in Forth, W., Henschler, D., Rummel, (Herausgeb.) (1987), Allgemeine und spezielle Pharmakologie und Toxikologie, Bibliographisches Institut, Mannheim-Wien-Zürich.

Kuschinsky, G., Lüllmann, H. (1989), Kurzes Lehrbuch der Pharmakologie und Toxikologie, Georg Thieme Verlag, Stuttgart, New York.

Lembeck, Winne, in Mutschler, E. (1986), Arzneimittelwirkungen, Wissenschaftliche Verlagsgesellschaft mbH, Stuttgart.

Löffler, G., Petrides, P. E., Weiss, L., Harper, H. A. (1984), Physiologische Chemie, Springer-Verlag, Berlin-Heidelberg-New York.

Lüllmann, H., Mohr, K., Ziegler, A. (1994), Taschenatlas der Pharmakologie, Georg Thieme Verlag, Stuttgart.

Miram, W., Scharf, K.-H. (1989), Biologie heute S II, Schroedel Verlag, Hannover.

Mörl, H. (1977), Angina pectoris, Medizinisches Forum, 1/4, 57 – 84.

Mutschler, E. (1986), Arzneimittelwirkungen, Wissenschaftliche Verlagsgesellschaft mbH, Stuttgart.

Netter, F. H. (1983), Farbatlanten der Medizin Bd. 1: Herz; Bd. 2: Niere und Harnwege, Georg Thieme Verlag, Stuttgart · New York.

Neumann, F., Schenk, B., in Forth, W., Henschler, D., Rummel, W. (Herausgeb.) (1987), Allgemeine und spezielle Pharmakologie und Toxikologie, Bibliographisches Institut, Mannheim-Wien-Zürich.

Oberdisse, K., Klein, E., Reinwein, D. (1980), Die Krankheiten der Schilddrüse, Georg Thieme Verlag, Stuttgart · New York.

Quelle v. Abb. 14.**18** S. 287: nach Pharmaz. Ztg. 19, 12. 5. 1988, Quelle Behringwerke AG.

Quelle v. Abb. 14.**6** S. 265: Deutsches Grünes Kreuz, Fördergesellschaft mbH, 35037 Marburg, Schuhmarkt 4.

Rapoport, S. M. (1987), Medizinische Biochemie, VEB Verlag Volk und Gesundheit, Berlin.

Reiner, R. (1982), Antibiotics, Georg Thieme Verlag, Stuttgart · New York.

Roth, H. J. (1978), Der Respirationstrakt und seine medikamentöse Beeinflussung, Werbe- und Vertriebsgesellschaft Deutscher Apotheker mbH, Frankfurt/Main.

Rott, R. (1976), Deutsche Apotheker-Zeitung 116, 1311.

Schettler, G. (1977), Deutsches Ärzteblatt, 74, 735.

Schmidt, R. F., Thews, G. (1987), Physiologie des Menschen, Springer-Verlag, Berlin-Heidelberg-New York.

Silbernagl, S., Despopoulos, A. (1983), Taschenatlas der

Physiologie, Georg Thieme Verlag, Stuttgart · New York; dtv, München.
Steigleder, G. K. (1987), Taschenatlas der Dermatologie, Georg Thieme Verlag, Stuttgart · New York.
Stofft, E. (1978), Der Respirationstrakt und seine medikamentöse Beeinflussung, Werbe- und Vertriebsgesellschaft Deutscher Apotheker mbH, Frankfurt/Main.
Thews, G., Mutschler, E., Vaupel, P. (1989), Anatomie, Physiologie, Pathophysiologie des Menschen, Wissenschaftliche Verlagsgesellschaft mbH, Stuttgart.
Vogel, G., Angermann, H. (1984), dtv-Atlas zur Biologie, dtv München.
Waldeyer, A. (1974), Anatomie des Menschen, Walter de Gruyter und Co., Berlin.

Sachverzeichnis